适用于医药研发相关领域技术人员

超级简约

发现　　验证　　预测

动物实验和药效评价

Animal Experiments and Efficacy Evaluation

主　　编 ◎ 蒲小平

参编人员 ◎（按照章节排序）

蒲小平　李　婉　刘润哲　刘　溪　范朝新

吴　昊　赵　欣　周俊俊　陈　曦　许嘉旻

曹月盈　代振凤　王月华　张　珂　郑希元

邓　政　王玉鹏　高泽宇

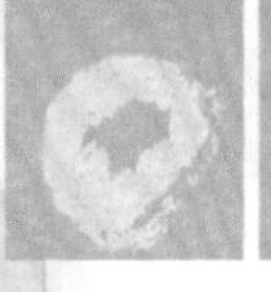

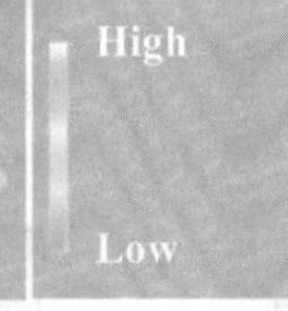

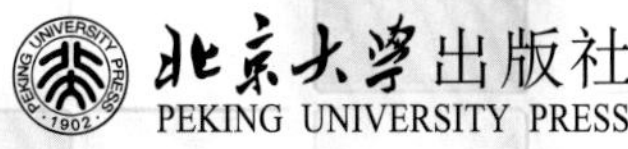

北京大学出版社
PEKING UNIVERSITY PRESS

图书在版编目（CIP）数据

动物实验和药效评价 / 蒲小平主编. —北京:北京大学出版社, 2024.4
ISBN 978-7-301-34789-8

Ⅰ. ① 动…　Ⅱ. ① 蒲…　Ⅲ. ① 医用实验动物 – 教材　Ⅳ. ① R-332

中国国家版本馆CIP数据核字（2024）第029009号

本书由科技部十三五重大创制新药项目（2018ZX09711-001-009-006）资助。

书　　名	动物实验和药效评价 DONGWU SHIYAN HE YAOXIAO PINGJIA
著作责任者	蒲小平　主编
责 任 编 辑	黄　炜
标 准 书 号	ISBN 978-7-301-34789-8
出 版 发 行	北京大学出版社
地　　址	北京市海淀区成府路205 号　100871
网　　址	http://www. pup. cn　　新浪微博：@ 北京大学出版社
电 子 信 箱	zpup@ pup. cn
电　　话	邮购部 010-62752015　发行部 010-62750672　编辑部 010-62764976
印 刷 者	北京宏伟双华印刷有限公司
经 销 者	新华书店
	787毫米×1092毫米　16开本　24印张　540千字
	2024年4月第1版　2024年4月第1次印刷
定　　价	158.00元

目　录

第一章　概述 …… 1

第一节　对实验动物的基本要求 …… 1

第二节　实验动物的种属或者品系及模型的选择 …… 5

第三节　药效评价 …… 9

第四节　评价药物的类别 …… 14

第一篇　中枢神经系统动物模型和药效评价

第二章　脑胶质瘤原位移植瘤动物模型和药效评价 …… 25

第一节　概述 …… 25

第二节　动物模型和药效评价 …… 29

参考文献 …… 42

第三章　血管性痴呆动物模型和药效评价 …… 44

第一节　概述 …… 44

第二节　动物模型和药效评价 …… 47

参考文献 …… 59

第四章　大脑中动脉永久性缺血动物模型和药效评价 …… 60

第一节　概述 …… 60

第二节　动物模型和药效评价 …… 62

第三节　丁苯酞抗永久性大脑中动脉栓塞模型的作用机制探讨 …… 74

参考文献 …… 83

第五章　大脑中动脉缺血再灌注动物模型和药效评价 …… 86

第一节　概述 …… 86

第二节　动物模型和药效评价 …… 87

参考文献 …… 95

第六章 1- 甲基 -4 苯基 -1,2,3,6- 四氢吡啶致帕金森病动物模型和药效评价 …… 97
第一节 淫羊藿苷元对帕金森病动物模型的药效评价 …… 97
参考文献 …… 113
第二节 紫红獐牙菜屾酮提取物对帕金森病动物模型的药效评价 …… 116
参考文献 …… 127
第三节 帕金森病相关的微小 RNA 潜在靶点探究 …… 127
参考文献 …… 136

第七章 6- 羟基多巴致帕金森病动物模型及损伤机制 …… 138
第一节 概述 …… 138
第二节 动物模型及 6- 羟基多巴损伤机制 …… 141
第三节 采用深度学习法检测 6- 羟基多巴致帕金森病大鼠模型黑质多巴胺能神经元 …… 150
参考文献 …… 156

第八章 甲基苯丙胺成瘾动物模型及成瘾机制 …… 157
第一节 概述 …… 157
第二节 动物模型及甲基苯丙胺成瘾机制 …… 160
参考文献 …… 172

第九章 糖尿病认知功能障碍动物模型和药效评价 …… 174
第一节 概述 …… 174
第二节 动物模型和药效评价 …… 181
参考文献 …… 193

第二篇 心血管及内分泌系统动物模型和药效评价

第十章 慢性心力衰竭动物模型和药效评价 …… 199
第一节 概述 …… 199
第二节 动物模型和药效评价 …… 202
参考文献 …… 215

第十一章 急性心力衰竭动物模型和药效评价 …… 218
第一节 概述 …… 218
第二节 动物模型和药效评价 …… 220

参考文献 …… 231

第十二章 糖尿病视网膜病变动物模型和药效评价 …… 232
第一节 概述 …… 232
第二节 动物模型和药效评价 …… 236
参考文献 …… 243

第十三章 生长激素缺乏症动物模型和药效评价 …… 246
第一节 概述 …… 246
第二节 动物模型和药效评价 …… 249
参考文献 …… 254

第三篇 其他动物模型和药效评价

第十四章 原发免疫性血小板减少症动物模型和药效评价 …… 259
第一节 概述 …… 259
第二节 动物模型和药效评价 …… 262
参考文献 …… 277

第十五章 二甲基亚硝胺致肝纤维化动物模型和药效评价 …… 279
第一节 概述 …… 279
第二节 动物模型和药效评价 …… 282
参考文献 …… 298

第十六章 臭氧诱导气道高反应性动物模型和药效评价 …… 301
第一节 概述 …… 301
第二节 动物模型和药效评价 …… 304
参考文献 …… 315

第十七章 弱精症动物模型及弱精症发病机制 …… 317
第一节 概述 …… 317
第二节 动物模型及弱精症发病机制 …… 324
参考文献 …… 331

第十八章 勃起功能障碍动物模型和药效评价 …… 336
第一节 概述 …… 336

第二节　动物模型和药效评价 …… 337
参考文献 …… 350

第十九章　感染性休克动物模型和药效评价 …… 351
第一节　概述 …… 351
第二节　动物模型和药效评价 …… 355
参考文献 …… 367

第二十章　新型冠状病毒感染动物模型和药效评价 …… 369
第一节　概述 …… 369
第二节　常用动物模型和药效评价 …… 370
第三节　治疗 COVID-19 的药物临床前动物实验 …… 376
参考文献 …… 376

第一章 概 述

第一节 对实验动物的基本要求

从实验动物的健康方面考虑，实验动物的健康取决于它的营养条件和饲养环境条件，从不健康的动物取得的实验数据是不科学的，也是不能使用的。《实验动物管理条例》(国家科学技术委员会令第 2 号)、《实验动物质量管理办法》（国科发财字〔1997〕593 号）和《实验动物许可证管理办法（试行）》（国科发财字〔2001〕545 号）是我国实验动物管理政策法规的主要文件。各省、自治区、直辖市(以下简称“省区市”)则依据这些文件制定相应的地方性法规文件，例如，《北京市实验动物管理条例》。使用实验动物的大专院校、科研单位为了落实省区市的相关文件精神，进一步制定了相应的实施操作规程。例如，北京大学(以下简称“北大”)医学部的动物饲养管理和动物实验操作规程符合《北京市实验动物管理条例》等法规的要求。本书中若干实验内容在北大医学部实验动物科学部实施时，所有实验操作均严格遵守相关规程，并按照研究方案中所描述的实验方法来进行。实验人员均需经过动物实验资格培训，并拥有“实验动物从业人员上岗证[1]”。

所谓实验动物，是指经人工饲育，对其携带的微生物实行控制，遗传背景明确或者来源清楚的，用于科学研究、教学、生产、检定以及其他科学实验的动物。最常用的实验动物品种为：小鼠、大鼠、仓鼠、豚鼠、兔、狗、猕猴、猫、猪等。简言之，对实验动物的基本要求是，动物个体间具有均一性，而且容易获得，进一步要具备遗传的稳定性。实验动物遗传学、微生物学、营养学和饲育环境等方面的国家标准是由国家相关部门制定的。对于开展动物实验的科研人员或者教学人员来说，值得注意的是实验动物必须按照不同来源、不同品种和品系、不同实验目的分开饲养。

1. 实验动物的分级

一般而言，根据动物携带的微生物、寄生虫人工控制程度的不同，目前我国将实验动物分为三级（表 1.1，视频 1.1）。

表 1.1 实验动物的三个等级 [2,3]

等级	名称	定义	饲养环境要求	应用特点
一级动物	普通级动物（conventional animal, CV）	普通实验动物的血清中含有抗体，所以用普通动物进行医学科学研究，将会存在各种各样的干扰，实验结果往往不确切	饲养于开放系统	预实验
二级动物	无特定病原体级动物（specific pathogen free, SPF）	指机体内无特定微生物和寄生虫存在的动物，但非特定的微生物和寄生虫是容许存在的	饲养于屏障系统	正式实验，应用广泛。国外使用最广泛，适用于全部科研实验的国际标准级实验动物
三级动物	无菌级动物（germ-free animal, GF）	指不能检出任何活的微生物和寄生虫的动物，也就是说通过现有检测技术，其体表及体内检测不到任何细菌、病毒、寄生虫等生命体的动物	饲养于隔离系统	可排除动物体内带有的各种不明确的微生物对实验结果的干扰，常用于研究微生物和宿主动物之间的关系，是研究共生微生物的理想模型

北大第三医院段丽萍团队已经开展了多年无菌大鼠实验研究，在无菌动物遗传学、微生物学、营养学和饲育环境等方面有着丰富的实践经验。他们探究肠道微生物群对无菌大鼠结肠褪黑激素受体表达的影响，发现粪便微生物群移植显著增加了无菌大鼠结肠褪黑激素受体的表达。粪便微生物群移植（FMT）大鼠的粪便短链脂肪酸（SCFA）含量显著高于无菌大鼠。产生 SCFA 的细菌，如 *Alistipes* 和 *Blautia*，与 FMT 大鼠的结肠褪黑激素受体表达呈正相关 [4]。国内现阶段仅有少数企业能够稳定供应无菌小鼠。

2. 实验动物的饲育

特别值得一提的是，实验动物必须饲喂质量合格的正规饲料。过期、霉烂、变质的不合格饲料不得用于饲喂实验动物。直接用作饲料的蔬菜、水果等要经过清洗消毒，并保持新鲜。实验动物的垫料应当按照不同等级实验动物的需要，进行相应专业化处理，达到所规定的清洁、干燥、无毒等要求。一般实验室使用的垫料都来自市售专业垫料。

3. 根据科研需求选择实验动物

应当根据不同的实验目的选择相应的合格实验动物。例如，在“第十四章 原发免疫性血小板减少症动物模型和药效评价”中，实验选用了雄性 BALB/c 小鼠，SPF 级，7 ～ 8 周龄，体重 19 ～ 24 g。以及雄性 Hartley Guinea Pig 豚鼠，SPF 级，6 周龄，体重 300 ～ 400 g。

在评价药物淫羊藿苷元（icaritin，ICT）对原发免疫性血小板减少症（primary immune thrombocytopenia）模型小鼠治疗作用的实验中，首先要制备豚鼠抗小鼠血小板血清，选用豚鼠是因为其容易产生抗体。豚鼠在生理上和人类有诸多相似之处，是抗原攻击产生抗体的理想动物。简言之，首先制备 BALB/c 小鼠血小板悬液，取含完全弗氏佐剂或不完全弗氏佐剂血小板悬液，在不同时间皮下注射于豚鼠的足掌、背部及腹部，每次至少 4 个部位。每次注射量为 1 mL/ 只。第 6 周从豚鼠心脏取非抗凝全血，6000 r/min 离心 10 min 后取上层血清，此即为豚鼠抗小鼠血小板血清。这个抗血清经过灭活补体等处理后，于给药第 1、3、5、7、9 、11、13 天腹腔注射（100 μL/ 只）至 BALB/c 小鼠体内，从而建立原发免疫性血小板减少症小鼠模型，用于开展淫羊藿苷元药效评价。另外，BALB/c 小鼠还被广泛应用于杂交瘤和单克隆抗体的制备，在癌症诊断和免疫学研究中有着广泛应用。

申报科研课题和鉴定科研成果时，应当把应用合格实验动物作为必需和基本条件，不论是通过科研院所的动物部预订还是通过专业公司购买实验动物，都应当具备表 1.2 中列举的完整资料。

表 1.2 实验动物应当具备的资料及示例

序号	实验动物的资料	示例
1	品种、品系及亚系的确切名称	BALB/c 小鼠，或者 Hartley Guinea Pig 豚鼠
2	遗传背景或来源	BALB/c 小鼠遗传背景为近交系，由亲兄弟姐妹遗传繁殖，因而它们之间的个体差异小，遗传基因更纯，整体素质更好
3	微生物检测状况	在国家规定的标准以内
4	合格证书	实验动物供应商提供证书。例如，动物生产使用许可证编号：SCXK（京）2016—0001
5	饲育单位负责人签名	在北大医学部实验动物科学部动物饲养证书上的签名
6	饲养设施条件 屏障设施 / 普通设施	例如，北大医学部实验动物科学部：本设施的环境条件符合中国国家标准《实验动物环境及设施》（GB14925—2010）对屏障动物 / 普通动物实验设施的有关标准，动物饲养管理和动物实验操作符合《北京市实验动物管理条例》等法规的要求

无上述资料的实验动物不得应用，通常在拟发表的科研论文中对动物信息的描述，除了表 1.2 中第 3、5 条外，其他各条是必需的。

4. 实验动物的伦理

申报医药科研课题时，还需要开具伦理委员会批准动物实验的证明。一般大众接受动物实验研究是有条件的。长期以来，动物保护组织等机构强烈呼吁，动物不应遭受不必要的痛苦和损伤，同时要求新药开发研究应以尚未满足的临床需求为目标以及能产生潜在的经济效益等。然而，现代社会的进步不断寻求创新的生物学、医药学和其他学科的发展，而这些发展只能通过不懈的科学研究来实现，因此，必须在保护动物、确保其福利和实现一流科学研究之间取得平衡。正是这种平衡促进和维持了大众的支持，从而接受动物实验，并且将其加以程序化和规范化管理 [5]。

实验动物伦理学的核心原则是“3R 原则”[6]（表 1.3），“3R 原则”作为一个系统理论最早于 1959 年由英国动物学家威廉·拉塞尔（William Russell）和微生物学家雷克斯·伯奇（Rex Burch）提出，随后逐渐得到全世界广大相关科技工作者的认同，并被广泛采用。

表 1.3　动物实验的“3R 原则”

R 的含义	传统定义[5]	现代的探究[5]	实例	备注
替代（replacement）	有意识活体动物的替代品，即无生命的材料	加速最新技术与目标物种（通常是人类）相关的工具的开发和使用	使用受伤的全层皮肤模型作为动物实验的替代方法，在体外证明了三维皮肤成纤维细胞（3D dermal fibroblast,3D-DF）的皮肤移植。3D-DF 将有可能用于再生医学或作为体外研究的组织模型[7]	替代或减少在纳米毒性评估中使用的实验动物。目前可用的替代方法包括体外实验和计算机模拟方法，这些方法被视为非动物方法，并已在许多国家用于科学目的。与纳米毒性测定相关的体外实验涉及细胞培养测试和组织工程，而计算机模拟方法是指使用分子对接、分子动力学模拟和定量构效关系（QSAR）建模进行预测。常用的基于细胞的新方法和计算方法可能有助于最大限度地减少用于纳米材料毒性评估的实验动物[9]
减少（reduction）	减少用于获取定量和精确信息的动物数量	使用经过合理设计和认可的动物实验，该动物实验具有鲁棒性和重现性	使用非动物技术有机会改进单克隆抗体开发中的安全性评估问题，这可能会减少未来的损耗，即通过最小化研究设计和减少研究数量来减少动物的使用[8]	
优化（refinement）	在仍然有动物实验的情况下，降低不人道事件的发生率或严重性	采用有益于动物福利和科学的新的体内技术，包括减少紧张和疼痛的方法以及提供动物护理、安置、处理、培训和使用方面的改进	所有实验人员都应接受培训以识别不同动物的疼痛和紧张表情。一些常见的“鬼脸量表”*的开发，提供了一种可靠且快速评估所使用动物疼痛的方法（结合其他指标）。例如，小鼠鬼脸量表已被证明是准确可靠的方法，只需要对观察者进行短期培训就可以运用[10,11]	应用麻醉和镇痛可作为侵入性损伤治疗的部分手段，要制订尽量减少动物经历疼痛的实验方案。有关小鼠、大鼠和兔子鬼脸量表的一系列图像可从 NC3Rs（www.nc3rs.org.uk）网站获取，也可以在线获得识别和预防实验动物紧张和疼痛的指南[5]。这将有助于判断动物是否可能会感到疼痛

注：* 鬼脸量表包括一系列图像，这些图像显示了动物在没有疼痛、中度疼痛和重度疼痛时的面部表情变化。

最后，需要强调的是，应用不合格实验动物取得的药效评价、检定或者安全性评价结果是无效的，所生产的药品不得使用。其原因显而易见，因为应用不合格的实验动物开展实验得到的结果是不客观的，在评价药物中，不能反映药物的真实效应，因此必须排除。

第二节 实验动物的种属或者品系及模型的选择

对于开展动物实验和药效评价的新手来说，实验动物的种属或者品系（表 1.4）及模型的选择至关重要（表 1.5）。

中药药理研究中证候动物模型的开发已经有了长足的进步，主要用于中药方剂等的药效评价，由于篇幅有限，不在本书的陈述范围。

表 1.4 品系、种属等专业解释 [12]

序号	名词	专业解释	备注
1	品系 (strain)	源自一个共同的祖先而且具有特定基因型的动植物或微生物	
2	种属 (species)	种属是生物学中最基本的分类单位。不同种属哺乳动物的生命现象，特别是一些最基本的生命过程，有一定的共性。这正是在医学实验中可以应用动物实验的基础。但是，不同种属的动物在解剖、生理特征和对各种因素的反应上又各有个性	不同种属的动物对于同一致病刺激物和病因的反应不同。动物对致敏物质的反应强度大致为：豚鼠 > 家兔 > 狗 > 小白鼠。故过敏反应或变态反应研究宜选用豚鼠；家兔体温变化灵敏，常用于发热、热原检定和解热药的实验
3	动物模型	是指生物医学研究过程中所建立起来的具有人类疾病模拟表现的动物实验对象及相关实验材料	没有一种动物模型能完全复制人类疾病，模型实验结论的正确性只是相对的，最终必须在人体身上得到验证
4	诱发性动物模型	通过物理、化学或生物致病因素作用于动物，给动物组织、器官或全身造成一定损害，出现某些类似人类患病时的功能、代谢变化，或病毒使动物患相应的传染病	“第十五章　二甲基亚硝胺致肝纤维化动物模型和药效评价”中利用化学致病因素制备大鼠模型
5	遗传工程动物模型	利用遗传工程技术对动物基因组进行修饰，用于研究基因功能或疾病机制的动物模型，也称为基因修饰动物模型，例如，基因工程小鼠（包括转基因和敲除方法）	“第九章　糖尿病认知功能障碍动物模型和药效评价”中的转基因 db/db 小鼠模型

按《中华人民共和国药典》（以下简称《中国药典》），药品分为三大类：中药、化学药及生物制品。一般药效评价采用两类动物：一类是啮齿类，例如，不同品系的小鼠（C57BL、BALB/c、KM 和 ICR 等）、大鼠（如 SD、Wistar 和 Fischer 等）、豚鼠、家兔等；另一类是非啮齿类，例如，Beagle 犬、猴等。新药研发中的药效评价通常按照国家食品药品监督管理总局（CFDA）（现为“国家药品监督管理局”）发布的相关药效学技术指导原则实施，包括进行实验动物种属的选择。例如，CFDA 发布的《抗菌药物药代动力学 / 药效学研究技术指导原则》[13] 中指出：抗菌药物药效学评价模型，一般采用的感染动物为小鼠、大鼠等。以小鼠大腿根部感染模型为例，在免疫缺陷（以消除免疫状态对结果的干扰）或正常小鼠双侧后肢大腿根部肌肉注射细菌，设立治疗

组与阴性对照组（未给予药物治疗者），抗菌药物以不同剂量、不同给药频率给予治疗组小鼠后，获取给药后不同时间感染动物局部组织或血液中细菌菌落计数、感染动物存活率 / 死亡率及存活天数等药效学指标，进行不同组别的比较（表 1.5）。另外，《新型冠状病毒预防用疫苗非临床有效性研究与评价技术要点（试行）》[14-16] 强调指出，新型冠状病毒预防用疫苗（简称“新冠疫苗”）的研发主要包括病毒灭活疫苗、基因工程重组疫苗、病毒载体类疫苗、核酸类疫苗（DNA、mRNA）等。应根据各类疫苗特性开展相关药效学研究（表 1.5）。

表 1.5 动物种属 / 模型选择

药物类别	动物模型	动物种属	造模方法	备注
1. 抗菌药物	抗菌药物动物模型	大鼠、小鼠	在免疫缺陷或正常小鼠双侧后肢大腿根部肌肉注射对数生长期的细菌	现有动物感染模型如大腿感染、肺炎、心内膜炎、尿路感染、腹腔感染和全身感染模型 [13]
2. 新冠疫苗	新型冠状病毒动物模型	恒河猴 / 食蟹猴、hACE2 转基因小鼠等	攻毒方式有滴鼻法、无创气管插管法与雾化吸入法，一般为动物形成中度及以上间质性肺炎和一定程度的病毒载量升高	评价指标：一般包括体重、体温、肺组织病理学检查和病毒载量的测定，以肺部病毒载量下降（≥ 2 个 log）和肺部病理改善为有效性的基本要求。治疗新型冠状病毒感染的药物临床前动物实验，必须按照《新型冠状病毒实验室生物安全指南》实施 [14-17](第二十章)
3. 嵌合抗原受体 (CAR)-T 细胞产品	① 同源小鼠模型	C57BL/6 或 BALB/c	将同种背景来源的肿瘤细胞系接种至免疫健全的近交系小鼠	仅用于研究鼠源细胞制备的 CAR-T 产品 [18]
	② 转基因小鼠	转基因小鼠	为免疫系统正常鼠，表达人肿瘤相关抗原	研究对象需要为鼠源细胞
	③ 移植瘤小鼠模型	免疫缺陷小鼠	在免疫缺陷小鼠中移植人源肿瘤	可用来研究人源 CAR-T 细胞对人源肿瘤的作用
	④ 免疫系统重建人源化小鼠	免疫缺陷小鼠	对免疫缺陷小鼠进行 CAR-T 细胞治疗前移植人 $CD34^+$ 造血干细胞 / 祖细胞	该模型通过向免疫缺陷小鼠移植人免疫细胞制备而得
	⑤ 灵长类模型	猴	在猴体内移植人源肿瘤	可以模拟细胞因子风暴和神经毒性

（续表）

药物类别	动物模型	动物种属	造模方法	备注
4. 抗脑胶质瘤药物	脑胶质瘤原位移植瘤动物模型	裸鼠	脑胶质瘤原位移植至裸鼠脑部	脑胶质瘤原位移植瘤模型需要将胶质瘤细胞，如 U87-MG、U118 或 LN229 胶质瘤细胞接种在裸鼠的纹状体部位（第二章）
5. 抗血管性痴呆药物	血管性痴呆动物模型	大鼠	双侧颈总动脉永久性结扎	也称为 2-VO 模型，是慢性脑缺血诱发认知障碍模型（第三章）
6. 抗脑卒中药物	脑卒中动物模型	大鼠、小鼠	采用大脑中动脉栓塞的方法，根据栓线的拔出与否，分为： ① 脑缺血再灌注模型； ② 永久性栓塞模型	栓线的插入深度与造模成功率有关（第四章、第五章）
7. 抗帕金森病药物	帕金森病动物模型	大鼠、小鼠	① 6- 羟基多巴诱导大鼠； ② 鱼藤酮诱导大鼠； ③ MPTP 诱导小鼠	三种模型都分别进行行为学、神经生化、神经病理学检测[19—20]（第六章、第七章）
8. 甲基苯丙胺成瘾机制	甲基苯丙胺成瘾动物模型	大鼠	注射甲基苯丙胺，制备成瘾模型	采用条件性位置偏爱实验来评价造模是否成功（第八章）
9. 抗糖尿病认知功能障碍药物	糖尿病认知功能障碍 db/db 小鼠模型	db/db 小鼠	采用转基因小鼠，C57BL/KsJ 小鼠 Leptin 受体（LEPR）点突变	导致 Leptin 信号通路障碍，从而导致小鼠出现肥胖、胰岛素抵抗、高血糖、脂肪肝等症状（第九章）
10. 抗慢性心力衰竭药物	慢性心力衰竭动物模型	大鼠	心脏冠状动脉左前降支永久结扎致心肌梗死	心脏冠状动脉左前降支结扎的位置要保持一致，从而达到造模的稳定性和再现性（第十章）
11. 抗急性心力衰竭药物	急性心力衰竭动物模型	大鼠	普罗帕酮致大鼠急性心力衰竭	心室插管是模型制备中的重要环节，需要摸索颈动脉到心室的长度，且插管过程中需要顺着呼吸节奏缓慢操作，避免损伤心室（第十一章）
12. 抗糖尿病视网膜病药物	糖尿病视网膜病变动物模型	大鼠	链脲佐菌素注射 6 个月后，应用荧光素钠眼底造影拍摄眼底情况	观察血管充盈状态及有无荧光渗漏以确定模型是否成功（第十二章）
13. 治疗生长激素缺乏症的药物	生长激素缺乏症动物模型	大鼠	通过去垂体使动物产生生长激素缺乏症	① 大鼠去除垂体的操作需要非常仔细，以免破坏周围其他组织，影响模型的成功； ② 必要时在实验结束后，肉眼检查有无垂体残留，需要剔除有垂体残留的大鼠（第十三章）
14. 升高血小板药物	原发免疫性血小板减少症动物模型	BALB/c 小鼠，Hartley Guinea Pig 豚鼠	制备 BALB/c 小鼠血小板悬液，免疫豚鼠，获得抗小鼠血小板抗血清，然后注射至 BALB/c 小鼠体内，从而建立模型	模型制备周期较长（第十四章）

（续表）

药物类别	动物模型	动物种属	造模方法	备注
15. 抗肝纤维化药物	肝纤维化动物模型	① 大鼠 ② 大鼠或小鼠	① 二甲基亚硝胺致肝纤维化 ② 四氯化碳致肝纤维化	① 通过腹腔注射二甲基亚硝胺（第十五章）； ② 通过皮下或者腹腔注射四氯化碳
16. 抗气道高反应性药物	气道高反应性动物模型	小鼠	臭氧诱导气道高反应性，从而建立模型	将小鼠置于塑料笼具中（40 cm×30 cm × 25 cm），经管道通入由臭氧发生器产生的臭氧（第十六章）
17. 弱精症机制	弱精症动物模型	大鼠	用奥硝唑致大鼠弱精症	根据模型组与正常对照组大鼠精液中精子数量、前向运动精子百分比有无统计学差异，确认大鼠弱精症模型是否建立成功（第十七章）
18. 抗勃起功能障碍药物	勃起功能障碍动物模型	小鼠	重复束缚应激致小鼠勃起功能障碍	造模导致小鼠出现交配能力下降，血清睾酮水平显著降低，并使阴茎海绵体 PDE5 表达水平显著升高（第十八章）
19. 抗感染性休克药物	感染性休克动物模型	新西兰大白兔	静脉注射内毒素	动物种属及内毒素血清型对实验影响较大。新西兰大白兔比 SD 大鼠对内毒素敏感。我们的实验体系内毒素 O111:B4 造模成功率高（第十九章）

在开展新药药效评价时，动物种属及模型的选择都是依据国家药品监督管理局的指导原则来进行的。例如，表 1.5 中第 1 ～ 3 条所述内容。而在一般科研中，药效评价中动物种属及模型的选择，多参考动物实验方法学专著 [21]，或者通过查阅国内外文献来确定。例如，帕金森病动物模型制备，动物种属可以选择 SD 大鼠，制备 6- 羟基多巴大鼠模型（第七章）；若考虑节省动物，可选择 C57BL/6 小鼠，制备 6- 羟基多巴小鼠模型 [22]；也可以选择 C57BL/6 小鼠，制备 1- 甲基 -4- 苯基 1，2，3，6- 四氢吡啶（MPTP）小鼠模型（第六章）。

以科研为目标的药效评价代表性模型的选择见表 1.5 中第 4 ～ 19 条。这些模型是怎样选择的呢？首先，要考虑与临床疾病的相关性，动物模型要最大限度地反映疾病的发生、发展进程。其次，模型制备时，要选择敏感的动物种属，例如，表 1.5 中第 14 项，建立原发免疫性血小板减少症动物模型时，因为豚鼠容易产生抗体，所以选择豚鼠来产生抗血清，注射至 BALB/c 小鼠体内，从而建立该模型。需要特别强调的是，要从发病机制出发来诱导模型，例如，采用 MPTP 诱导的小鼠模型，MPTP 进入脑内，在胶质细胞作用下，产生 1- 甲基 -4- 苯基吡啶离子（MPP^+），MPP^+ 可以特异性地作用于中脑多巴胺神经元，造成多巴胺神经元损伤，从而模拟临床上帕金森病患者中脑多巴胺神经元变性、死亡的发病机制（第六章）。最后，所制备的模型要合理，一般而言，模型损伤程度太严重，也不利于药效评价。

第三节 药效评价

新药非临床药效学研究是探究与新药防治有关的药理效应，是新药非临床评价的主要内容之一，其结果的准确性和可靠性不仅影响临床试验是否获得批准，而且对提高临床转化成功率和降低临床研究风险起到了至关重要的作用（图 1.1）。

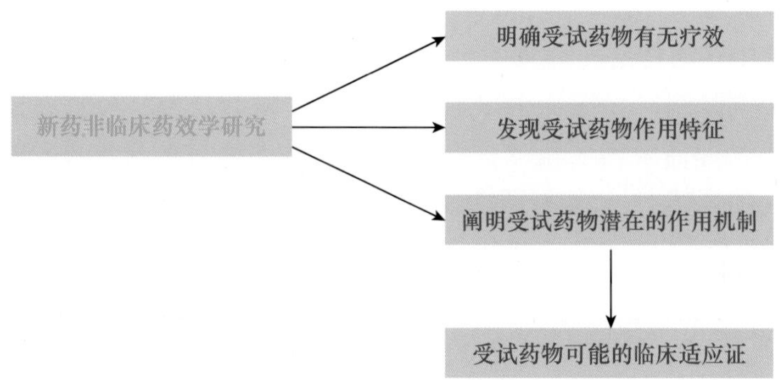

图 1.1 新药非临床药效学研究内容[23]

一、实验设计的基本要求

在实验设计上，要遵循“重复、随机、对照”三项统计学原则。重复原则即实验具有重现性和重复数；随机原则就是使每个实验对象在接受处理（用药、分析、分组、抽样等）时，都有相等的机会，即将能控制的因素（如性别、体重、年龄等）先行均衡地分档，然后在每一档中随机取出等量动物分配到各组，使动物的活泼程度、疲劳程度等得到随机安排；对照原则是比较的基础，没有对照就无法评价药效。对照一般有以下几种：

（1）正常对照：在用病理模型进行的实验中，为了检验用药后是否恢复到正常水平而设置的对照。

（2）阴性对照：用生理盐水或溶媒代替药液同量注射者称为阴性对照（也可采用空白对照）。

（3）阳性药物对照：用已上市、公认有效、机制相同或相似的典型药物者称为阳性对照。

（4）假手术对照：是指虽然进行了某些手术操作，但并没有对实验动物造成实质性损伤者。例如，在大脑中动脉永久性缺血模型制备中，假手术组仅进行血管分离和结扎，不做血管切口和插入栓线的操作。

二、基于疾病动物模型的药效评价[21]

（一）一般原则

药效学，即药物效应动力学，研究药物对机体的作用及作用机制。药效学试验内容包括检测生理机能的变化、观察行为学的变化、测定生化指标的变化及观察测定组织形态的变化。其目的就是确定药物的治疗作用。通常药物有效性研究包括临床前动物试验的药效学研究和人体临床试验的有效性研究，因此，临床前动物试验为新药临床试验提供可靠依据。造模剂量往往是首次造模团队经过反复试验获得，也经过众多其他国内外团队验证的，具有再现性。其他还要考虑的问题是：模型的可获得性，制备相对简单易行；模型经典，成熟度高，并能得到国内外认可。药效评价一般考察在 2 ～ 3 种动物、2 ～ 3 种以上模型的有效性。

（二）剂量设置[24]

在药效评价中，动物给药剂量的合理设置是一个值得认真思考的问题（表 1.6）。应设置 3 ～ 5 个剂量组，设置 3 个以上剂量的主要目的是考察药物在体内的动力学过程是否属于线性，即需要阐明量效关系和时效关系，通过剂量 - 效应曲线，可以说明药效随剂量变化的规律[21]，且与阳性药物或者临床标准治疗药比较，是否具有增强或改善的效应。

表 1.6 药效学试验剂量设置依据

序号	剂量设置依据	备注
1	根据预试验的结果	通过预试验，知晓有效剂量的大概范围。在探索最适剂量时，应由小剂量开始，按照 2 倍递增[21]
2	根据文献预估剂量	查阅文献中是否有相似药物的给药剂量，如果药物结构相似或者提取工艺相似，则可将其作为参考，估算受试药物的剂量范围
3	参考该药物在其他动物的使用量	若按单位体重的剂量来算，大鼠、小鼠的等效剂量分别相当于人的 6.3 倍和 9.1 倍。例如，在第四章介绍的丁苯酞抗永久性大脑中动脉栓塞模型的药效和机制研究中，参考临床患者丁苯酞静脉给药的剂量，获得大鼠静脉给药剂量[21,25]
4	参考急性毒性实验的结果	通过急性毒性实验获得药物的半数致死量（LD_{50}）的值，可用其 1/10、1/20、1/30 或 1/40 等相似剂量作为药效学试验的高、中、低、最低剂量。一般这是在研究新结构化合物，或者没有任何可以参考资料的情况下使用

关于最佳给药时长或者频率、起效时间和疗效维持时间等可以参考相关专著[21]。

（三）药效学考察指标

如何选择药效学考察指标也是一个值得探讨的问题，一般分为几种情况。① 如前所述，在开展临床前新药的药效评价时，动物种属、模型的选择及其指标都是依据国家药品监督管理局的指导原则所规定的内容来开展试验的，并符合相关指导原则的规范性要求，例如，表 1.5 中第 1 ～ 3 条所述内容。② 非临床药效评价也可以借鉴临床研究中的多中心策略，在 2 个以上临床前研究中心进行。注意应当制定并遵守规范一致的标准，以保证各中心研究的一致性。进一步的数据分析与统计也须注意，非临床研究大多在单个中心进行，且每组动物数量少，可重复性差，在出现相互矛盾的实验结果时，像临床研究那样，可借助 Meta 分析方法对多个研究结果的异质性进行分析，判断受试药物是否有效，以及是否可以进入临床研究[26]。③ 若非临床药效评价选择以科研或者教学为目的的评价指标，可以参考方法学图书[21]，也可以参考国内外已发表的论文，最好选择使用频率较高的指标。在此过程中，也需要因地制宜，选择自己实验室能够实施和完成的指标。例如，在对作用于中枢神经系统的药物或者候选物进行药效评价时，一般需要选择行为学、神经生化及神经病理学指标（表 1.7）。在最近的研究热点中，特别采用了一些成像方法指标来开展药效评价，例如，在第二、三、四章的药效评价中用到质谱成像技术，第五章用到磁共振成像技术等；也常常采用蛋白质靶点和药物分子对接方法来探究潜在药物机制或者靶点，参见第四、六章等。

表 1.7 几种中枢神经系统动物模型的药效评价指标

疾病名称	模型	药物	药效评价指标			
			行为学	神经生化	神经病理学	其他
阿尔茨海默病（Alzheimer's disease, AD）	3×Tg 小鼠，该模型小鼠同时携带 APP K670N/M671L、TauP301L 以及 PS1M146L 三种家族性 AD 突变 [26]	美金刚（memantine）	莫里斯（Morris）水迷宫测试、避暗实验、新物体识别实验	β- 淀粉样蛋白（Aβ）检测、Tau 蛋白及糖原合成激酶-3β 检测、神经递质乙酰胆碱（ACh）检测	老年斑的组织染色：银染、刚果红染色、硫磺素 -S 染色以及免疫组化染色等；神经原纤维缠结 NFT 的组织染色：银染、硫磺素 -S 染色以及免疫组化染色等	长时程增强诱导（LTP induction）测定
血管性痴呆	两血管阻断法（two vessels occlusion, 2VO）模型 #	左旋奥拉西坦	莫里斯水迷宫测试		海马 CA1 区及皮质尼氏染色、视束区 Klüver-Barrera 染色、胶质纤维酸性蛋白（glial fibrillary acidic protein, GFAP）免疫组化染色，脑冠状切片质谱成像，皮质能量代谢、氧化应激等过程的分子分布	激光多普勒血流监测
帕金森病（Parkinson's disease, PD）	6- 羟基多巴诱导的 PD 大鼠模型 [19]	标准化红花黄酮提取物（standardized flavonoid extract, SAFE）滴丸	阿扑吗啡（apomarphine, APO）诱导的大鼠旋转行为实验	神经递质多巴胺 (DA) 及其代谢产物检测；	酪氨酸羟化酶 TH、α 核突触蛋白（α-synuclein）、GFAP 等免疫组化染色，尼氏染色	磁共振成像检测细胞间隙微环境参数
	MPTP 诱导的 PD 小鼠模型 *	淫羊藿苷元	自主活动实验、转棒疲劳实验、竖直网格实验	神经递质 DA、5-HT 及其代谢产物检测；TH、NLRP3、HIF-α、ATP5β 等免疫印迹分析	H-E 染色、脑冠状切片质谱成像，黑质能量代谢、氧化应激等过程的分子分布	

注：# 参见第三章，* 参见第六章。

（四）常用给药方法

给药途径和方法是多种多样的，啮齿类动物是实验动物模型中最重要的一大类。而其中，小鼠模型的比例约占 85%，由于篇幅所限，给药方法主要以小鼠为例进行阐述（表 1.8，表 1.9），在实践中可根据实验目的、实验动物种类和药物剂型、剂量等来确定。常规开发新药的给药方法拟采用和临床给药途径一致的原则，并结合适应证加以选择。例如，在大脑中动脉永久性缺血模型中，丁苯酞注射液药效评价就采用静脉注射给药方法（第四章）。而在勃起功能障碍模型中，维吾尔药艾拉片的药效评价则采用灌胃给药方法（第十八章）。在临床药物治疗中，“能口服不肌注，能肌注不输液”是世界卫生组织（WHO）的用药原则，也是国家卫生健康委员会公布的“用药十大原则”之一，而大多数生物药需要注射，大多数西药、中药或民族药需要口服。相同的，开发新药能口服给药就不静脉给药，口服给药是最好的、安全的给药方法，其他给药方法也是依据实验目的等来选择的，以科研为目的的实验，在给药方法上相对灵活（表 1.8 和表 1.9“应用”一栏），但也要考虑其合理性。

表 1.8 注射给药法

名称及特点	动物	技术要点[21]	应用
腹腔注射（intraperitoneal injection, i.p.）：避开胃肠道代谢，仍然存在肝脏的首关代谢，生物利用度较高	大鼠、小鼠等	① 左手先将动物仰卧位固定，头成低位，注射部位为腹中线任一侧 1 cm 处；② 45° 进针，进针深度小于 1 cm；③ 进针的感受为皮肤的阻力和随后的落空感，缓缓注入药液。小鼠给药量每次为 0.1 ～ 0.2 mL/10 g，小鼠给药实例见视频 1.2①	是最常用的给药方法。用于大鼠、小鼠等，包括麻醉药物的注射。 以小鼠为例①： 慢性给药吗啡成瘾模型，小鼠腹膜透析相关腹膜损伤模型，白消安诱导的无精子症模型，急性胰腺炎小鼠模型，脂多糖引发炎症休克模型，乙醇诱导的条件性位置偏好（乙醇奖赏）模型，四氯化碳诱导肝纤维化模型，环磷酰胺诱导骨髓抑制 BALB/c 小鼠模型，卵白蛋白诱导过敏性鼻炎模型，铂诱导肾脏炎症模型，明矾诱导腹膜炎模型，戊四唑诱导癫痫小鼠模型，链脲佐菌素诱导 1 型糖尿病模型，降植烷诱导狼疮肾炎模型等。 当无法完成静脉注射多次给药时，可以考虑用腹腔注射代替静脉注射

（续表）

名称及特点	动物	技术要点 [21]	应用
皮下注射 (subcutaneous injection, s.c.)：吸收不及静脉注射，但避开了胃肠道和肝脏的首关代谢	小鼠、大鼠、豚鼠、兔、猫、犬	小鼠：注射时，用左手拇指和食指轻轻提起动物皮肤，使皮下形成空腔，右手持注射器，将注射针刺入皮下 0.5 ～ 1 cm，若针头能够轻轻移动，说明针头已在皮下，注射药液。小鼠给药量 0.1 ～ 0.3 mL/10 g。小鼠实例见视频 1.2。 注射部位：① 左栏所列举动物一般均可在背部注射；② 猫、犬常选用大腿外侧；③ 大鼠也可在侧下腹部；④ 豚鼠也可在大腿内侧和肩部等；⑤ 兔也可在耳根部；⑥ 根据实验需要还可选择其他部位	以小鼠为例②： 水凝胶、蛋白、多肽、抗体注射，异种移植小鼠皮下肿瘤，CAR-T 细胞癌免疫疗法，miRNA、RNAi、mRNA 转染，疫苗注射，细菌感染模型的细菌注射
静脉注射 (intravenous injection, i.v.)：药物直接进入血液，生物利用度最高	小鼠、大鼠	一般为尾静脉注射。 小鼠：① 先将小鼠置于暴露尾部的固定器内，也有实验者使用红外线灯加热尾部 30 ～ 60 s，注意不要过热；② 将尾部拉直，用 75% 乙醇棉球擦拭尾部，既清洁又使血管扩张；③ 注射部位为尾部左或右静脉，一般选择距尾尖 1/4 处进针，针面向上，15º 进针，进入血管后，有落空感；④ 开始注射药物时，如无阻力，表示针头已进入静脉；⑤ 值得注意的是，如果进针成功，少量血液可能会流回到针头的锥部；⑥ 如果是多次给药，建议尽量从静脉的远端开始刺入血管，依次向前注射。小鼠给药量每次小于 0.1 mL/10 g。小鼠实例见视频 1.2	以小鼠为例③： 腺相关病毒（AAV）、慢病毒等介导的基因治疗，钆和荧光标记的脂质体、人脐带间充质干细胞治疗急性肝衰竭、单克隆抗体、siRNA、近红外荧光增强探针、神经干细胞、脂质体药物注射；细菌作为癌症治疗靶向载体，多种基因工程沙门氏菌能够静脉注射到小鼠肿瘤模型后靶向原发性或转移性肿瘤区域；长链 Omega-3 脂质乳剂静脉注射治疗缺血性脑卒中小鼠模型；在心肌梗死啮齿动物模型中，通过微粒递送的米力农持续释放；通常用于镇静药、镇痛药或麻醉药，抗癫痫药，类固醇类抗炎药等的药效评价
	兔	参见专业书籍 [21]	
	犬	参见专业书籍 [21]	
肌肉注射 (intramuscu-lar injection, i.m.)：特点同皮下注射	大鼠、小鼠等	① 大鼠、小鼠常在股部注射，也可选臀部；② 注射时针头要快速刺入肌肉，如无回血现象即可注射。小鼠给药量每次小于 0.1 mL/10 g。	以小鼠为例④： 疫苗、蛋白质类药物注射，基因治疗等，例如，抗炎基因疗法改善阿尔茨海默病小鼠模型的空间记忆能力

注：① 相关文献参见 https://pubmed.ncbi.nlm.nih.gov/?term=intraperitoneal%20injection%20ip%20mice%202022&filter=datesearch.y_1&page=6.[2023-06-30].

② 相关文献参见 https://pubmed.ncbi.nlm.nih.gov/?term=subcutaneous+injection+in+mice&filter=simsearch1.fha&filter=simsearch2.ffrft&filter=simsearch3.fft&filter=articleattr.data&filter=datesearch.y_1.[2023-06-30].

③ 相关文献参见 https://pubmed.ncbi.nlm.nih.gov/?term=Intravenous+injection+in+mice+2022&filter=datesearch.y_1.[2023-06-30].

④ 相关文献参见 https://pubmed.ncbi.nlm.nih.gov/?term=intramuscular+injection+in+mice+2022&filter=datesearch.y_1.[2023-06-30].

表 1.9 经口给药法

名称及特点	动物	技术要点[21]	应用
口服法（oral administration, po）：	各类动物	把药物放入饲料或溶于饮水中让动物自行摄取	例如，兔、鹌鹑等通过高脂饮食制作动脉粥样硬化的动物模型
灌胃法（intragastrical administration, ig）：安全可行，经胃肠道吸收。存在胃肠道和肝脏的首关代谢，一般药物生物利用度低	大鼠、小鼠、狗、兔和猫	小鼠：① 用左手固定鼠，右手持灌胃器，使口腔与食管成一直线，腹部朝上，将灌胃针头从鼠的嘴角进入；② 压住舌头，抵住上颚；③ 将灌胃针沿咽后壁慢慢插入食管，进入食管后会有一个刺空感，即可推注药液；④ 要注意防止插入气管；⑤ 将药液注入时，一般灌胃针插入深度为 2 ～ 3 cm，灌药量为 0.2 ～ 0.6 mL/10 g。小鼠实例见视频 1.2。 大鼠、狗、兔和猫的灌胃法参见专业书籍[21]	以小鼠为例①： ① 中药方剂：例如，桂枝芍药知母汤（GSZD）是一种经典的中药（TCM）处方，桂枝芍药知母汤通过抑制 NF-κB 和 NLRP3 炎症小体，减轻尿酸单钠晶体诱导的炎症反应。 ② 药物调节肠道微生物群：石榴果肉多酚通过调节小鼠肠道微生物群来减少饮食引起的肥胖。 ③ 口服降糖药。 ④ 减肥药。 ⑤ 益生菌菌株通过调节肠道微生物群和提高粪便样品中吲哚丙烯酸的水平来缓解 OVA 诱导的小鼠食物过敏

注：① 相关文献参见 https://pubmed.ncbi.nlm.nih.gov/?term=intragastrical+administration+in+mice+2022&filter=datesearch.y_1&page=9.［2023-06-30］.

除表 1.8、表 1.9 列举的方法之外，还有呼吸道给药和皮肤给药。另外，不常见的给药方法有脊髓腔内给药、脑内给药、直肠内给药、关节腔内给药、肿瘤组织内给药和睾丸内给药等。

第四节 评价药物的类别

在药效评价中，如第三节所述，不同药物（例如，化学药、中药、生物药）因其药效学特征的不同，选择给药途径时，既要考虑和临床用药的拟给药途径一致，也要考虑药物的性质。以满足临床需求为目标的新药开发，伴随着药物候选物的优化过程，持续跟进开展药效评价，有利于提高新药开发的效率。

一、化学药

化学药是具有明确元素组成和化学结构的化合物，分子量较小，一般在 1000 以下，称为小分子药物。临床用药中大部分为化学药，其次为中药、生物药。

在药物研发中，化学药与中药彼此有联系。例如，芹菜，早在《本草纲目》中就记载了其平惊、凉血的功效。在古代，不少人用芹菜籽熬水治疗癫痫。在 20 世纪

80 年代，中国医学科学院药物研究所的植物化学家研究了民间验方，从芹菜籽中分离出了左旋芹菜甲素，之后同一研究所的化学家首次化学合成了消旋体丁苯酞，主要用于轻、中度急性缺血性脑卒中患者的治疗。丁苯酞来源于中药，而单体化合物作为化学药注册申报上市。在第四章中，作者在评价其抗脑卒中药效基础上，进一步探究其作用机制。

“第十六章 臭氧诱导气道高反应性动物模型和药效评价”中涉及的化学药候选物 T——5-（3- 苯基丙酰氨基）-*N*-（4- 乙氧羰基苯基）-1- 氢 -3- 吲哚甲酰胺，由北大药学院张亮仁教授实验室制备，在早期研究中，张教授团队以 CD38 酶为靶点，通过计算机辅助药物设计方法，优化合成了化合物 T，即 CD38 酶抑制剂，并确认其具有抗 CD38 酶活性。因为在呼吸道和肺脏中也有 CD38 酶的分布，因此，作者评价其抗臭氧诱导气道高反应性药效，进而探究其与炎症相关的作用机制。

新型冠状病毒感染疾病（corona virus disease 2019, COVID-19，以下简称“新冠感染”）是由新型冠状病毒（severe acute respiratory syndrome coronavirus 2, SARS-CoV-2, 以下简称“新冠病毒”）引起的急性呼吸道传染性疾病，是一种严重危害人类生命健康的世界性公共卫生疾病。SARS-CoV-2 的不断变异，其致病力较早期明显下降，使该病在全球一直保持流行状态。该病在全球造成的感染人数已超过 7 亿，死亡人数超 700 万。国内外抗 SARS-CoV-2 的新药研发正在加速开展中[27-32]。表 1.10 中列举我国正在研发的化合物及获批药物，它们按照国家药品监督管理局相关指南完成了体外抗病毒活性研究，临床前体内药效学研究，临床前药物代谢动力学及其剂型、质量标准等药学研究。获得相应的临床批件后依次开展针对 COVID-19 患者的临床Ⅰ期、Ⅱ期、Ⅲ期试验。临床前体内药效评价方法参见第二十章。

随着中外科学家对 SARS-CoV-2 结构生物学及其感染宿主分子机制的阐明，目前开发治疗 COVID-19 的相关药物靶点也基本明确，主要包括蛋白酶 3CLpro、木瓜样蛋白酶 PL-pro、RdRp、宿主细胞表面血管紧张素 2 等。由于 3CLpro 和 RdRp 结构保守，且已有我国科学家鉴定其蛋白晶体结构，如表 1.10 所示，针对 SARS-CoV-2 的口服小分子药物主要靶点聚焦于 3CLpro 和 RdRp，而化合物结构类型也主要集中在拟肽、核苷酸类似物、杂环类等。

表 1. 10 我国在研发及各国获批抗新冠病毒药物

序号	产品代号 / 通用名	化学结构	靶点 / 机制	用药方法	公司	临床试验
1	ASC09/ 利托那韦（Ritonavir）	ASC09 化学结构不详。利托那韦是拟肽类化合物 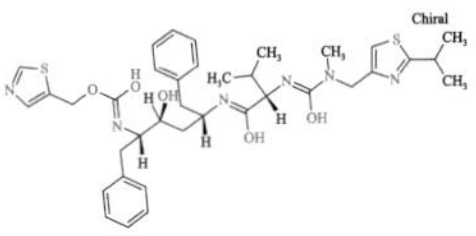	复方制剂，两者均为冠状病毒蛋白酶 3CLpro 抑制剂，阻断病毒的RNA复制，利托那韦也是抗病毒增效剂	口服	歌礼生物科技（杭州）有限公司	Ⅲ期

（续表）

序号	产品代号 / 通用名	化学结构	靶点 / 机制	用药方法	公司	临床试验
2	普克鲁胺（Proxalutamide）	杂环衍生物 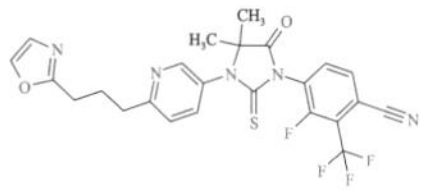	血管紧张素 2 和跨膜蛋白酶丝氨酸 2 降解剂	口服	苏州开拓药业股份有限公司	Ⅲ期
3	DC-402234	拟肽类化合物 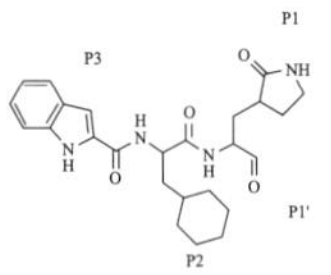	新冠病毒蛋白酶 3CLpro 抑制剂	注射	前沿生物药业（南京）股份有限公司	Ⅰ / Ⅱ期
4	STC-3141	聚阴离子化合物 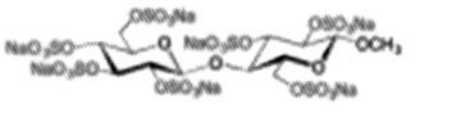	中和胞外组蛋白和中性粒细胞诱捕网来逆转机体过度免疫反应造成的器官损伤	注射	远大医药（中国）有限公司	Ⅱ期
5	安巴韦（BRII-196）及罗米司韦（BRII-198）	人源化单克隆抗体 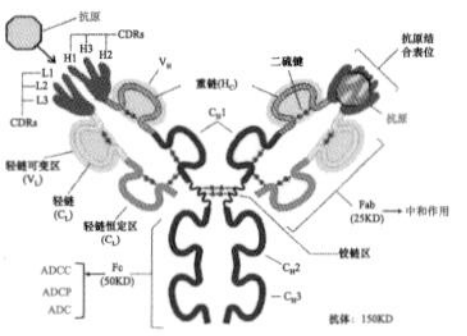	新冠病毒中和抗体。两者均属于 IgG1 亚型，抗体通过 Fab 结合病毒抗原，阻断病原体进入细胞，从而发挥中和作用	注射	腾盛博药医药技术（北京）有限公司	2021 年 12 月中国国家药品监督管理局应急批准
6	瑞德西韦（Remdesivir）	核苷酸类似物 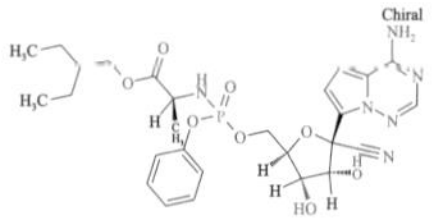	靶向病毒 RdRp 核苷酸类似物前体药物，在体内代谢为三磷酸形式发挥药理活性	注射	吉利德科学（Gilead Sciences）公司	2020 年 10 月获得美国食品药品监督管理局(FDA) 批准
7	莫匹那韦（Molnupiravir）	核苷酸类似物 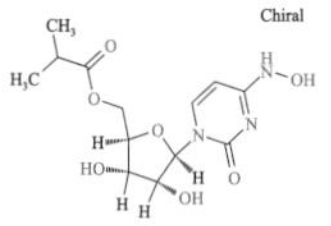	靶向病毒 RdRp 核苷酸类似物前体药物，在体内代谢为三磷酸形式发挥药理活性	口服	默沙东（MSD）公司	2021 年 11 月在英国获批，2021 年 12 月获得美国 FDA 紧急使用授权
8	帕罗韦德（Paxlovid）	奈玛特韦（nirmatrelvir）是杂环衍生物 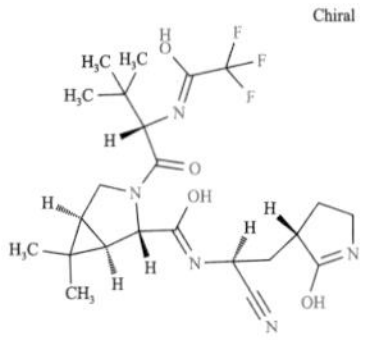 利托那韦是拟肽类化合物	复方制剂，包括奈玛特韦以及利托那韦，两者均为新冠病毒蛋白酶 3CLpro 抑制剂，阻断病毒 RNA 复制。利托那韦也是抗病毒增效剂	口服	辉瑞（Pfizer）公司	2021 年 12 月，Paxlovid™ 获得美国 FDA 紧急使用授权，2022 年 2 月获得中国国家药品监督管理局附条件批准

（续表）

序号	产品代号／通用名	化学结构	靶点／机制	用药方法	公司	临床试验
9	恩赛特韦（Ensitrelvir）	杂环衍生物 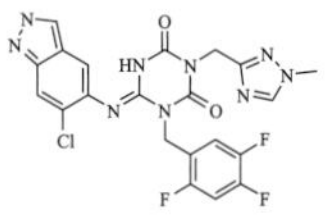	新冠病毒蛋白酶3CLpro抑制剂	口服	日本盐野义（Shionogi）制药株式会社	完成Ⅱb期临床试验，向日本厚生劳动省申请生产销售许可

二、中药

中药即在中医理论指导下应用的天然药物及其制品。参附汤，是一种传统的经典中药复方，功能主治回阳救逆、益气固脱等，主要用于阳气暴脱的厥脱证。参附注射液由红参和附片按照《中国药典》的标准加工制成。虽然参附注射液在临床上有用于治疗感染性休克的报道，但没有其抗感染性休克药效学评价的资料，也缺乏相关的作用机制探究。因此，在第十九章中，作者在评价药效的基础上，运用基质辅助激光解吸电离质谱成像（MALDI-TOF-MSI）技术，借助其能够直接在组织原位上检测能量代谢、氧化应激等过程中的小分子含量及分布特点，从而发现参附注射液潜在的作用机制，第十、十一章作者分别评价参附注射液抗慢性、急性心力衰竭的药效。

中药的主要化学成分有生物碱类、黄酮类、有机酸类、苯丙素类、香豆素类、木脂素类、醌类、萜类等。其中黄酮类口服存在吸收不佳、量效关系不明显等问题。齐宪荣等人通过制备滴丸解决黄酮类吸收差的问题[33]。早先的研究提示，标准化红花黄酮提取物具有抗帕金森病的神经保护作用[19-20, 22]。他们将该提取物和基质PEG 6000通过加热熔融法制备抗帕金森病标准化红花黄酮提取物滴丸（drop pill）（SAFE-DP）。分别采用不同的方法评价药丸的特性。发现基质PEG 6000中的红花黄酮提取物分散体具有无定形状态。在制备及储存期间，SAFE-DP都表现出较好的化学和物理稳定性，而且在不同pH条件下，显示出优异的溶解性质，滴丸在胃肠道中能较好地释放和吸收[33]。中药淫羊藿的有效成分——淫羊藿苷也是黄酮类化合物，其在胃肠道中被水解成淫羊藿苷元而发挥药效。淫羊藿苷元纳米制剂具有抗帕金森病和抗血小板减少症的作用，相关内容分别参见第六章第一节及第十四章。

三、生物药

生物药按药物的结构可分为：氨基酸及其衍生物类、多肽和蛋白质类、酶和辅酶类、核酸及其降解物和衍生物类、糖类、脂类、细胞生长因子等。生物药的分子量较大，一般在1000以上，即为大分子药物。按照技术平台的不同，生物药又可以分为基因工程药、治疗性单克隆抗体药［包括双特异性抗体、抗体偶联药（ADC）］、核酸药与基因治疗药、细胞治疗药、基因工程疫苗等。众所周知，蛋白质药物的一般剂型为注射液，在第十三章中作者介绍了重组人生长激素注射液抗儿童生长激素缺乏症的药效，生长激素是垂体前叶分泌的一种蛋白质激素，重组人生长激素即为基因工程药物。

如前所述，新冠疫苗在抗疫中发挥至关重要的作用。表1.11中列举了全球获批及部分在研发的新冠疫苗[32]。

表1.11 全球获批及部分在研发的新冠疫苗

通用名/商品名/产品代号	技术类型	公司	批准/临床试验
新型冠状病毒灭活疫苗（VERO）	病毒灭活疫苗	国药集团中国生物北京生物制品研究所	获批使用
新型冠状病毒灭活疫苗（VERO）	病毒灭活疫苗	国药集团中国生物武汉生物制品研究所	获批使用
克尔来福®	病毒灭活疫苗	北京科兴中维生物技术有限公司	获批使用
可维克®	病毒灭活疫苗	深圳康泰生物制品股份有限公司	获批使用
克威莎®	腺病毒	康希诺生物股份公司	获批使用
重组新型冠状病毒蛋白疫苗（CHO细胞）	蛋白亚单位，重组疫苗	安徽智飞龙科马生物制药有限公司	附条件批准
Comirnaty（BNT162b2）	mRNA	辉瑞公司	全球多国获批使用
mRNA-1273	mRNA	莫德纳（Moderna）公司	美国、欧洲获批使用
Sputnik V	腺病毒	加马列亚研究所（Gamaleya Research Institute）	俄罗斯获批使用
AZD1222	腺病毒	阿斯利康（AstraZeneca）公司	英国获批使用
ARCoV	mRNA	云南沃森生物技术股份有限公司	Ⅲ期
Ad26.COV2-S	腺病毒	强生（Johnson & Johnson）公司	Ⅲ期
NVX-CoV2373	蛋白亚单位，重组疫苗	诺瓦瓦克斯（Novavax）医药公司	Ⅲ期
CVnCoV	mRNA	CureVac AG	Ⅲ期
COVID-19疫苗	蛋白亚单位，重组疫苗	赛诺菲（Sanofi）/和葛兰素史克（GlaxoSmithKline）	Ⅲ期
COVID-19 vaccine S-Trimer	三聚体融合蛋白	葛兰素史克	Ⅰ/Ⅱ期

超过200种天然和修饰的治疗性蛋白质已在欧盟和美国获批用于临床。根据数据库显示，97%的已上市蛋白质药物通过胃肠以外途径给药，包括静脉内、皮下、肌内、眼内和脑室内，其余3%包括局部、呼吸和口服途径。蛋白质药物特征与化学药物形

成对比，化学药物最常见的给药途径是口服。由于蛋白质在胃肠道的酸性环境中易被降解，在血流中的半衰期短，导致其生物利用度差[34]，因此仍然需要创新开发有效的蛋白质药物新剂型。目前已有脂质体、微球等商业化产品，也有备受青睐的蛋白质口服片剂。例如，有多肽口服技术公司将新一代降糖药物胰高血糖素样肽 -1 受体激动剂——索马鲁肽（semaglutide），与促进吸收的赋形剂——8-（2- 羟基苯甲酰胺基）辛酸钠（SNAC）以弱非共价结合，使口服索马鲁肽在胃中被完全吸收[35]。SNAC 发挥多种作用以增强药物吸收，包括通过跨细胞膜机制促进索马鲁肽通过胃上皮细胞，在胃内片剂崩解局部升高 pH 以保护索马鲁肽免受胃蛋白酶降解。而当索马鲁肽和 SNAC 吸收入血后，则很快解离，从而使索马鲁肽片可以和皮下注射剂在体内产生相同的临床药效，既提高其生物利用度，又提高患者依存性。2019 年，索马鲁肽片的获批上市具有里程碑意义[36]。

本书共二十章，涉及不同的动物模型和化学药、中药、生物药的药效评价，各章作者都是从事相关实验的一线研究者，具有扎实的技术和丰富的操作经验。大家希望在有限的篇幅内，通过大量图片及部分视频，给读者提供简约、明确、规范的动物模型和药效评价方法。此外，为了方便读者阅读理解，将各作者的写作内容在各章间进行了调整。由于各方面条件有限，若有不足之处，还希望读者谅解。

参考文献

[1] 北京市人民代表大会常务委员会 . 北京市实验动物管理条例 [EB/OL].（2021-07-31）[2023-07-30]. https://www.beijing.gov.cn/zhengce/zhengcefagui/202107/t20210731_2453284.html.

[2] 中国实验动物信息网 . 实验动物基础知识概述 [EB/OL].（2016-05-12）[2023-09-10]. https://www.lascn.com/Item/19943.aspx.

[3] 中国实验动物信息网 . 实验动物微生物质量控制新版国标解读 [EB/OL].（2023-07-04）[2023-09-10]. https://www.lascn.net/Item/101802.aspx.

[4] WANG B, ZHANG L, ZHU S W, et al. Short chain fatty acids contribute to gut microbiota-induced promotion of colonic melatonin receptor expression[J]. J biol regulhomeost agents，2019，33(3): 763-771.

[5] MACARTHUR CLARK J. The 3Rs in research: a contemporary approach to replacement, reduction and refinement[J]. Br j nutr，2018，120(s1): S1-S7. doi: 10.1017/S0007114517002227.

[6] 赵效国 . 实验动物的“3R”原则 [M]// 赵效国 . 实验动物屏障环境与设施管理技术 . 北京：人民卫生出版社，2015.

[7] CHETPRAYOON P, AUEVIRIYAVIT S, PRATEEP A, et al. Multilayered fibroblasts constructed by accelerated cellular self-assembly and applications for regenerative medicine[J]. Altex, 2020，37(1): 75-84. doi: 10.14573/altex.1904032.

[8] SEWELL F, CHAPMAN K, COUCH J, et al. Challenges and opportunities for the future of monoclonal antibody development: Improving safety assessment and reducing animal use[J]. Mabs, 2017,9(5): 742-755. doi: 10.1080/19420862.2017.1324376.

[9] HUANG H J, LEE Y H, HSU Y H, et al. Current strategies in assessment of nanotoxicity: alternatives to in vivo animal testing[J]. Int j mol sci，2021,22(8): 4216. doi: 10.3390/ijms22084216.

[10] LANGFORD D J, BAILEY A L, CHANDA M L, et al. Coding of facial expressions of pain in the laboratory mouse[J]. Nat methods，2010，7: 447-449.

[11] MILLER A L, LEACH M C. The mouse grimace scale: a clinically useful tool?[J]. Plos one, 2015,10, e0136000.

[12] 全国科学技术名词审定委员会 . 遗传学名词 [M]. 2 版 . 北京：科学出版社，2006.

[13] 国家药品监督管理局 . 总局关于发布抗菌药物药代动力学 / 药效学研究技术指导原则的通告（2017 年第 127 号）[EB/OL]. (2017-08-21)[2023-11-30]. https://www.nmpa.gov.cn/xxgk/ggtg/ypggtg/ypqtggtg/20170821170301371.html.

[14] 国家药品监督管理局药品审评中心 . 预防用生物制品临床前安全性评价技术审评一般原则 [EB/OL].[2023-11-30]. https://www.cde.org.cn/zdyz/domesticinfopage?zdyzidCODE=809dc14783bcd3f3950c1cab444ac77d.

[15] 国家药品监督管理局 . 预防用含铝佐剂疫苗技术指导原则 [EB/OL].(2019-12-09)[2020-04-14]. http://www.nmpa.gov.cn/WS04/CL2138/372062.html.

[16] 国家药品监督管理局 . 新型冠状病毒预防用疫苗非临床有效性研究与评价技术要点（ 试 行 ）.(2020-08-14)[2023-11-30].https://view.officeapps.live.com/op/view.aspx?src=https%3A%2F%2Fwww.nmpa.gov.cn%2Fdirectory%2Fweb%2Fnmpa%2Fimages%2F20200814230917143 84.docx&wdOrigin=BROWSELINK.

[17] 国家卫生健康委办公厅 . 新型冠状病毒实验室生物安全指南（第二版）(S/OL). [2022-04-30]. http://hcod.dl.gov.cn/art/2021/4/15/art_2934_566885.html.

[18] 中国食品药品检定研究院 .CAR-T 细胞治疗产品质量控制检测研究及非临床研究考虑要点（S/OL）. [2022-04-30].http://www.gcpunion.org/web/static/articles/catalog_ff8080815702574c01570866f936002a/article_ff80808162f710ee0163ecdb40bb03dc/ff80808162f710ee0163ecdb40bb03de.pdf.

[19] REN R, SHI C, CAO J, et al. Neuroprotective effects of a standardized flavonoid extract of safflower against neurotoxin-induced cellular and animal models of Parkinson's disease[J]. Scientific reports，2016，6: 22135.doi:10.1038/srep22135.

[20] ABLAT N, LV D, REN R, et al. Neuroprotective effects of a standardized flavonoid extract from safflower against a rotenone-induced rat model of Parkinson's disease[J]. Molecules，2016, 21: 1107–1124.

[21] 徐叔云，卞如谦，陈修 . 药理实验方法学 [M]. 3 版 . 北京：人民卫生出版社，2002：9.

[22] LEI H, REN R, SUN Y, et al.Neuroprotective effects of safflower flavonoid extract in 6-hydroxydopamine-induced model of Parkinson's disease may be related to its anti-inflammatory action [J]. Molecules. 2020，25(21):5206. doi: 10.3390/molecules25215206.

[23] 孙涛 . 新药非临床药效学研究与评价（Z/OL）. [2022-04-30]. https://wenku.baidu.

com/view/940d59a250ea551810a6f524ccbff121dd36c5ee.html.

[24] 一土山人.如何确定动物实验的给药剂量?（Z/OL）. [2022-04-30]. http://www.360doc.com/content/21/0525/11/206294_978885515.shtml.

[25] LIU R Z, FAN C X, ZHANG Z L, et al. Effects of Dl-3-n-butylphthalide on Cerebral Ischemia Infarction in Rat Model by Mass Spectrometry Imaging [J]. Int j mol sci，2017 ，18(11): 2451.

[26] 黄龙舰，赵春阳，冯新红，等.抗阿尔茨海默病药物非临床药效学评价体系的探索 [J]，药学学报，2020, 55(5)：789-805.

[27] 郑楠，赵明，田晓鑫，等.全球新型冠状病毒疫苗及治疗药物研发现状与趋势 [J]. 中国新药杂志，2022, 31 (1)：69-76.

[28] 卞金磊，张立翱，徐熙，等.治疗新冠肺炎口服小分子药物研究进展 [J]. 中国医药导刊，2022, 24 (1)：16-26.

[29] 许叶春，柳红，李剑峰，等.抗新冠肺炎药物研究进展 [J]. 中国生物工程杂志，2021, 41(6)：111-118.

[30] DAI W H，ZHANG B，JIANG X M，et al. Structure-based design of antiviral drug candidates targeting the SARS-CoV-2 main protease[J]. Science, 2020, 368(6497): 1331-1335.

[31] O'MEARA CH, COUPLAND L A, KORDBACHEH F, et al. Neutralizing the pathological effects of extracellular histones with small polyanions[J]. Nat commun，2020,11(1): 1-17.

[32] 单思思，王若珂，张绮，等.安巴韦单抗注射液（BRII-196）及罗米司韦单抗注射液（BRII-198）——中国首个自主知识产权新冠病毒中和抗体联合治疗药物 [J]. 中国医药导刊，2022, 24(1): 2-8.

[33] CHENG S, MA Y, LIU Y, et. al. Preparation and characterization of drop pills of effective part from safflower for anti-Parkinson's disease[J]. 中国药学(英文版). Journal of Chinese pharmaceutical sciences，2020，28(1): 27-39.

[34] GERALDES D C, BERALDO-DE-ARAUJO V L, PARDO BOP, et al. Protein drug delivery: current dosage form profile and formulation strategies[J]. J drug target, 2020, 28(4): 339-355. doi: 10.1080/1061186X.2019.1669043.

[35] ARODAV R, ROSENSTOCK J, TERAUCHI Y, et al. PIONEER 1: randomized clinical trial of the efficacy and safety of oral semaglutide monotherapy in comparison with placebo in patients with type 2 diabetes [J]. Diabetes care，2019，42(9): 1724-1732.

[36] 张文竹，孙韬华，石杰.首个口服胰高血糖素样肽 -1 受体激动剂索马鲁肽 [J]. 中国新药杂志，2020, 29(22)：2552-2556.

（北京大学医学部药学院 蒲小平）

第一篇

中枢神经系统动物模型和药效评价

第二章　脑胶质瘤原位移植瘤动物模型和药效评价

第三章　血管性痴呆动物模型和药效评价

第四章　大脑中动脉永久性缺血动物模型和药效评价

第五章　大脑中动脉缺血再灌注动物模型和药效评价

第六章　1- 甲基 -4 苯基 -1,2,3,6- 四氢吡啶致帕金森病动物模型和药效评价

第七章　6- 羟基多巴致帕金森病动物模型及损伤机制

第八章　甲基苯丙胺成瘾动物模型及成瘾机制

第九章　糖尿病认知功能障碍动物模型和药效评价

第二章 脑胶质瘤原位移植瘤动物模型和药效评价

第一节 概　述

一、患病率

脑胶质瘤是最常见的原发性恶性脑肿瘤，约占所有脑肿瘤的 57%，占所有原发性中枢神经系统恶性肿瘤的 48%[1]。如图 2.1 所示，脑胶质瘤在不同国家之间的发病率存在显著差异，欧洲发病率最高。每 10 万人中，欧洲 5.5 例，北美洲、澳大利亚与新西兰 5.3 例、北非 5.0 例、西亚 5.2 例，中国 5.0 ～ 8.0 例。在中国，该病 5 年病死率在全身肿瘤中仅次于胰腺癌和肺癌。

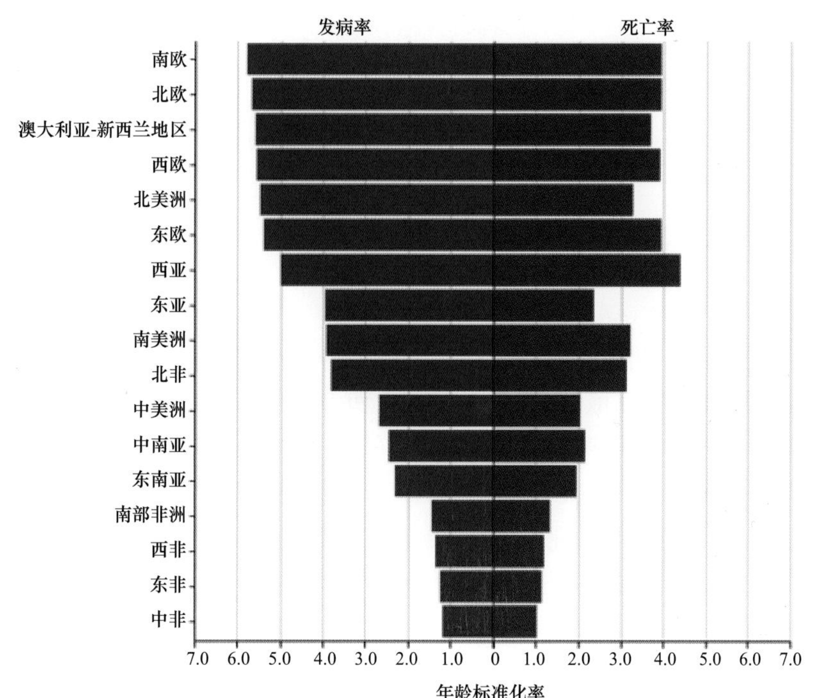

图 2.1　脑肿瘤及中枢神经系统肿瘤的流行病学 [2]

尽管近年来脑胶质瘤手术、放疗、全身治疗（化疗、靶向治疗）和支持性护理的多模式治疗取得了进展，但总体预后仍然较差，长期生存率较低。脑胶质瘤的中位生存期为 15 ～ 20 个月，5 年生存率仅为 3% ～ 5%[3]。此外，神经功能和生活质量进行性下降的相关发病率可能对患者、照顾者和家庭等产生毁灭性影响。

二、临床表现 [4]

脑胶质瘤临床表现主要包括颅内压增高及神经功能缺失。脑胶质瘤所导致的症状和体征主要取决于其占位效应以及所影响的脑区功能。由于占位效应，可以使患者产生头痛、恶心、呕吐及癫痫等症状（图 2.2）。

（1）头痛：病情比较严重时，有些病人会出现剧烈头痛的症状，这是比较严重的症状。严重的头痛是脑胶质瘤晚期的主要症状之一，一旦病情进展到晚期，病人常常会出现颅内高压，从而导致剧烈的疼痛。

（2）恶心、呕吐：由于胶质瘤是一种常见病，多发生于人体的神经胶质细胞和神经元细胞，因此，在临床上，病人常有多种头颅症状。脑胶质瘤患者通常会出现不同程度的腹痛、腹泻、恶心、呕吐等症状。

（3）癫痫：脑胶质瘤进展到晚期，由于病变部位多发生在神经元细胞，因此很容易导致神经元细胞异常放电。严重时，常使病人出现意识丧失、肌强直、癫痫等症状。

此外，由于其对局部脑组织功能的影响，还可以使患者产生其他症状。比如，视觉丧失、运动感觉障碍、语言表达和理解困难等。

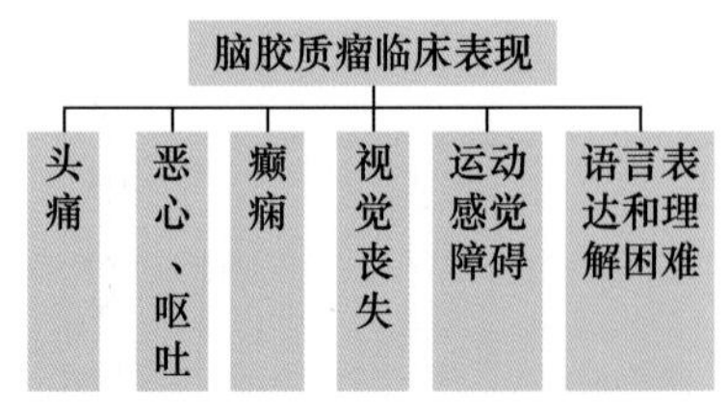

图 2.2 脑胶质瘤临床表现

三、诊断

目前，脑胶质瘤主要依靠 CT 及 MRI 检查等影像学诊断，一些新的 MRI 序列，如磁共振弥散加权成像和弥散张量成像（DWI 和 DTI）、磁共振灌注成像（PWI）、磁共振波谱成像（MRS）和功能磁共振成像（fMRI）开始应用于临床，对提高诊断水平及判断预后有重要意义。正电子发射计算机断层显像（PET）和单光子发射计算机断层成像（SPET）对于鉴别肿瘤复发与放射性坏死有一定帮助，但最终还需要通过肿瘤切除术或活检术获取标本进行病理学诊断加以明确 [4]。

组织学检查仍是病理诊断的基础，一些分子生物学标志物对确定分子亚型和进行个体化治疗及判断临床预后具有重要意义，如 O^6- 甲基鸟嘌呤 -DNA 甲基转移酶（O^6-methylguanine DNA methyltranferase, MGMT）启动子甲基化 [5]、染色体 1p/19q 杂合性缺失（1p/19q LOH）、异柠檬酸脱氢酶 1（isocitrate dehydrogenase, IDH1）[5] 基因和 α- 地中海贫血 / 智力缺陷综合征 X 染色体连锁基因（α-thalassemia/mental retardation syndrome X-linked, ATRX）表达等（图 2.3）；其他常用分子标志物还有胶质纤维酸性蛋白（GFAP）、Ki67 抗原和 P53 蛋白等（Ⅰ级证据）。

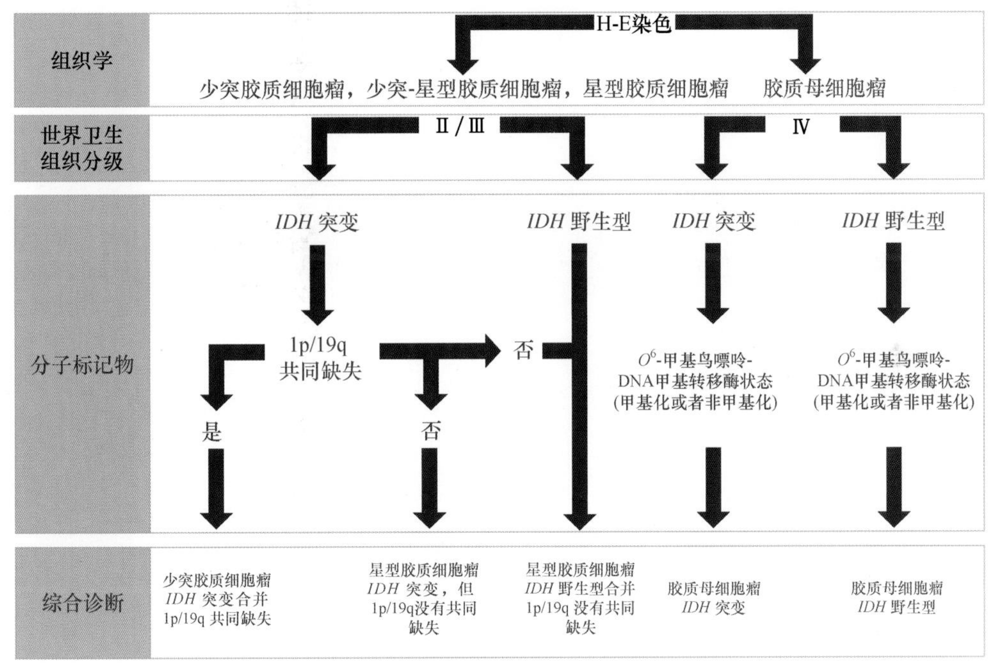

图 2.3　脑胶质瘤的分子诊断 [5]

四、发病机制

脑胶质瘤发病机制尚不明了，目前确定的两个危险因素是暴露于高剂量电离辐射和与罕见综合征相关的高外显率基因遗传突变 [4]。近年来，高级别脑胶质瘤（即 3、4 级胶质瘤）发病机制已经取得了一定进展，胶质母细胞瘤可根据生物学和遗传学差异分为两个主要亚型 [6, 7]。原发性胶质母细胞瘤通常发生在 50 岁以上的患者中，其特征在于 EGFR 扩增和突变、染色体 10q 杂合性缺失、10 号染色体上的磷酸酶和张力蛋白同源物（PTEN）缺失以及 p16 缺失。继发性胶质母细胞瘤在年轻患者中表现为低级别或间变性星形细胞瘤，并在几年内转变为胶质母细胞瘤。这些肿瘤比原发性胶质母细胞瘤少见，其特征是抑癌基因 *p53* 突变 [8]、血小板衍生生长因子受体（PDGFR）过度表达，以及染色体 10q.18、24 杂合性缺失。此外，继发性胶质母细胞瘤的转录模式和 DNA 拷贝数异常与原发性胶质母细胞瘤显著不同 [6, 7]。尽管存在遗传差异，但原发性和继发性胶质母细胞瘤在形态学上无法区分，并且在常规疗法上也没有明显差异，但它们对靶向分子疗法的反应可能不同。

高级别少突胶质细胞瘤的特征是染色体 1p 和 19q 丢失（50% ～ 90% 的患者）。从低级别进展为间变性少突胶质细胞瘤与 PTEN、Rb、P53 和细胞周期通路的缺陷有关 [3]。针对这些特异性的靶点，已经有一些特异性的药物，如靶向表皮生长因子（EGF）

受体的 RTK 抑制剂，包括吉非替尼和厄洛替尼等；靶向血小板衍生生长因子（PDGF）受体的药物包括伊马替尼、达沙替尼和坦杜替尼等（图 2.4）。

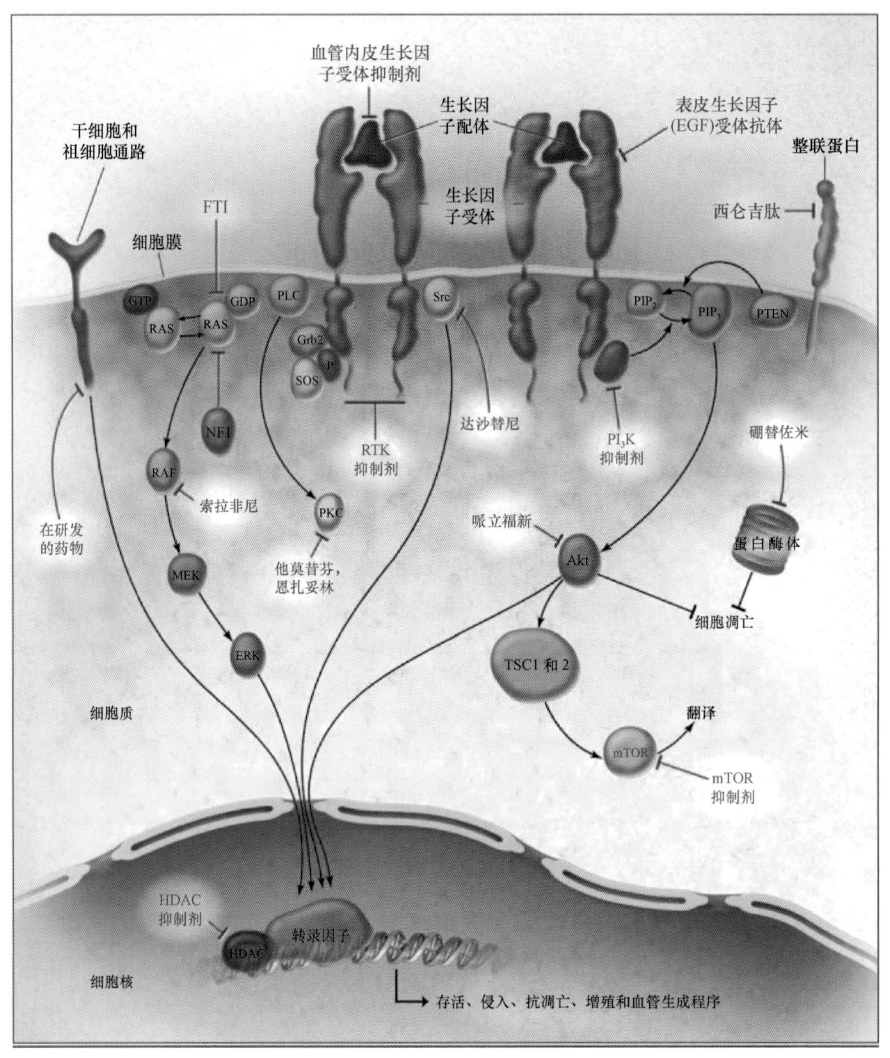

图 2.4 恶性胶质瘤的分子病理机制及针对这些靶点的治疗药物[6]

GTP，鸟苷三磷酸；GDP，鸟苷二磷酸；RAS，大鼠肉瘤病毒癌基因同源物；Grb 2，生长因子受体结合蛋白；Src，肉瘤（Schmidt-Ruppin A-2）病毒癌基因同源物；Akt，鼠胸腺瘤病毒癌基因同源物（也称为蛋白激酶 B）；ERK，细胞外信号调节激酶；FTI，法尼基转移酶抑制剂；HDAC，组蛋白去乙酰化酶，MEK，丝裂原活化蛋白激酶激酶；mTOR，哺乳动物雷帕霉素；NF1，神经纤维蛋白 1；PIP_2，磷脂酰肌醇（4,5）二磷酸；PIP_3，3,4,5- 三磷酸磷脂酰肌醇；PI_3K，磷脂酰肌醇 -3- 激酶；PKC，蛋白激酶 C；PLC，磷脂酶 C；PTEN，磷酸酶与张力蛋白同系物；RAF，鼠白血病病毒癌基因同源物；RTK，受体酪氨酸激酶抑制剂；TSC，结节性硬化症；SOS，RAS 信号通路的关键节点蛋白

五、治疗[4]

1. 替莫唑胺

脑胶质瘤化疗的一线药物——替莫唑胺（TMZ）是甲基化药物，亦被认为是二代烷化剂。该药口服吸收后自动分解并形成有活性的 5-（3- 甲基三氮烯 -1-）咪唑 -4- 酰胺

（MTIC），MTIC 进一步分解为 5- 氨基 - 咪唑 -4- 酰胺（AIC）与重氮甲烷。重氮甲烷被认为是活性烷基化物质，其细胞毒性是对 DNA 甲基化，甲基化主要发生在鸟嘌呤 O^6 和 N^7 位置，导致错配系统修复失败，使得 DNA 子链形成缺口，最终阻碍 DNA 复制启动而致细胞凋亡。

2. 亚硝脲类

亚硝脲类的代表药物为洛莫司汀（CCNU）、卡莫司汀（BCNU）以及在欧洲和日本销售的尼莫司汀（ACNU）。亚硝脲类具有高脂溶性及良好的血脑屏障穿透力。该类药物主要使肿瘤细胞 DNA 在多位点烷基化，导致 DNA 交联并发生单链或双链断裂以及谷胱甘肽耗竭，最终抑制 DNA 修复及 RNA 合成。在 TMZ 作为一线标准化疗方案之前，亚硝基脲类单药或联合方案如丙卡巴肼 + 洛莫司汀 + 长春新碱（PCV）方案常用于高级别脑胶质瘤的一线化疗。

3. 丙卡巴肼

丙卡巴肼（PCBZ）是一种口服烷化剂，在肝酶的代谢下生成中间体，再生成活性产物氧化偶氮甲基化合物，后者使 DNA 甲基化，从而抑制细胞增殖。本药虽可进行单药化疗，但多作为联合化疗 PCV 的组成部分。

4. 植物类药物

植物类药物包括长春碱、喜树碱和鬼臼毒类药物。

5. 铂类抗肿瘤药物

铂类抗肿瘤药物的代表药物为顺铂（PDD）及卡铂（CBP），属细胞周期非特异性药物，具有细胞毒性。

6. 以血管内皮生长因子（VEGF）为靶标的分子靶向药物

贝伐珠单抗（Bevacizumab）是作用于 VEGF 的一种单克隆抗体。

第二节　动物模型和药效评价

一、动物模型 [9]

1. 动物

BALB/c 裸鼠，雌性，体重 17 ～ 19 g， SPF 级。

2. 模型制备

取对数生长期 U87-MG/U251 细胞，经 0.25% 胰蛋白酶消化后，离心去上清液，用无血清 DMED 培养液离心洗涤 2 次后，进行细胞计数。将细胞悬浮于冰冷的 PBS 缓冲液中，调整细胞浓度为 2×10^8 个 /mL，置于冰上备用，3 h 之内用完。

50 mg/kg 戊巴比妥钠腹腔麻醉小鼠后，将其俯卧位固定于小鼠脑立体定位仪上。用碘伏消毒头部皮肤后，用手术刀矢状切开， 3% H_2O_2 清洁切口，暴露其颅骨矢状缝。于前囟前 0.5 mm、右侧 2.1 mm 处（图 2.5），用牙科钻打孔。25 μL 微量注射器吸取 5 μL 细胞悬液（1×10^6 个细胞），假手术组注射等体积 PBS 缓冲液，进针深度 3.8 mm，退针 0.5 mm，注射时间约 120 s。停针 5 min 后，缓慢拔针，消毒缝合切口（视频 2.1）。腹腔注射 5 万单位青霉素抗感染。

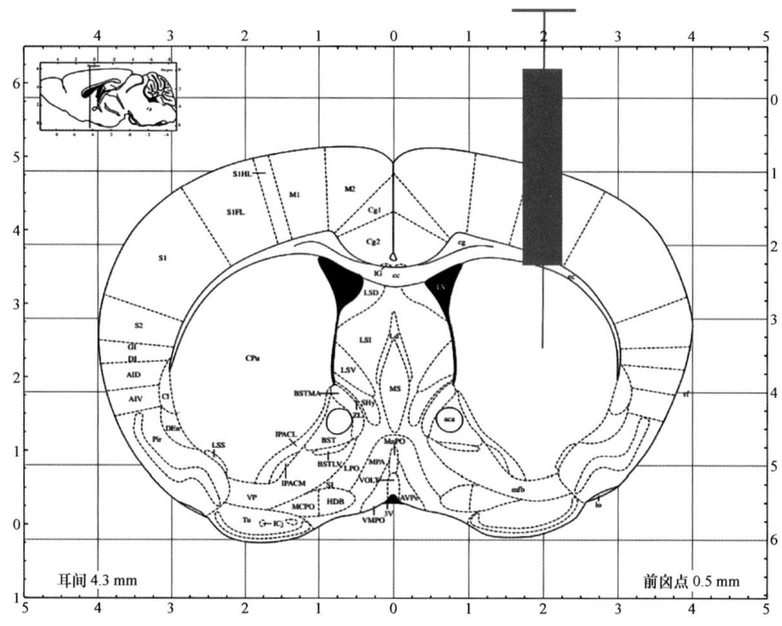

图 2.5 胶质瘤原位注射脑图谱[9]

二、药效评价[10]

（一）基本信息

（1）动物：BALB/c 裸鼠。

（2）受试物：3-*O*- 乙酰 -11- 酮基 -β- 乳香酸（3-*O*-acetyl-11-keto-β-boswellic acid，AKBA）由中国医学科学院药物研究所药物化学室吉腾飞老师提供，提取自中药乳香，纯度高于 98%。

（3）剂量：AKBA 分别为 100 mg/kg 和 200 mg/kg。

（4）对照药物：替莫唑胺（TMZ） 30 mg/kg。

（5）动物分组：动物随机分为假手术组（Sham）、模型组（ MOD）、阳性药组（TMZ）、AKBA 100 mg/kg 组（AKBA 100）、AKBA 200 mg/kg 组（AKBA 200）（仅在 AKBA 抑制 U87-MG 原位肿瘤生长实验中入组）。

（6）样本量：每组 10 只。

（7）给药途径：口服灌胃给药，1 次 / 天。

（8）给药次数：连续给药 21 天。

（9）观察时间：自造模的第 5 天开始给药，持续 21 天（图 2.6）。

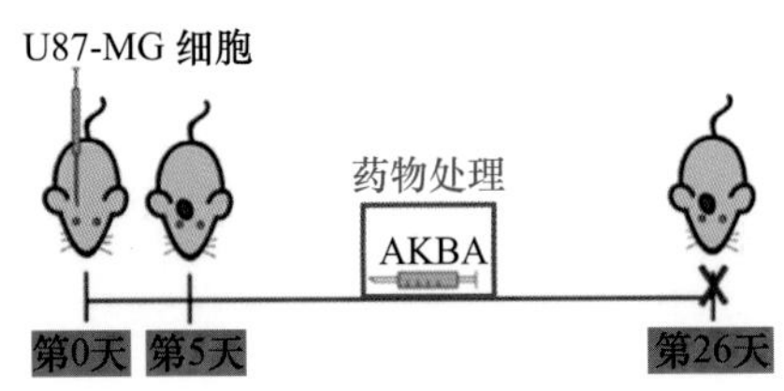

图 2.6　药效评价示意。AKBA 自造模的第 5 天开始给药，连续给药 21 天

（二）评价方法

实验结束后，异氟烷麻醉小鼠，然后用小动物磁共振成像仪进行磁共振成像（magnetic resonance imaging，MRI）检测。解剖小鼠，取其脑组织，液氮速冻，进行后续基质辅助激光解吸飞行时间质谱成像（matrix-assisted laser desorption/ionization time of flight mass spectrometry image，MALDI-TOF-MSI）和蛋白印迹（Western blot）实验。

1. MRI 检测

MRI 检测参数为：T2_TurboRARE，TR/TE=5000/40，6 Averages，20×20 视野，0.5 mm 层厚。肿瘤体积 = $L_{max} \times W \times T$，其中 L_{max} 为肿瘤最大直径，W 为肿瘤最大直径垂直对应的短径，T 为 MRI 扫描到的肿瘤断层数 × 层厚（0.5 mm）。

2. MALDI-TOF-MSI

MALDI-TOF-MSI 检测方法如图 2.7 所示。

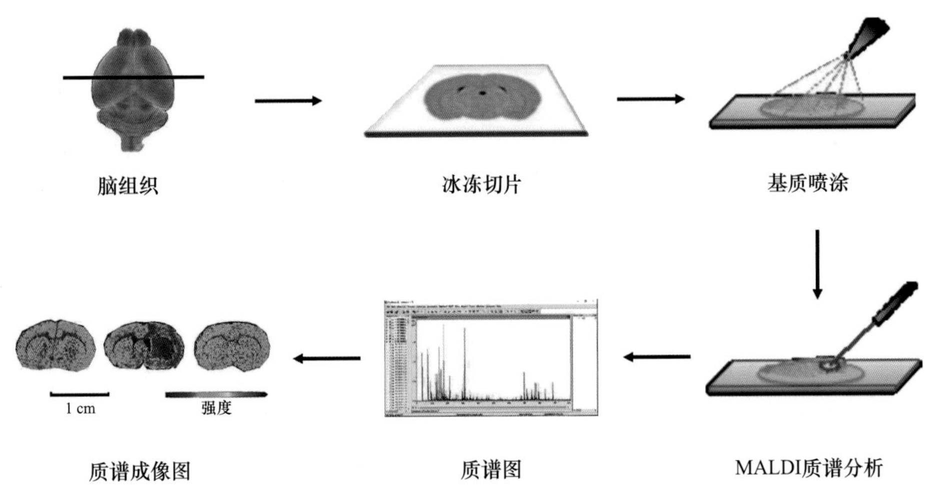

图 2.7　MALDI-TOF-MSI 检测方法 [11]（刘溪供图）

（1）分离大脑：

实验结束后，以 60 mg/kg 戊巴比妥钠麻醉小鼠，麻醉后将其仰卧位固定，开胸剪开右心耳，从左心室插管至主动脉，用生理盐水快速灌注，分离完整的大脑，正已

烷（−80℃）速冻 20 s，后迅速转至 −80℃冰箱保存备用。

（2）切片：

将脑组织从 −80℃冰箱中取出，放在切片机中平衡一段时间，切片机机体温度约为 18℃，样品头温度约为 15℃（可根据外界温度适当调整）。将脑组织固定在样品头上，切片，厚度为 10 μm，采用融表法将切片转移至铟锡氧化物（idium tin oxide, ITO）包被的载玻片上。用手掌温度从载玻片背面将切片融化并使其烘干。如果需要多张切片，重复上述操作。在整个过程中，尽量不要将切片从切片机中取出。

切片后，将切片放入真空干燥泵中抽真空 45 min。

（3）基质喷涂：

采用 ImagePrep 组织成像基质喷雾仪对切片进行基质喷涂。将配制好的 *N*-（1- 萘基）乙二胺二盐酸盐 [*N*-（1-naphthyl）ethylenediamine dihydrochloride，NEDC] 溶液放入喷雾仪容器中，选择预设程序：喷涂 1 s、孵育 20 s、干燥 60 s。喷涂强度和周期依据实验具体情况而定。

（4）质谱成像检测：

用 Ultraflextreme MALDI-TOF/TOF 质谱仪对脑组织进行扫描，激光源为 Nd：YAG，波长 355 nm。在负离子检测模式下采集质谱数据，采用全扫描模式，扫描 m/z 范围设定为 80 ～ 1000。空间分辨率为 200 μm，每张图谱累加 150 shots，激光束直径为 50 μm。在每次实验前，对激光功率进行优化，在整个实验过程中，激光位置保持不变。在每次成像前，用扫描软件采集载玻片的光学图片，并且在光学图片和质谱成像的数据界面同时划定感兴趣的成像区域（region of interest，ROI）。用每张图片的总离子电流和信号强度对数据进行归一化处理。

实验结束后参考王佳宁[12]等的方法对脑内差异小分子进行鉴定。总之，采用 MALDI-TOF/TOF MS、FTICR MS 和 Obitrap MS 鉴定脑内差异小分子，并通过与数据库（METLIN，https://metlin.scripps.edu/landing_page.php?pgcontent= mainPage，［2023-06-30］；MassBank，http://www.massbank.jp/; Human Metabolome Database，http://www.hmdb.ca/，［2023-06-30］）二级碎裂信息匹配确定小分子结构。

3. 蛋白印迹实验

将假手术组小鼠脑组织和其他组的胶质母细胞瘤组织切成小块，分别加入 RIPA 溶液中（含蛋白酶 / 磷酸酶抑制剂），超声裂解组织。4℃下 12 000 r/min 离心 20 min，取上清液，并用 BCA 法测定蛋白浓度。变性后的蛋白通过 8% 或 10% SDS-PAGE 凝胶电泳分离，转移到 0.45 mm PVDF 膜。在 TBST 缓冲液中用 5% 脱脂乳阻断 1 h 后，用一抗在 4℃轻轻摇匀过夜。用 HRP 标记的山羊抗兔或山羊抗小鼠二抗室温孵育 1 h，并使用增强化学发光 ECL 试剂盒进行显色。具体方法如下（图 2.8）①：

① 具体方法由郑希元撰写。

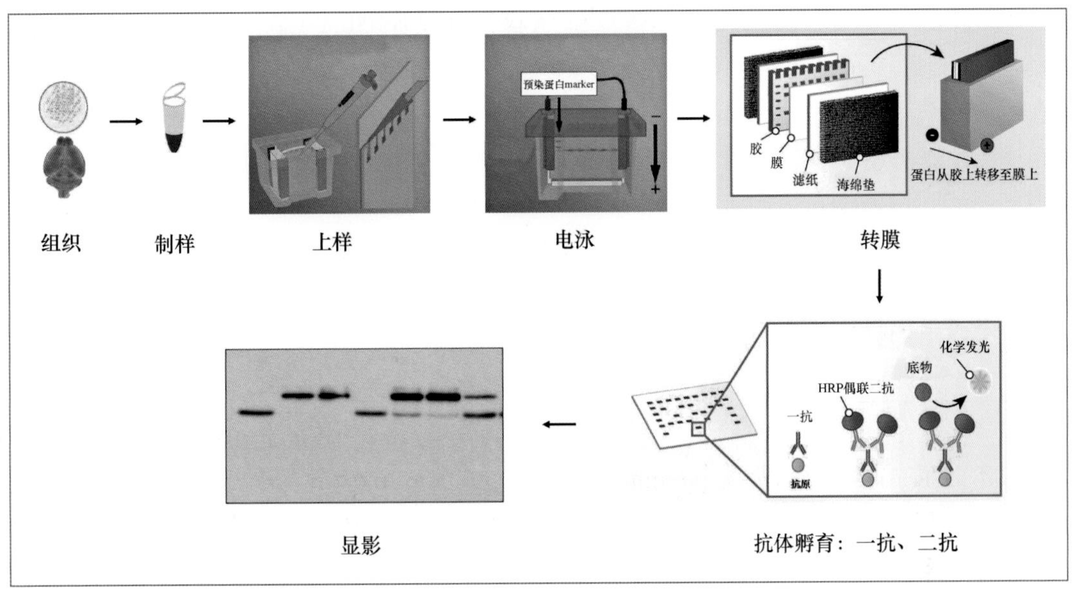

图 2.8　蛋白印迹实验步骤示意（刘溪供图）

（1）总蛋白的提取：

① 称取组织，按照 1:10（g/mL）的比例加入组织蛋白抽提试剂（含终浓度为 1 mmol/L DTT 和 1 mmol/L PMSF）并匀浆处理；

② 冰上孵育 30 min；

③ 12 000 *g* 离心 20 min；

④ 收集上清液，进行下一步分析。

（2）BCA 法测定蛋白浓度：

① 按照表 2.1 将标准牛血清白蛋白（bovine serum albumin，BSA）（0.5 mg/mL）稀释至所需要的浓度。

表 2.1　不同浓度标准牛血清白蛋白溶液的配制

管号	标准牛血清白蛋白 /mL	H_2O/mL	浓度 /（μg/mL）
A	0.020	0.000	500
B	0.016	0.004	400
C	0.012	0.008	300
D	0.008	0.012	200
E	0.004	0.016	100
F	0.002	0.018	50
G	0.001	0.019	25
H	0.000	0.020	0

② 按50体积BCA试剂A与1体积BCA试剂B混合(50:1),配制适量BCA工作液。每组样品设置3个复孔，每孔加入200 μL工作液。37℃放置20～30 min。酶标仪测定吸光值A_{562}。

③ 计算每组3个复孔的平均吸光值，依据不同浓度牛血清白蛋白溶液制作的标准曲线，计算相应的样品蛋白浓度。

（3）配胶：

SDS-PAGE单面凝胶配方如表2.2所示。

表2.2 SDS-PAGE单面凝胶配方

5% 浓缩胶（4 mL）	
30% Acr/Bis	0.23 mL
浓缩胶缓冲液（1.5 mol/L，pH6.8）	0.5 mL
10% SDS	20 μL
TEMED	2 μL
10% AP	60 μL
超纯水	1.25 mL
10% 分离胶（厚度 1.5 mm）	
30% Acr/Bis	3.3 mL
浓缩胶缓冲液（1.5 mol/L，pH8.8）	2.5 mL
10% SDS	100 μL
TEMED	8 μL
10% AP	100 μL
超纯水	4.0 mL

注：Acr/Bis，丙烯酰胺储备液；SDS，十二烷基硫酸钠；TEMED，四甲基乙二胺；AP，过硫酸铵。

配胶时最后加入AP，颠倒混匀后灌胶，立即加入高度为1 cm的超纯水压平胶面，待分离胶凝固后（约30 min），用注射器小心吸弃上层超纯水；配制浓缩胶，灌胶后小心插入梳子，避免出现气泡，浓缩胶凝固后（约1 h），小心拔出梳子。

（4）蛋白样品制备：

按照BCA法测定的蛋白含量，各组分别取相当于200 μg的蛋白样品，加入1/4体积的5 × 上样缓冲液，100℃沸水煮5 min，使蛋白质变性。冷却后3000 r/min，离心2 min。

（5）SDS-PAGE电泳：

电泳槽内加入适量电泳缓冲液，按蛋白定量结果上样，80 V恒压电泳0.5 h，使样品进入分离胶，改变电压，100 V恒压电泳1.5～2 h，至样品中溴酚蓝指示剂到达分离胶底部边缘，停止电泳。

（6）转膜：

电泳结束后将胶取出置于 4℃预冷的转膜缓冲液中平衡 15 min。PVDF 膜在甲醇中活化 5 min 后转移至转膜缓冲液内，按照“膜正胶负”的原则将胶和 PVDF 膜置于转膜装置中。其顺序为：正极—海绵—滤纸—PVDF 膜—胶—滤纸—海绵—负极。转膜时使用 250 mA 恒流在 4℃冰箱内转膜 40 ～ 180 min，视分子量而定，将样品蛋白转移到 PVDF 膜上。

（7）封闭、免疫化学反应及自显影：

① 转膜结束后将 PVDF 膜置于 5% 脱脂奶粉中，摇床上室温封闭 2 h；

② 将 PVDF 膜置于封口袋中，分别加入适量不同的一抗，4℃冰箱摇床内孵育过夜；

③ 次日，弃一抗，用 TBST 缓冲液漂洗，10 min×3 次；

④ 分别加入 HRP 标记的山羊抗鼠 IgG 或山羊抗兔 IgG（即二抗），37℃孵育 2 h；

⑤ 弃二抗，再用 TBST 缓冲液漂洗，10 min×3 次；

⑥ 加入 ECL 发光液，反应 3 min，X 线片显影、定影。

（8）结果处理：

拍照，采用 Quantity One 分析软件对蛋白条带进行光吸收分析。

4. 苏木素 - 伊红染色（H-E 染色）（图 2.9）

（1）0.5% 伊红染液配制：称取伊红 0.5 g，加少量超纯水溶解后，再滴加冰醋酸直至浆糊状，滤纸过滤，将滤渣在烘箱中烤干后，加入 100 mL 无水乙醇溶解。

（2）苏木素染液配制（配制 3000 mL，可按比例减少）：将 6 g 苏木素溶于 100 mL 无水乙醇，再将 150 g 硫酸铝钾溶于 2000 mL 超纯水，溶解后，加入 900 mL 甘油混合，再加入 120 mL 冰醋酸和 1.2 g 碘酸钠。

（3）1% 盐酸乙醇分化液：将 1 mL 浓盐酸加入 99 mL 70% 乙醇中，混匀。

（4）脱蜡：将切片放入二甲苯Ⅰ、二甲苯Ⅱ和二甲苯Ⅲ 中，每次 15 min。

（5）水化：切片依次放入无水乙醇Ⅰ、无水乙醇Ⅲ、85% 乙醇、75% 乙醇中，每次 5 min。

（6）PBS 缓冲液漂洗：PBS 缓冲液漂洗 3 次，每次 5 min。

（7）苏木素染细胞核：切片放入苏木素染液中染色 3 ～ 8 min，自来水冲洗，1% 盐酸乙醇分化液中分化数秒，自来水冲洗，0.6% 氨水返蓝，流水冲洗。如果胞浆有蓝色可以延长分化时间。

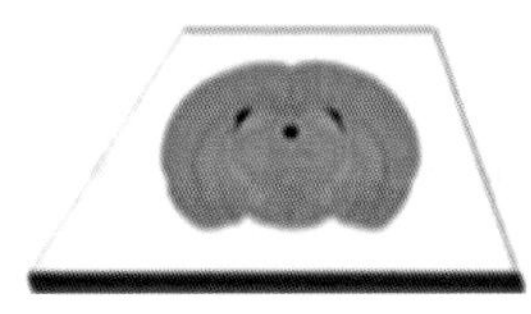

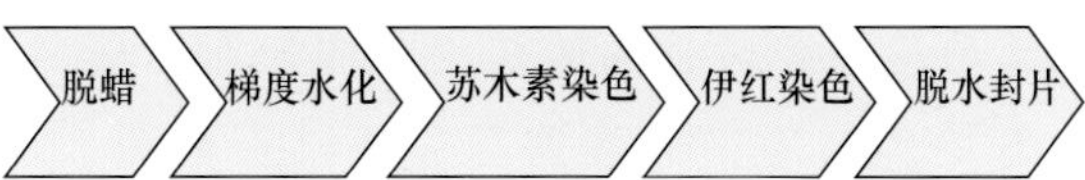

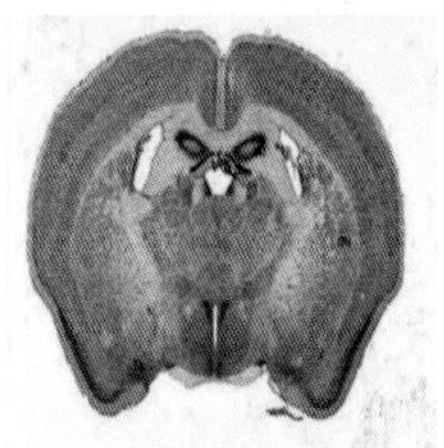

图 2.9 H-E 染色方法图示（刘溪供图）

（8）伊红染细胞质：切片放入伊红染液中染色 1 ～ 3 min。不要水洗。

（9）脱水封片：将切片依次放入 75% 乙醇、85% 乙醇、无水乙醇Ⅰ、无水乙醇Ⅱ、二甲苯Ⅰ中，每次 5 min，脱水透明。从二甲苯中拿出后稍晾干，中性树胶封片。

（三）结果

1. AKBA 在体内抑制胶质母细胞瘤的生长

为了研究 AKBA 对体内肿瘤生长的影响，将 U87-MG 细胞注射到小鼠脑内，通过 MRI 监测肿瘤生长。AKBA(100、200 mg/kg) 治疗组显示肿瘤体积显著减少(图 2.10a、b)。在给药 21 天期间，未检测到明显的体重减轻或异常行为（图 2.10c）。AKBA 给药组的脑 / 体重比值也显著低于模型组（图 2.10d）。这些发现表明，AKBA 抑制胶质母细胞瘤在体内的生长。接下来的 MALDI-TOF-MSI 和蛋白印迹实验仅用 AKBA 100 mg/kg 组。

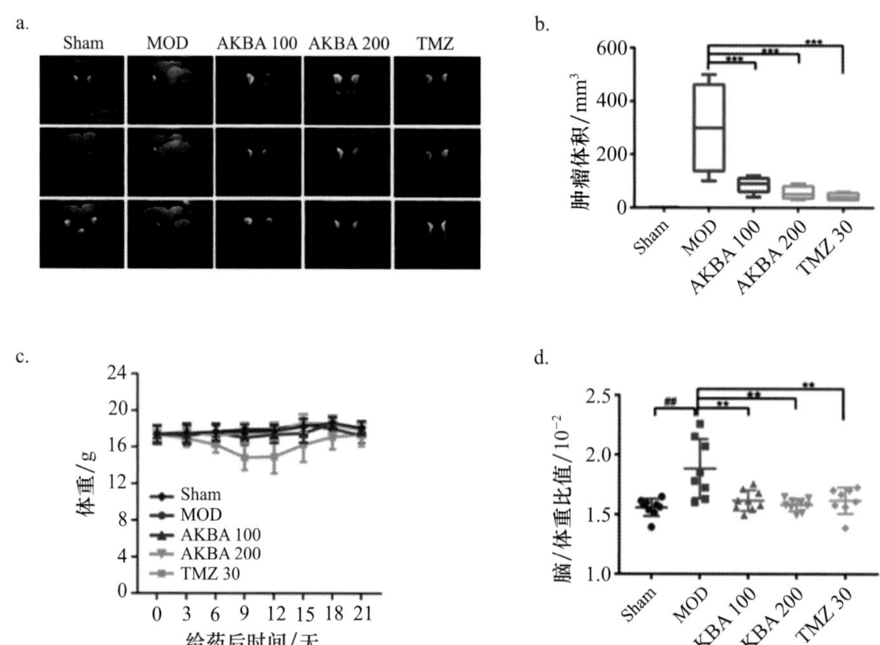

图 2.10 AKBA 抑制 U87-MG 原位肿瘤的生长。a. 各组 U87-MG 原位肿瘤代表性 MRI 图像（标尺为 2 mm）；b. U87-MG 原位肿瘤体积；c. AKBA 给药期间小鼠体重变化；d. 实验结束时小鼠的脑 / 体重比值。数据表示为 $\bar{x}\pm s$，n=10。与假手术组比较：##，P<0.01。与模型组比较：**，P<0.01；***，P<0.001。Sham，假手术组；MOD，模型组；AKBA100，AKBA 100 mg/kg 组；AKBA200，AKBA 200 mg/kg 组；TMZ，阳性药组。本章后各图同

2. AKBA 可改善异种移植胶质母细胞瘤中磷脂和脂肪酸的异常改变

胶质母细胞瘤 H-E 染色及质谱成像聚类分析结果如图 2.11a 所示。我们共在皮质区检测到 4182 个小分子，纹状体区检测到 3080 个小分子，胶质母细胞瘤相邻组织中检测到 406 个小分子，瘤组织中检测到 494 个小分子（图 2.11b）。磷脂代谢在肿瘤细胞与正常细胞之间存在差异，这种异常的新陈代谢会影响许多细胞过程，包括细胞生长、

增殖、分化和运动性。使用MDALI-TOF-MSI观察脑内磷脂空间分布的变化（图2.11），我们发现在肿瘤组织中有20个磷脂酰乙醇胺（PE）、8个磷脂酰肌醇（PI）、4个脂酰甘油（PG）、4个磷脂酰丝氨酸（PS）、8个磷脂酸（PA）发生了变化。在20种改变的PE中，瘤组织中PE（36:2）、PE（38:2）和PE（40:4）较正常组织中明显增加，而瘤组织中其他17种PE和溶血磷脂酰乙醇胺（LPE）较正常组织中减少（图2.11c）。在8个改变的PI中，瘤组织的PI（18:0/20:4）和PI（40:4）显著升高，而其他6个PI明显降低（图2.11d）。与正常脑组织相比，瘤组织中的4个PG和4个PS显著降低（图2.11e），PA（35:1）和PA（18:2/18:1）显著升高，其他5种PA则减少（图2.11e）。我们可以看出给予100 mg/kg AKBA可以纠正这种异常磷脂代谢（图2.11c、d、e，图2.12）。

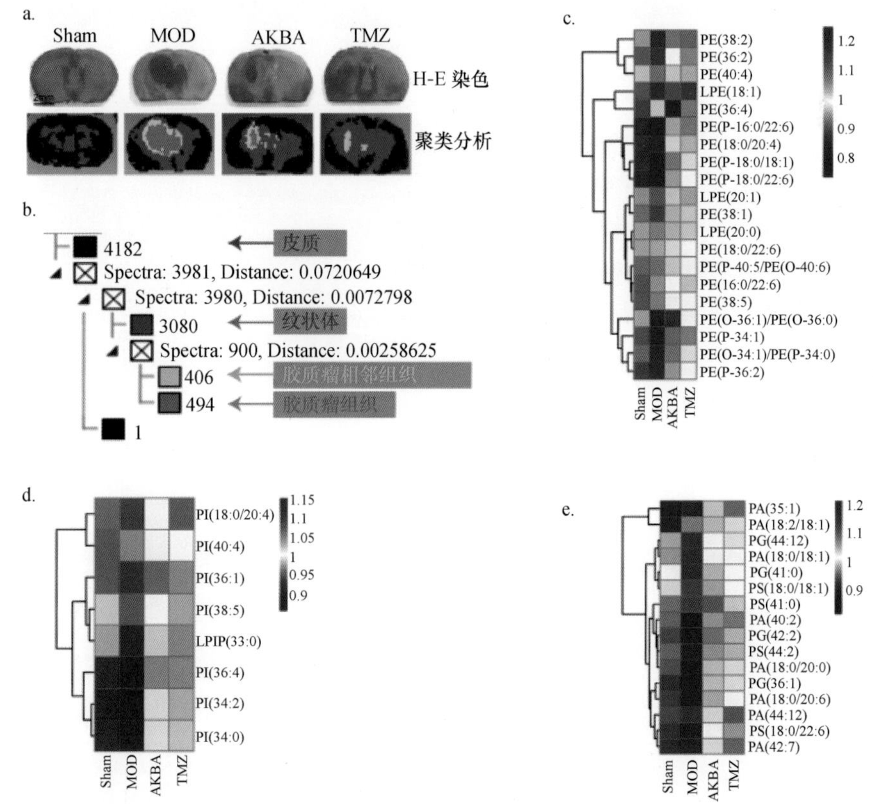

图2.11 胶质母细胞瘤H-E染色及质谱成像聚类分析。a. 瘤组织H-E染色和聚类分析（标尺为2 mm）。b. 聚类分析显示瘤组织中大量代谢物改变。c. 差异表达PE的热图。d. 差异表达PI的热图。e. 差异表达PG、PS和PA的热图

3. AKBA降低了体内葡萄糖的异常积累

甘油-3-磷酸（G3P）在糖酵解中由葡萄糖产生，处于糖和脂质代谢的交叉点。它也是甘油酯/游离脂肪酸（GL/FFA）循环的起始底物。在本研究中，与假手术组相比，模型组G3P含量增加，AKBA给药后降低了这种异常变化（图2.13a）。游离脂肪酸是人体的能量来源，在细胞膜结构中发挥重要作用，并能影响细胞功能和生理

反应。亚油酸（LA）和油酸（OA）是两种重要的脂肪酸，如图 2.13a 所示，模型组 LA、OA 明显高于假手术组。与模型组相比，当 AKBA 剂量为 100 mg/kg 时，LA 和 OA 水平显著降低。

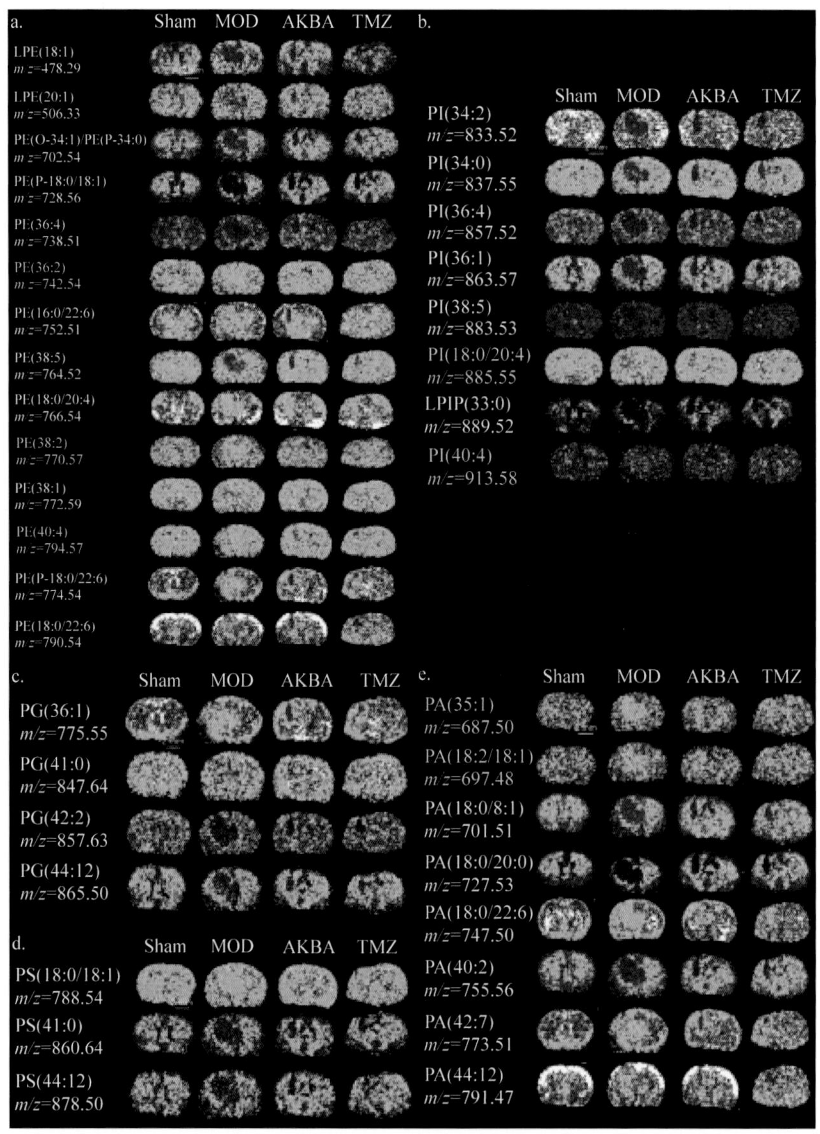

图 2.12 AKBA 改善原位移植瘤模型中 PE、PI、PG、PS 和 PA 的异常改变。MALDI-TOF-MSI 显示 PE（a）、PI（b）、PG（c）、PS（d）和 PA（e）在脑内的分布图谱。快速取出大脑，立即浸泡在 −80℃正己烷中冷冻，并储存在 −80℃直到使用。冠状脑切片厚度 10 μm， NEDC 为基质，n=3。成像质量数据是在 200mm 空间分辨率的负电离模式下获得的。标尺为 2 mm

葡萄糖是大脑能量的关键来源，葡萄糖高代谢状态被认为是癌症的特征之一[13]。葡萄糖 -6- 磷酸（G6P）是第一个也是最多的葡萄糖代谢产物，因为 G6P 是糖酵解途径和磷酸戊糖途径的汇合点，也是己糖胺途径和糖原合成途径的汇合点[13]。越来越多

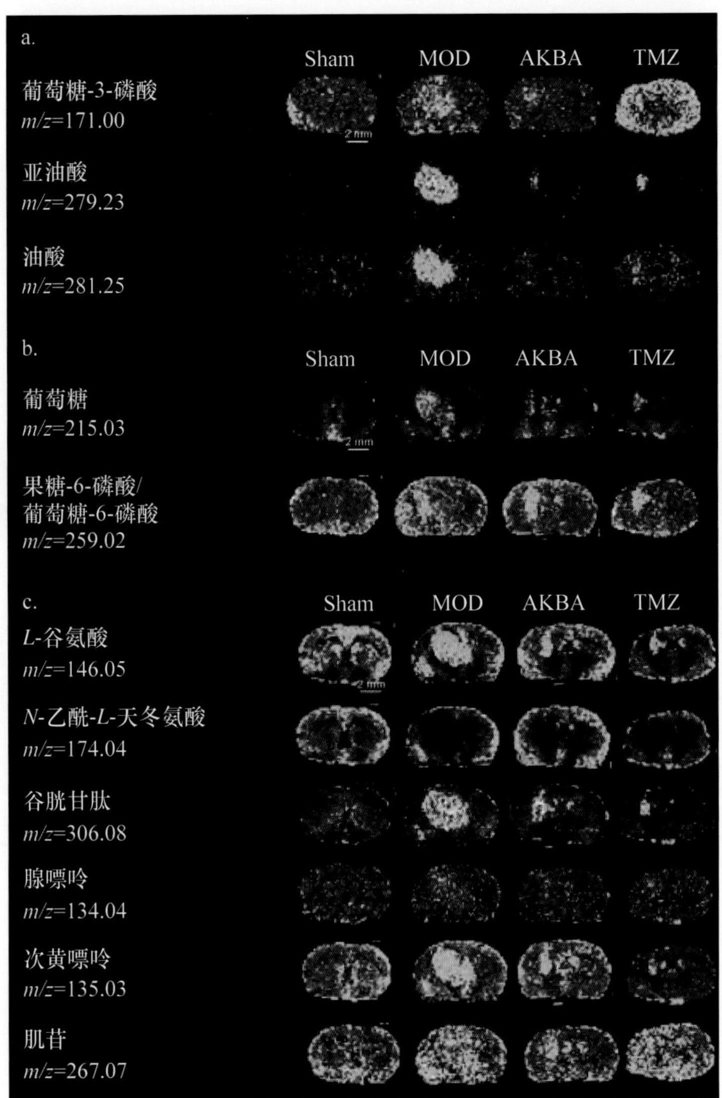

图 2.13 AKBA 可改善原位移植瘤模型中脂肪酸、葡萄糖等小分子的异常改变。a. MALDI-TOF-MSI 显示脂肪酸在脑内的分布；b. MALDI-TOF-MSI 显示葡萄糖和葡萄糖 -6- 磷酸在脑内的分布；c. MALDI-TOF-MSI 显示氨基酸和谷胱甘肽在脑内的分布。大脑被迅速取出，立即浸泡在 −80℃正己烷中冷冻，并储存在 −80℃直到使用。冠状脑切片厚度 10 μm， NEDC 为基质，*n*=3。成像质量数据是在 200 mm 空间分辨率的负电离模式下获得的。标尺为 2 mm

的研究表明，葡萄糖在癌细胞中的新陈代谢受到干扰。使用 MDALI-TOF-MSI 观察脑组织中葡萄糖和 G6P 的空间变化：与假手术组比较，模型组二者浓度在纹状体区域明显升高（图 2.13b）。与模型组比较，AKBA 和 TMZ 治疗组纹状体区域的葡萄糖和 G6P 浓度明显降低。这些结果均表明，AKAB 可以降低葡萄糖的异常积累。

4. AKBA 可以纠正胶质母细胞瘤中氨基酸、抗氧化剂和其他小分子浓度的异常变化

L- 谷氨酸和 *N*- 乙酰 -*L*- 天冬氨酸（NAA）是在大脑中浓度最高的两种氨基酸[14]。用 MALDI-TOF-MSI 测定二者的变化（图 2.13c）。与假手术组比较，模型组 *L*- 谷氨

酸水平升高，NAA 水平降低。AKBA 100 mg/kg 处理 2 周后，*L*- 谷氨酸水平明显下降，而 NAA 水平明显升高。胶质瘤异种移植小鼠的大脑表现出异常的细胞氧化还原状态，谷胱甘肽在维持细胞氧化还原状态中发挥了关键作用。MALDI-TOF-MSI 结果显示，瘤组织中谷胱甘肽水平较正常脑组织明显升高，而 AKBA 降低了谷胱甘肽的异常累积（图 2.13c）。另外代谢产物肌苷、次黄嘌呤和腺嘌呤也在模型组小鼠瘤组织中增加。100 mg/kg AKBA 显著降低肌苷、次黄嘌呤和腺嘌呤的水平（图 2.13c）。

5. AKBA 调节自噬信号通路

PE 是 AKBA 处理后降低的磷脂之一。据报道，磷脂分子参与了细胞自噬的调节 [15, 16]。因此，我们探讨了 AKBA 对细胞自噬的影响，以确定 AKBA 是否通过影响脂质代谢最终影响自噬，用蛋白印迹实验检测 AKAB 处理后自噬信号通路关键蛋白的变化。与假手术组比较，模型组 ATG5、P62 和 LC3B-Ⅱ蛋白水平明显升高，表明胶质母细胞瘤诱导了自噬反应（图 2.14）。ATG3、ATG7、ATG12、ATG16 蛋白水平在模型组中也有升高，这些结果进一步证实了胶质母细胞瘤组织的自噬反应。而与模型组比较，AKBA 显著降低了 ATG5、P62、LC3B-Ⅱ、ATG3、ATG7、ATG12、ATG16（图 2.14a）的表达，说明 AKBA 抑制了自噬并最终抑制了胶质母细胞瘤的生长。

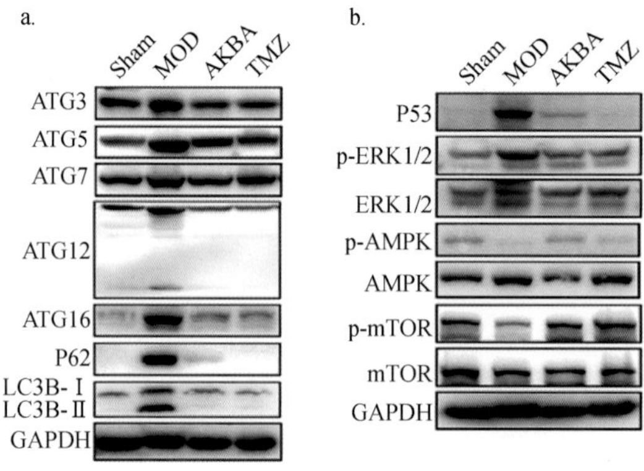

图 2.14 AKBA 在体外和体内均抑制自噬。a. 蛋白印迹实验检测自噬通路中关键蛋白的蛋白水平印迹。模型组 ATG3、ATG5、ATG7、ATG12、ATG16、P62 和 LC3B- Ⅱ蛋白水平升高。b. AKBA 治疗组蛋白表达与模型组的比较，AKBA 治疗组 p-ERK1/2 和 P53 表达减少，而 p-mTOR 和 p-AMPK 表达增加

此外，为了探索 AKBA 抑制自噬的具体途径，我们通过蛋白印迹实验检测 AMPK/mTOR、ERK 和 P53 通路中的关键蛋白。与模型组相比，AKBA 治疗组 p-ERK1/2、P53 表达降低，p-mTOR、p-AMPK 表达增加（图 2.14b）。综上所述，AKBA 可能通过调控 ERK 和 P53 信号通路在体内抑制自噬。

使用脑胶质母细胞瘤原位移植瘤模型评价 AKBA 的药效，结果发现 AKBA 显著抑制体内瘤组织的生长。MALDI-TOF-MSI 结果表明，AKBA 可以影响胶质母细胞瘤中的脂质代谢和氨基酸、核苷酸和抗氧化剂的水平。结果还显示出 AKBA 进一步通过调节 ERK 和 P53 信号通路来抑制自噬（图 2.15）。这些发现表明 AKBA 可能是一种用于治疗胶质母细胞瘤的新型天然产品。

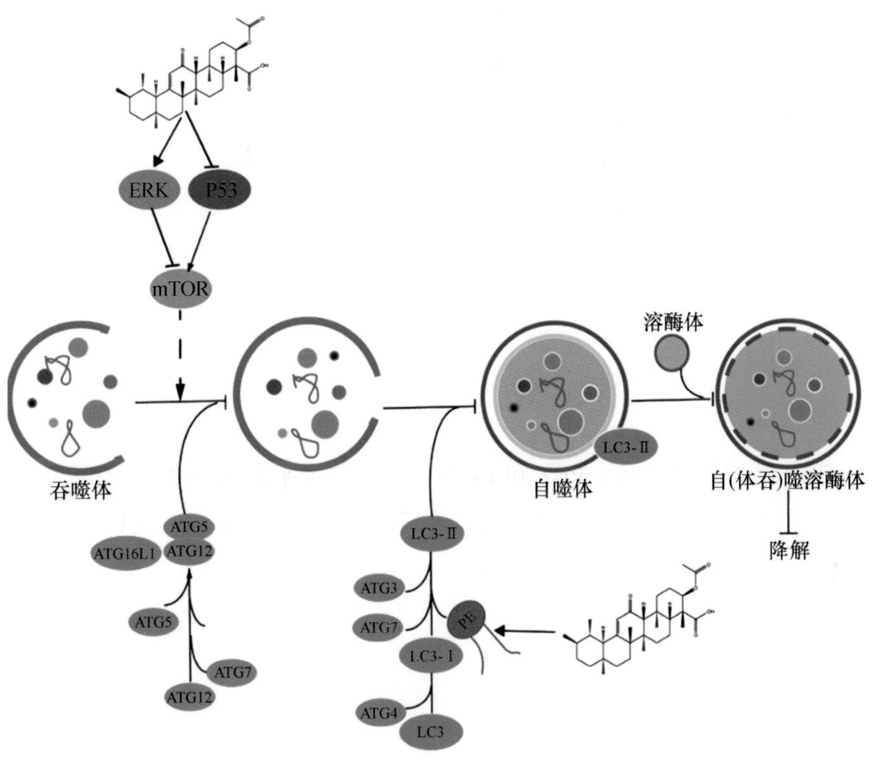

图 2.15　AKBA 作用模式示意。通过调控 ERK/mTOR 和 P53/mTOR 途径抑制胶质母细胞瘤的自噬

一、名词解释

（1）脑胶质瘤：源自神经上皮的肿瘤统称为脑胶质瘤，占颅脑肿瘤的 40% ～ 50%，是最常见的原发性颅内肿瘤。年发病率为 3 ～ 8 例 /10 万人。

（2）自噬：自噬是一个吞噬自身细胞质蛋白或细胞器并使其包被进入囊泡，囊泡与溶酶体融合形成自噬溶酶体，最终包裹的内容物被降解的过程，细胞借此实现本身的代谢需要和某些细胞器的更新。

（3）质谱成像：质谱成像是以质谱技术为基础的成像方法，该方法通过质谱直接扫描生物样品成像，可以在一张组织切片或组织芯片上同时分析数百种分子的空间分布特征。简而言之，质谱成像技术就是借助质谱的方法，在配套的质谱成像软件的控制下，使用一台通过测定质荷比来分析生物分子的标准分子量的质谱仪来成像的方法。

（4）基质辅助激光解吸附电离质谱成像（MALDI-TOF-MSI）：这是一种可以在组织冰冻切片上原位检测小分子空间分布和含量的技术。

二、小知识

（1）MRI：即磁共振成像，英文全称是 Magnetic Resonance Imaging。在这项技术诞生之初曾被称为核磁共振成像，到了 20 世纪 80 年代初，作为医学新技术的

NMR 成像（NMR Imaging）一词越来越为公众所熟悉。随着大磁体的安装，有人开始担心字母“N”可能会对磁共振成像的发展产生负面影响。另外，“nuclear”一词还容易使医院工作人员对磁共振室产生另一个核医学科的联想。因此，为了突出这一检查技术不产生电离辐射的优点，同时与使用放射性元素的核医学相区别，放射学家和设备制造商均同意把“核磁共振成像术”简称为“磁共振成像”。

（2）MGMT：O^6- 甲基鸟嘌呤 -DNA 甲基转移酶（O^6-methylguanine DNA methyltranferase）是一种 DNA 修复酶，位于人 10 号染色体长臂上。它的基本功能是通过将鸟嘌呤 O^6 位点的甲基转移至半胱氨酸残基上来修复受损的鸟嘌呤核苷酸，从而避免烷基化引起的基因突变、细胞死亡和肿瘤发生。因此，*MGMT* 基因是造成基因化疗抗性的一种因子。*MGMT* 基因的表达主要受表观遗传修饰调控。其表达丧失不是由于基因缺失、突变、重排或 RNA 不稳定，而是由于其启动子的 C_pG 岛甲基化。DNA 甲基化抑制转录的作用，因此 *MGMT* 基因启动子区域的甲基化可以增加细胞对烷化剂的敏感性。

（3）IDH1：异柠檬酸脱氢酶 1，在对人胶质母细胞瘤基因组分析中，发现 12% 的胶质母细胞瘤有 *IDH* 突变，并且大多数肿瘤是从低级别的神经胶质瘤发展而来的（即继发性 GBM）。随后发现超过 70% 的 WHO Ⅱ / Ⅲ级胶质瘤有 *IDH* 突变。目前多数人认为 *IDH1* 突变诱导胶质瘤发生、发展的可能机制包括 DNA 高甲基化、组蛋白高甲基化、缺氧诱导因子 -1α（hypoxia-inducible factor-1α，HIF-1α）水平的改变和氧化应激机制。*IDH1* 突变导致 2-HG 异常增高表明，2-HG 是一种肿瘤细胞代谢产物，可能在恶性脑肿瘤的发生中起着重要作用。

三、技术难点汇总

（1）胶质瘤原位移植瘤模型的建立：胶质瘤原位移植瘤模型需要将胶质瘤细胞，如 U87-MG、U118 和 LN229 胶质瘤细胞接种在裸鼠的纹状体部位。这种方法较皮下移植瘤要困难一些。

（2）给药时间点的控制：因为原位移植瘤是长在裸鼠脑内的肿瘤，所以肿瘤的大小不好观察，故需要借助磁共振成像等手段观察瘤体大小，以确定最佳给药时间。

（3）药效学检测：药效学检测也需要借助磁共振成像检测，检测成本较高。

参考文献

[1] OSTROM Q T, GITTLEMAN H, Truitt G, et al. CBTRUS statistical report: primary brain and other central nervous system tumors diagnosed in the United States in 2011—2015[J]. Neurooncol, 2018, 20: iv1-iv86.

[2] World Health Organization. BRAIN CNS[DB/OL]. [2023-10-20]. https://gco.iarc.who.

int/media/globocan/factsheets/cancers/31-brain-central-nervous-system-fact-sheet.pdf.

[3] LOUIS D N, OHGAKIH, WIESTLER O D, et al. The 2007 WHO classification of tumours of the central nervous system[J]. Acta neuropathol，2007，114: 97-109.

[4]《中国中枢神经系统胶质瘤诊断和治疗指南》编写组．中国中枢神经系统胶质瘤诊断与治疗指南 (2015)[J]. 中华医学杂志，2016，96(7): 485-509.

[5] MOLINARI E, CURRAN O E, GRANT R. Clinical importance of molecular markers of adult diffuse glioma[J]. Pract neurol, 2019，19: 412-416.

[6] WEN P Y, KESARI S. Malignant gliomas in adults[J]. N Englj med，2008，359: 492-507.

[7] OHGAKI H, KLEIHUES P. Genetic pathways to primary and secondary glioblastoma[J]. Am j pathol，2007，170: 1445-1453.

[8] WATANABE K, TACHIBANA O, SATA K, et al. Overexpression of the EGF receptor and *p53* mutations are mutually exclusive in the evolution of primary and secondary glioblastomas[J]. Brain pathol，1996，6: 217-223.

[9] FRANKLIN K B J, PAXINOS G. The mouse brain in stereotaxic coordinates[M]. 2nd ed. San Diego: Academic Press.

[10] LI W, REN L, ZHENG X, et al. 3-*O*-acetyl-11-keto-beta-boswellic acid ameliorated aberrant metabolic landscape and inhibited autophagy in glioblastoma[J]. Acta pharm Sin b, 2020, 10: 301-312.

[11] SCHWAMBORN K, CAPRIOLI R M. Molecular imaging by mass spectrometry—looking beyond classical histology[J]. Nature reviews cancer, 2010, 10(9): 639-646.

[12] WANG J, QIU S, CHEN S, et al. MALDI-TOF MS imaging of metabolites with a *N*-(1-naphthyl) ethylenediamine dihydrochloride matrix and its application to colorectal cancer liver metastasis[J]. Analytical chemistry, 2015, 87(1): 422-430.

[13] HAY N. Reprogramming glucose metabolism in cancer: can it be exploited for cancer therapy?[J]. Nat rev cancer, 2016, 16:635e49.

[14] ZHOU Y, DANBOLT N C. Glutamate as a neurotransmitter in the healthy brain[J]. J neural transm (Vienna), 2014, 121(8):799-817.

[15] OH-OKA K, NAKATOGAWA H, OHSUMI Y. Physiological pH and acidic phospholipids contribute to substrate specificity in lipidation of Atg8[J]. J biol chem，2008，283: 21847-21852.

[16] MITROI D N, KARUNAKARAN I, GRALER M, et al. SGPL1 (sphingosine phosphate lyase 1) modulates neuronal autophagy via phosphatidylethanolamine production[J]. Autophagy，2017，13: 885-899.

（中国医学科学院药物研究所　李　婉）

第三章 血管性痴呆动物模型和药效评价

第一节 概 述

一、流行病学

血管性痴呆（vascular dementia, VD）是指由缺血性脑卒中、出血性脑卒中和造成记忆、认知和行为等脑区低灌注的脑血管疾病所致的严重认知功能障碍综合征（图 3.1）。血管性痴呆通常被认为是仅次于阿尔茨海默病的第二大痴呆类型，约占北美洲和欧洲痴呆病例的 15% ～ 20%[1, 2]，亚洲发病率大约为 30%，略高 [3] 于发达国家 。与阿尔茨海默病类似，血管性痴呆的发病率随着年龄的增长而急剧增加，65 岁以上人群的患病率为 1.2% ～ 4.2%，患病率随年龄十分位数增加而增加，90 岁以上的人群中，男性患病率增加至约 3.6%，而女性为 5.8%。在加拿大，血管性痴呆和血管性认知障碍（vescular cognitive impairment, VCI）具有与之相似的年龄趋势；VCI 的患病率由 65 ～ 74 岁人群的 2.0% 增加至 85 岁以上人群的 13.7%[4]。

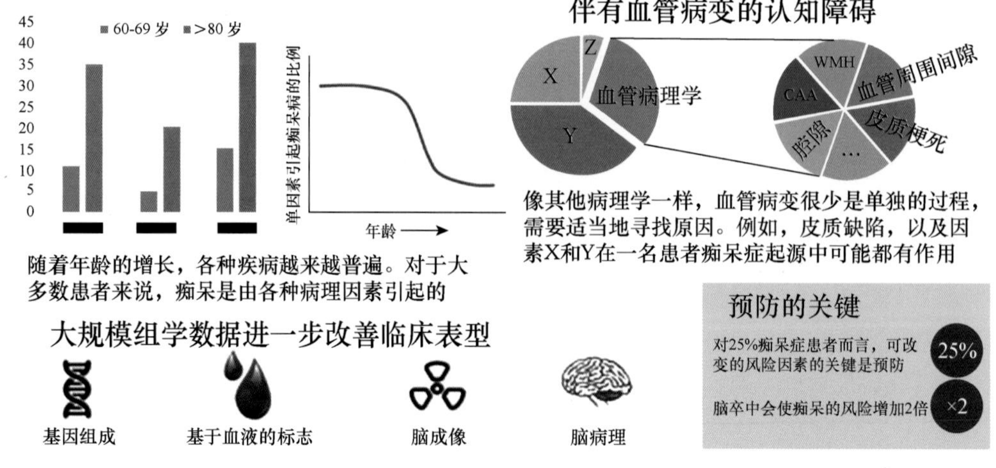

图 3.1 血管性痴呆流行病学 [5]

二、临床表现

根据病因、累及的血管、病变脑组织的部位、神经影像学和病理学特征可将血管性痴呆分为多种类型，以下根据起病的形式简述几种主要类型（图 3.2）。

1. 急性血管性痴呆 [6, 7]

（1）多梗死性痴呆（MID）：由多发性脑梗死累及大脑皮质或皮质下区域所引起的痴呆综合征，是血管性痴呆最常见的类型。表现为反复多次突然发病的脑卒中，阶梯式加重、波动病程的认知功能障碍，以及病变血管累及皮质和皮质下区域的相应症状体征。

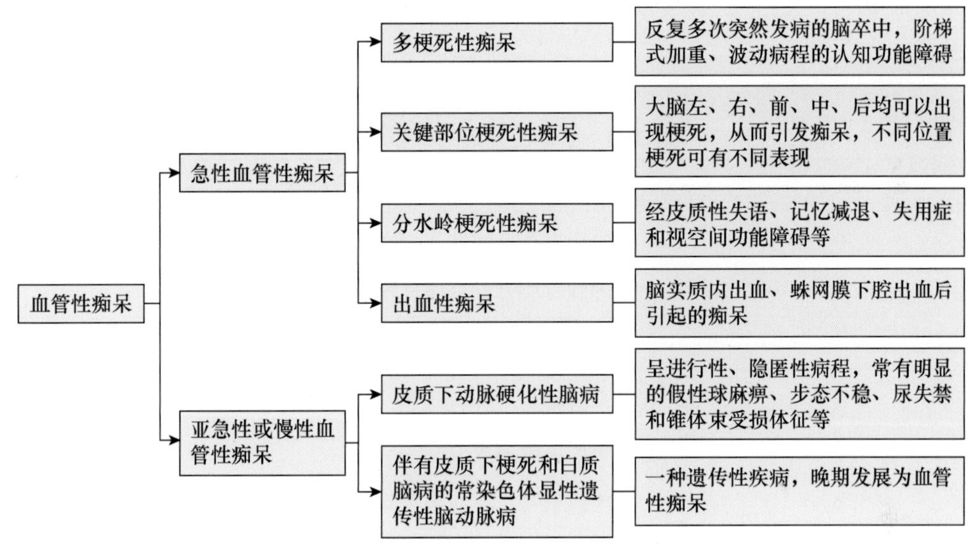

图 3.2 血管性痴呆的分类及临床表现

（2）关键部位梗死性痴呆（SID）：由单个脑梗死灶累及与认知功能密切相关的皮质、皮质下功能部位所导致的痴呆综合征。大脑后动脉梗死累及颞叶下内侧、枕叶、丘脑，表现为遗忘、视觉障碍，左侧病变有经皮质感觉性失语，右侧病变空间失定向；大脑前动脉影响了额叶内侧部，表现为淡漠和执行功能障碍；大脑前、中、后动脉深穿支病变可累及丘脑和基底节而出现痴呆，表现为注意力、始动性、执行功能和记忆受损，垂直凝视麻痹，内直肌麻痹，会聚不能，构音障碍和轻偏瘫；内囊膝部受累，表现为认知功能突然改变，注意力波动，精神错乱，意志力丧失，执行功能障碍等。

（3）分水岭梗死性痴呆：属于低灌注性血管性痴呆。影像学检查在本病的诊断中有重要作用，表现为经皮质性失语、记忆减退、失用症和视空间功能障碍等。

（4）出血性痴呆：脑实质内出血、蛛网膜下腔出血后引起的痴呆。丘脑出血导致认知功能障碍和痴呆常见。硬膜下血肿也可以导致痴呆，常见于老年人，部分患者认知障碍可以缓慢出现。

2. 亚急性或慢性血管性痴呆

（1）皮质下动脉硬化性脑病：呈进行性、隐匿性病程，常有明显的假性延髓性麻痹、步态不稳、尿失禁和锥体束受损体征等。部分患者可无明确的脑卒中病史。

（2）伴有皮质下梗死和白质脑病的常染色体显性遗传性脑动脉病：一种遗传性血管病，晚期发展为血管性痴呆。

三、诊断

血管性痴呆的诊断标准很多（表 3.1），诊断要点为：① 神经心理学检查证实认知功能明显减退，并有显著的社会功能下降；② 通过病史、临床表现以及各项辅助检查，证实有与痴呆发病有关的脑血管病依据；③ 痴呆发生在脑血管病后 3 ～ 6 个月以内，痴呆症状可突然发生或缓慢进展，病程呈波动性或阶梯式加重；④ 除外其他痴呆的病因。

表 3. 1 血管性痴呆的诊断标准[8]

编号	标准
1	脑卒中首次发病后 3 ～ 6 个月的临床表现
2	大静脉、腔静脉或微梗死的神经影像学支持
3	认知缺陷特征支持血管病因
4	检查时脑卒中残留表现
5	脑卒中危险因素
6	临床病程与发作时出现最严重症状、随后改善的特征相符
7	支持脑卒中的家族因素

四、发病机制

血管性痴呆的潜在细胞和分子机制如图 3.3 所示，人们越来越关注炎症导致动脉粥样硬化以及脑小血管病（small vessel disease, SVD）。血管性痴呆发病机制可能是起源于原发性中枢神经系统血管损伤，如动脉粥样硬化相关的原位血栓形成、纤维蛋白样坏死或脂透明质增多，这些与高血压脑出血相关的一些机制重叠。

脑动脉瘤或动静脉畸形引起的血管异常破裂可导致血液外溢，也可以有非典型血管病理的特点，如血管炎等。颅外机制包括血管系统相关的低灌注或栓塞心脏来源的梗死。全身因素包括结缔组织疾病、感染性病因、肿瘤机制、高凝状态、出血和红细胞增多症。一般来说，动脉粥样硬化倾向于随着时间的推移而发展，最终导致血管狭窄或闭塞，这反映了年龄以及高血压、糖尿病、高脂血症、吸烟和家族前期性格等危险因素。这种血管病理，包括 Charcot Bouchard 微动脉瘤，也在高血压脑出血中发挥作用[9, 10]。

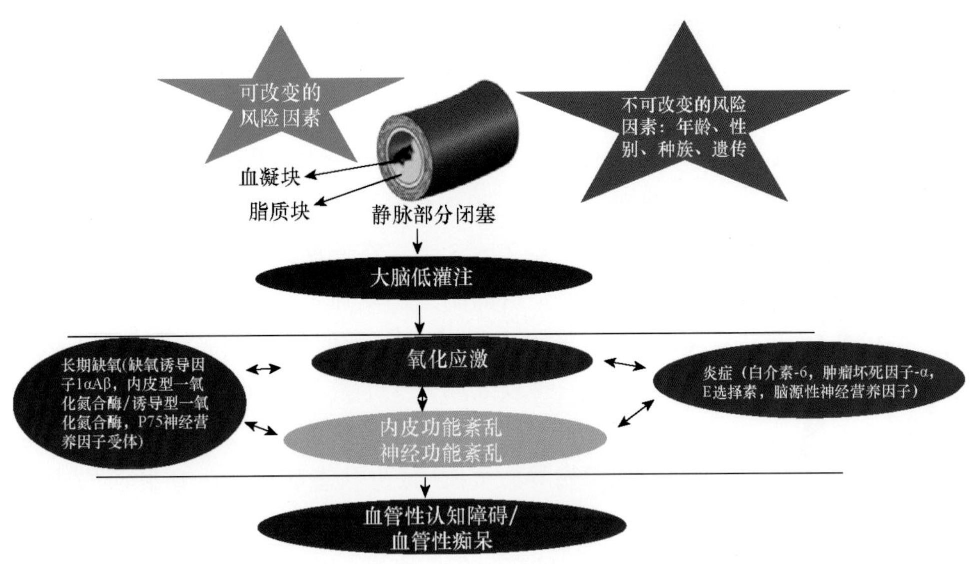

图 3.3　血管性痴呆的潜在细胞和分子机制 [8]

五、治疗

1. 针对原发性脑血管疾病的治疗

（1）针对高血压的治疗：一般认为收缩压控制在 135 ～ 150 mmHg 可改善认知功能；

（2）抗血小板聚集治疗：阿司匹林等可改善脑循环；

（3）针对 2 型糖尿病的治疗：2 型糖尿病是血管性痴呆的一个重要危险因素，糖尿病患者的降糖治疗对血管性痴呆有一定的预防意义；

（4）他汀类药物：他汀类药物可以降低胆固醇，对预防脑血管病有积极意义。

2. 针对认知症状的治疗

（1）维生素 E、维生素 C 和银杏叶制剂；

（2）胆碱酯酶抑制剂，如多奈哌齐等；

（3）脑代谢赋活剂，如吡拉西坦、尼麦角林等。

第二节　动物模型和药效评价

一、两血管阻断法模型

1. 模型简介

两血管阻断法（two vessels occlusion, 2-VO）模型即永久性结扎大鼠双侧颈总动脉（图 3.4），是目前常用的研究慢性脑缺血的动物模型之一，本模型在结扎双侧颈

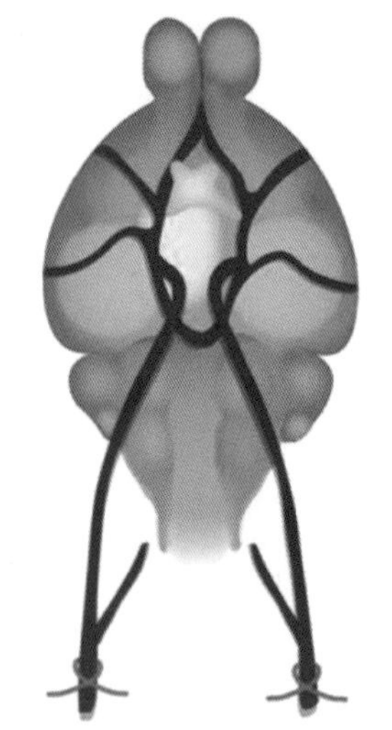

图 3.4 2-VO 模型大鼠脑解剖结构示意 [13]

总动脉后，可造成稳定的不完全性前脑缺血，从而造成慢性脑缺血和进行性认知功能下降。根据脑血流量（cerebral blood flow, CBF）、组织的体内代谢特点和内稳态的变化可以将 2-VO 模型分为三个时期 [11]：急性缺血期、慢性缺血期和恢复期（图 3.5）。急性缺血期在结扎开始后立即发生，持续最多 2 ～ 3 天。在此期间，脑血流量急剧下降并保持较低水平，从而制造出缺血、缺氧条件，这可能会导致葡萄糖、乳酸和 ATP 等小分子的代谢异常 [12]。紧接着是慢性缺血阶段，持续 8 周～ 3 个月。血流量减少导致的低灌注可以维持组织慢性中等低血糖状态。这是最接近人体衰老和阿尔茨海默病导致 CBF 减少状态的阶段。在此阶段中出现的神经元损伤、脑白质损伤及认知障碍，可以很好地模拟人类在血管性痴呆和阿尔茨海默病中出现的症状。慢性缺血期后是恢复期阶段，CBF 回到基线，脑灌注不足和不良代谢逐渐停止。急性缺血期脑血流量的急剧下降和慢性缺血期脑血流量持续的低水平最终导致了 2-VO 模型中神经病理学的变化。

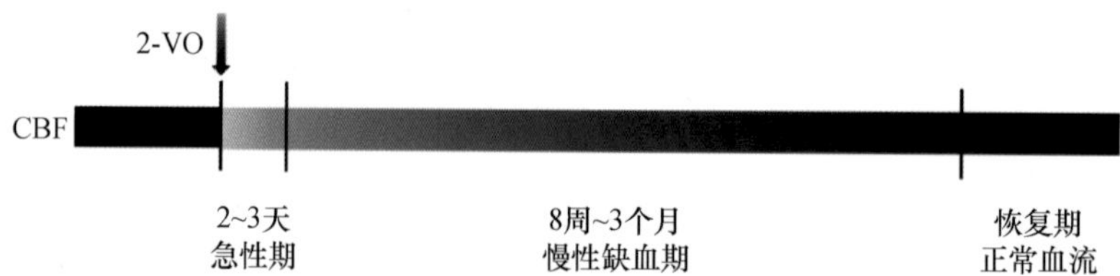

图 3.5 2-VO 模型建立后 CBF 的变化。根据 CBF 和代谢状态可以将其分为三个时期：急性缺血期、慢性缺血期和恢复期 [11]。白色代表血流量最小，黑色代表血流量最大

2. 模型制备

采用改良了的双血管结扎法制作 2-VO 模型（图 3.6）。60 mg/kg 戊巴比妥钠腹

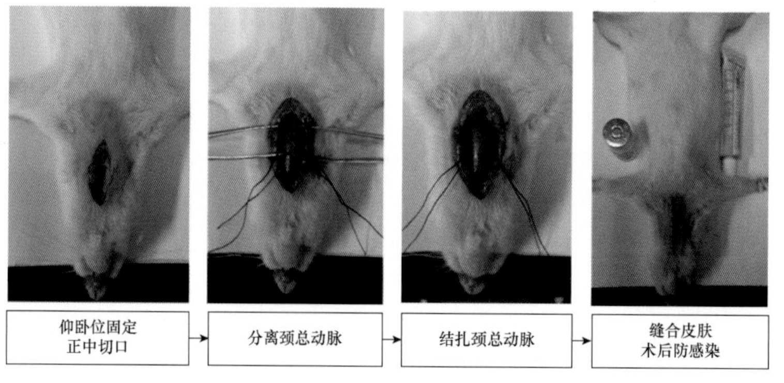

图 3.6 2-VO 模型手术示例

腔注射(i.p.)麻醉大鼠，将其仰卧位固定于大鼠固定板上，用宠物剃毛器去除颈部毛发，碘伏消毒手术野，沿颈正中线纵向切开皮肤及皮下组织，分离右侧颈总动脉，用 5-0 手术丝线双重结扎右侧颈总动脉，中间剪断。缝合颈部皮肤，氧氟沙星凝胶涂抹消毒，术后 3 天，每天肌肉注射青霉素 20 万单位 / 只。一周以后同样操作结扎左侧颈总动脉（视频 3.1）。

二、药效评价 [14]

（一）基本信息

（1）动物：成年雄性 Wistar 大鼠，体重 200 ～ 220 g。

（2）受试物：奥拉西坦消旋体由湖南某药业有限公司提供，左旋奥拉西坦、右旋奥拉西坦由哈尔滨某药业股份有限公司提供。

（3）药物：左旋奥拉西坦。

（4）对照药物：阴性对照药右旋奥拉西坦 200 mg/kg；阳性对照药奥拉西坦消旋体 400 mg/kg。

（5）动物分组：动物随机分为假手术组（Sham）、模型组（MOD）、左旋奥拉西坦低剂量（50 mg/kg）组（So 50）、左旋奥拉西坦中剂量（100 mg/kg）组（So 100）、左旋奥拉西坦高剂量（200 mg/kg）组（So 200）、右旋奥拉西坦组（Ro）、奥拉西坦消旋体组（Rso）。

（6）样本量：每组 10 ～ 14 只。

（7）给药途径：尾静脉给药。

（8）给药次数：1 次 / 天。

（9）观察时间：长期实验连续给药 6 周，急性期实验连续给药 2 天。

（二）评价方法

实验结束后，进行莫里斯水迷宫测试来评价药物对大鼠空间学习记忆力的影响。采用激光多普勒血流监测系统检测大鼠的脑血流量。尼氏染色（Nissl staining）和 Klüver-Barrera 染色检测大鼠大脑神经元和脑白质的病理学损伤。胶质纤维酸性蛋白（GFAP）免疫组化染色检测大鼠脑组织星形胶质细胞活化的情况。采用 MALDI-TOF-MSI 观察 2-VO 模型大鼠急性缺血期脑组织切片中小分子差异分布图谱。高效液相色谱 – 串联质谱（liquid chromatography-tandem mass spectrometry，LC-MS/MS）对 MALDI-TOF-MSI 的结果进行验证。

1. 莫里斯水迷宫测试

利用莫里斯水迷宫测试（图 3.7）可对大鼠空间学习记忆力进行评价。莫里斯水迷宫选用大鼠通用型，宫体呈圆桶形，水池直径 1.8 m，高 40 cm，水深 25 cm，水温控制在 22 ～ 24℃。在池壁的边沿均匀分布 4 个不同形状的标记，由此将水池等分为 4 个象限，选第 3 象限正中放置高度为 23 cm、直径 8 cm 的平台，没入水下 1.5 ～ 2 cm，迷宫外参照物保持固定。

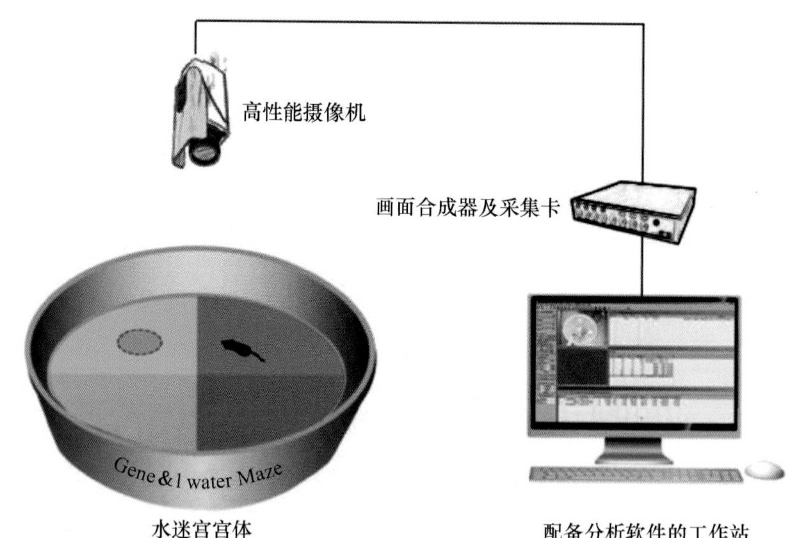

图 3.7 莫里斯水迷宫测试示意
（引自 https://www.bio-equip.com/imgatl/2017/2017042554699684.jpg. [2022-04-30]）

① 定位航行试验（place navigation）：将受试大鼠按顺时针方向依次由第 1、2、3、4 象限入水点顺序放入水中。记录大鼠在 90 s 内寻找平台的时间（逃避潜伏期），如果大鼠在 90 s 内找到平台，记录其实际逃避潜伏期；如果在 90 s 内未找到平台，由实验者将其引上平台并停留 20 s，逃避潜伏期记录为 90 s。

② 空间探索测试：定位航行试验全部结束后，次日进行空间探索测试。撤去平台，然后选第 1 象限入水点将大鼠面向池壁放入水中，测其 60 s 内跨越原平台位置的次数和大鼠在平台各象限停留的时间距离，以判断大鼠记忆、储存及提取再现能力。在本试验中，进行 5 天的定位航行试验，以训练大鼠找到平台的能力。最后一次定位航行试验 24 h 后，进行空间探索测试，以测试大鼠的学习记忆能力。

2. 激光多普勒血流监测

莫里斯水迷宫测试后，次日采用激光多普勒血流监测系统（PeriScan PIM3）（图 3.8）检测各组大鼠的脑血流量。采用戊巴比妥钠（60 mg/kg）麻醉大鼠，用宠物剃毛器剃除头部毛发，正中开口，无菌棉签擦拭去除表面的筋膜，完全暴露头骨，应用激光多普勒血流监测系统于 15 cm 高度处扫描得到大鼠脑血流量灌注图谱。

3. MALDI-TOF-MSI

实验结束后，收集和处理大鼠脑组织，方法见第二章。总之，脑组织速冻后切片，随后抽真空，再进行后续操作。

采用 ImagePrep 组织成像基质喷雾仪对组织切片进行基质喷涂，将配制好的 1,5-二氨基萘盐酸盐溶液放入喷雾仪容器中，选择预设程序：喷涂 1 s，孵育 20 s，干燥 60 s。喷涂强度和周期依实验的具体情况而定。

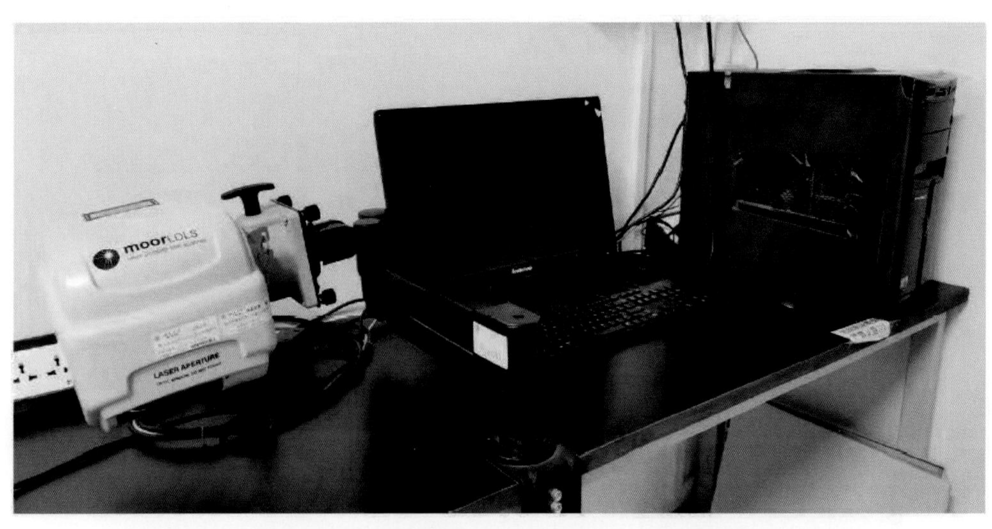

图 3.8　激光多普勒血流监测（赵欣供图）

本实验采用 Ultraflextreme MALDI-TOF/TOF 质谱仪对脑组织进行扫描，实验条件见第二章。

实验结束后参考刘会会[15]等介绍的方法对差异小分子进行鉴定。总之，采用 MALDI-TOF-MS、FTICR MS 和 Obitrap MS 鉴定脑内差异小分子，并通过与数据库（METLIN, http://metlin.scripps.edu/; MassBank, http://www.massbank.jp/; Human Metabolome Database, http://www.hmdb.ca/）二级碎裂信息匹配确定小分子结构。

4. *液质联用系统*

采用液质联用系统（LC-MS/MS）（图 3.9）的多反应监测（multi-reactions monitoring, MRM）模式，对 MALDI-TOF-MSI 得到的差异小分子进行验证。

（1）标准品溶液的配制：

准确称取一定量的标准品，包括葡萄糖、柠檬酸、谷氨酸、谷氨酰胺、天冬氨酸、*N*-乙酰天冬氨酸、ATP、ADP、AMP、GMP、谷胱甘肽、抗坏血酸和牛磺酸，配成一定浓度的母液。按照一定比例，加入各种配好的标准品溶液，使其终浓度为 25 μmol/L。

（2）样品制备：

准确称取样品，按照 1:5（m/V）的比例加入 80% 甲醇溶液，超声破碎脑组织，10 000 g 离心 15 min。收集上清液备用。沉淀物再用氯仿 / 甲醇（1:1，V/V）超声处理 3 次，每次间隔 10 min，10 000 g 离心 15 min。收集上清液。合并两次上清液，用氮气吹干。吹干后样品保存于 −80℃冰箱备用。测定之前，将样品取出，用 80% 甲醇涡旋溶解 2 min，18 000 g 离心 10 min。在本实验中，以 50 μmol/L 4- 羟基二苯甲酮作为内标。

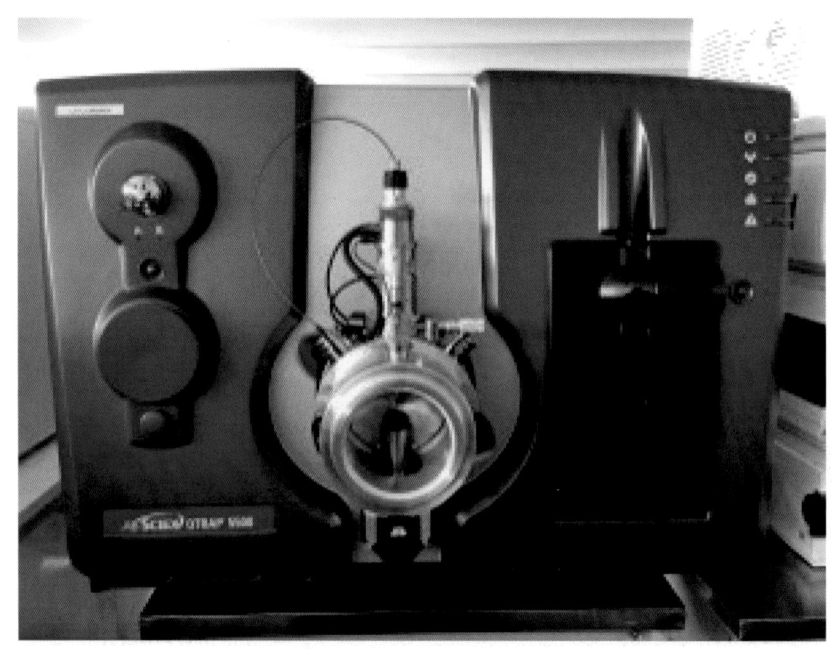

图 3.9 LC-MS/MS 设备

（引自 https://pic.sogou.com/d?query=5500%E6%B6%B2%E8%B4%A8%E8%81%94%E7%94%A8%E4%BB%AA%20AB&forbidqc=&entityid=&preQuery=&rawQuery=&queryList=&st=&did=3. [2022-04-30]）

（3）实验条件：

电喷雾电离源在负离子模式下进行，2 μL 样本不经过色谱柱分离直接质谱仪上样。优化的设备条件为：点喷雾电压 −4500 V；涡轮离子喷雾源温度设定为 500 ℃；氮气作为碰撞气体；气帘气、雾化气和辅助气分别设为 30、50 和 50 PSI（1 PSI=6.895 kPa）。

（三）结果

1. 左旋奥拉西坦可减轻 2-VO 诱导的空间学习记忆障碍

由图 3.10 可知，在定位航行试验中，与假手术组比较，模型组大鼠从第 3 天开始逃避潜伏期明显增加（第 3 天和第 4 天 $P<0.01$，第 5 天 $P<0.05$）。由图 3.10a 可知，与模型组比较，左旋奥拉西坦中剂量组从第 2 天开始可以显著降低大鼠的逃避潜伏期（第 2 天 $P<0.05$，第 3 天、第 4 天和第 5 天三者 $P<0.01$）；从第 4 天开始，左旋奥拉西坦高剂量组逃避潜伏期明显缩短（第 4 天 $P<0.05$，第 5 天 $P<0.01$）；在第 5 天，左旋奥拉西坦低剂量组和奥拉西坦消旋体组也显示出显著降低逃避潜伏期的作用（前者 $P<0.01$，后者 $P<0.05$）。在 5 天的定位航行试验中，与模型组比较，右旋奥拉西坦没有显示出显著降低 2-VO 模型大鼠逃避潜伏期的作用（图 3.10a）。

由图 3.10c 可知，在空间探索测试中，与假手术组比较，模型组大鼠穿越原平台所在位置的次数明显减少（$P<0.05$）。与模型组比较，左旋奥拉西坦中剂量、高剂量组和奥拉西坦消旋体组可以显著升高 2-VO 模型大鼠穿越平台所在位置的次数（均为 $P<0.05$），而右旋奥拉西坦没有该作用。

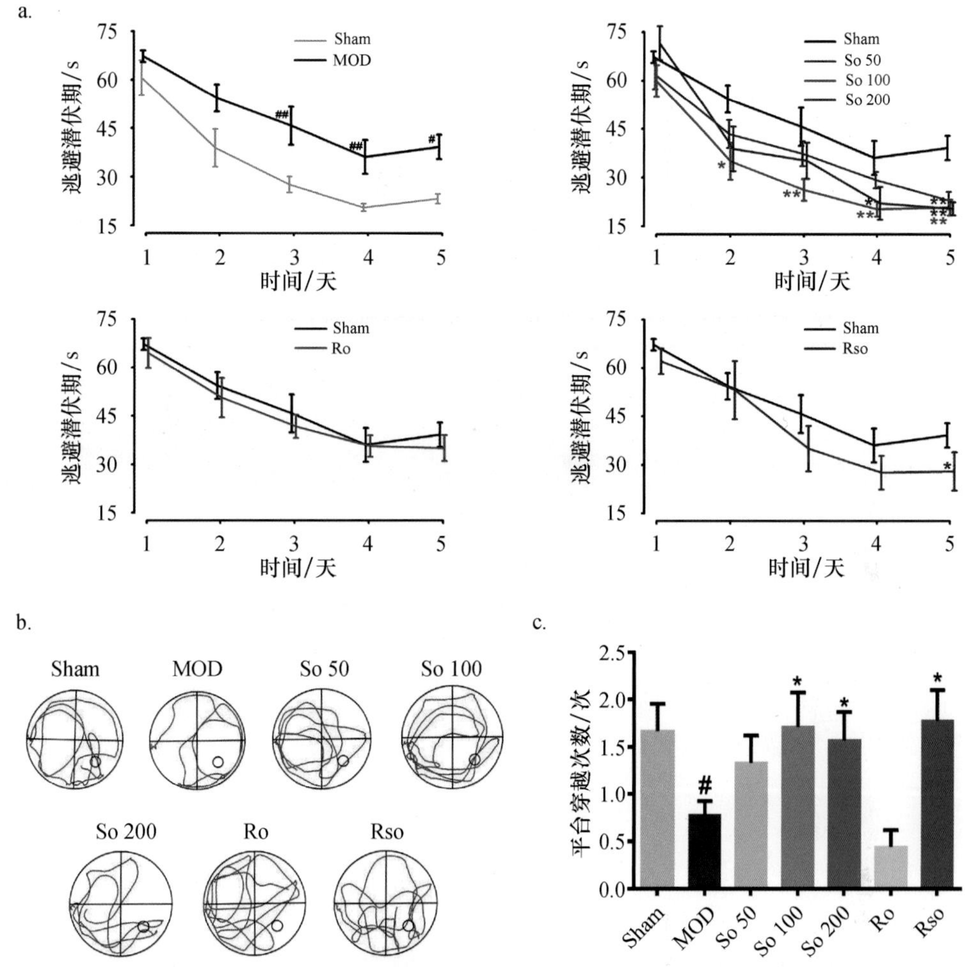

图 3.10 左旋奥拉西坦是奥拉西坦中的有效成分，可减轻 2-VO 模型大鼠莫里斯水迷宫测试中空间学习记忆障碍。a. 左旋奥拉西坦在莫里斯水迷宫定位航行试验中降低 2-VO 模型大鼠的逃避潜伏期。b. 在莫里斯水迷宫测试中，具有代表性的游泳轨迹图。c. 左旋奥拉西坦在莫里斯水迷宫空间探索测试中增加 2-VO 模型大鼠穿越平台所在位置的次数。Sham：假手术组；MOD，模型组；So 50，左旋奥拉西坦低剂量组；So 100，左旋奥拉西坦中剂量组；So 200，左旋奥拉西坦高剂量组；Ro：右旋奥拉西坦组；Rso，奥拉西坦消旋体组。本章后各图同。数据表示为 $\bar{x}\pm s_{\bar{x}}$，n= 7 ～ 9。与假手术组比较：#，P<0.05；##，P<0.01。与模型组比较：*，P<0.05；**，P<0.01

2. *左旋奥拉西坦可减轻 2-VO 模型大鼠病理损伤和减少星形胶质细胞的数量*

由尼氏染色图 3.11a、b（海马）和图 3.11c、d（皮质）可知，双侧颈总动脉结扎后，与假手术组比较，模型组大鼠皮质和海马的神经元都出现了损伤，这主要表现在细胞间隙变大（黑色箭头所示）、神经元缺失、皱缩和深染（红色箭头所示）。左旋奥拉西坦中剂量组、高剂量组和奥拉西坦消旋体组可以不同程度地改善 2-VO 手术对海马 CA1 区（图 3.1a）和皮质（图 3.11c）神经元的损伤，降低海马 CA1 区和皮质深染神经元的数目（海马 CA1 区均为 P<0.05，皮质均为 P<0.01）。与模型组大鼠比较，右旋奥拉西坦不具有改善神经元损伤的作用。由图 3.11e、f 中 Klüver-Barrera 染色结

果可知，双侧颈总动脉结扎后，2-VO 模型大鼠脑白质视束区出现了明显损伤，这主要体现在视束内脑白质出现明显疏松，有大量空泡出现（黑色箭头所示，图 3.11e）。与模型组比较，左旋奥拉西坦中剂量组、高剂量组和奥拉西坦消旋体组脑白质视束区损伤程度的评分显著降低（均为 $P<0.05$），而右旋奥拉西坦没有减轻脑白质损伤的作用。

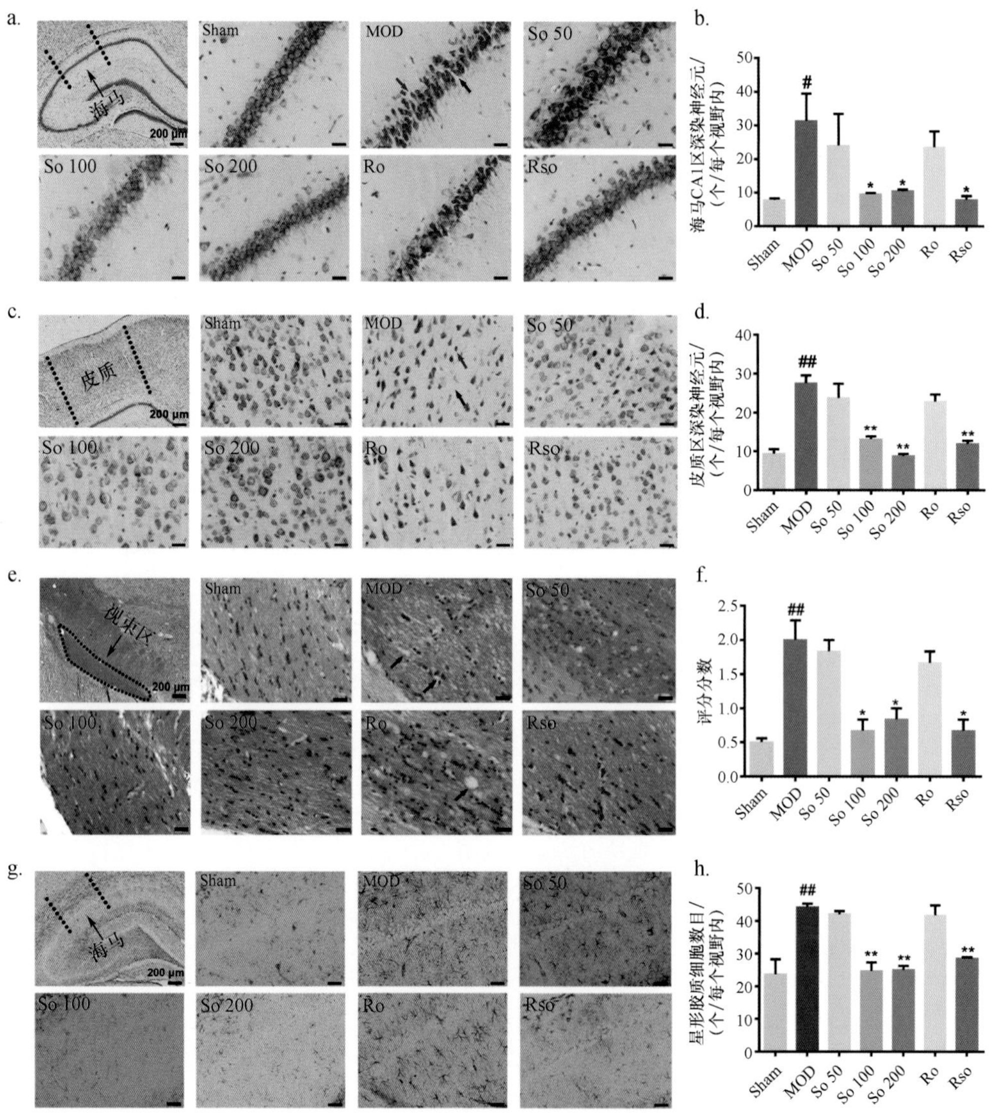

图 3.11 左旋奥拉西坦减轻 2-VO 模型大鼠病理损伤和减少星形胶质细胞数量。a. 海马 CA1 区尼氏染色，黑色箭头示神经元间隙变大，红色箭头示神经元皱缩；b. 左旋奥拉西坦减少海马 CA1 区深染神经元的数目；c. 皮质尼氏染色，黑色箭头示神经元的间隙变大，红色箭头示神经皱缩；d. 左旋奥拉西坦减少皮质区深染神经元的数目；e. 视束区 Klüver-Barrera 染色；f. 左旋奥拉西坦降低脑白质视束区的损伤程度评分；g. 海马 CA1 区星形胶质细胞免疫组化染色；h. 左旋奥拉西坦抑制海马 CA1 区星形胶质细胞活化。数据表示为 $\bar{x}\pm s_{\bar{x}}$，$n=3$。与假手术组比较：#，$P<0.05$；##，$P<0.01$。与模型组比较：*，$P<0.05$；**，$P<0.01$

由图 3.11g、h 可知，与假手术组比较，2-VO 模型大鼠海马 CA1 区 GFAP 阳性细胞数显著升高（$P<0.01$）。与模型组比较，左旋奥拉西坦中剂量、高剂量和奥拉西坦消旋体均可以抑制海马 CA1 区星形胶质细胞的活化，显著降低星形胶质细胞的数目（均为 $P<0.01$），而右旋奥拉西坦作用效果不明显。

3. 左旋奥拉西坦增加 2-VO 模型大鼠脑血流量

由图 3.12 可知，与假手术组比较，2-VO 模型大鼠皮质脑血流量明显减少（$P<0.05$）。与模型组比较，左旋奥拉西坦中剂量、高剂量及奥拉西坦消旋体可以显著升高血管性痴呆大鼠皮质脑血流量（中剂量组 $P<0.01$，高剂量组和消旋体组 $P<0.05$），而右旋奥拉西坦没有这种作用（图 3.12）。

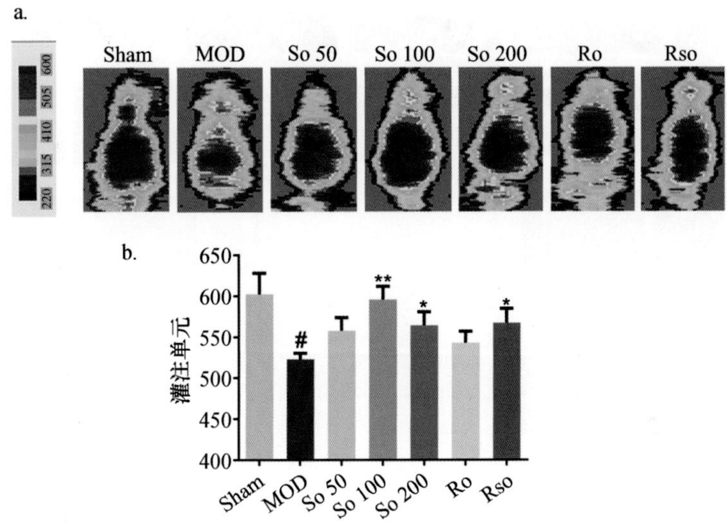

图 3.12　左旋奥拉西坦增加 2-VO 模型大鼠的脑血流量。a. 脑血流量代表性图谱；b. 左旋奥拉西坦增加 2-VO 模型大鼠脑皮质血流量。数据表示为 $\bar{x}\pm s_{\bar{x}}$，$n=5$，6。与假手术组比较：#，$P<0.05$。与模型组比较：*，$P<0.05$；**，$P<0.01$

4. 左旋奥拉西坦改善 2-VO 模型大鼠急性缺血期葡萄糖和柠檬酸的异常累积，增加葡萄糖代谢

由图 3.13a 和图 3.13b 成像结果可以观察到，与假手术组比较，2-VO 模型大鼠右侧皮质部位葡萄糖和柠檬酸的含量明显增加，给予高剂量左旋奥拉西坦或奥拉西坦消旋体治疗两天后，可以显著降低皮质部位的葡萄糖和柠檬酸含量。

由图 3.13c ～ f 成像结果可以观察到，与假手术组比较，2-VO 模型大鼠右侧皮质部位 ATP、ADP、AMP 和 GMP 含量明显降低，高剂量左旋奥拉西坦、奥拉西坦消旋体可以显著升高皮质部位的 ATP、ADP、AMP 和 GMP 含量。

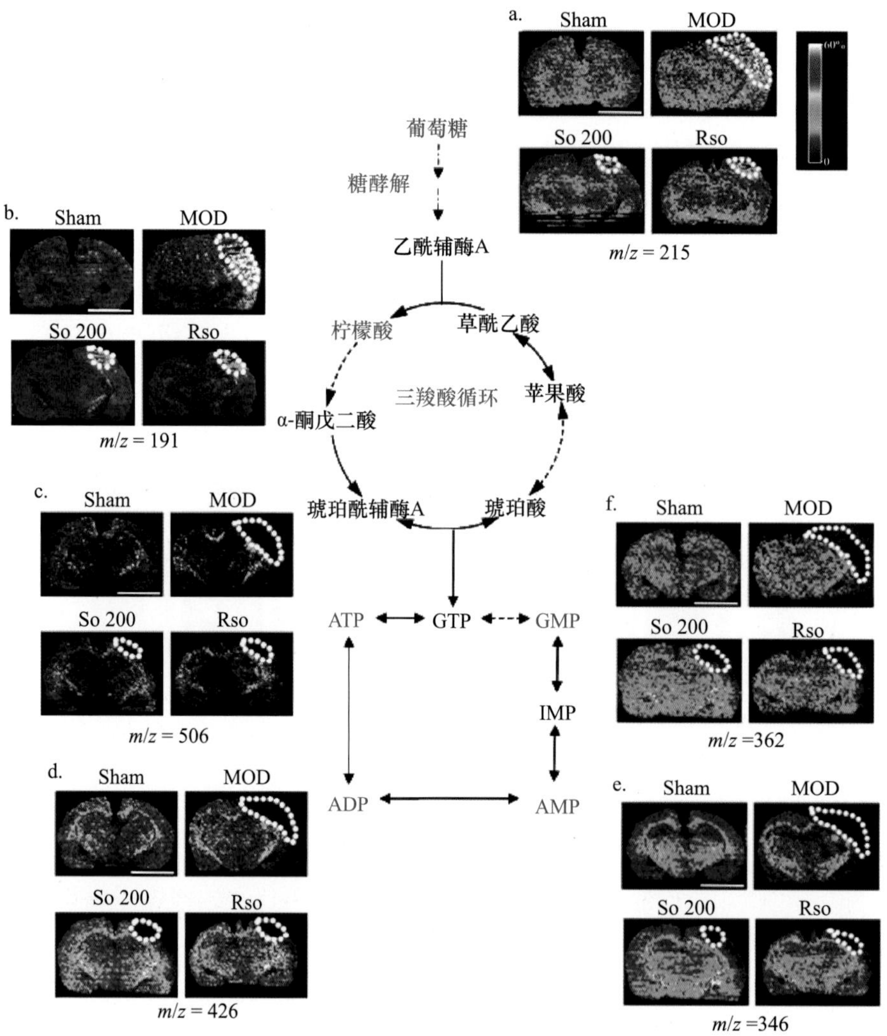

图 3.13 左旋奥拉西坦降低 2-VO 模型大鼠葡萄糖和柠檬酸的异常积累，增加 ATP 代谢。图中分别显示了葡萄糖（a）、柠檬酸（b）、ATP（c）、ADP（d）、AMP（e）和 GMP（f）的原位 MALDI-TOF-MSI 影像。标尺为 5 mm，*n*=3

5. 左旋奥拉西坦增加2-VO模型大鼠急性缺血期谷氨酸－谷氨酰胺循环和苹果酸－天冬氨酸穿梭

由图 3.14a、b 成像结果可以观察到，与假手术组比较，2-VO 模型大鼠右侧皮质部位谷氨酸（图 3.14a）和谷氨酰胺（图 3.14b）的含量明显降低，高剂量左旋奥拉西坦、奥拉西坦消旋体可以显著升高皮质部位谷氨酸和谷氨酰胺的含量。

由图 3.14c、d 成像结果可以观察到，与假手术组比较，2-VO 模型大鼠右侧皮质部位天冬氨酸（图 3.14c）和 *N*- 乙酰天冬氨酸（3.14d）的含量明显降低，高剂量左旋奥拉西坦、奥拉西坦消旋体可以显著升高皮质部位天冬氨酸和 *N*- 乙酰天冬氨酸的含量。

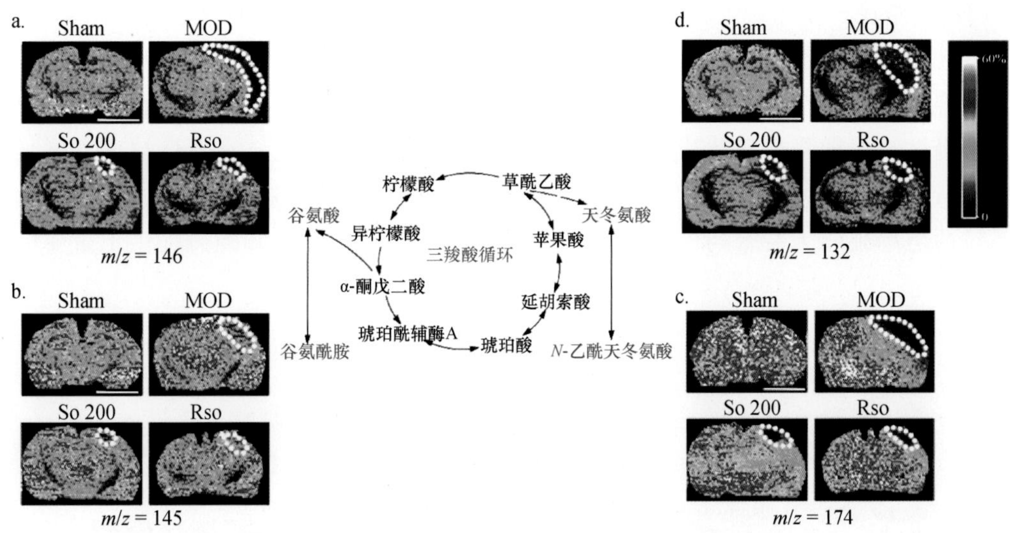

图 3.14　左旋奥拉西坦增加 2-VO 模型大鼠谷氨酸 - 谷氨酰胺循环和苹果酸 - 天冬氨酸穿梭。图中分别显示了谷氨酸（a）、谷氨酰胺（b）、天冬氨酸（c）和 *N*- 乙酰天冬氨酸（d）的原位 MALDI-TOF-MSI 影像。标尺为 5 mm，*n*=3

6. 左旋奥拉西坦增加 2-VO 模型大鼠急性缺血期抗氧化剂的含量和维持金属离子的平衡

由图 3.15 成像结果可以观察到，与假手术组比较，2-VO 模型大鼠右侧皮质部位谷胱甘肽、抗坏血酸和牛磺酸含量的变化(图 3.15a)，也可观察到高剂量左旋奥拉西坦、奥拉西坦消旋体可以显著升高皮质部位谷胱甘肽、抗坏血酸和牛磺酸的含量，以及维持 Na^+ 和 K^+ 的平衡（图 3.15b）。

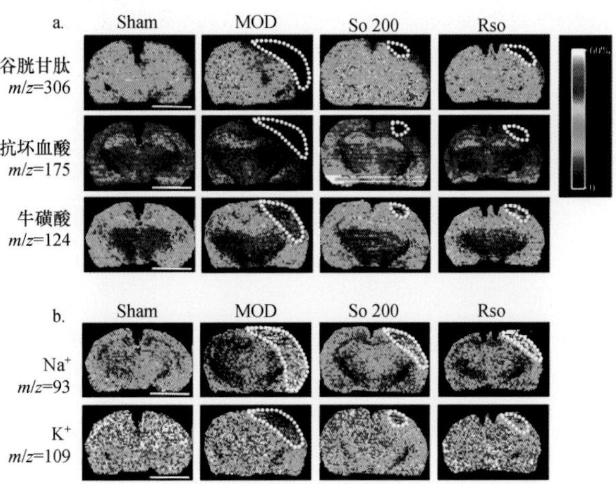

图 3.15　左旋奥拉西坦可提高 2-VO 模型大鼠体内抗氧化剂的含量，维持 Na^+、K^+ 的平衡。a. 谷胱甘肽、抗坏血酸和牛磺酸的原位 MALDI-TOF-MSI 影像；b. Na^+ 和 K^+ 的原位 MALDI-TOF-MSI 影像。标尺为 5 mm，每组 *n*=3

（四）结论

综上所述，本研究首次在 2-VO 模型中证实了左旋奥拉西坦是奥拉西坦消旋体中发挥改善认知障碍作用的活性光学异构体。左旋奥拉西坦的作用机制可能和其在 2-VO 模型的慢性缺血期降低氧化应激损伤和抑制星形胶质细胞活化，在急性缺血期增加大鼠皮质 ATP 的代谢、谷氨酸 - 谷氨酰胺循环和抗氧化剂的含量有关。本实验结果为左旋奥拉西坦单独作为益智药应用于治疗由慢性脑缺血诱发的认知障碍提供了重要的科学依据。

一、名词解释

（1）慢性脑缺血：慢性脑缺血是指各种原因引发的长期脑血流灌注不足，在血管性痴呆、宾斯旺格病（Binswanger disease）、阿尔茨海默病等多种神经系统疾病的发生、发展过程中起着重要的作用。

（2）海马区：大脑海马区是帮助人类处理长期学习与记忆、声、光、味觉等事件的大脑区域，负责短期记忆，发挥所谓的“叙述性记忆”功能。

（3）皮质区：大脑皮质是调节躯体运动或者说是控制躯体运动的最高级中枢。它由初级感觉区、初级运动区和联合区三部分构成。人类大脑皮质的神经细胞约有 140 亿个，面积约 2200 cm^2，主要含有锥体细胞、梭形细胞和星形细胞（颗粒细胞）及神经纤维。

二、小知识

（1）莫里斯水迷宫：莫里斯水迷宫是英国心理学家莫里斯（Morris）于 20 世纪 80 年代初设计并应用于脑学习记忆机制研究的一种实验手段，其在阿尔茨海默病研究中应用非常普遍。较为经典的莫里斯水迷宫测试程序主要包括定位航行试验和空间探索测试两个部分。其中定位航行试验历时数天，每天将大鼠分别从 4 个入水点面向池壁放入水中若干次，记录其寻找到隐藏在水面下平台的时间（逃避潜伏期）。空间探索测试是在定位航行试验后去除平台，然后任选一个入水点将大鼠放入水池中，记录其在一定时间内的游泳轨迹，考察大鼠对原平台的记忆。

（2）胶质纤维酸性蛋白：是星形胶质细胞活化的标志物，胶质纤维酸性蛋白是一种Ⅲ型中间丝状蛋白，以单体形式存在。

三、技术难点汇总

（1）慢性脑缺血模型的建立：慢性脑缺血模型建立过程中，实验动物有一定的死亡率，在进行药效评价时，应该充分考虑动物的损失。

（2）尾静脉给药：尾静脉给药每天 1 次，注射时应该从大鼠尾尖开始，逐渐向前注射。

（3）莫里斯水迷宫测试：莫里斯水迷宫是经典的评价大鼠学习记忆能力的方法。在水迷宫测试中，前 4 天是定位航行试验，最后 1 天为空间探索测试。第 1 天开始训练时，耗时较长，动物找到平台的时间较长，训练者应该有足够的耐心和毅力。

参考文献

[1] LOBO A, LAUNER L J, FRATIGLIONI L, et al. Prevalence of dementia and major subtypes in Europe: a collaborative study of population-based cohorts[J]. Neurology, 2000, 54(5): S4-9.

[2] RIZZI L, ROSSET I, RORIZ-CRUZ M. Global epidemiology of dementia: Alzheimer's and vascular types[J]. BioMed research international, 2014, 2014.

[3] JHOO J H, KIM K W, HUH Y, et al. Prevalence of dementia and its subtypes in an elderly urban Korean population: results from the Korean longitudinal study on health and aging (KLoSHA)[J]. Dementia and geriatric cognitive disorders, 2008, 26(3): 270-276.

[4] ROCKWOOD K, WENTZEL C, HACHINSKI V, et al. Prevalence and outcomes of vascular cognitive impairment[J]. Neurology, 2000, 54(2): 447.

[5] WOLTERS F J, IKRAM M A. Epidemiology of vascular dementia: nosology in a time of epiomics[J]. Arteriosclerosis, thrombosis, and vascular biology, 2019, 39(8): 1542-1549.

[6] 田金洲，韩明向，涂晋文，等．血管性痴呆的诊断，辨证及疗效判定标准 [J]. 北京中医药大学学报 ,2000(5)：16-24.

[7] 百度百科．血管性痴呆（EB/OL）. [2022-04-30]. https://baike.baidu.com/item/%E8%A1%80%E7%AE%A1%E6%80%A7%E7%97%B4%E5%91%86/8365602?fr=aladdin.

[8] BIR S C, KHAN M W, JAVALKAR V, et al. Emerging concepts in vascular dementia: a review[J]. Journal of stroke and cerebrovascular diseases, 2021, 30(8): 105864.

[9] VINTERS H V, ZAROW C, BORYS E, et al. Vascular dementia: clinicopathologic and genetic considerations[J]. Neuropathology and applied neurobiology, 2018, 44(3): 247-266.

[10] IADECOLA C. The pathobiology of vascular dementia[J]. Neuron, 2013, 80(4): 844-866.

[11] FARKAS E, LUITEN P G M, BARI F. Permanent, bilateral common carotid artery occlusion in the rat: a model for chronic cerebral hypoperfusion-related neurodegenerative diseases[J]. Brain research reviews, 2007, 54(1): 162-180.

[12] PLASCHKE K. Aspects of ageing in chronic cerebral oligaemia. Mechanisms of degeneration and compensation in rat models[J]. Journal of neural transmission, 2005, 112: 393-413.

[13] TUO Q, ZOU J, LEI P. Rodent models of vascular cognitive impairment[J]. Journal of Molecular Neuroscience, 2021, 71: 1-12.

[14] LI W, LIU H, JIANG H, et al. (*S*)-oxiracetam is the active ingredient in oxiracetam that alleviates the cognitive impairment induced by chronic cerebral hypoperfusion in rats[J]. Scientific reports, 2017, 7(1): 10052.

[15] LIU H, CHEN R, WANG J, et al. 1, 5-Diaminonaphthalene hydrochloride assisted laser desorption/ionization mass spectrometry imaging of small molecules in tissues following focal cerebral ischemia[J]. Analytical chemistry, 2014, 86(20): 10114-10121.

（中国医学科学院药物研究所　李　婉）

第四章 大脑中动脉永久性缺血动物模型和药效评价

第一节 概　述

一、患病率

在世界范围内，脑卒中是死亡的第二大原因，也是残疾的第二大原因[1]。缺血性脑卒中占 68%，而出血性脑卒中占 32%[2]。成年男性和女性（≥ 25 岁）患脑卒中的终生风险约为 25%[3]。中国是世界上脑卒中疾病负担最重的国家，每年年龄标准化的脑卒中患病率、发病率和死亡率估计分别为 1115 例 /10 万人、247 例 /10 万人和 115 例 /10 万人[4]。

脑卒中在老年人中比在年轻成人中更常见，通常是因为导致脑卒中的疾病随时间的变化而变化。在所有脑卒中中，超过 2/3 的患者见于 65 岁以上，且女性比男性更为常见，近 60% 的死亡发生在女性身上。

二、临床表现

大多数脑卒中为缺血性（如脑血管阻塞），也有一部分是出血性脑卒中（如动脉破裂）。脑卒中症状可突然发生，一般会出现肌无力、麻木、身体一侧（脑卒中发生的对侧）感觉异常或失去感觉、言语障碍、思维意识混乱、视力障碍、头晕、平衡失调和协调障碍，以及突发性严重头痛。系统性或自主神经紊乱（如高血压、发烧）偶有发生。短暂性脑缺血发作（transient ischemic attack, TIA），也称为小卒中，通常是即将发生缺血性脑卒中的早期预警信号。该病是由于特定脑区血流短时间中断所致。因血液供应很快恢复，脑组织不会像脑卒中那样死亡，症状通常可在 1 h 内消失。

院前脑卒中的识别[5]：若患者突然出现以下任一症状时，应考虑脑卒中的可能（图 4.1）。① 一侧肢体（伴或不伴面部）无力或麻木；② 一侧面部麻木或口角歪斜；③ 说话不清或理解语言困难；④ 双眼向一侧凝视；⑤ 单眼或双眼视力丧失或模糊；⑥ 眩晕伴呕吐；⑦ 既往少见的严重头痛、呕吐；⑧ 意识障碍或抽搐。

三、诊断

脑卒中的诊断方法包括医生评估、计算机断层扫描（CT）或磁共振成像（MRI）、实验室测试等。医生检查项目包括脑卒中患者的心脏、血管和血液检查，寻找可能导致脑卒中的问题，例如，心脏感染、血氧水平低或脱水。医生使用一套标准化的指标来确定脑卒中的严重程度和患者的恢复情况，包括评估意识水平、回答问题的能力、执行简单指令的能力、视力、上下肢功能和语言功能。CT 和 MRI 及多普勒超声技术可以找出能被机械切除的血块堵塞的大动脉，检查颅内压力增加的迹象（图 4.1）。

早期识别 (FAST)	功能检查	仪器检查
面瘫（Face）	意识清晰程度	CT
肢体无力（Arms）	运动功能	MRI
语言障碍（Speech）	感受功能	多普勒超声技术
及时求助（Time）	语言能力	
	注意力	

图 4.1　脑卒中的早期识别和诊断

四、发病机制

缺血性脑卒中通常是由于血栓堵塞血管所致。脑细胞一旦失去了血液供应，就不能获得血液中的糖和氧。脑细胞的损害取决于血液断供的时间。如果缺血时间很短暂，脑细胞会受抑制，但是有可能恢复；如果缺血时间较长，脑细胞则可能会死亡，并可能丧失某些功能，有时是永久性的。脑细胞在血液断供后多久才死亡可因人而异。某些脑区的脑细胞仅在数分钟后便死亡，但有些在 30 min 或更长时间后也不会死亡。不过在脑细胞死亡后，其他脑区有时可以学习并执行受损脑区的原有功能（图 4.2）。

32% 的脑卒中是出血性脑卒中，是脑实质或脑表面出血。这种类型的脑卒中，因血管破裂干扰了正常脑血流，且流出的血液可浸入脑组织或脑外周。直接接触脑组织的血液会刺激脑组织，随着时间的推移，可以引起脑内形成疤痕组织，有时可导致癫痫发作（图 4.2）。

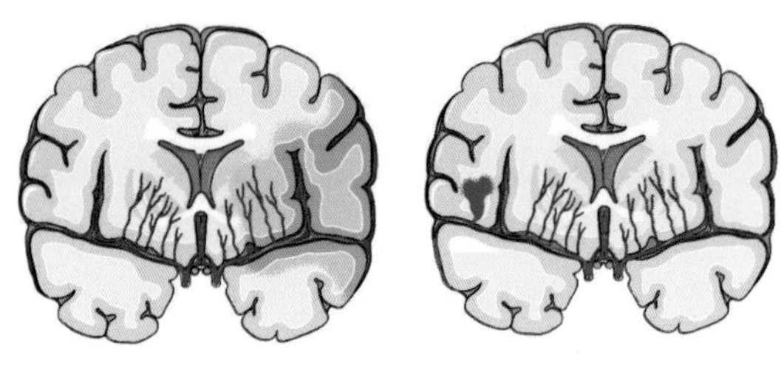

图 4.2　缺血性脑卒中（左）和出血性脑卒中（右）的发病机制 [6]

第二节 动物模型和药效评价

一、线栓法制备永久性大脑中动脉栓塞模型

1. 动物

斯普拉格－道利（Sprague-Dawley, SD）大鼠（图 4.3）于 1925 年由美国威斯康星州麦迪逊斯普拉格－道利（Sprague-Dawley）农场（后来成为斯普拉格－道利动物公司）首次生产。SD 大鼠的平均窝产仔数为 11 只。SD 大鼠具有性格温和、易于操作的特点，是一种远交、多用途白化病大鼠品种，广泛用于医学研究。

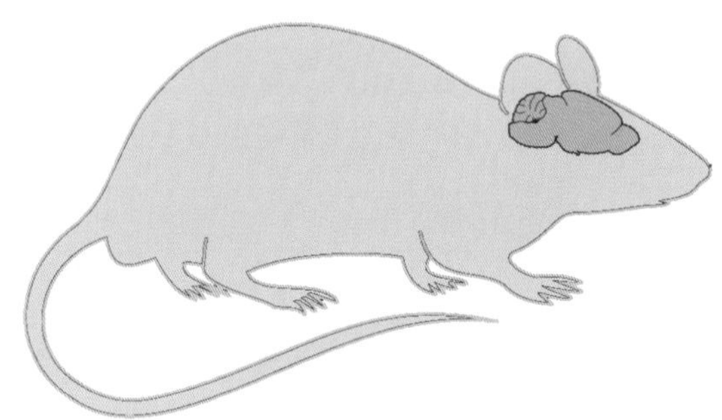

图 4.3 SD 大鼠及其脑（模式图）

本实验[6]使用成年 SPF 级雄性 SD 大鼠，体重 270 ～ 290 g。动物饲养于 SPF 级环境中，每笼 3 只，12 h 自动照明，环境温度 25±1℃。在非手术期间给予动物自由进食饮水。

2. 模型制备

采用改良的 Longa 法制备大鼠永久性大脑中动脉栓塞（permanent middle cerebral artery occlusion, pMCAO）模型，如图 4.4 所示。在手术前将大鼠禁食 16 h 并给予自由饮水，手术时首先麻醉大鼠，然后将其仰卧固定于大鼠固定板上，用宠物剃毛器剃除颈部毛发，75% 乙醇消毒手术野。于颈部正中用手术刀做切口，使用眼科镊钝性分离黏膜和组织，分离右侧颈总动脉和颈外动脉，以缝合线结扎右侧颈外动脉和颈总动脉近心端，用动脉夹夹闭颈内动脉。在颈总动脉远心端做血管剪口，将 A5 级 MCAO 栓线从剪口向颈内动脉插入并移除动脉夹。当栓线插入颈内动脉 15 ～ 16 mm 时可感受到阻力突然增加，此时停止插入，在原位用缝合线将栓线与颈内动脉远心端系紧使其位置相对固定。缝合颈部皮肤，75% 乙醇涂抹消毒（视频 4.1 ～视频 4.3）。当造模完成的动物清醒后，将其置于宽敞平面观察其行为，当其原地向左转圈且半径不大于 1 m 时，则初步判断造模成功，后续还要进行（modified neurological severity score, mNSS）评分。假手术组仅进行血管分离和结扎，不做血管切口和插入栓线的操作。

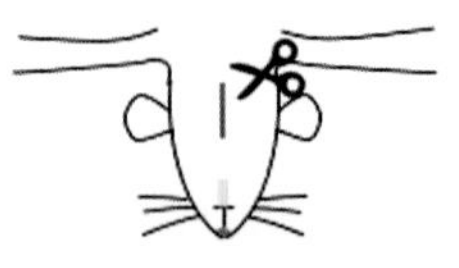

1.将大鼠麻醉后仰卧位固定，剃除剪口附近的毛发并消毒，做剪口

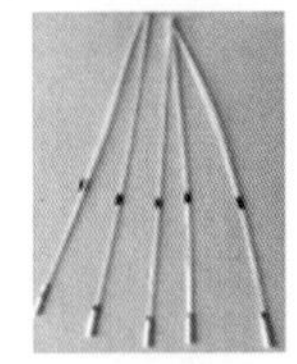

2.本研究使用的栓线由尼龙线制成，头端为半球形，前端5~6 mm包被硅胶

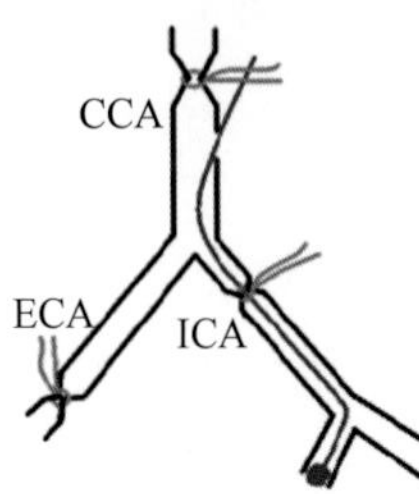

3.分离右侧颈总动脉和颈外动脉，以医用缝合线结扎右侧颈外动脉和颈总动脉近心端，用动脉夹夹闭颈内动脉。在颈总动脉远心端做血管剪口，将栓线插入颈内动脉15~16 mm时，用缝合线将栓线与颈内动脉远心端系紧使其位置相对固定。CCA，颈总动脉；ECA，颈外动脉；ICA,颈内动脉

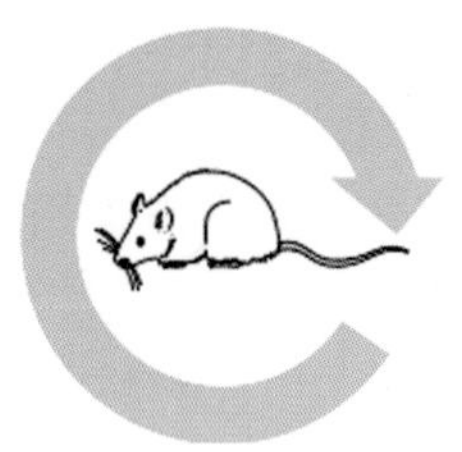

4.观察大鼠在水平面上的旋转行为，并进行模型筛选

图 4.4　造模方法示意

二、药效评价

（一）基本信息

（1）动物：SD 大鼠，雄性，体重 270 ～ 290 g。

（2）受试物：丁苯酞注射液。

（3）剂量： 4 mg/kg 丁苯酞注射液（i.v.）。

（4）对照药物: 0.013 PNA/kg 尤瑞克林注射液（i.v.）、10 mg/kg 尼莫地平（i.g.）。

（5）动物分组：动物随机分为假手术组（Sham）、模型组（MOD）、丁苯酞组（NBP）、尤瑞克林组（UK）、尼莫地平组（Nim）。

（6）样本量：每组 6 只。

（7）给药途径：尾静脉注射。

（8）给药次数：1 次 / 天。

（9）观察时间：9 天。

（二）评价方法

1. mNSS 评分法 [7,8]

mNSS 评分法是常用的大鼠脑卒中后神经功能缺损评价标准。标准共分为 5 项，每项总分相加，满分 18 分，分数越高，表明神经功能缺损情况越严重。具体操作和评分方法如下：

将大鼠尾部提起并悬空，按照以下情况加分：前肢不自主屈曲（1 分），后肢不自主屈曲（1 分），头部在 30 s 内偏离竖直方向 10°以上（1 分），总计 3 分；

将大鼠放置于水平面上，按照以下情况取最高分：可以直线行走（0 分），不能直线行走（1 分），向瘫痪侧转圈（2 分），向瘫痪侧倾倒（3 分），总分 3 分；

触觉和痛觉测试，按以下情况加分：触碰瘫痪侧前肢无反应（1 分），用力按压瘫痪侧前肢无反应（1 分），总计 2 分；

搭建大鼠平衡木装置，按以下情况取最高分：沿平衡木移动到终点或者稳定平衡姿势 60 s 以上（0 分），抓紧平衡木边缘（1 分），紧抱平衡木且一肢垂落（2 分），紧抱平衡木且二肢垂落（3 分），在平衡木上平衡 40 s 以上但在 60 s 内跌落（4 分），在平衡木上平衡 20 s 以上但在 40 s 内跌落（5 分），在 20 s 内跌落（6 分），总分 6 分；

反射和不正常运动，按以下情况加分：用异物接触瘫痪侧外耳道时不摇头（1 分），用棉丝轻触瘫痪侧角膜时不眨眼（1 分），对快弹硬纸板的噪声无运动反应（1 分），癫痫、肌阵挛、肌张力障碍（1 分），总计 4 分。

2. MALDI-TOF-MSI 质谱成像检测

mNSS 评分结束后，将已麻醉的大鼠仰卧固定于大鼠固定板上，开胸剪开右心耳，从左心室插管至主动脉，采用生理盐水快速灌注 200 mL，如果肝脏未变色则增加灌注体积，直到肝脏血暗红色退去，然后迅速分离完整的大脑，在 −80℃正己烷中速冻 20 s，并迅速转至 −80℃冰箱冻存。

切片时，将切片机温度设置为 −20℃，样品头温度设置为 −18℃，并平衡 3 h 以上。将脑组织从 −80℃冰箱取出并放在切片机中，在切片机内环境中平衡 30 min 以上，将脑组织用生理盐水以结冰粘连的方式固定在样品头上，在前囟 0.6 mm 位置附近切出完整且不卷曲的脑切片，切片厚度 10 μm，采用融表法将切片转移至带有铟锡氧化物涂层的专用载玻片上，用手指温度从载玻片背面将脑切片的水分适当融化，使之与载玻片紧密贴合。每个载玻片可贴合 6 张脑切片，留待质谱成像使用。后续基质喷涂及质谱成像检测见第二章和参考文献 [6]。

3. TTC 染色

TTC 全称是氯化三苯基四氮唑（triphenyltetrazolium chloride）（图 4.5），可与活细胞线粒体内的琥珀酸脱氢酶反应，生成红色的甲臜。神经元因缺血再灌注损伤而死亡时，琥珀酸脱氢酶失去活性，则不会与 TTC 发生反应，不能出现红色，因此 TTC 常用于评价脑缺血损伤。

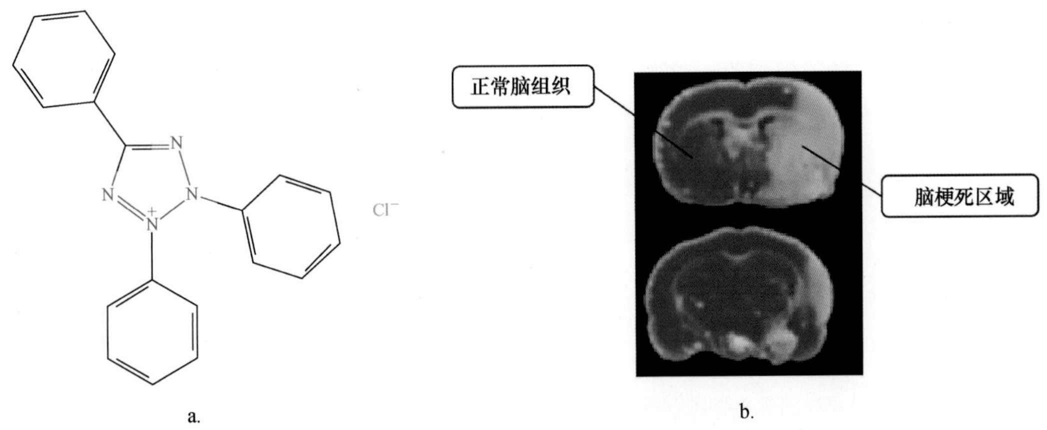

图 4.5　TTC 的化学结构及染色示意。a. TTC 的化学结构；b. TTC 染色示意（范超新供图）

将大鼠麻醉后直接取脑，置于 −20 ℃冰箱中速冻约 20 min。用刀片将脑前囟 −2 ～ +2 mm 区域切成 2 ～ 3 片，以 12 孔细胞培养板为染缸，在 37℃避光水浴条件下用 1% TTC 染液（0.1 g TTC 用 PBS 缓冲液配制成 10 mL 溶液）染色 30 min，其间每隔 10 min 将脑片翻面。

4. 液质联用 (LC−MS/MS) 检测

采用液质联用多反应监测 MRM 模式，对 MALDI-TOF-MSI 得到的差异小分子进行验证。

样品制备：在 MALDI 切片后的位置继续切取厚度约 1 mm 的脑冠状切片，取其右半球部分。准确称取样品质量，按照 1:5（*m*/*V*）的比例加入 80% 甲醇溶液，超声破碎脑组织，10 000 *g* 离心 15 min，收集上清液备用。沉淀物再用氯仿 / 甲醇（1:1，*V*/*V*）超声处理 3 次，每次间隔 10 min，10 000 *g* 离心 15 min。收集上清液。合并两次上清液，氮气吹干。吹干后样品保存于 −80℃冰箱备用。

测定之前，将上述样品取出，每份样品加入 150 μL 80% 甲醇涡旋溶解 2 min，18 000 *g* 离心 10 min。取上清液用于进样，进样体积 2 μL。详细操作见第三章。

5. 统计学分析

体重数据、mNSS 结果表示为 $\bar{x}\pm s$，采用学生 *t* 检验分析，$P<0.05$ 认为差异具有统计意义。MALDI-TOF-MSI 使用专用的 Fleximage 软件进行分析和处理。

（三）结果

1. 体重曲线

排除各组中体重变化趋势明显异常离散，且一般状况与同组大鼠明显不同的个体，每组淘汰 1 ～ 2 只。最终模型组与各给药组分别取 6 只，假手术组因为健康状况相近，随机取 6 只，总数 30 只。对每组 6 只大鼠进行体重测定。体重曲线如图 4.6 所示。假手术组在手术后体重缓慢上升，模型组与假手术组相比，在第二天即产生显著性差异，在一定程度上表明造模成功。各给药组大鼠体重下降速度与模型组相近，丁苯酞组和尼莫地平组大鼠体重下降速度略慢于模型组，但达不到 $P<0.05$。

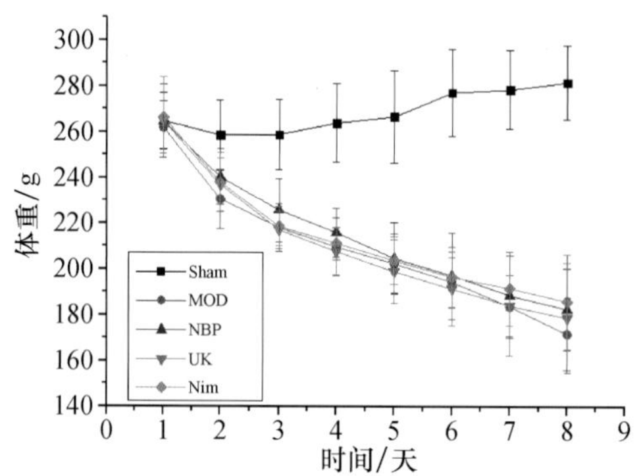

图 4.6 体重曲线。Sham，假手术组；MOD，模型组；NBP，丁苯酞组；UK，尤瑞克林组；Nim，尼莫地平组。本节后各图同

2. mNSS 评分结果

由图 4.7 可知，在给药 9 天后的 mNSS 评分中，与假手术组相比，模型组的 mNSS 评分明显增加（均为 $P<0.001$）。与模型组比较，丁苯酞组、尤瑞克林组 mNSS 评分的平均值降低，丁苯酞组达到 $P<0.05$，但尤瑞克林组未达到 $P<0.05$。

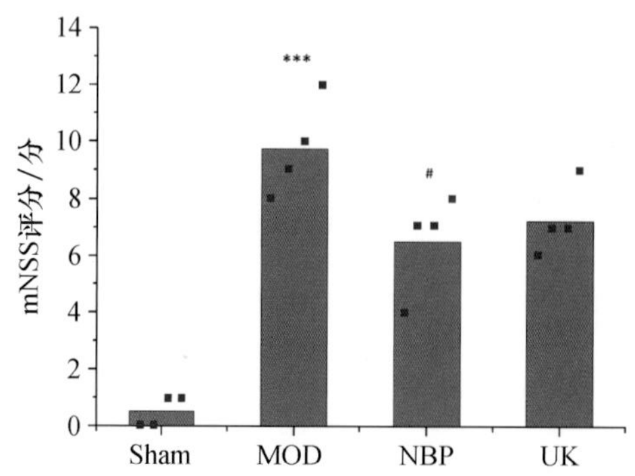

图 4.7 mNSS 评分结果。$n=6$。模型组与假手术组相比：***，$P<0.001$。丁苯酞组与模型组相比：#，$P<0.05$

3. TTC 染色结果

图 4.8 显示造模结束两天后的 TTC 染色结果，丁苯酞组分别于造模后当天和造模 1 ～ 9 天经尾静脉注射给药，每次 4 mg/kg。图 4.8a 中，白色代表缺血灶，由此可以看出：给药组与模型组相比，脑缺血范围减小，缺血半球的膨大现象减轻。（注：本实验的其他结果都来自同一批次动物，但因为脑组织样品数量有限，该批次动物未能进行 TTC 染色。该 TTC 染色结果来自更早批次的动物。）

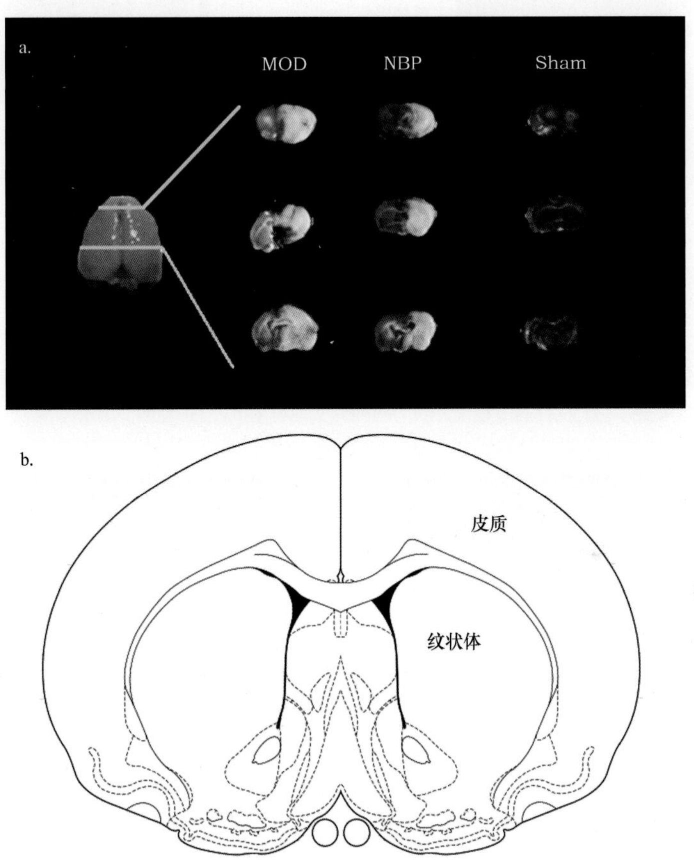

图 4.8　TTC 染色显示脑缺血范围变化。a. TTC 染色结果，白线标注区域内 TTC 染色结果较为明显；b. 皮质和纹状体位置示意

4. 丁苯酞改善大鼠 pMCAO 模型葡萄糖和柠檬酸的异常积累

由图 4.9 可以观察到，与假手术组相比，模型组右侧皮质、纹状体等部位葡萄糖和柠檬酸含量明显增加。给予丁苯酞和阳性药尤瑞克林治疗 9 天后，可以显著降低皮质、纹状体等部位葡萄糖和柠檬酸的含量。

5. 丁苯酞增加大鼠 pMCAO 模型 ATP 代谢

由图 4.10 可以观察到，与假手术组比较，模型组右侧皮质、纹状体等部位 ATP、

ADP、AMP 和 GMP 含量明显降低。丁苯酞和尤瑞克林可以明显升高这些部位的 ATP、ADP、AMP 和 GMP 含量，丁苯酞的效果比尤瑞克林更加显著。

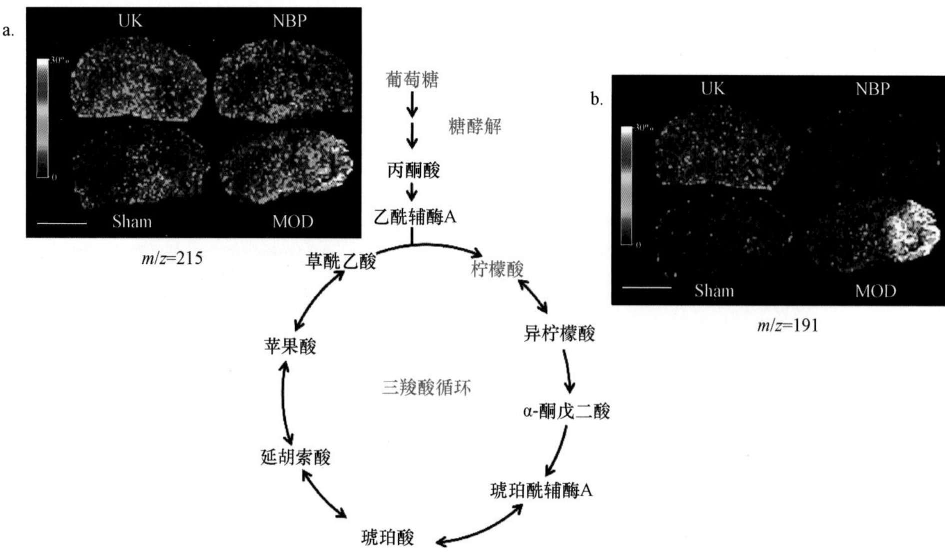

图 4.9 丁苯酞改善大鼠 pMCAO 模型皮质、纹状体等葡萄糖和柠檬酸的异常积累。MALDI-TOF-MSI 影像：左为葡萄糖，右为柠檬酸。空间分辨率为 200 μm，标尺为 5 mm，*n*=3

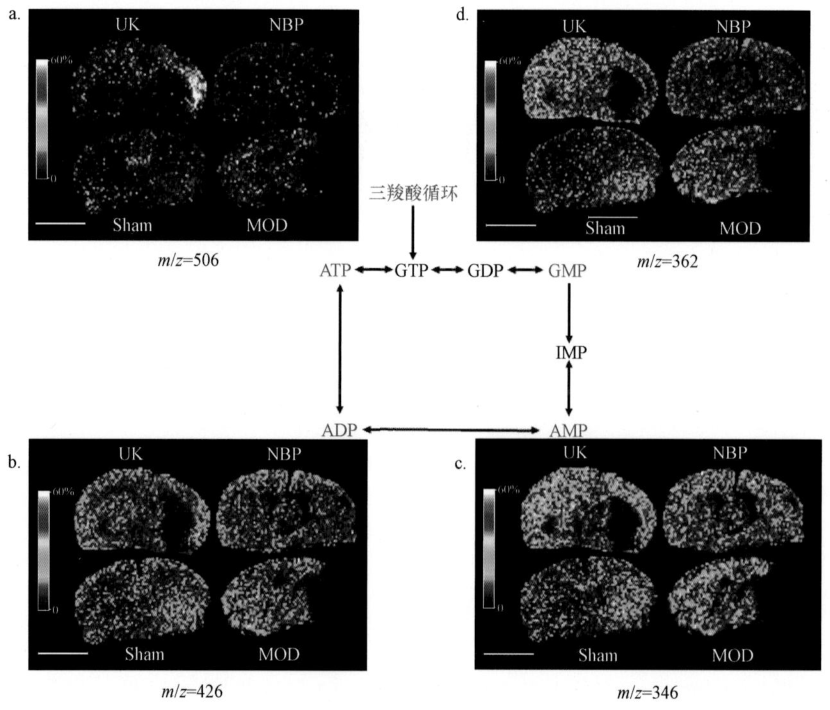

图 4.10 丁苯酞增加大鼠 pMCAO 模型右侧皮质、纹状体等部位的 ATP 代谢。图中显示 ATP（a）、ADP（b）、AMP（c）和 GMP（d）的 MALDI-TOF-MSI 影像。空间分辨率为 200 μm，标尺为 5 mm，*n*=3

6. 丁苯酞增加大鼠 pMCAO 模型谷氨酸－谷氨酰胺循环和苹果酸－天冬氨酸穿梭

由图 4.11 可以观察到，与假手术组比较，模型组右侧皮质、纹状体等部位谷氨酸和谷氨酰胺的含量明显降低。丁苯酞和尤瑞克林可以明显升高这些部位谷氨酸和谷氨酰胺的含量，丁苯酞的效果更加显著。

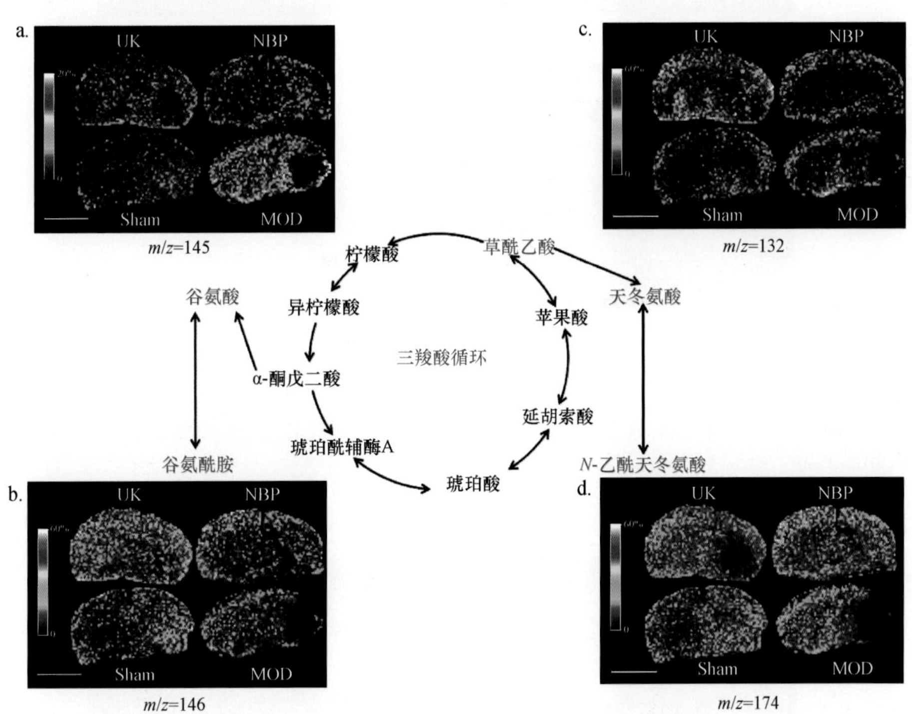

图 4.11　丁苯酞增加大鼠 pMCAO 模型右侧皮质、纹状体等部位谷氨酸－谷氨酰胺循环和苹果酸－天冬氨酸穿梭。图中显示谷氨酸（a）、谷氨酰胺（b）、天冬氨酸（c）和 *N*- 乙酰天冬氨酸（d）的 MALDI-TOF-MSI 影像。空间分辨率为 200 μm，标尺为 5 mm，*n*=3

7. 丁苯酞增加大鼠 pMCAO 模型抗氧化剂的含量和维持金属离子的平衡

由图 4.12 可以观察到，与假手术组相比，模型组右侧皮质、纹状体等部位谷胱甘肽、抗坏血酸和牛磺酸的含量明显降低。丁苯酞和尤瑞克林可以明显升高这些部位谷胱甘肽、抗坏血酸和牛磺酸的含量。丁苯酞的效果更加显著。

由图 4.13 可以观察到，与假手术组相比，模型组右侧皮质、纹状体等部位 Na^+ 含量明显增加，K^+ 含量明显减少。丁苯酞和尤瑞克林可以明显降低皮质、纹状体等部位 Na^+ 的含量和增加 K^+ 的含量，丁苯酞比尤瑞克林作用明显。

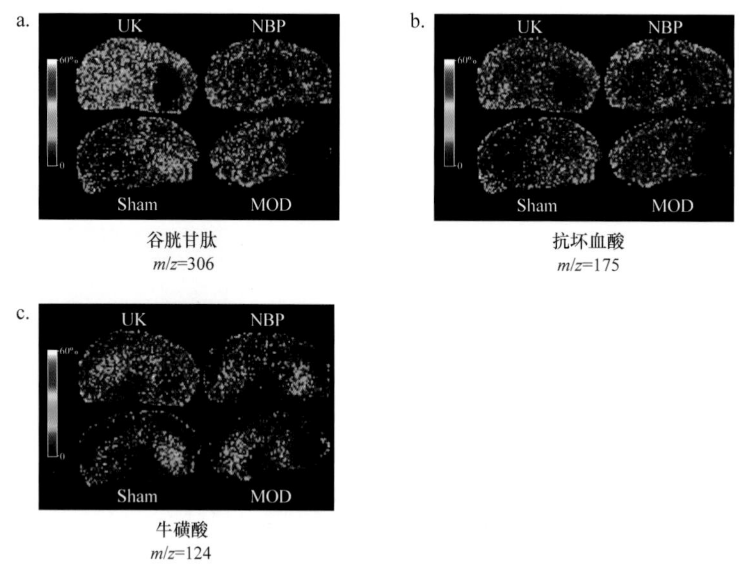

图 4.12 丁苯酞增加大鼠 pMCAO 模型右侧皮质、纹状体等部位抗氧化剂的含量。图中显示谷胱甘肽（a）、抗坏血酸（b）、牛磺酸（c）的 MALDI-TOF-MSI 影像。空间分辨率为 200 μm，标尺为 5 mm，*n*=3

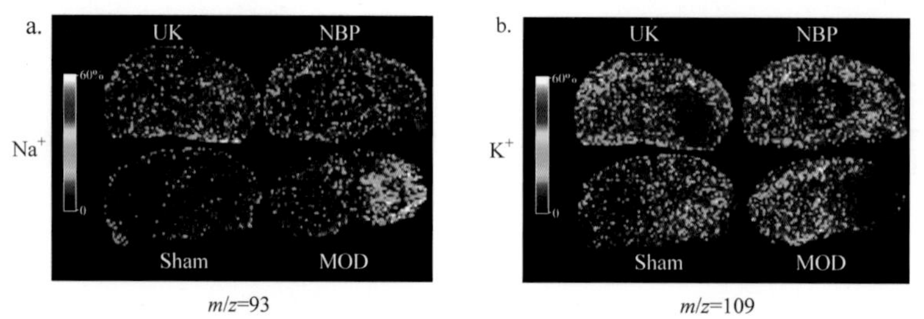

图 4.13 丁苯酞维持大鼠 pMCAO 模型右侧皮质、纹状体等部位金属离子的平衡。图中显示 Na^{+}（a）、K^{+}（b）的 MALDI-TOF-MSI 影像。空间分辨率为 200 μm，标尺为 5 mm，*n*=3

8. LC-MS/MS 对质谱成像结果的确认

为了证实 MALDI-TOF-MSI 的实验结果，利用 LC-MS/MS 技术对 MALDI-TOF-MSI 得到的结果进行验证。在 LC-MS/MS 实验结果（表 4.1 和图 4.14）中，有 7 种小分子的变化与 MALDI-TOF-MSI 的结果一致，且模型组与假手术组比较，具有显著性差异（$P<0.05$），丁苯酞给药组与模型组比较也具有显著性差异（$P<0.05$）。这 7 种小分子是 *N*- 乙酰天冬氨酸、抗坏血酸、谷胱甘肽、AMP、GMP、ATP 和 ADP。这在一定程度上证实了 MALDI-TOF-MSI 结果的可信度。

表 4.1　不同组别大鼠脑右侧细胞代谢小分子的 LC-MS/MS 检测结果

分析物	假手术组		模型组			丁苯酞组			尤瑞克林组		
	$\bar{x}$	s	$\bar{x}$	s	t- 检验 1	$\bar{x}$	s	t- 检验 2	$\bar{x}$	s	t- 检验 3
牛磺酸	2.79×10^{6}	5.28×10^{5}	1.66×10^{6}	2.08×10^{5}	2.57×10^{-2}	1.94×10^{6}	3.95×10^{5}	3.33×10^{-1}	2.05×10^{6}	1.83×10^{5}	4.01×10^{-1}
天冬氨酸	2.10×10^{6}	6.79×10^{5}	8.74×10^{5}	9.94×10^{4}	3.64×10^{-2}	9.28×10^{5}	6.32×10^{4}	4.72×10^{-1}	6.54×10^{5}	1.46×10^{5}	1.32×10^{-1}
谷氨酰胺	2.25×10^{5}	7.49×10^{4}	1.81×10^{5}	2.32×10^{4}	3.90×10^{-1}	2.05×10^{5}	3.89×10^{4}	4.03×10^{-1}	1.42×10^{5}	1.83×10^{4}	1.46×10^{-1}
谷氨酸	1.82×10^{6}	6.34×10^{5}	1.54×10^{6}	3.14×10^{5}	5.27×10^{-1}	1.40×10^{6}	2.50×10^{5}	5.84×10^{-1}	1.28×10^{6}	1.20×10^{5}	3.75×10^{-1}
N- 乙酰天冬氨酸	2.10×10^{6}	5.15×10^{5}	4.75×10^{5}	9.63×10^{4}	5.77×10^{-3}	1.33×10^{6}	3.37×10^{5}	1.33×10^{-2}	4.92×10^{5}	3.69×10^{5}	9.38×10^{-1}
抗坏血酸	1.65×10^{6}	4.06×10^{5}	9.61×10^{5}	7.04×10^{4}	4.50×10^{-2}	1.41×10^{6}	2.54×10^{5}	4.35×10^{-2}	1.03×10^{6}	1.81×10^{4}	2.80×10^{-1}
葡萄糖	4.23×10^{5}	7.79×10^{4}	1.85×10^{5}	3.30×10^{4}	8.23×10^{-3}	3.53×10^{5}	4.68×10^{4}	7.11×10^{-3}	3.36×10^{5}	9.31×10^{4}	7.10×10^{-2}
柠檬酸	1.64×10^{6}	3.77×10^{5}	1.66×10^{6}	3.43×10^{5}	9.55×10^{-1}	7.72×10^{5}	1.81×10^{5}	1.65×10^{-2}	7.95×10^{5}	3.10×10^{5}	6.48×10^{-2}
谷胱甘肽	1.65×10^{3}	5.23×10^{2}	7.30×10^{2}	6.36×10	3.87×10^{-2}	1.28×10^{3}	1.42×10^{2}	3.66×10^{-3}	2.75×10^{3}	3.16×10^{3}	3.11×10^{-1}
AMP	2.30×10^{3}	6.53×10^{2}	7.83×10^{2}	1.92×10^{2}	1.81×10^{-2}	2.06×10^{3}	3.79×10^{2}	6.51×10^{-3}	1.17×10^{3}	8.27×10^{2}	4.65×10^{-1}
GMP	1.62×10^{3}	5.80×10^{2}	1.71×10^{2}	2.10×10	1.23×10^{-2}	6.44×10^{2}	2.62×10^{2}	3.53×10^{-2}	3.47×10^{2}	4.43×10^{2}	5.07×10^{-1}
ATP	2.22×10^{3}	1.29×10^{3}	1.42×10^{2}	7.23×10	4.91×10^{-2}	7.81×10^{2}	6.59×10	7.54×10^{-5}	4.49×10^{2}	2.60×10^{2}	1.11×10^{-1}
ADP	9.28×10^{2}	3.09×10^{2}	2.08×10^{2}	2.36×10	1.58×10^{-2}	5.82×10^{2}	2.12×10^{2}	3.87×10^{-2}	2.04×10^{2}	2.28×10^{2}	9.77×10^{-1}

注：t- 检验 1，模型组与假手术组比较；t- 检验 2， 丁苯酞组与模型组比较；t- 检验 3，尤瑞克林组与模型组比较。

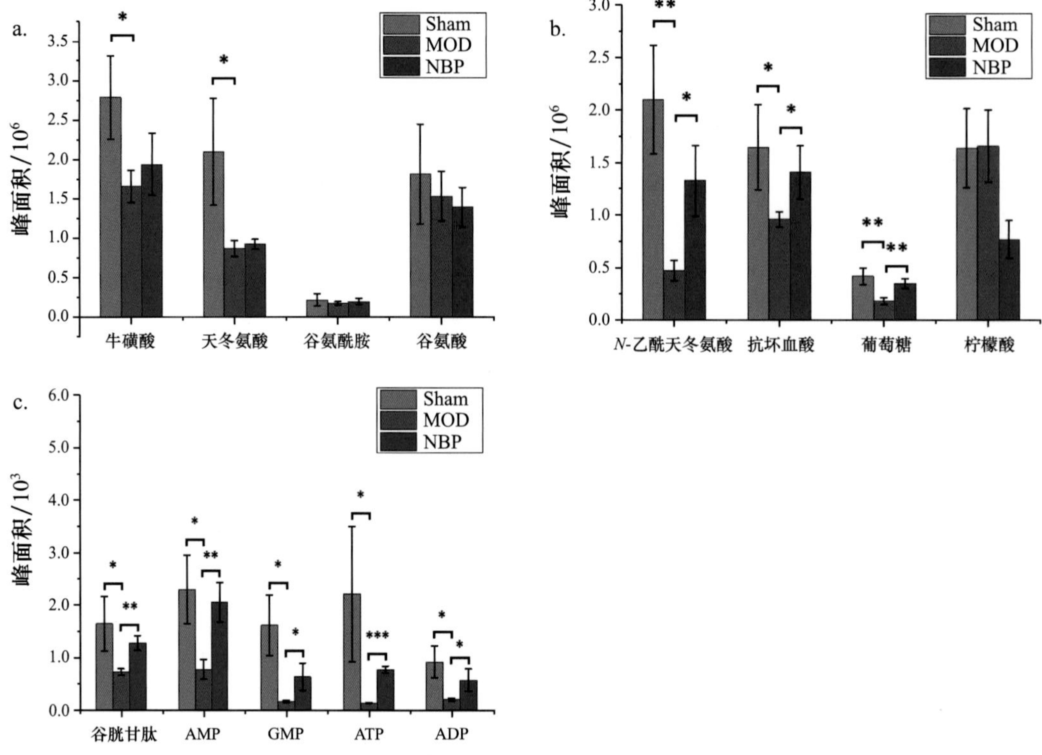

图 4.14 LC-MS/MS 对 pMCAO 大鼠模型大脑右侧细胞代谢小分子 MALDI-TOF-MSI 结果的验证。a. 牛磺酸、天冬氨酸、谷氨酰胺、谷氨酸；b. *N*- 乙酰天冬氨酸、抗坏血酸、葡萄糖、柠檬酸；c. 谷胱甘肽、AMP、GMP、ATP 和 ADP。峰面积计数作为本实验的定量指标。数据表示为 $\bar{x}\pm s$，$n=3$。*，$P<0.05$；**，$P<0.01$；***，$P<0.001$

（四）结论

丁苯酞改善 mNSS 评分，使脑缺血范围减小，缺血半球的膨大现象减轻。通过 MALDI-TOF-MS 成像观察，我们发现 pMCAO 手术对大脑皮质和纹状体右侧区域造成了显著损伤，在该区域，与代谢相关的许多小分子水平升高或降低，表明损伤区域存在严重的代谢异常。丁苯酞缓解了缺血脑区这些小分子水平的异常变化，从而改善了缺血脑区的代谢（图 4.15）。

1. 丁苯酞增强大鼠 pMCAO 模型的 ATP 代谢

葡萄糖的有氧代谢是生物体产生 ATP 的主要形式，ATP 可代谢为 ADP 和 AMP。与能量相关的代谢产物是局部缺血能量危机的重要标志物。在 pMCAO 造模后，大鼠脑血流量的减少降低了氧的供应，阻碍了葡萄糖代谢和 ATP 合成的氧化磷酸化过程。丁苯酞增加大鼠 pMCAO 模型的 ATP 代谢，这与以往的研究结果[9]一致，说明丁苯酞可能通过增加 ATP 代谢起到对脑的保护作用。

2. 丁苯酞改善大鼠 pMCAO 模型脑内谷氨酸 – 谷氨酰胺循环

在三羧酸循环中，α- 酮酸可以通过转氨作用转化为谷氨酸。谷氨酸是大脑中的一个重要的兴奋性神经递质，谷氨酰胺可以通过脱氨基作用转化为谷氨酸，从而完成谷氨酸 – 谷氨酰胺循环。在这个实验中，MALDI-TOF-MSI 成像结果显示，大鼠 pMCAO 模型右侧皮质和纹状体的谷氨酸和谷氨酰胺含量下降，而丁苯酞明显升高谷氨酸和谷氨酰胺的水平。然而，一项由 Huang 及其合作者的研究 [10] 表明，丁苯酞对谷氨酸含量无显著影响。同样，在本研究中的 LC-MS/MS 结果表明谷氨酸和谷氨酰胺水平无明显变化。很难从这些有争议的结果得出一个强有力的结论，关于丁苯酞对谷氨酸的影响仍然需要进一步的研究。

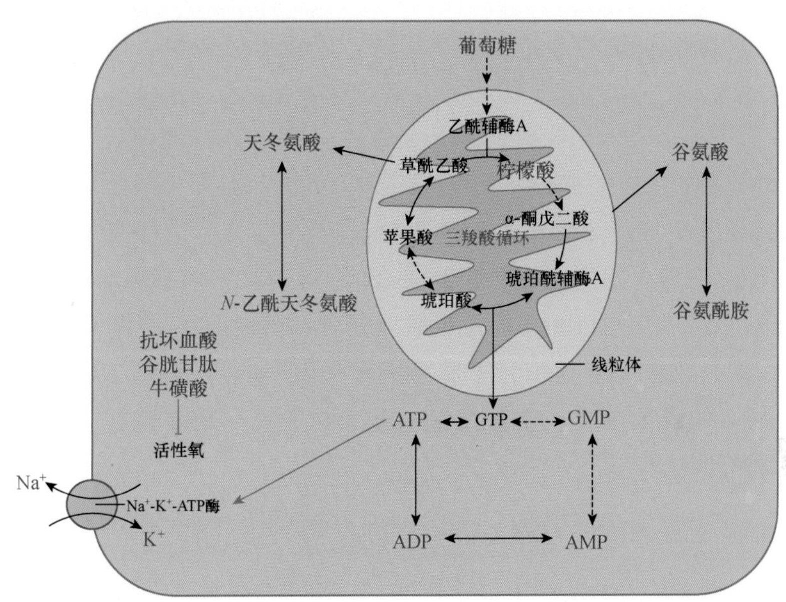

图 4.15　本研究发现的丁苯酞作用小结。通过 MALDI-TOF-MSI 成像观察到差异，且与 LC-MS/MS 检测结果一致的分子用红色字体标示。丁苯酞可以降低脑缺血区 Na^+ 的水平，同时增加与多种代谢相关的分子的水平。→表示代谢过程。→表示促进，⊣ 表示抑制。┈►表示省略了中间代谢物

3. 丁苯酞改善大鼠 pMCAO 模型脑内苹果酸 – 天冬氨酸穿梭

除谷氨酸外，另一个重要的兴奋性神经递质是天冬氨酸，它可以由草酰乙酸合成并可以转化为 *N*- 乙酰天冬氨酸。苹果酸 – 天冬氨酸穿梭可将 NADPH 从细胞质转移到线粒体，促进氧化磷酸化和 ATP 合成。在本研究中，质谱成像结果表明，天冬氨酸和 *N*- 乙酰天冬氨酸的含量在大鼠 pMCAO 模型的脑中下降，而丁苯酞可以增加二者的含量。LC-MS/MS 结果与质谱成像在 *N*- 乙酰天冬氨酸上表现一致，但在天冬氨酸上具有争议。LC-MS/MS 结果并没有显示出天冬氨酸存在显著改变。到目前为止，

未见丁苯酞对天冬氨酸和 N- 乙酰天冬氨酸影响的报道，所以后续课题需要进一步研究。

4. 丁苯酞增加抗氧化剂的含量

脑缺血后，氧供应不足，从而减少 ATP 的合成，导致活性氧连续生成，神经元坏死和凋亡。谷胱甘肽和抗坏血酸是人体内的重要抗氧化剂。在本研究中，质谱成像结果表明，在大鼠脑缺血皮质中，谷胱甘肽和抗坏血酸含量下降。丁苯酞可以使谷胱甘肽和抗坏血酸含量增加。以前的研究已经表明，丁苯酞可以减少过氧化氢导致的活性氧积累[11]。丁苯酞长期治疗可降低大鼠脑组织丙二醛水平[12]。这些结果表明，丁苯酞有抗氧化应激的作用。然而，未见关于丁苯酞对谷胱甘肽和抗坏血酸含量影响的研究。Huang 及其合作者[10]报道，在局灶性缺血时，纹状体细胞外液中牛磺酸的含量增加，丁苯酞对缺血前后牛磺酸的含量无显著影响。而在本研究中，牛磺酸的 LC-MS/MS 结果与质谱成像不同，也不同于 Huang 及其合作者的结果。因此，在这方面还需要进一步研究。

5. 丁苯酞改善金属离子平衡

Na^+ 和 K^+ 在维持神经元活动中起着重要作用。Na^+-K^+- ATP 酶是一种重要的酶，负责 Na^+ 和 K^+ 在细胞内外的稳定。在脑缺血后，Na^+-K^+- ATP 酶活性降低或不足是一种常见的病理过程。其结果是阻断谷氨酸和其他神经递质的再摄取和刺激释放[13]。在本研究中，质谱成像结果显示，丁苯酞能增加 K^+ 浓度，降低 Na^+ 浓度，这可能与 Na^+-K^+-ATP 酶活性增加有关。这些结果与先前的研究一致，说明丁苯酞可能提高了 Na^+-K^+-ATP 酶的活性[14]。

（北京大学医学部药学院　刘润哲）

第三节　丁苯酞抗永久性大脑中动脉栓塞模型的作用机制探讨

采用线栓法制备大鼠永久性大脑中动脉栓塞模型。

一、基本信息

（1）动物：SD 大鼠，雄性，体重 270 ～ 290 g。

（2）受试物：丁苯酞注射液。

（3）剂量： 4 mg/kg 丁苯酞注射液（i.v.）。

（4）阳性对照药：0.013 PNA/kg 尤瑞克林注射液（i.v.）。

（5）动物分组：动物随机分为假手术组（Sham）、模型组（MOD）、丁苯酞组

（NBP）、尤瑞克林组（UK）。

（6）样本量：每组 6 只。

（7）给药途径：尾静脉注射。

（8）给药次数：1 次 / 天。

（9）观察时间：9 天。

二、方法

1. mNSS 评分法

参见本章第二节。

2. MALDI-TOF-MSI 检测

参见本章第二节。

3. 组织病理 H-E 染色

（1）石蜡切片（图 4.16）：

① 取材。将组织从固定液中取出，在通风橱内切修平整，将修切好的组织和对应的标签放于脱水盒内。

② 脱水。将脱水盒放进吊篮，于脱水机内依次以梯度乙醇脱水：75% 乙醇 4 h，85% 乙醇 2 h，90% 乙醇 2 h，95% 乙醇 1 h，无水乙醇Ⅰ 30 min，无水乙醇Ⅱ 30 min，醇苯 10 min，二甲苯Ⅰ 10 min，二甲苯Ⅱ 10 min，蜡Ⅰ 1 h，蜡Ⅱ 1 h，蜡Ⅲ 1 h。

③ 包埋。使用包埋机包埋。先将融化的蜡放入包埋框，在蜡凝固之前将浸好蜡的组织从脱水盒内取出，按照包埋面的要求放入包埋框并贴上对应的标签。于 −20 ℃冷冻台冷却，蜡凝固后将蜡块从包埋框中取出并修整蜡块。

④ 切片。将修整好的蜡块置于石蜡切片机上切片，片厚 4 μm。切片漂浮于摊片机 40 ℃温水中，将组织展平，用载玻片将组织捞起，并放入 60 ℃烘箱内烤片。待水烤干、蜡烤化后取出常温保存备用。

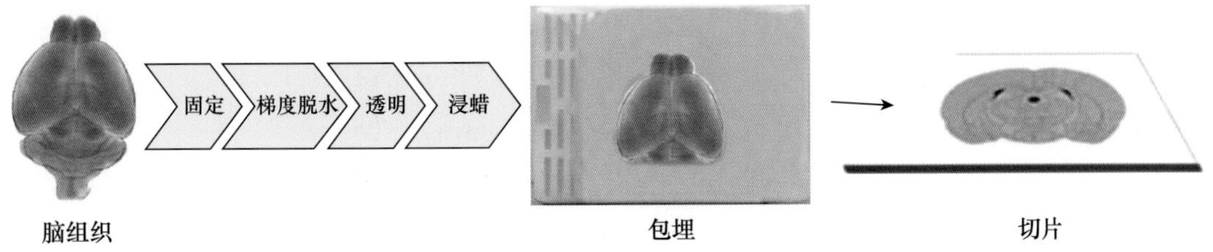

图 4.16　石蜡切片方法图示

将 4 μm 厚的石蜡切片行 H-E 染色，于光学显微镜下观察脑组织的病理学改变（100×）。利用 Motic DSAssistant Lite 软件将损伤的脑组织区域圈选出来，并用 ImageJ 对损伤区域进行统计。

（2）H-E 染色：

染色方法参见第二章。

4. LA-ICP-MS 操作步骤

本研究[15]采用激光剥蚀电感耦合等离子体质谱（laser ablation inductively coupled plasma mass spectrometry，LA-ICP-MS）成像技术对脑组织进行成像。首先，经石蜡包埋的脑组织在前囟 0.6 mm 附近切出一个完整的冠状断面，4 μm 厚。其次，进行抗体染色，包括 anti-Vimentin（RV202）-143Nd、anti-Foxp3（FJK-16s）-165Ho、anti-pCREB[S133]（87G3）-176Yb 以及 anti-Ki-67（B56）-168Er。操作步骤如下：

① 石蜡切片 60℃烘烤 2 h 后，在新鲜二甲苯中进行脱蜡处理，2 次，每次 10 min。

② 梯度乙醇复水，乙醇浓度依次为 95%、80%、70%、0（去离子水），5 min/ 次。

③ 在 96℃的 Tris-EDTA 缓冲液（pH9.0）中进行抗原修复 30 min。

④ 依次用去离子水、PBS 缓冲液洗 10 min，3% BSA 封闭 45 min。

⑤ 抗体 4℃孵育过夜。

⑥ 0.2% Triton X-100 洗 2 次，每次 8 min；PBS 缓冲液洗 2 次，每次 8 min。

⑦ 孵育嵌入剂 ^{193}Ir（0.3125 μmol/L），室温 30 min；PBS 缓冲液洗 1 次，8 min。

⑧ 室温风干后上机，进行 LA-ICP-MS 成像。

5. 免疫组化实验

经石蜡包埋的脑组织在前囟 0.6 mm 附近切出一个完整的冠状断面，4 μm 厚，进行免疫组化实验，抗体包括 anti-NLRP3（1:100 稀释）、anti-Caspase-1（1:50 稀释）、anti-IL-1β（1:100 稀释）。其操作步骤如下（图 4.17）：

① 切片置于 60℃烘箱中烘烤 2 h，确保清除所有可见蜡块。

② 置于新鲜二甲苯中脱蜡 20 min。

③ 依次用 100%、95%、80%、70% 乙醇溶液进行水化，各 5 min。

④ dH_2O 洗 5 min。

⑤ 在 96℃抗原修复液（柠檬酸钠缓冲液，pH 6.0）中孵育 30 min。孵育结束后，自然冷却至 70℃（约 10 min）。

⑥ 用 dH_2O 洗片 5 min；用 PBS 缓冲液洗片 5 min。

⑦ 使用 PAP 笔在切片周围画圈。

⑧ 在湿盒中，用 3% H_2O_2，37℃孵育 1 h。

⑨ 用 PBS 缓冲液洗 3 次，每次 5 min。

⑩ 加入封闭打孔剂（10% 山羊血清，用 0.3% Triton X-100 的 PBS 缓冲液配制）37℃孵育 1 h，倾去勿洗。

⑪ 在湿盒中孵育一抗，4℃过夜。一抗用含 1%BSA 的 PBS 缓冲液按照产品说明书要求稀释。

⑫ 室温放置 15 min，PBS 缓冲液洗 3 次，每次 5 min。

⑬ 用含 1%BSA 的 PBS 缓冲液稀释二抗（辣根过氧化物酶 HRP 标记亲和纯化山羊抗兔 IgG H&L），37℃孵育 1 h。

⑭ PBS 缓冲液洗 3 次，每次 5 min。

⑮ 在室温下，二氨基联苯胺（DAB）染色：取 1 mL DAB 底物液，加入 1 滴（约 50 μL）DAB 浓缩液，混匀后进行染色。

⑯ dH_2O 洗 5 min。

⑰ 梯度乙醇（50%、70%、80%、95%、100%）脱水，各 5 min。

⑱ 透明：置于二甲苯中洗 2 次，每次 10 min。

⑲ 中性树胶封固，防止有气泡产生。

⑳ 显微镜拍照观察。

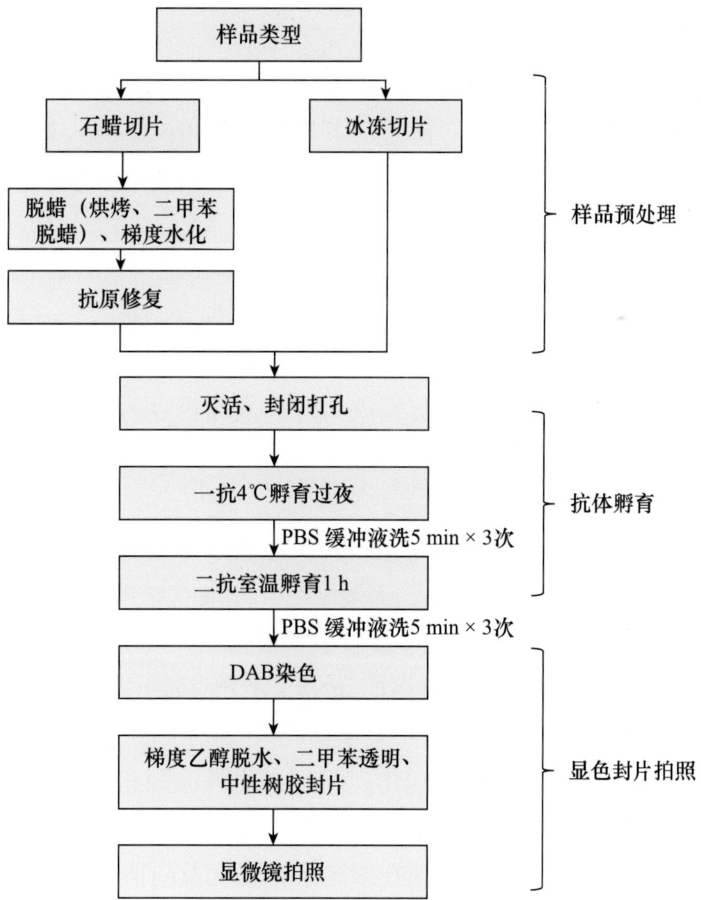

图 4.17　免疫组化方法图示

6. 分子对接

应用 MOE v2019.1 分子对接方法，将左旋丁苯酞分别和人源蛋白 NLRP3（PDB ID: 6NPY）、胱天蛋白酶 -1（Caspase-1）（PDB ID: 2FQQ）、IL-1β（PDB ID: 5R8M）、人源蛋白 Ki-67（PDB ID: 1R21）和人源蛋白 Foxp3（PDB ID: 4WK8）进行对接，获得蛋白与分子的对接打分，分析蛋白与分子的结合模式。

（3S）-NBP 的 3D 结构可从 PubChem 数据库下载。NLRP3、IL-1β、胱天蛋白酶 -1、Ki-67 和 Foxp3 的 3D 结构可从结构生物信息学研究合作组织的蛋白质结构数据库（the Research Collaboratory for Structural Bioinformatics Protein Data Bank）（https://www.rcsb.org）下载。在对接之前，选择 AMBER10：EHT 力场和隐式溶剂化模型反应场。MOE-Dock 用于小分子与靶标的分子对接模拟。Ki-67 蛋白全长 3256 个氨基酸，其中 1 ～ 120 以及 496 ～ 536 部分序列有晶体结构，本研究选用较长的 1 ～ 120 序列结构进行对接分析。Foxp3 蛋白全长 431 氨基酸，其中只有 336 ～ 417 序列解析了结构，本研究用这部分结构进行对接分析。

7. 统计学分析

应用 Graphpad prism 软件进行统计学分析。数据表示为 $\bar{x}\pm s$，单因素方差分析（one way ANOVA）进行组间比较，以 $P<0.05$ 为组间差异具有统计学意义。

三、结果

1. 丁苯酞改善大鼠 pMCAO 模型的神经行为学能力、延长生存时间

消旋 NBP 已被批准用于缺血性脑卒中的治疗（图 4.18a）。首先，制备大鼠 pMCAO 模型和假手术组，然后将造模成功的大鼠随机分为三组，分别经尾静脉注射生理盐水（模型组）、丁苯酞（NBP 组）、尤瑞克林（UK 组，阳性对照组），连续治疗 9 天（图 4.18b）。

统计各组大鼠在给药期间的生存率，发现与假手术组相比，模型组大鼠生存率显著降低（$P<0.001$）。与模型组相比，丁苯酞组、尤瑞克林组可以一定程度上改善大鼠生存率（图 4.18c）。在给药 9 天后，与假手术组相比，模型组的 mNSS 评分显著升高（$P<0.001$）。与模型组相比，丁苯酞组的 mNSS 评分明显下降（$P<0.05$）（图 4.18d）。

脑组织石蜡切片 H-E 染色显示（图 4.18e），假手术组纹状体区域神经细胞形态正常，排列整齐，胞浆丰富，胞核居中；模型组出现大面积细胞溶解及大片空泡区，间质疏松，无完整的细胞结构，核固缩深染；丁苯酞组及阳性药尤瑞克林组细胞病变程度较模型组有明显改善，主要表现在细胞溶解程度及间质疏松程度降低。

2. 丁苯酞改善大鼠 pMCAO 模型脑组织中磷脂分子的分布

磷脂是细胞膜的重要组成部分，其分布的变化可指示脑缺血中细胞凋亡、坏死和过度炎症反应的发生。为了评估 NBP 对大脑的影响，我们使用 MALDI-TOF-MSI 来检测磷脂分子在大脑中的分布，包括磷脂酰乙醇胺（PE）、磷脂酸（PA）、磷脂酰

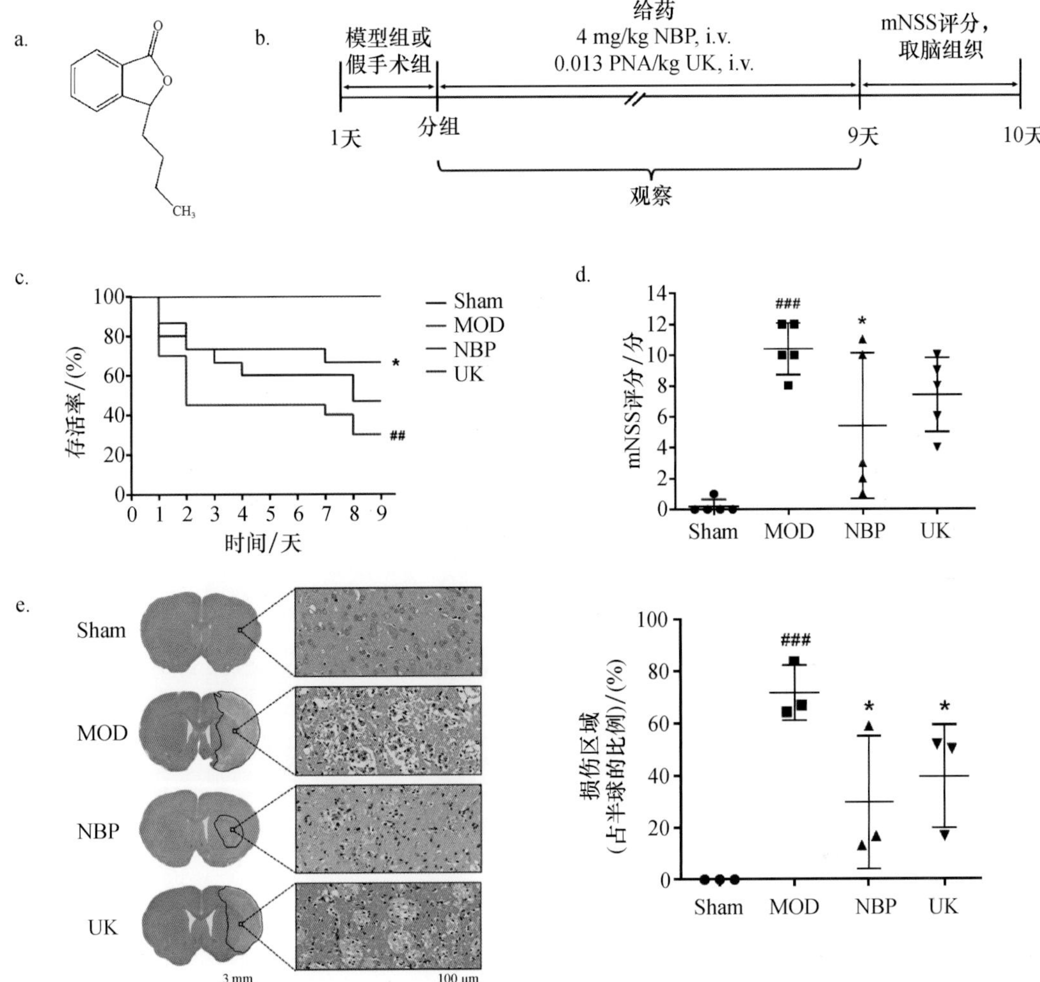

图 4.18 丁苯酞改善大鼠 pMCAO 模型的神经行为学能力，延长生存时间。a. NBP 的结构。本研究中使用消旋 NBP。 b. 实验设计。建立 pMCAO 模型，将大鼠分组，尾静脉给药 9 天。 c. 每组的存活率。 与假手术组比较：###， P<0.001。与 pMCAO 组比较：*，P<0.05。d. 每组的 mNSS 评分。数据表示为 $\bar{x}\pm s$，并使用单因素方差分析进行评估，n=5。 e. H-E 染色后损伤区域的脑形态和统计分析的代表性图像。病变侧的纹状体以 200 倍放大率扫描，如左图所示。全冠状截面的标尺为 3 mm； 100 μm 用于显微观察。使用 Motic DSAssistant Lite 描绘损伤区域并使用 ImageJ 进行分析。与假手术组比较：###， P<0.001 （P=0.0009）。与模型组比较：*， P<0.05 （丁苯酞组，P=0.0161；尤瑞克林组，P=0.0488），使用单因素方差分析进行评估，n=3。Sham，假手术组；MOD，模型组；NBP，丁苯酞组；UK，尤瑞克林组。本节后各图同

丝氨酸（PS）和磷脂酰肌醇（PI）。我们发现经丁苯酞治疗后可增加 PA（16:0/18:1）、PA（18:0/22:6）、PE（16:0/22:6）、PE（p-18:0 / 22:6）、PE（18:0/22:6）、PS（18:0/22:6）和 PI（18:0/20:4）在缺血区域的表达水平（图 4.19a、b）。有趣的是，在大鼠 pMCAO 模型中，缺血区域仅 PE（18:0）水平升高，而丁苯酞可显著降低其在缺血区域的分布。

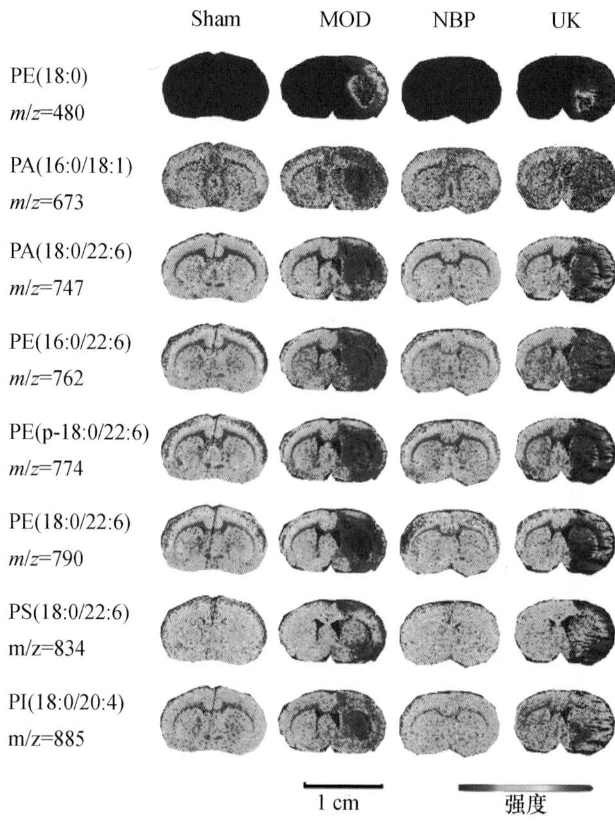

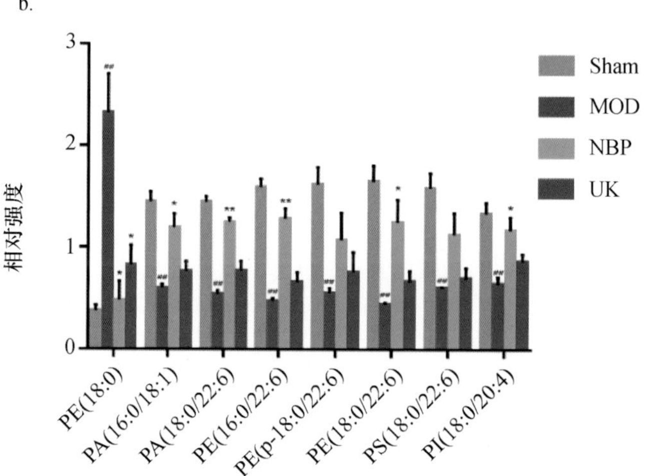

图 4.19 丁苯酞改善大鼠pMCAO模型脑组织中磷脂分子的分布。a. PE（18:0）、PA（16:0/18:1）、PA（18:0/22:6）、PE（16: 0/22:6）、PE（p-18:0/22:6）、PE（18:0/22:6）、PS（18:0/22:6）和PI（18:0/20:4）在脑组织中的分布。空间分辨率设置为100 μm。b. 对上述磷脂相对强度的统计分析。将数值标准化为没有缺血的左脑中的值。数据表示为$\bar{x}\pm s$，并使用单因素方差分析进行评估，n=3。与假手术组比较：##，P<0.01。与模型组比较：*，P<0.05；**，P<0.01

3. 丁苯酞抑制 NLRP3 炎性小体的活化

有研究表明，丁苯酞可以抑制缺血性脑卒中小鼠模型大脑中炎性小体的活化 [16]。NLRP3 炎性小体激活后，可将胱天蛋白酶 -1 前体（proCaspase-1）转化为胱天蛋白酶 -1，然后将 proIL-1β 剪切为成熟的 IL-1β[17-19]。因此，我们使用免疫组化实验检测了缺血区域纹状体中的 NLRP3、胱天蛋白酶 -1 和 IL-1β 水平。结果表明，丁苯酞可以显著抑制纹状体中这三种蛋白的表达（图 4.20a、b）。

接下来，我们进行了分子对接分析，以预测丁苯酞是否可以结合 NLRP3、胱天蛋白酶 -1 和 IL-1β。丁苯酞与 NLRP3 蛋白（PDB ID：6NPY）的对接得分（S 值）为 −5.671，结合自由能为 −61.933 kcal / mol（−259.242 kJ / mol），表明丁苯酞可以与 NLRP3 结合（图 4.20c，表 4.2）。丁苯酞与 IL-1β 蛋白（PDB ID：5R8M）的对接得分（S 值）为 −5.426，结合自由能为 −33.274 kcal / mol（−139.280 kJ / mol）（图 4.20d，表 4.2），表明丁苯酞与 IL-1β 有较弱的结合。丁苯酞与胱天蛋白酶 -1（PDB ID：2FQQ）的对接得分（S 值）为 −4.232，结合自由能为 −43.720 kcal / mol（−183.005 kJ / mol），表明丁苯酞可以结合胱天蛋白酶 -1（图 4.20e，表 4.2）。

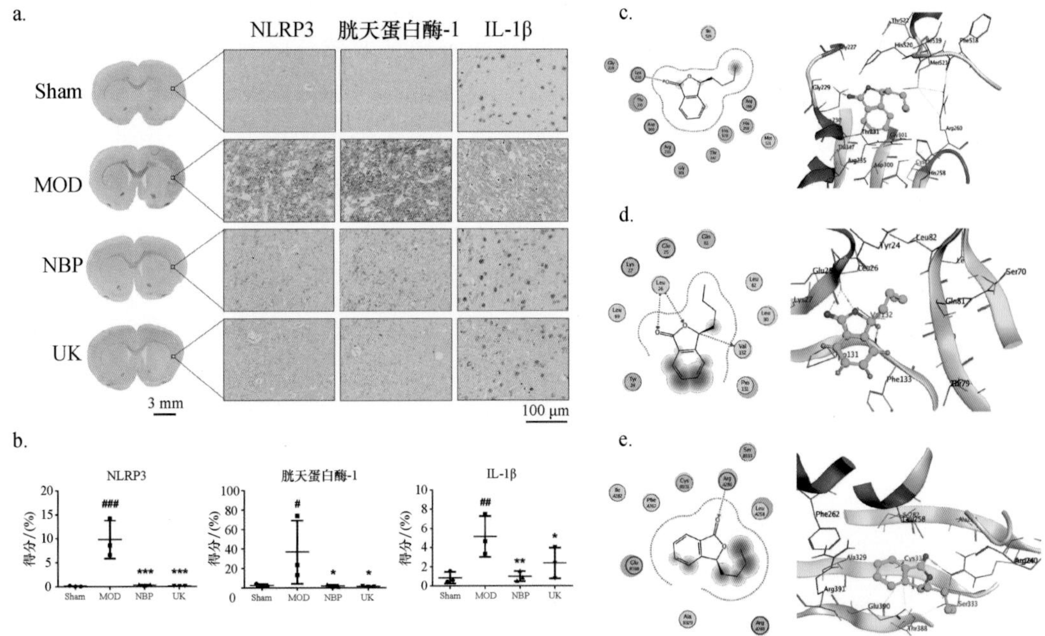

图 4.20　丁苯酞抑制 NLRP3 炎性小体的活化。a. 受损侧右侧纹状体的代表性 NLRP3、胱天蛋白酶 -1 和 IL-1β 免疫组化实验结果（200×）。全冠状截面的标尺为 3 mm；100 μm 用于显微观察。b. 得分是根据 ImageJ 中使用 IHC_Profiler 的阳性表达百分比贡献来计算的。数据表示为 $\bar{x}\pm s$，并使用单因素方差分析进行评估，n=3。与假手术组比较：#，P<0.05；##，P<0.01；###，P<0.001。与模型组比较：*，P<0.05；**，P<0.01；***，P<0.001。c. 丁苯酞与 NLRP3 的分子对接。d. 丁苯酞与 IL-1β 的分子对接。e. 丁苯酞与胱天蛋白酶 -1 的分子对接

表 4.2 分子对接结果

序号	分子	来源	靶点	PDB 编号	对接得分	结合自由能 / (kcal/mol)
1	丁苯酞	人类	NLRP3	6NPY	-5.671	-61.933
2	丁苯酞	人类	IL-1β	5R8M	-5.426	-33.274
3	丁苯酞	人类	胱天蛋白酶 -1	2FQQ	-4.232	-43.720
4	丁苯酞	人类	Foxp3	4WK8	-5.0941	-44.321
5	丁苯酞	人类	Ki-67	2AFF	-5.256	-41.565

注：1 kcal=4.185 kJ。

4. 丁苯酞促进 Foxp3、Ki-67 和 pCREB 的表达

我们利用 LA-ICP-MSI 检测大脑缺血区皮质和纹状体中 Foxp3、Ki-67 和 pCREB 的表达水平。结果表明，丁苯酞可增加这些区域中这三种蛋白质的水平（图 4.21a）。丁苯酞还可以减少局部缺血区域的细胞凋亡或者坏死，嵌入剂 ^{193}Ir 是一种特异性核酸染料，能够直接进入细胞内，与细胞核特异性结合，^{193}Ir 的减少表明细胞发生凋亡或者坏死。

此外，我们还进行了丁苯酞与 Foxp3、Ki-67 之间的分子对接分析。由于 Foxp3 和 Ki-67 没有完整的晶体结构，因此，我们将两个靶标的部分序列用于分子对接分析。Foxp3 的总长度为 431 个氨基酸，其中只有 336 ～ 417 序列具有解析结构。我们将这部分结构用于对接分析。丁苯酞与蛋白质 Foxp3（PDB ID：4WK8）的对接得分（*S* 值）为 −5.0941，结合自由能为 −44.321 kcal / mol（−185.521 kJ / mol）。预测结果表明，丁苯酞与 Foxp3 的相互作用可能非常弱（图 4.21b，表 4.2）。Ki-67 由 3256 个氨基酸组成，其中 1 ～ 120 和 496 ～ 536 序列具有晶体结构，因此我们使用较长的 1 ～ 120 序列进行对接分析。丁苯酞与蛋白 Ki-67（PDB ID：2AFF）的对接得分（*S* 值）为 −5.256，结合自由能为 −41.565 kcal / mol（−173.985 kJ / mol），表明丁苯酞与 Ki-67 的相互作用较弱（图 4.21c，表 4.2）。

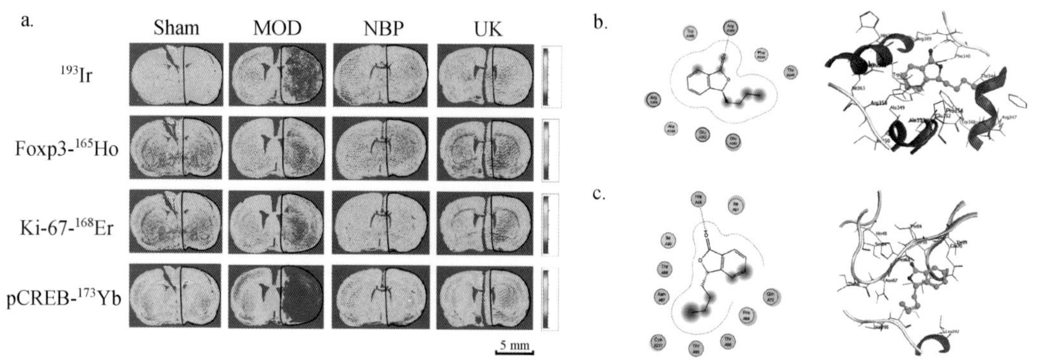

图 4.21 丁苯酞促进 Foxp3、Ki-67 和 pCREB 的表达。a. 对于所有组织，以 110 μm 的分辨率，同时测量 ^{193}Ir 和三种金属标记蛋白质。标尺为 5 mm。 b. 丁苯酞与 Foxp3 的分子对接。c. 丁苯酞与 Ki-67 的分子对接

四、结论

本研究发现丁苯酞对大鼠 pMCAO 模型具有良好的治疗作用，主要表现为改善神经行为学，减小脑组织损伤面积。此外，丁苯酞逆转了 pMCAO 模型脑组织中各种磷脂分子、Foxp3、Ki-67、pCREB、NLRP3、胱天蛋白酶 -1、IL-1β 的变化，减少炎症损伤，维持免疫耐受，改善血管及神经细胞再生。丁苯酞如何促进神经再生和血管生成有待进一步研究。

一、名词解释

（1）脑卒中：又称中风、脑血管意外、卒中，是一种急性脑血管疾病，是由于脑部血管突然破裂或因血管阻塞导致血液不能流入大脑而引起脑组织损伤的一组疾病，包括缺血性脑卒中和出血性脑卒中。

（2）大脑中动脉：作为颈内动脉的直接延续，不参与大脑动脉环的组成，侧支广泛分布于除额极和枕叶之外的大脑半球背外侧面，涉及运动区、运动前区、体感区、听区及联络区，在脑部多种疾病中发挥重要作用。

（3）大脑中动脉栓塞：线栓法致大鼠大脑中动脉栓塞 / 缺血再灌注模型是研究缺血性脑损伤常用的动物模型，其操作方法为：将顶端钝圆的 4-0 尼龙线从颈外动脉导入颈内动脉直至大脑中动脉入口处，制成脑缺血模型（通过回撤尼龙线可制得再灌注模型）。该方法因其具有不开颅、可重复、损伤小、可复灌、缺血部位恒定、还可在同一脑切片水平进行自身缺血侧与非缺血侧的比较等特点而得到广泛应用。

二、小知识

（1）芹菜中富含丁苯酞。

（2）在临床上，缺血性脑卒中需要进行溶栓治疗，其他治疗仅起到辅助作用。

三、技术难点汇总

（1）线栓的插入深度影响 pMCAO 模型的动物死亡率，插入越深，动物症状越明显，死亡率也越大。

（2）缺血区脑组织非常松散脆弱，在制备冰冻切片时需要谨慎操作。

（3）在 MALDI-TOF-MS 成像中，分辨率越高，所需检测时间越长。

（4）永久 pMCAO 模型死亡率高，准确、快速的手术操作可以降低模型死亡率。

参考文献

[1] GBD 2016 Neurology Collaborators.Global, regional, and national burden of neurological disorders, 1990—2016: a systematic analysis for the Global Burden of Disease Study 2016 [J]. Lancet neurol, 2019, 18(5): 459-480.

[2] KRISHNAMURTHI R V, FEIGIN V L, FOROUZANFAR M H, et al. Global and regional burden of first-ever ischaemic and haemorrhagic stroke during 1990-2010: findings from the Global Burden of Disease Study 2010 [J]. The lancet global health, 2013, 1(5): e259-281.

[3] FEIGIN V L, NGUYEN G, CERCY K, et al. Global, regional, and country-specific lifetime risks of stroke, 1990 and 2016 [J]. N Engl j med, 2018, 379(25): 2429-2437.

[4] WANG W, JIANG B, SUN H, et al. Prevalence, incidence, and mortality of stroke in China: results from a nationwide population-based survey of 480 687 adults [J]. Circulation, 2017, 135(8): 759-71.

[5] 国家卫生健康委．中国脑卒中防治指导规范（2021 年版）[EB/OL].（2021-08-31）[2023-07-30]. http://www.nhc.gov.cn/yzygj/s3593/202108/50c4071a86df4bfd9666e9ac2aaac605/files/674273fa2ec049cc97ff89102c472155.pdf.

[6] LIU R Z, FAN C X, ZHANG Z L, et al. Effects of DL-3-n-butylphthalide on cerebral ischemia infarction in rat model by mass spectrometry imaging [J]. International journal of molecular sciences, 2017, 18(11): 2451.

[7] CHEN J, SANBERG P R, LI Y, et al. Intravenous administration of human umbilical cord blood reduces behavioral deficits after stroke in rats [J]. Stroke, 2001, 32(11): 2682-2688.

[8] HU Q, CHEN C, YAN J, et al. Therapeutic application of gene silencing MMP-9 in a middle cerebral artery occlusion-induced focal ischemia rat model [J]. Exp neurol, 2009, 216(1): 35-46.

[9] FENG Y P, HU D, ZHANG L Y. Effect of DL-butylphthalide (NBP) on mouse brain energy metabolism in complete brain ischemia induced by decapitation[J]. Yao xue xue bao, 1995, 30(10): 741-744.

[10] HUANG X X, HU D, QU Z W, et al. Effect of Dl-3-butylphthalide on the striatum extracellular amino acid and dopamine contents in the rat during cerebral ischemia [J]. Yao xue xue bao, 1996, 31(4): 246-249.

[11] SUN B, FENG M, TIAN X, et al. DL-3-n-butylphthalide protects rat bone marrow stem cells against hydrogen peroxide-induced cell death through antioxidation and activation of PI3K-Akt pathway [J]. Neurosci lett, 2012, 516(2): 247-252.

[12] ZHAO W, LUO C, WANG J, et al. 3-n-butylphthalide improves neuronal morphology after chronic cerebral ischemia [J]. Neural regeneration research, 2014, 9(7): 719-726.

[13] DE LORES ARNAIZ G R, ORDIERES M G. Brain Na^+, K^+-atpase activity in aging and disease [J]. International journal of biomedical science : IJBS, 2014, 10(2): 85-102.

[14] ABDOULAYE I A, GUO Y J. A review of recent advances in neuroprotective potential of 3-n-butylphthalide and its derivatives [J]. Biomed research international, 2016, 2016: 5012341.

[15] LIU X, LIU R, FU D, et al. DL-3-n-butylphthalide inhibits neuroinflammation by stimulating Foxp3 and Ki-67 in an ischemic stroke model [J]. Aging (Albany NY), 2021, 13(3): 3763-3778.

[16] DONG X, GAO J, ZHANG C Y, et al. Neutrophil membrane-derived nanovesicles

alleviate inflammation to protect mouse brain injury from ischemic stroke [J]. ACS nano, 2019, 13(2): 1272-1283.

[17] ZHANG Z, ZHANG G, SUN Y, et al. Tetramethylpyrazine nitrone, a multifunctional neuroprotective agent for ischemic stroke therapy [J]. Sci rep, 2016, 6: 37148.

[18] DOS SANTOS G, ROGEL M R, BAKER M A, et al. Vimentin regulates activation of the NLRP3 inflammasome [J]. Nature communications, 2015, 6: 6574.

[19] ZOZULYA A L, WIENDL H. The role of regulatory T cells in multiple sclerosis [J]. Nat clin pract neurol, 2008, 4(7): 384-398.

（北京大学医学部药学院 刘润哲，中国科学院分子与细胞卓越创新中心 刘 溪）

第五章 大脑中动脉缺血再灌注动物模型和药效评价

第一节 概　述

根据《中国脑卒中防治指导规范（2021 年版）》，缺血性脑卒中的治疗主要分为静脉溶栓、血管内介入治疗、药物治疗等[1]。

一、静脉溶栓

静脉溶栓是目前最主要的恢复血流的措施，所使用的药物包括重组组织型纤溶酶原激活剂（recombinant tissue plasminogen activator, rt-PA）阿替普酶、尿激酶和替奈普酶等。

（1）阿替普酶是我国目前使用的主要溶栓类药物之一，现认为有效挽救缺血半暗带组织时间窗为 4.5 h 内或 6 h 内。

（2）尿激酶也是我国目前使用的主要溶栓类药物之一。

（3）替奈普酶是第三代组织型纤溶酶原激活剂，为美国食品药品监督管理局（FDA）批准生产上市的第六个组织型纤溶酶原激活剂，用于发病 6 h 以内的急性心肌梗死患者的溶栓治疗。

二、血管内介入治疗

血管内介入治疗包括血管内机械取栓、动脉溶栓和血管成形术。

（1）血管内机械取栓：是近年急性缺血性脑卒中治疗最重要的进展，可显著改善急性大动脉闭塞导致的缺血性脑卒中患者预后。

（2）动脉溶栓：由于缺乏充分的证据证实动脉溶栓的获益，因此，目前一线血管内介入治疗是血管内机械取栓，而不是动脉溶栓。

（3）血管成形术：包括急诊颈动脉内膜切除术（carotid endarterectomy, CEA）和颈动脉支架置入术（carotid artery stenting, CAS）。

三、药物治疗

药物治疗包括抗血小板、抗凝、降低血浆纤维蛋白原等。在抗血小板治疗中，近期完成的新发短暂性脑缺血发作和轻度缺血性脑卒中的血小板定向抑制治疗（platelet-oriented inhibition in new TIA and minor ischemic stroke, POINT）研究显示，早期（发病后 12 h 内）联合使用氯吡格雷和阿司匹林并维持 90 天 可降低缺血性脑卒中复发的风险，但增加出血的风险。

第二节　动物模型和药效评价

一、大鼠短暂性大脑中动脉栓塞模型 (transient middle cerebral artery occlusion, tMCAO)

1. 动物

SD 大鼠，雄性，280 ～ 300 g。

2. 模型制备 [2]

临床上缺血性脑卒中通常是由大脑中动脉阻塞引起的，因此在动物实验中栓塞大脑中动脉是最接近临床脑栓塞特征的模型。依据这一理念发展而来的缺血模型的制备方法众多，如线栓法、血栓栓塞法、开颅电凝法或者机械闭塞法等 [3]。线栓法无须开颅，对实验动物的伤害较小，实际手术过程中的操作位点在颈部血管，能很好地模拟人类短暂性或永久性局灶性脑缺血过程，造模后缺血位置较为固定，并且可以通过拔出栓线实现缺血区域的再灌注，适合于脑缺血再灌注损伤（cerebral ischemia reperfusion injury, CIRI）的研究，由此法制备的模型也称为缺血再灌注模型。该方法应用广泛，这也是本实验选择线栓法制作大鼠 tMCAO 模型的原因。

（1）大鼠随机分组后，除假手术组外，其余各组均进行 tMCAO 造模手术。术前大鼠禁食 12 h（可自由饮水），开始手术前，麻醉大鼠，之后将其仰卧固定于固定板上，剃除颈部毛发，使用图 5.1 所示的手术刀沿气管方向切开皮肤，用镊子钝性分离右侧颈总动脉、颈内动脉和颈外动脉，使用缝合线结扎颈总动脉和颈外动脉近心端，其中颈总动脉使用活结结扎，便于恢复血液灌注（图 5.2）。

（2）使用动脉夹夹闭颈内动脉，用剪刀在颈外动脉远心端剪开一个小口（注意控制在离颈外动脉和颈内动脉分叉处 0.6 ～ 0.8 cm，便于后续操作），把栓线从小口插入，待栓线深入一定距离后，使用缝合线在小口与血管分叉处之间轻轻扎紧；随后剪断颈外动脉，轻拉颈外动脉断端，使其与颈内动脉呈钝角，然后轻轻地将栓线送入颈内动脉，直至略有阻力或者栓线标记达到血管分叉处为止。

（3）栓线插入 2 h 后，拔出栓线并结扎颈外动脉断端，随后解开颈总动脉活结，恢复血液灌注，将血管和肌肉组织复位后，缝合大鼠颈部伤口；假手术组则只结扎颈外动脉。在缝合大鼠颈部伤口时需要喷洒少量青霉素溶液。大鼠苏醒后（术后 2 ～ 3 h）进行 Longa 行为学评分，只保留评分为 2 ～ 4 分的大鼠用于后续实验（视频 5.1）。

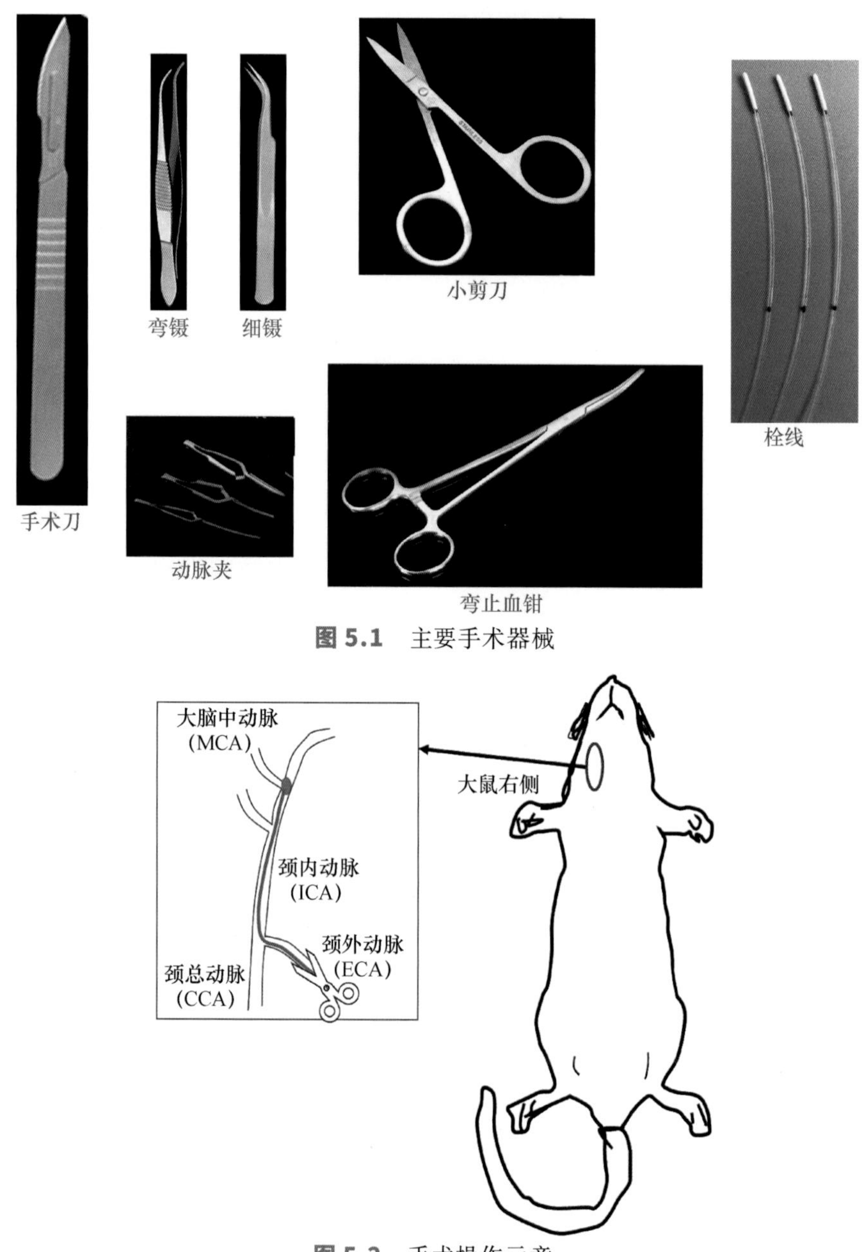

图 5.1 主要手术器械

图 5.2 手术操作示意

二、药效评价

（一）基本信息

（1）动物：SD 大鼠，雄性，280 ～ 300 g。

（2）受试物：百里醌（Thymoquinone，TQ）是维吾尔药黑种草籽（*Nigella sativa*）的主要有效成分，占其油含量的 28% ～ 57%[4]，具有抗氧化、抗炎、免疫调节、抗组胺、抗微生物和抗肿瘤等活性。该受试物购自某公司，纯度≥ 98%。

（3）剂量：5 mg/kg 百里醌溶液（以 1% Tween-80- 生理盐水配制），假手术组和模型组仅给予溶剂。

（4）阳性对照药：依达拉奉（Edaravone），规格为 10 mg / 5 mL（每支），给药剂量 6 mg/kg。

（5）动物分组：假手术组（Sham）、模型组（MOD）、依达拉奉组（Ed），百里醌组（TQ）。

（6）样本量：每组 4 ～ 5 只。

（7）给药途径：均为腹腔注射。

（8）给药次数：术后 0 h 和 12 h 分别给药 1 次。

（9）观察时间：术后共进行两次行为学评分，第一次在大鼠苏醒后进行，在初步筛选中，剔除行为学评分不合格的大鼠，保留 2 ～ 4 分的用于后续实验。由于大鼠刚苏醒时会受到手术伤口的影响，因此，此次行为学评分会与最后的 TTC 染色结果做对比，避免假阳性结果的出现。第二次行为学评分是在手术后约 24 h 进行，作为验证药效的指标之一。之后对大鼠进行 MRI 扫描，测定其脑细胞外间隙参数。最后将其处死，进行 TTC 染色，评价其脑梗死情况（图 5.3）。

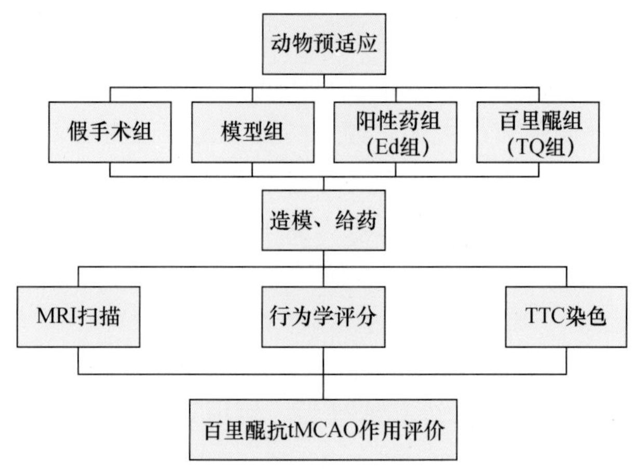

图 5.3　药效评价过程示意

（二）评价方法

1. 行为学评分

行为学评分按照 Longa 评分法的标准进行（图 5.4，视频 5.2）：

0 分：无神经损伤；

1 分：左前爪蜷缩，不能自如伸展；

2 分：向左侧转圈；

3 分：行走时向左侧倾倒；

4 分：不能自发行走，意识丧失；

5 分：瘫痪，有翻正反射；

6 分：无翻正反射或者死亡。

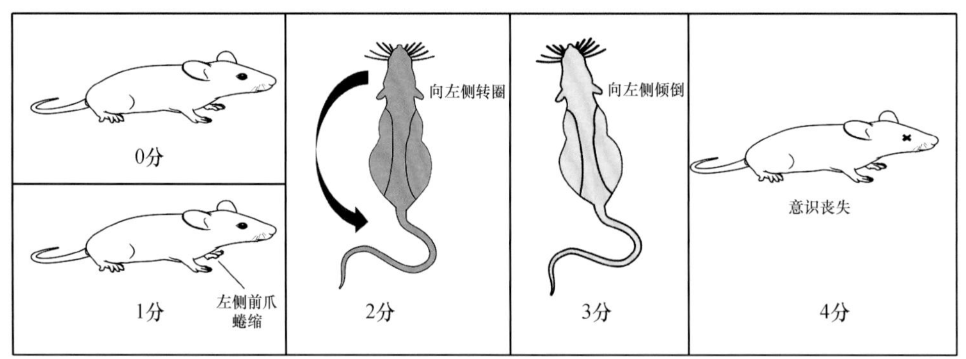

图 5.4 大鼠神经损伤行为学 Longa 评分示意

2. MRI 扫描

脑细胞外间隙（brain extracellular space, ECS）是存在于神经元和脑内毛细血管之间的空间，与脑内血管系统共同构成了大脑微环境，是神经元的生存环境，在神经元物质与能量交换过程中发挥着重要作用[5]。脑细胞外间隙的结构（形状或大小）及其组成成分（脑间质液体的组成和含量）处于时刻变化中，对其理化性质进行描述所用到的主要参数有容积分数 α（volume fraction α）和迂曲度 λ（tortuosity λ）[5]。容积分数 α 是指脑细胞外间隙占据大脑总容量的百分比，迂曲度 λ 则与物质在其中的扩散情况有关，这些参数会随着脑缺血的发生、发展而变化，因此可以用来反映疾病的进展情况。通过磁共振成像仪测量注射进入脑细胞外间隙中的造影剂的扩散情况，可以监测脑细胞外间隙参数，间接评价大鼠脑缺血的损伤情况。

3. TTC 染色

手术后 24 h，将大鼠处死取脑，脑组织放入 −20℃ 冰箱中冷冻 30 min，切片位置参见第四章“3. TTC 染色”。待其冻硬后，使用刀片沿冠状位平均切割成 6 片，每片厚度约为 2 mm，放入小皿中，加入 4 ～ 5 mL 1% TTC 溶液（PBS 缓冲液配制），于 37 ℃水浴中避光染色 20 ～ 30 min，然后翻面继续染色 20 ～ 30 min。染色过程中要每隔 4 ～ 5 min 摇动一下小皿，使脑片悬浮于染液中，便于更好地染色，并且需要时刻观察染色情况，避免过度染色。操作过程参见视频 5.3。

（三）结果

1. 行为学评分结果

大鼠在缺血 2 h，再灌注 24 h 后进行行为学评分。模型组和假手术组比较，有显著性差异（$P<0.001$）；与模型组比较，依达拉奉组和百里醌组均有显著性差异（$P<0.05$）。图中横坐标表示组别，纵坐标表示神经功能缺损评分（neurologic deficit scores）（图 5.5）。

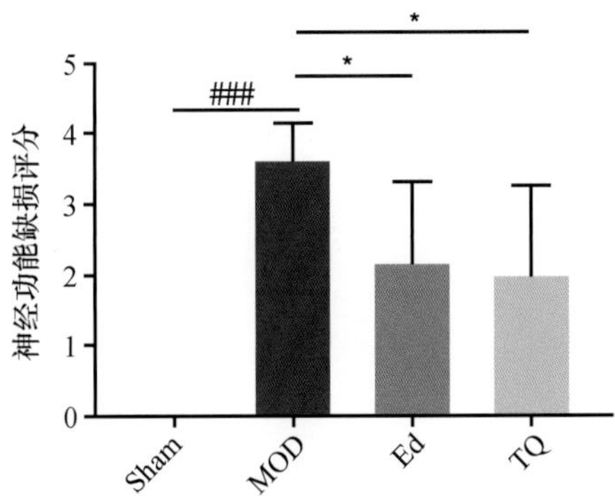

图 5.5 各组大鼠造模后 24 h 的行为学评分。与假手术组比较：###，$P<0.001$。与模型组比较：*，$P<0.05$，$n=4$，5。Sham，假手术组；MOD，模型组；Ed，依达拉奉组；TQ，百里醌组。本章后各图同

2. TTC 染色

tMCAO模型可以造成大鼠神经元坏死，TTC染色后表现为白色梗死区域（图5.6）。利用公式计算脑组织的半脑梗死百分比（infarction size percentage）。

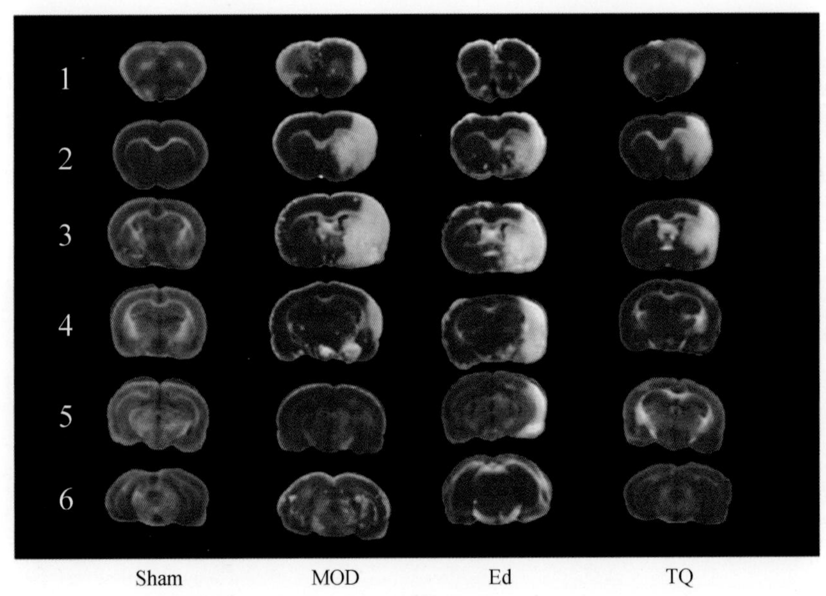

图 5.6 代表性的 TTC 染色效果。1 ～ 6 为切片编号

$$\text{半脑梗死百分比} = \frac{\text{左半球总面积} - \text{右半球红色区域总面积}}{\text{左半球总面积}} \times 100\%$$

统计结果显示，模型组大鼠半脑梗死百分比为 22.92%±4.31%，相比于假手术组具有显著性差异（$P<0.001$）；依达拉奉腹腔注射可以有效减少半脑梗死百分比至 7.76%±3.96%，相比于模型组具有显著性差异（$P<0.01$）；百里醌腹腔注射可降低半

脑梗死百分比至 6.92%±5.03%，相比于模型组具有显著性差异（P<0.01）（图 5.7）。

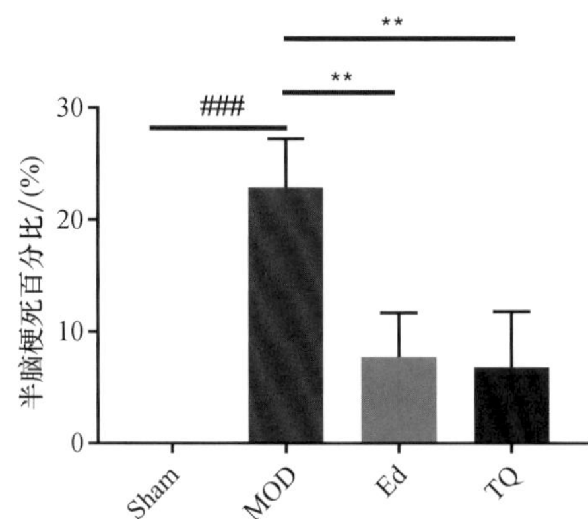

图 5.7 TTC 染色后使用 ImageJ 软件对图像进行处理。与假手术组比较：###，P<0.001。与模型组比较：**，P<0.01。n= 4，5

3. MRI 检测结果

造影剂 Gd-DTPA 注射到大鼠脑损伤区域（右脑尾状核至皮质区域）后，其分布和含量会随着时间变化，在 MRI 图像中的亮度与其浓度呈正相关，从图像中可以明显观察到 Gd-DTPA 在注射入脑后，随着时间逐渐代谢消除（红色区域的亮度逐渐降低）（图 5.8，图 5.9），在注射入脑后的 210 min 时，成像已不明显，因此，实验预定扫描时间为 240 min。

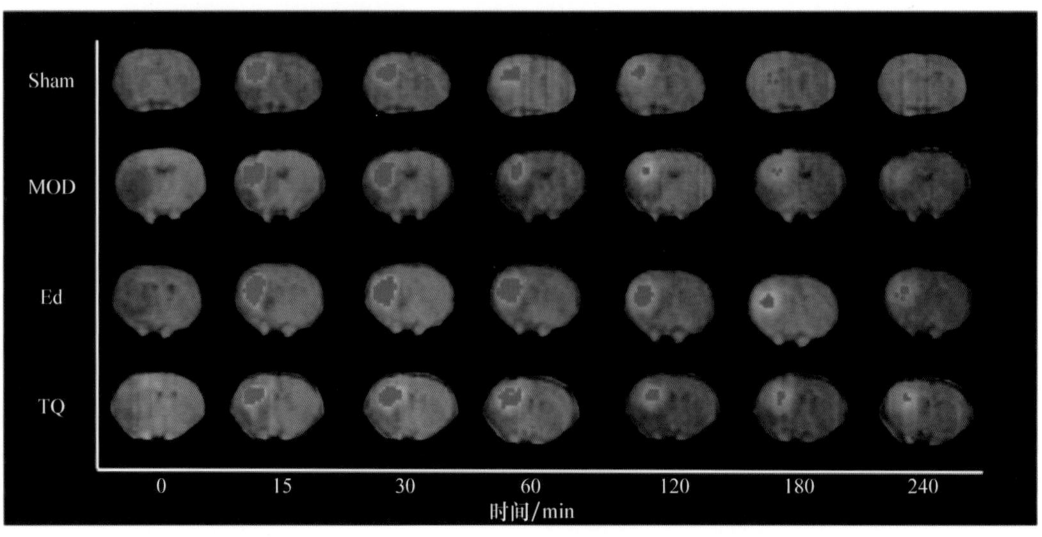

图 5.8 Gd-DTPA 在各组大鼠脑内扩散的冠状面 MRI 影像

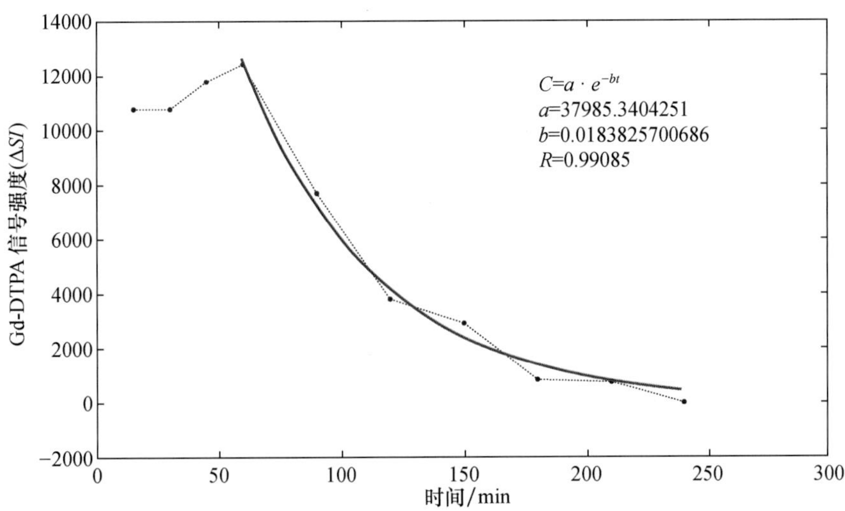

图 5.9　造影剂 Gd-DTPA 信号强度 - 时间拟合曲线。在造影剂注入大鼠脑内的一段时间内，由于未能充分扩散，因此，造影剂的信号强度 ΔSI 变化难以显示脑细胞外间隙情况，并且只有 Gd-DTPA 浓度在 0 ～ 1 mmol/L 范围内时，才与信号强度 ΔSI 有较强的线性关系，因此一般舍弃 15、30、45 min 的图像进行曲线拟合。为了得到 ECS 的参数，我们总共进行了 12 次曲线拟合，该图仅显示了其中一次拟合结果

使用Gd-DTPA增强的MRI系统检测计算大鼠ECS的迂曲度发现，tMCAO造模后，模型组大鼠 ECS 的迂曲度 λ 上升、容积分数 α 下降，与假手术组相比均具有显著性差异（两者 $P<0.01$）；腹腔注射百里醌能使迂曲度 λ 降低、容积分数 α 上升，两者恢复至正常水平，与模型组相比均具有显著性差异（$P<0.01$）（图 5.10，图 5.11），这表明百里醌能够保护 ECS 免受缺血再灌注损伤的影响，具有保护脑组织免受缺血再灌注损伤的作用。

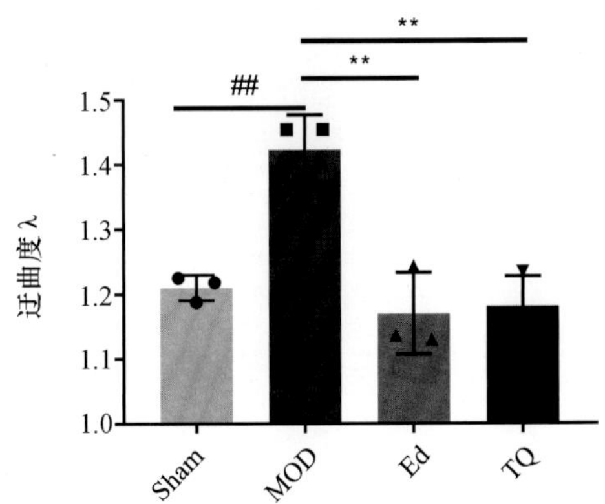

图 5.10　各组 ECS 迂曲度 λ 比较。与假手术组比较：##，$P<0.01$。与模型组比较：**，$P<0.01$。$n=3$

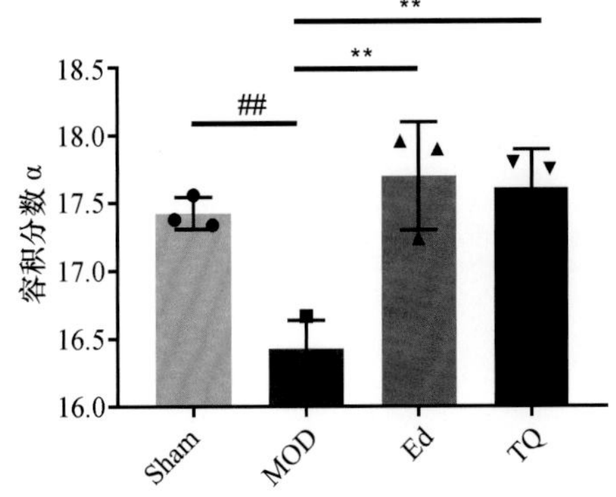

图 5.11　各组 ECS 容积分数 α 比较。与假手术组比较：##，$P<0.01$。与模型组比较：**，$P<0.01$。$n=3$

（四）讨论和结论

静脉溶栓是缺血性脑卒中的主要治疗法，阿替普酶是目前 FDA 批准用于治疗缺血性脑卒中的唯一药物。但阿替普酶狭窄的治疗窗口及治疗后易出血的风险是限制其临床应用的主要原因。静脉溶栓和机械治疗法的目的都是恢复局部缺血组织的血液再通，而血液再灌注会加剧缺血所致的组织损伤，因此减小再灌注损伤是脑缺血整体治疗的关键部分。对于脑缺血再灌注损伤的治疗主要是针对其病理过程进行干预和预防，如神经保护剂、自由基清除剂等，这些化学药物虽然在一定程度上可以减轻再灌注损伤，保护神经，但在长期治疗过程中药物同样也会发生血小板减少、弥散性血管内凝血（DIC）等不良反应。因此，为了降低血液再灌注对组织的进一步损伤，提高患者的日常生活能力、降低功能障碍，迫切需要一种多靶点、不良反应少、疗效优异的抗缺血再灌注损伤治疗药物或治疗方法[6]。

百里醌腹腔注射能够有效减小大鼠 tMCAO 模型造成的脑梗死的体积，改善大鼠行为学评分，MRI 扫描结果也显示，百里醌腹腔注射可以扭转大鼠 ECS 参数异常，降低缺血再灌注导致的脑组织结构的损坏，其原型化合物或者结构改造的衍生物有望用于治疗缺血再灌注所造成的脑损伤（图 5.12）。

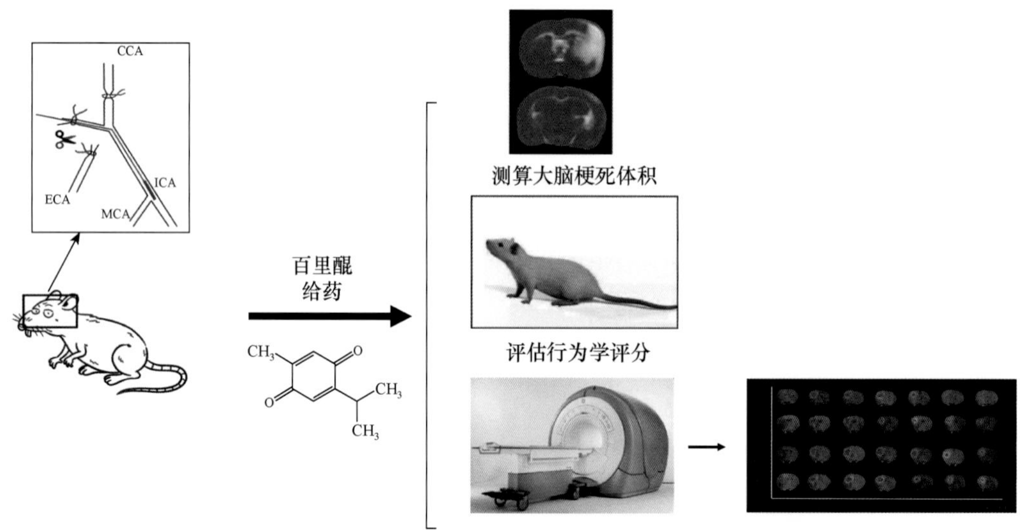

图 5.12 百里醌改善大鼠 tMCAO 模型造成的脑损伤示意

一、名词解释

（1）脑细胞外间隙：是存在于神经元和脑内毛细血管之间的空间，是大脑微环境的主要组成部分，是神经元的生存环境；脑细胞外间隙占大脑总容量的 15% ～ 20%，连接着血管系统和神经网络，在脑内物质转运以及神经元之间的信号传输中发挥重要作用。

（2）缺血再灌注损伤：随着休克治疗的进步以及动脉搭桥术、溶栓疗法、心脏外科体外循环、断肢再植和器官移植等方法的建立和推广应用，使许多组织器官缺血后重新得到血液再灌注，在缺血基础上恢复血流后经常会造成组织损伤，甚至发生不可逆性损伤的现象称为缺血再灌注损伤。

二、小知识

（1）迂曲度：由于毛细血管形状复杂，流体在多孔介质中的流动不是沿直线前进，而是迂回曲折地向前流动的。迂曲度反映了这种迂回曲折的程度，与物质在其中的扩散情况密切相关。

（2）容积分数：指脑细胞外间隙占据大脑总容量的百分比。

三、技术难点汇总

（1）大鼠 tMCAO 造模：这是该研究的核心。大鼠脑内情况难以直接探明，只能通过颈部动脉将拴线送入脑中，阻塞大脑中动脉，实现对应区域的缺血。要确保成模，需要对栓线的进入路径、进入深度等参数进行大量摸索，而且在模型制备所造成的损伤对于大鼠来说也有致死的风险。总之，在保证大鼠存活的前提下，造出稳定的 tMCAO 模型需要大量的试验摸索、尝试。

（2）MRI 扫描及脑细胞外间隙参数计算对比：为了计算大鼠脑细胞外间隙参数，需要将造影剂 Gd-DTPA 通过微量注射器注入其脑部损伤区域，随后还需要保证大鼠存活 4 h 以上，在该过程中需要时刻保证大鼠的体温正常，严格安排好扫描时间。

（3）TTC 染色：在完成所有评估后，需要将大鼠处死，取出鼠脑，按照固定的方式将鼠脑切片，随后用 TTC 染色，完成染色后还需要计算出大鼠半脑梗死百分比，其中，保证每个大鼠均用类似的方式切片、染色和计算半脑梗死百分比尤为关键。

参考文献

[1] 国家卫生健康委 . 中国脑卒中防治指导规范（2021 年版）[EB/OL].（2021-08-31）[2023-07-30]. http://www.nhc.gov.cn/yzygj/s3593/202108/50c4071a86df4bfd9666e9ac2aaac605/files/674273fa2ec049cc97ff89102c472155.pdf.

[2] FAN C, TIAN F, ZHAO X, et al. The effect of thymoquinone on the characteristics of the brain extracellular space in transient middle cerebral artery occlusion rats[J]. Biological & pharmaceutical bulletin, 2020, 43(9): 1306-1314.

[3] CANAZZA A, MINATI L, BOFFANO C, et al. Experimental models of brain ischemia: a review of techniques,magnetic resonance imaging, and investigational cell-based therapies[J]. Frontiers in neurology, 2014, 5(19): 19.

[4] 石超，孙慧慧，孙正，等 . 百里醌对阪崎克罗诺肠杆菌的抑制作用 [J]. 食品科学，2018，39（1）: 58-64.

[5] LEI Y, HAN H, YUAN F, et al. Brain interstitial system: anatomy,modeling,in vivo measurement, and application.[J]. Progress in neurobiology, 2016,157: 230.

[6] 田芳 . 采用 MSI 联合 MRI 成像技术探究百里醌对 tMCAO 大鼠模型脑细胞代谢及微环境的改善作用 [D]. 北京：北京大学医学部，2020.

（润佳（苏州）医药科技有限公司　范朝新）

第六章 1-甲基-4苯基-1,2,3,6-四氢吡啶致帕金森病动物模型和药效评价

第一节 淫羊藿苷元对帕金森病动物模型的药效评价

一、概述

（一）患病率

帕金森病（Parkinson’s disease, PD）是一种慢性疾病，无法确定发病的准确时间，加上发病率调查需要对固定人群进行长期追踪，故目前主要为患病率调查。在20世纪80年代，研究人员统计了我国29个省、自治区、直辖市（以下简称“省区市”）PD患病人员，发现我国全人群PD患病率仅为14.6例/10万人[1]（表6.1）；据Global Burden of Disease Study 2016年数据，我国全人群PD患病率约为90例/10万人（表6.2）[2]，而Global Health 2017年的数据显示，我国约有250万PD患者（图6.1），随着人口老龄化的加速，预计到2030年，我国约有500万PD患者[3]。

表6.1 20世纪80年代全国29个省区市PD患病率（例/10万人）的年龄及性别分布[1]

年龄/岁	男			女			合计		
	人口数	例数	患病率	人口数	例数	患病率	人口数	例数	患病率
0～50	1 563 214	18	1.0	1 536 129	6	0.4	3 099 343	24	0.8
50～60	180 645	46	25.5	183 704	36	19.6	364 349	82	22.5
60～70	121 170	128	105.6	134 975	92	68.2	256 145	220	85.9
70～80	57 535	111	192.9	65 536	83	126.6	123 071	194	157.6
80及以上	14 163	26	183.6	23 101	22	95.2	37 264	48	128.8
合计	1 936 727	329	17.0	1 943 445	239	12.3	3 869 263	568	14.6

表 6.2　2016 年按地点分列的亚洲部分国家 PD 年龄标准化患病率

	年龄标准化患病率 / (例 /10 万人)						
	50 ～ 60	60 ～ 70	70 ～ 80	80 ～ 90	90 ～ 100	100 ～ 110	120 ～ 130
国家	朝鲜	孟加拉国，阿富汗，巴基斯坦	印度、老挝、柬埔寨、日本、韩国、菲律宾、伊拉克、也门	缅甸、越南	中国，泰国、印度尼西亚、马来西亚、蒙古，哈萨克斯坦、吉尔吉斯斯坦、乌兹别克斯坦、土耳其、阿曼	土库曼斯坦、沙特阿拉伯	伊朗

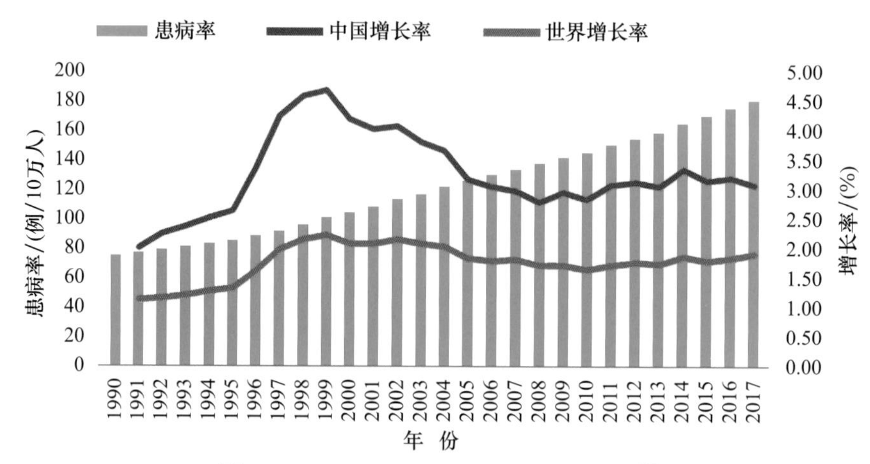

图 6.1　1990—2017 年中国 PD 患病率 [3]

（二）背景

帕金森病是常见的神经退行性疾病，特征是黑质（substantia nigra, SN）中多巴胺能（DA）神经元优先丢失，PD 临床症状包括震颤、僵硬和运动迟缓 [5]。该病能影响 1% 60 岁以上人群和 2% ～ 3% 65 岁以上人群，表明 PD 与年龄联系紧密 [6, 7]。衰老与 IL-1β、肿瘤坏死因子 -α（TNF-α）和炎性小体复合物（例如，NLRP3 炎性小体）的增加有关 [4, 8]。此外，中枢神经系统中与年龄有关的全身性炎症是导致退行性疾病的常见机制，会对老年人的健康产生负面影响 [9, 10]。此外，有证据表明 PD 与线粒体功能障碍有关，在 PD 患者的多巴胺能神经元中，线粒体呼吸链复合酶 I 功能紊乱 [11]。总之，炎症和线粒体功能异常是 PD 发生、发展中的重要调节因素。然而，尽管付出了巨大的努力，但各种针对炎症的化学物质，例如，IL-1β 中和抗体、CASP1 抑制剂以及非甾体类抗炎药（NSAID）均未能获得预期的临床效果 [12, 13]。最近使用线粒体增强剂（例如，肌酸和泛醌）的试验也未能令人信服地证明其具有改善疾病的作用 [14]。考虑到炎症和线粒体异常的重要作用，提示 PD 的治疗可能不仅需要降低神经炎症，还需要改善神经细胞的能量代谢异常。

合成毒素模型代表了经典的 PD 实验模型。其目的在于通过使用能诱导黑质纹状体神经元选择性变性的合成毒素，如 MPTP，在啮齿动物中重现人类疾病的病理和行为变化 [5]。MPTP 可以通过非定向注射的方式发挥作用，当其进入脑内，在胶质细胞单胺氧化酶 B（monoamine oxidase B，MAO-B）的作用下转化为 MPP^+ 进入线粒体，抑制呼吸链复合酶 I 的活性，诱导自由基生成和神经炎症增加，导致多巴胺能神经元死亡 [15]。Tatton 和 Kish 等人设计了一种被广泛接受的给药方法，即向成年 C57BL/6 小鼠每天注射 30 mg/kg MPTP，连续注射 5 天，可导致黑质神经元出现凋亡并使纹状体多巴胺能神经元损伤至 21 天 [16]。

淫羊藿苷元（图 6.2）通过水解淫羊藿苷（一种从淫羊藿中提取的类黄酮成分）获得，也可以通过化学全合成法制得。淫羊藿苷元具有抗炎、抗氧化、改善免疫功能等作用 [17, 18]。尽管还未有报道指出淫羊藿苷元具有改善细胞能量代谢的作用，但类似物淫羊藿苷具有改善阿尔茨海默病小鼠脑中能量代谢水平和线粒体损伤的作用 [19, 20]，提示淫羊藿苷元具有通过改善能量代谢来对抗神经退行性疾病的可能性。然而，关于淫羊藿苷元对 PD 的作用及其对脑代谢相关小分子的影响，尚未有系统研究。在本研究中，我们通过使用 MALDI-TOF-MSI 技术证明了小分子淫羊藿苷元能抑制炎症并改善线粒体功能障碍，从而发挥抗 PD 作用。

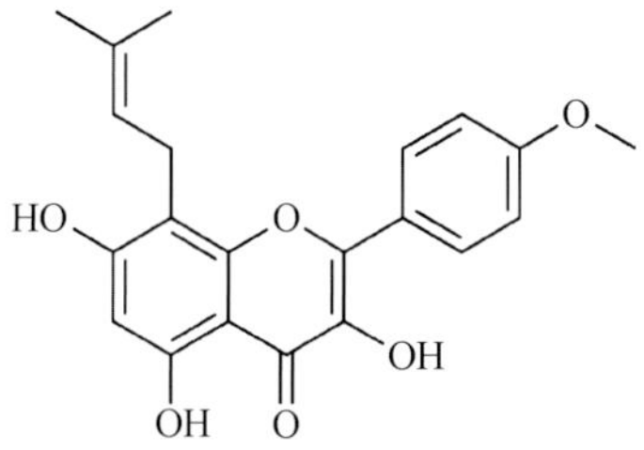

图 6.2　淫羊藿苷元分子结构

MALDI-TOF-MSI 技术可以实现在二维生物组织切片中无须标记化合物的原位分析，可将定性的化合物分子信息与它们的空间坐标以及在所研究的组织中的分布联系起来 [18]。该技术简单、快速、高通量且精度高。以 1,5- 二氨基萘盐酸盐为基质，MALDI-TOF-MSI 可以检测各种小分子，包括脑组织中的抗氧化分子、能量代谢相关分子、氨基酸、磷脂和金属离子 [21]，这些小分子对于研究淫羊藿苷元治疗 PD 有重要作用。

二、动物模型

1. *动物*

C57BL/6 小鼠是一种常见的近交品系实验鼠。1921 年利特尔（C. C. Little）用 Abby Lathrop 小鼠培育数个近交系，其中 57 号雄鼠与 52 号雌鼠交配，培育成 C57 小鼠。其中毛色固定为黑色的培育成 C57BL，BL 是英文 Black（黑色）的缩写。1937 年，Little 将维持的 C57BL 父系进行分离，将第 6 组亚系定名为 C57BL/6，而将第 10 组亚系定名为 C57BL/10。1947 年，美国杰克逊实验室（Jackson Laboratory）从利特尔处引进 C57BL/6 进行培育，命名为 C57BL/6J，其中 J 指的是杰克逊实验室。该品系小鼠现在广泛用于肿瘤学、生理学、免疫学、遗传学研究。本实验使用 C57BL/6J 小鼠，清洁级，6 ～ 7 周龄，体重 22 ～ 24 g（图 6.3）。动物标记、称重，自由饮水饮食，分笼饲养。室温和湿度分别维持在 22 ～ 24℃和 50% ～ 60%，12 h 自动照明，适应性饲养 1 周后用于实验。

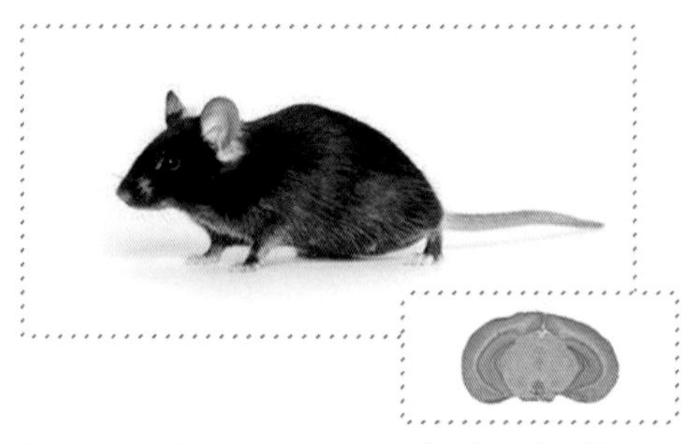

图 6.3 6 周龄 C57BL/6J 小鼠及其冠状脑片

2. 模型制备及给药

60 只 8 周龄雄性 C57BL/6 小鼠适应 7 天并接受 3 天行为测试预训练后，将它们随机分为正常对照组（C）、模型组（MOD）、司来吉兰组（Sele）和淫羊藿苷元低剂量组（L）、中剂量组（M）、高剂量组（H），司来吉兰的剂量为 15 mg/（kg · d），淫羊藿苷元的 3 种剂量依次为 4.73、9.45、18.90 mg/（kg · d）。药物剂量的设定可参考文献 [22]。从第 11 天开始，给药组连续灌胃给药 14 天，正常对照组和模型组给同体积超纯水。第 18 天开始连续 5 天给小鼠注射 MPTP（溶于 0.9% 生理盐水，30 mg/kg，i.p.），以建立 PD 模型。MPTP 注射 1 h 后开始灌胃给药，正常对照组和模型组灌胃同体积的生理盐水 (i.p.) [23]。第 25 天开始进行自主活动实验、竖直网格实验和转棒疲劳实验以进行行为评估。在第 27 天，将所有动物处死并取组织。给药后每日记录小鼠体重。实验流程如图 6.4 所示。

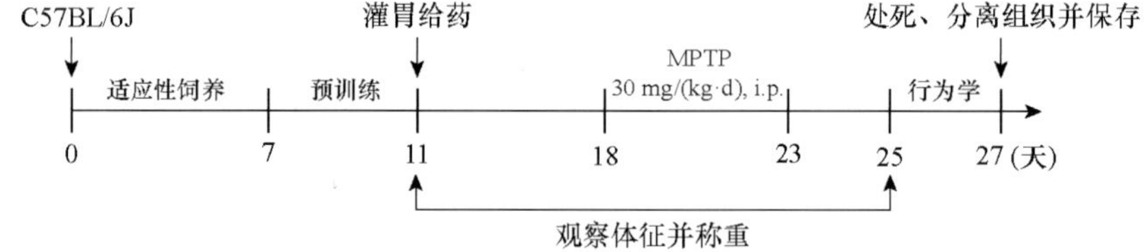

图 6.4 MPTP 诱导的 PD 小鼠模型及给药实验流程

三、药效评价

（一）评价方法

（1）一般行为学观察 [5]：

观察小鼠的一般行为学表现，是否有举尾、竖毛、呼吸加快、肌张力减退、牙颤等异常反应，记录并分析各组小鼠之间的行为学表现差异。

（2）自主活动实验：

将小鼠置于小鼠自主活动仪的圆筒内（直径 25 cm，深 13 cm），如图 6.5 所示。测试过程需保持环境安静。自主活动仪内有多束红外线穿过，小鼠活动时会阻隔红外线束，随即被检测并记数，由此评价小鼠自主活动的能力。小鼠测试前预适应环境 2 min，正式测试时记录小鼠 5 min 内自主活动次数，每只小鼠重复测量 3 次，每次测定间隔 30 min，取 3 次结果的平均值作为最终结果，进行统计学分析。

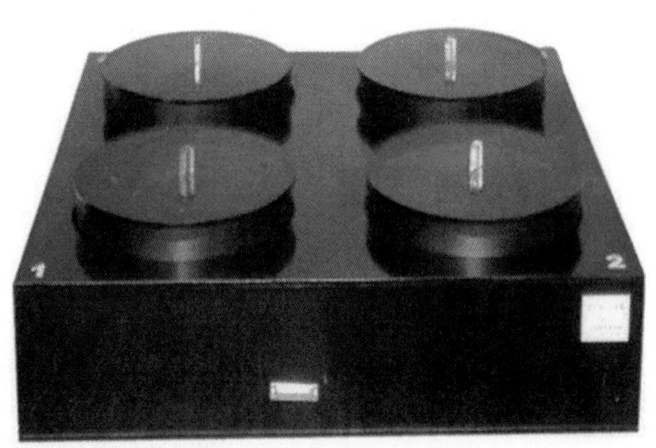

图 6.5　小鼠自主活动仪

（3）转棒疲劳实验[6]：

转棒疲劳实验采用转棒式疲劳仪完成。通过测试小鼠的转棒行为表现，研究药物对动作协调性和抗疲劳特性的影响。正式测试前，将小鼠置于转棒式疲劳仪上，给予 30 s 的适应时间，若有掉落则重新放回转棒式疲劳仪。测试前连续训练 2 天，每天 1 次，转速为 12 r/min，训练时间 180 s。正式测试时将转速设置为 35 r/min，记录小鼠从棒开始旋转到离开棒的时间，作为小鼠在棒时间，即运动潜伏期（latent period），此外还记录小鼠掉落棒的次数（falling number）。测试时间为 180 s，如果小鼠在棒时间不足 180 s，记录实际时间，若超过 180 s，统一记录为 180 s。每只小鼠重复测定 3 次，每次测定间隔 30 min，取 3 次结果的平均值作为最终结果，进行统计学分析。

（4）竖直网格实验[7]：

竖直网格仪是一个 55 cm × 8 cm × 5 cm 的竖直放置的开放盒子，盒子的后侧为 0.6 cm × 0.6 cm 的金属方格网，如图 6.6 所示。测试时，保持小鼠头部朝上置于竖直网格仪的金属网上，距离竖直网格仪顶部 3 cm 左右，放手后小鼠将自行转身爬向底部。正式测试之前预先训练 2 天，每只小鼠每天训练 3 次。正式测试时，若小鼠在 60 s 内不能爬下来，则重新放置小鼠再次进行测试；若小鼠中途滑下或掉落，则记录最大爬下时间为 60 s。

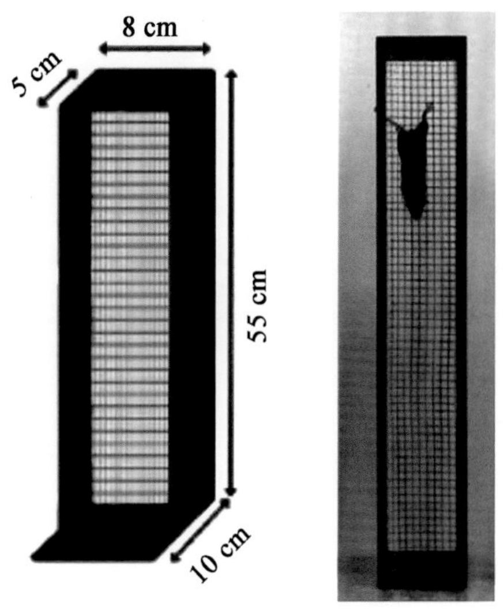

图 6.6　竖直网格仪

测试全程进行录像，之后分析记录小鼠掉头至头向下爬的时间（time to turn）、小鼠爬完全杆所需的时间（time taken to climb down alone）以及小鼠爬下过程中的平均步幅（average stride）。每只小鼠测试 3 次，每次测试间隔 10 min，3 次结果汇总后取平均值，进行统计学分析。

（5）DA 和 5- 羟色胺（5-HT）及其代谢产物测定、分子对接、免疫印迹、酶联免疫吸附、H-E 染色和 MALDI-TOF-MSI 分析参见第二、四章相关方法或按照常规方法进行。

（二）结果

1. 淫羊藿苷元改善 PD 小鼠的行为和体重

我们通过自主活动实验、转棒疲劳实验和竖直网格实验 [15] 发现，MPTP 诱导的 PD 小鼠的运动能力存在障碍。在自主活动实验中，通过统计小鼠运动轨迹（图 6.7a），我们发现与正常对照组相比，模型组小鼠运动距离明显减少（P<0.001）（图 6.7b），同时也发现模型组小鼠运动时间明显减少（P<0.001）（图 6.7c）。此外，转棒疲劳实验中，与正常对照组相比，模型组小鼠掉落时间（下降延迟）减少（P<0.001）（图 6.7d）；而在竖直网格实验中，与正常对照组相比，模型组小鼠的调头时间（转弯延迟）和爬下时间（爬下延迟）均明显增加（均为 P<0.001）（图 6.7e、f）。给予各种剂量淫羊

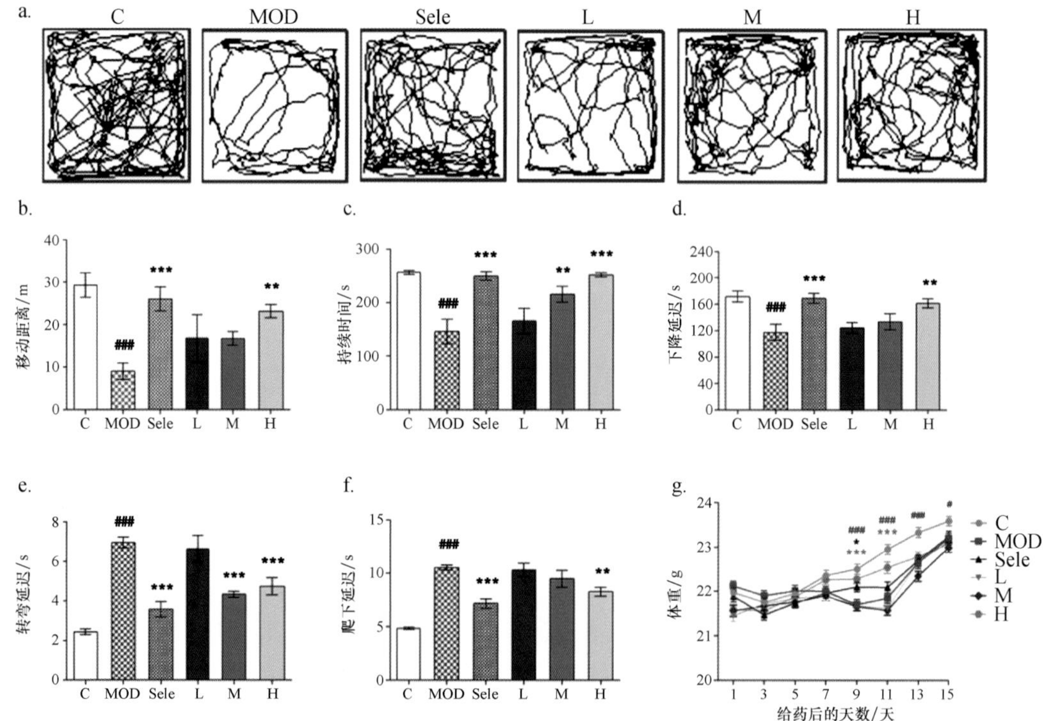

图 6.7 淫羊藿苷元对 PD 小鼠行为和体重的影响。其中，小鼠行为用自主活动实验、转棒疲劳实验和竖直网格实验来评估。a. 自主活动实验中小鼠活动轨迹；b. 自主活动实验中小鼠移动距离；c. 自主活动实验中小鼠移动持续时间；d. 转棒疲劳实验中小鼠的下降延迟；e. 竖直网格实验中小鼠的转弯延迟；f. 竖直网格实验中小鼠的爬下延迟；g. 对小鼠体重的影响。数据表示为 $\bar{x}\pm s_{\bar{x}}$，n= 9 ～ 10。C，正常对照组；MOD，模型组；Sele，司来吉兰组；L，淫羊藿苷元低剂量组；M，淫羊藿苷元中剂量组；H，淫羊藿苷元高剂量组。本节后各图同。与正常对照组比较：##，P<0.01；###，P<0.001。与模型组比较：*，P<0.05；**，P<0.01；***，P<0.001

藿苷元治疗之后，中、高剂量组分别能够增加 PD 小鼠运动时间（前者 $P<0.01$，后者 $P<0.001$）并减少调头时间（均为 $P<0.001$），此外，高剂量组还能增加 PD 小鼠的运动距离和掉落时间（均为 $P<0.01$），并减少竖直网格爬下时间（$P<0.01$）。与模型组相比，司来吉兰能够明显增加 PD 小鼠运动距离、运动时间、掉落时间、调头时间和爬下时间（均为 $P<0.001$）。

在体重方面，如图 6.7g 所示，MPTP 腹腔注射 5 天之后，连续给药第 9、11、13、15 天，模型组小鼠体重分别明显低于正常对照组（依次为 $P<0.001$，$P<0.001$，$P<0.001$，$P<0.05$），而在给药后第 9、11 天，与模型组相比，高剂量淫羊藿苷元能增加小鼠的体重（均为 $P<0.001$）。此外，与模型组相比，司来吉兰则在第 9 天能抑制小鼠体重的降低（$P<0.05$）。

2. 淫羊藿苷元通过抑制 NLRP3 炎症小体激活减少多巴胺能神经元损伤

与神经元功能相关的主要神经递质多巴胺和 5- 羟色胺水平的变化表明多巴胺能神经元受损。MPTP 注射促进多巴胺降解并抑制 MAO-A 的活性以减少 5- 羟色胺再摄取，从而减少 5- 羟色胺代谢并增加其在纹状体中的水平 [24]。二羟基苯乙酸（DOPAC）和高香草酸（HVA）是多巴胺代谢物，而 5- 羟基吲哚乙酸（5-HIAA）是 5- 羟色胺代谢物。因此，我们采用 HPLC 确定 PD 小鼠纹状体中多巴胺和 5- 羟色胺及其代谢物的水平。用淫羊藿苷元或司来吉兰治疗逆转了 DA、DOPAC、HVA 和 5-HIAA/5-HT 水平的降低（图 6.8a ～ c、e）并抑制了 5- 羟色胺水平的增加（图 6.8d）。重要的是，司来吉兰对 MAO-B 的选择性抑制作用微弱，不会导致 5- 羟色胺综合征 [25]。因此，司来吉兰更有可能通过减少神经元损伤来恢复 5- 羟色胺水平。总之，这些结果表明淫羊藿苷元改善了 PD 小鼠中脑中多巴胺和 5- 羟色胺代谢的改变。此外，中脑组织的酪氨酸羟化酶（TH）蛋白表达水平经淫羊藿苷元处理而上调（图 6.8f），为淫羊藿苷元的神经保护作用提供了进一步的证据。

接下来我们进行了分子对接模拟研究，以研究淫羊藿苷元与 TH 蛋白（PDB ID：2XSN）的结合模式（图 6.8i、j）。淫羊藿苷元中羟基氧原子被认为是氢键受体，与 TH 蛋白中的 Ser354 和 His353 形成氢键。此外，淫羊藿苷元中羰基的一个氧原子与 TH 蛋白中的 Arg345 形成氢键。淫羊藿苷元的对接得分（S 值）为 −7.749，精细对接模式的结合自由能为 −156.926 kcal/mol（−656.869 kJ/mol），表明淫羊藿苷元与 TH 蛋白相互作用强。

越来越多的证据表明炎症因子（如 IL-1β 和 TNF-α）水平的增加可能是神经退行性疾病的病理驱动因素 [4, 8]。因此，我们还通过测量 PD 小鼠血清的 IL-1β 和 TNF-α 水平研究了淫羊藿苷元对神经炎症的影响。如图 6.8g、h 所示，淫羊藿苷元治疗有效抑制了 MPTP 诱导的 IL-1β 和 TNF-α 血清水平的升高，表明淫羊藿苷元减少了该 PD 模型中的神经炎症。此外，对接模拟研究表明淫羊藿苷元可能与 IL-1β 和 TNF-α 具有中等亲和力（表 6.3 ～表 6.5）。

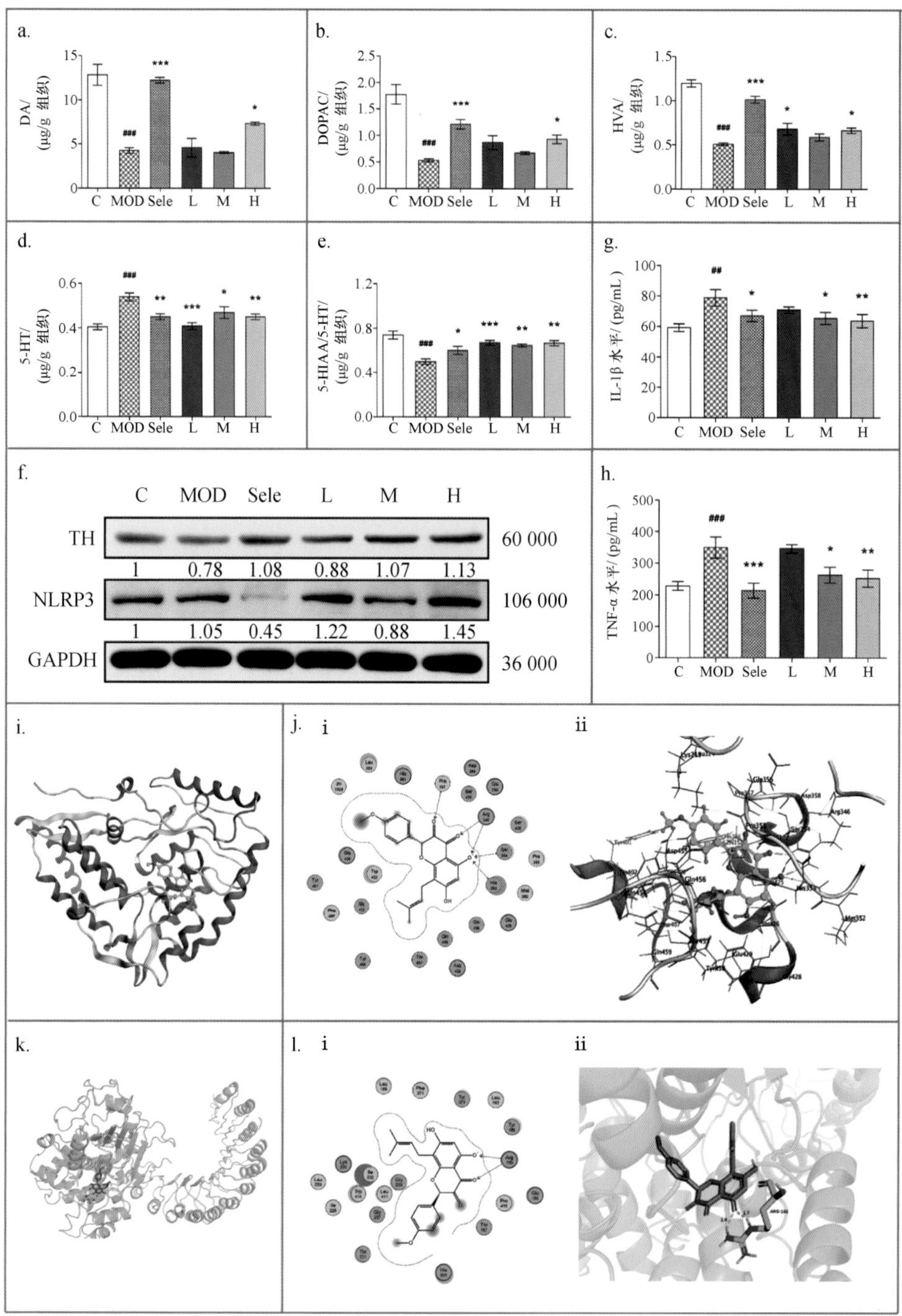

图 6.8 淫羊藿苷元抑制 NLRP3 激活并减少 PD 小鼠的多巴胺能神经元损伤。a ～ e. HPLC 分析以确定 DA、DOPAC、HVA 和 5-HT 的水平，并确定 5-HIAA/5-HT 比例。n=3 ～ 4。f. 有或没有淫羊藿苷元处理的情况下，PD 小鼠中脑中酪氨酸羟化酶（TH）、NLRP3 和 GAPDH 的蛋白质印迹分析。数据为与正常对照组比较的相对值。g、h. PD 小鼠中血清 IL-1β 和 TNF-α 水平的酶联免疫吸附分析（n=6）。i. 淫羊藿苷元在 TH 上的结合位点。j. 淫羊藿苷元与 TH 的对接结果。ⅰ为 2D 结构，ⅱ为 3D 结构；绿色分子是淫羊藿苷元。k. 淫羊藿苷元在 NLRP3 上的结合位点。l. 淫羊藿苷元与 NLRP3 的对接结果。ⅰ为 2D 结构，ⅱ为 3D 结构；橙色分子是淫羊藿苷元。与正常对照组比较：###，P<0.001。与模型组比较：*，P<0.05，**，P<0.01，***，P<0.001

表 6.3　淫羊霍苷元与系列蛋白分子的对接结果

编号	分子	靶点全称	来源	PDB ID	对接分数	结合自由能 /（kcal/mol）
1	淫羊藿苷元	酪氨酸羟化酶	人	2XSN	−7.749	−156.926
2	淫羊藿苷元	电压依赖性阴离子通道 1	小鼠	3EMN	−5.8431	−130.237
3	淫羊藿苷元	缺氧诱导因子 -1α（HIF-1α）	小鼠	4ZPR	−5.3245	−74.195
4	淫羊藿苷元	ATP 合酶亚基 5β（ATP5β）	大鼠	1mab	−7.082（ADP 位点） −10.803（ATP 位点）	−49.804（ADP 位点） −344.802（ATP 位点）
5	淫羊藿苷元	琥珀酸脱氢酶亚基 A（SDHA）	人	6vax	−7.078	−159.603
6	淫羊藿苷元	含 NLR 家族 PYRIN 域蛋白 3（NLRP3）	人	6npy	−8.118	−134.135
7	淫羊藿苷元	白细胞介素 -1β（IL-1β）	小鼠	2mib	−6.217（表 6.4 位点 1）	−65.829（表 6.4 位点 1）
8	淫羊藿苷元	肿瘤坏死因子 -α（TNF-α）	小鼠	2tnf	−7.440（表 6.5 位点 1）	−52.203（表 6.5 位点 1）
9	淫羊藿苷元	12- 脂氧合酶（LOX12）	人	3D3L	−4.83	−24.365
10	淫羊藿苷元	15- 脂氧合酶（LOX15）	人	1LOX	−8.67	−44.408
11	淫羊藿苷元	闭合蛋白（occludin）	人	1XAW	−6.94	−20.161
12	淫羊藿苷元	密封蛋白 -5（claudin-5）	人	6OV2	−6.10	−32.464
13	淫羊藿苷元	闭锁小带 -1（ZO-1）	人	4OEO	−6.85	−32.049

注：1 kcal=4.185 kJ。

表 6.4　淫羊藿苷元与 IL-1β 的主要结合位点

位点	结合空间的大小	氢的个数	结合位置	氨基酸位点结构域
1	43	18	21	1:（TYR24 GLU25 LEU26 LEU69 PRO78 THR79 LEU80 GLN81 LEU82 PRO131 VAL132 PHE133 LEU134）
2	29	7	16	1:（GLN5 HIS7 SER43 GLY61 LEU62 LYS63 GLY64 LYS65 ASN66 LEU67 TYR68 VAL85 ASP86 PRO87 TYR90 PRO91）
3	35	18	19	1:（VAL19 LEU20 GLN38 GLN39 VAL40 ILE41 LEU62 LYS63 LYS65）
4	11	9	14	1:（ARG4 GLN5 LEU6 MET44 SER45 PHE46 ILE56 VAL58 LYS103）
5	9	5	10	1:（GLN5 LEU6 HIS7 TYR8 SER150 VAL151 SER152 NME153）

模式识别受体的激活在神经炎症期间对内源性因素的无菌炎症反应很重要[26]。NLRP3 炎症小体已被证明在中枢神经系统中起作用，特别在小胶质细胞中观察到最明显的 NLRP3 炎症小体高表达[27]。研究表明，NLRP3 激活促进 IL-1β 分泌[8]。因此，我们探究淫羊藿苷元是否可通过调节 PD 小鼠的 NLRP3 炎症小体激活来防止炎症。如图 6.8f 所示，中等剂量淫羊藿苷元降低 MPTP 诱导的 NLRP3 蛋白表达，部分抑制了 NLRP3 激活。为了研究淫羊藿苷元与蛋白质 NLRP3（PDB ID：6NPY）的结合模式（图 6.8k、l），通过 MOE 进行了对接模拟研究。NLRP3 中淫羊藿苷元的最佳对接得分（*S* 值）为 −8.118。精细对接结果的结合自由能为 −134.135 kcal/mol（−561.469 kJ/mol）（表

6.3）。该计算结果表明淫羊藿苷元可能与 NLRP3 具有很强的亲和力。

表 6.5　淫羊藿苷元与 TNF-α 的主要结合位点

位点	结合空间的大小	氢的个数	结合位置	氨基酸位点结构域
1	315	62	114	1:（GLY68 CYS69 TYR72 LYS98 SER99 PRO100 CYS101 PRO102 LYS103 ASP104 THR105 PRO106 ALA109 GLU110 LEU111 LYS112 PRO113 TRP114 TYR115 GLU116）；2:（GLY68 CYS69 TYR72 LYS98 SER99 PRO100 CYS101 PRO102 LYS103 ASP104 PRO106 GLU107 GLY108 ALA109 GLU110 LEU111 LYS112 PRO113 TRP114 TYR115 GLU116）；3:（CYS69 TYR72 LYS98 SER99 PRO100 CYS101 PRO102 LYS103 ASP104 THR105 PRO106 GLU107 ALA109 GLU110 LEU111 LYS112 PRO113 TRP114 TYR115 GLU116）
2	92	28	51	2:（LYS90 VAL91 ASN92 LEU93 PHE124）；3:（HIS15 VAL17 ALA18 ASN19 HIS20 LEU29 ARG32 ALA33 ASN34 ALA35 ASP143 PHE144 ALA145 GLU146 SER147 GLY148 GLN149 VAL150 TYR151）
3	70	24	47	1:（HIS15 VAL17 ALA18 ASN19 HIS20 ARG32 ALA33 ASN34 ALA35 ASP143 PHE144 ALA145 GLU146 SER147 GLY148 GLN149 VAL150）；3:（LYS90 VAL91 ASN92 LEU93 PHE124）
4	41	17	25	1:（GLU23 GLU24 LYS65 GLY66 GLN67 PRO139 LYS140 TYR141 LEU142 ASP143 PHE144 ALA145）
5	56	22	38	1:（VAL91 ASN92 LEU93 PHE124）；2:（HIS15 VAL17 ALA18 HIS20 ARG32 ALA33 ASN34 ALA35 ASP143 PHE144 GLU146 SER147 GLY148 GLN149 VAL150 TYR151）

这些结果表明淫羊藿苷元抑制 NLRP3 激活并减少 IL-1β 释放，从而减轻神经炎症和多巴胺能神经元损伤，改善 PD 小鼠的运动功能。特别是，高剂量淫羊藿苷元治疗表现出最明显的神经保护作用。因此，选择高剂量组采用 MALDI-TOF-MSI 技术，进一步探究淫羊藿苷元对 PD 小鼠黑质致密部（SNc）代谢相关分子水平的影响。

3. 淫羊藿苷元提高抗氧化分子水平，调节 PD 小鼠 SNc 中的谷氨酸 – 谷氨酰胺循环

为了进一步确认淫羊藿苷元在 PD 小鼠中的抗炎作用，我们使用 MALDI-TOF-MSI 测量了 SNc 中的抗氧化分子水平。在图 6.9a 中，以图像上红色圆圈为标志，根据小鼠大脑图谱和 H-E 染色的相邻大脑部分识别 SNc。研究表明，牛磺酸和抗坏血酸可能通过从中枢神经系统中去除活性氧来发挥神经保护作用[28, 29]。如图 6.9b、c、d 所示，淫羊藿苷元通过促进 PD 小鼠 SNc 中牛磺酸、抗坏血酸和 HIF-1α 水平的增加来抑制氧化应激。此外，分子对接分析表明，淫羊藿苷元可以与 HIF-1α 相互作用，*S* 值低（-5.3245），结合自由能为 -74.195 kcal/mol（-310.569 kJ/mol）（图 6.9e、f）。

此外，兴奋性神经递质谷氨酸和谷氨酰胺以高水平存在于大脑中，参与谷氨酸 – 谷氨酰胺周期，对维持正常大脑功能非常重要。先前的研究表明，谷氨酸介导兴奋性是 PD 发展的重要机制，多余的细胞外谷氨酸可以通过抗氧化分子清除掉[28, 30]。如图 6.9g、h 所示，淫羊藿苷元逆转了 PD 小鼠 SNc 谷氨酰胺和谷氨酸水平的变化，进一步支持了淫羊藿苷元对神经具有保护作用。

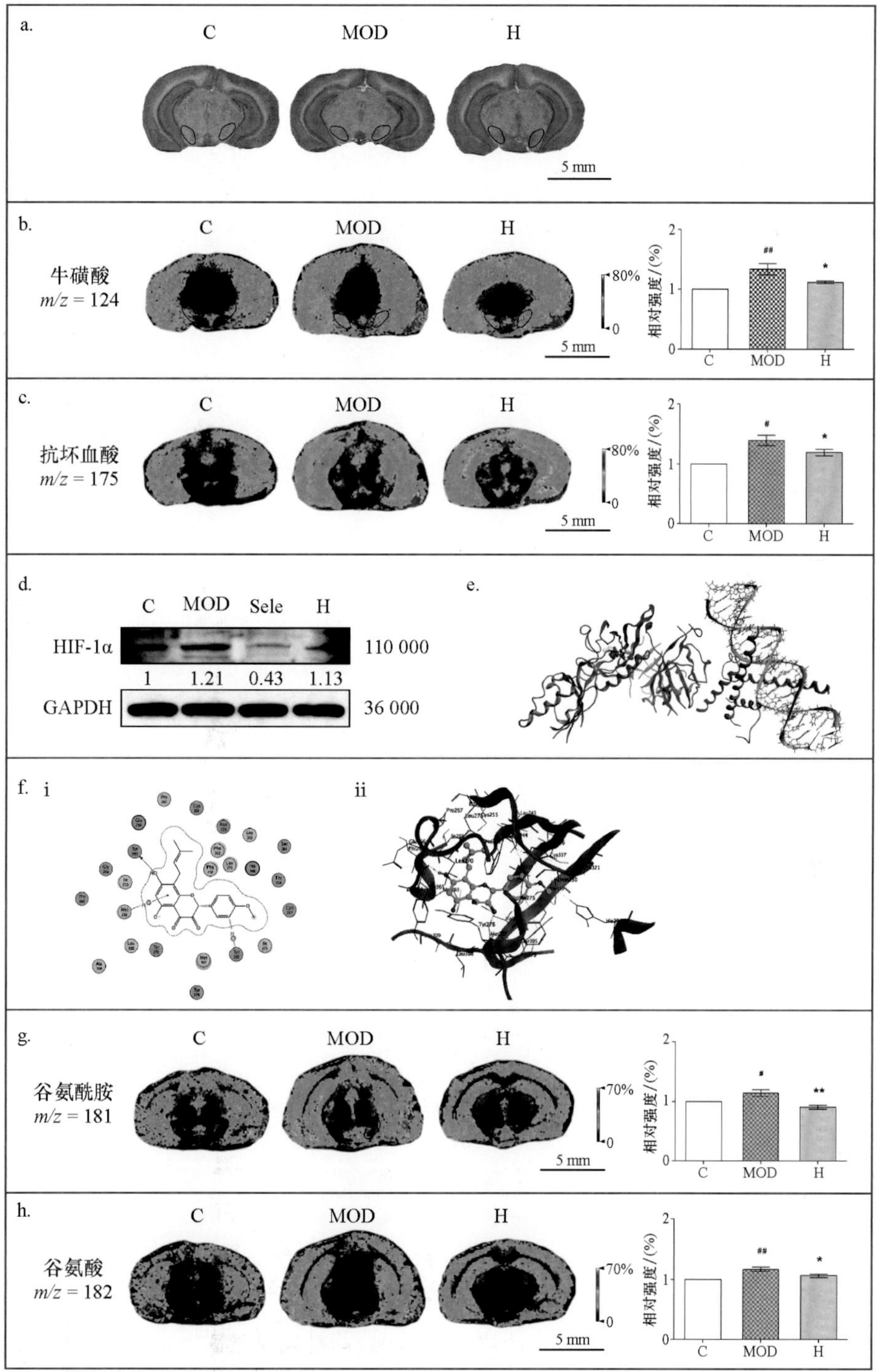

图 6.9 淫羊藿苷元降低 PD 小鼠黑质中抗氧化分子的水平。a. 相邻脑切片的 H-E 染色。b、c. 牛磺酸、抗坏血酸水平变化。d. 有或没有淫羊藿苷元处理的情况下，PD 小鼠中脑中 HIF-1α 和 GAPDH 的免疫印迹分析。正常对照组的灰度值设为 1，计算其他组的相对值，并列在相应的印迹条带下。e. HIF-α 上淫羊藿苷元结合位点。f. 淫羊藿苷元与 HIF-α 的对接结果。ⅰ为 2D 结构，ⅱ为 3D 结构；绿色分子是淫羊藿苷元。g、h. 谷氨酰胺和谷氨酸的原位 MALDI-TOF-MSI，空间分辨率为 200 μm；标尺为 5 mm。与正常对照组比较：#，P<0.05，##，P<0.01。与模型组比较：*，P<0.05，**，P<0.01

此外，考虑到三羧酸循环会影响氨基酸的新陈代谢，谷氨酸－谷氨酰胺循环的改变表明能量代谢异常；而且，由 MPTP 注射引起的线粒体损伤导致的过量活性氧的生成被证明是氧化应激的重要因素 [15, 31]。因此，我们接下来的目标是识别 SNc 能量代谢中涉及的小分子，以确认淫羊藿苷元的神经保护作用。

4. 淫羊藿苷元改善了 SNc 中的线粒体功能

异常能量代谢是 PD 的重要驱动因素 [8]。因此，我们研究了淫羊藿苷元是否能导致 SNc 中参与能量代谢的小分子水平的变化。如图 6.10a ～ d 所示，淫羊藿苷元逆转了 MPTP 小鼠 SNc 中 ATP、ADP、肌苷和柠檬酸水平的变化，表明淫羊藿苷元改善了 PD 的能量代谢。

作为一种重要的兴奋性神经递质，天冬氨酸在苹果酸－天冬氨酸穿梭体中起着关键作用，它可以控制 NAD 从细胞质到线粒体的氧化磷酸化和 ATP 的合成 [32]。因此，天冬氨酸可以用作能量代谢的潜在指标。在用淫羊藿苷元治疗的 PD 小鼠中，天冬氨酸水平的增加表明线粒体能量代谢的恢复（图 6.10e）。

能量代谢与线粒体功能密切相关。因此，我们接下来评估了 VDAC、SDHA 和 ATP5β 水平的变化，以进一步研究淫羊藿苷元对 PD 小鼠线粒体功能稳定性的影响。VDAC 是一种离子通道，促进线粒体和细胞溶胶之间的离子交换和分子交换 [34]。而 SDHA 和 ATP5β 是线粒体呼吸链复合酶的重要组成部分。SDHA 参与电子传输链，ATP5β 催化 ATP 合成 [35]。VDAC 和 ATP5β 水平可由淫羊藿苷元逆转（图 6.10f），进一步表明淫羊藿苷元可以稳定线粒体功能，增加能量供应。

蛋白质 ATP5β 受体中有 2 个可能的结合位点：ATP 结合位点（图 6.10g、h）和 ADP 结合位点。计算结果（表 6.3）表明，在 ATP 结合位点中，淫羊藿苷元主要与 ATP5β 结合，相互作用相当强。在哺乳动物细胞中有三种 VDAC，分别为 VDAC-1、VDAC-2 和 VDAC-3，其中 VDAC-1 的表达最广泛。图 6.10i、j 说明了淫羊藿苷元与 VDAC-1 的结合模式。淫羊藿苷元中芳香环的氧原子与吡嗪相邻，与 VDAC-1 中 Ser193 和 Asn207 两个位点分别形成氢键。淫羊藿苷元可以很好地与 VDAC-1 相互作用：淫羊藿苷元对接分数（*S* 值）为 -5.8431，对接结果的结合自由能为 -130.237 kcal/mol（-545.153 kJ/mol）。总之，这些结果表明，淫羊藿苷元通过稳定线粒体功能来减少 SNc 损伤，改善能量代谢。

5. 淫羊藿苷元可能与血脑屏障相关蛋白质相互作用

血脑屏障（BBB）平衡在 PD 的治疗中起着重要作用，因此我们初步验证了淫羊藿苷元和血脑屏障相关蛋白质之间的相互作用，如，12- 脂氧合酶（LOX12）、15- 脂氧合酶（LOX15）、闭合蛋白（occludin）、密封蛋白 -5（claudin-5）和闭锁小带 -1（ZO-1）。LOX12 和 LOX15 是由活性氧触发的脂氧合酶，可在生物膜中氧化多不饱和脂肪酸。LOX12 和 LOX15 的抑制涉及血脑屏障保护。为了研究淫羊藿苷元与这些蛋白质的结合模式（图 6.11），我们利用 MOE 进行了分子对接实验。通过分析最佳对接分数和结合自由能（表 6.3），我们发现淫羊藿苷元可以与这些蛋白质相互作用，表明在 PD 治疗中，淫羊藿苷元和血脑屏障功能之间存在一定的关系。

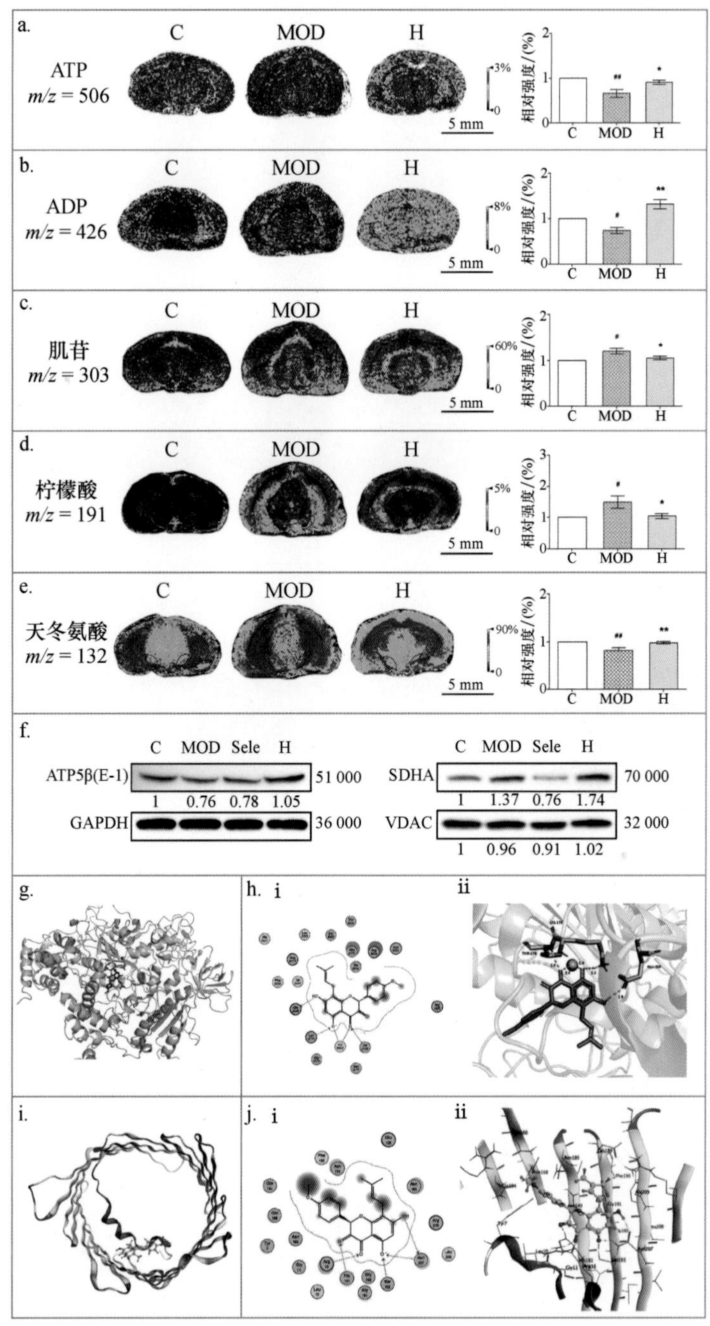

图 6.10　淫羊藿苷元增强 ATP 代谢并稳定 PD 小鼠 SNc 中线粒体功能。a ~ e. ATP、ADP、肌苷、柠檬酸和天冬氨酸的原位 MALDI-TOF-MSI。空间分辨率为 200 μm；标尺为 5 mm。f. 有或没有淫羊藿苷元处理的情况下，PD 小鼠中脑 ATP5β、SDHA 和 VDAC 的蛋白质印迹分析。正常对照组的条带强度设置为 1，计算其他组的相对值，并列在相应的印迹条带下。g. 淫羊藿苷元与 ATP5β 的 ATP 结合位点的对接结果。h. 淫羊藿苷元与 ATP5β 的对接结果。ⅰ为 2D 结构，ⅱ为 3D 结构；橙色分子是淫羊藿苷元。i. 淫羊藿苷元在 VDAC-1 上的结合位点。j. 淫羊藿苷元与 VDAC-1 的对接结果。ⅰ为 2D 结构，ⅱ为 3D 结构；绿色分子是淫羊藿苷元。数据表示为 $\bar{x}\pm s$，n=3。与正常对照组比较：*，P<0.05，##，P<0.01。与模型组比较：*，P<0.05，**，P<0.01

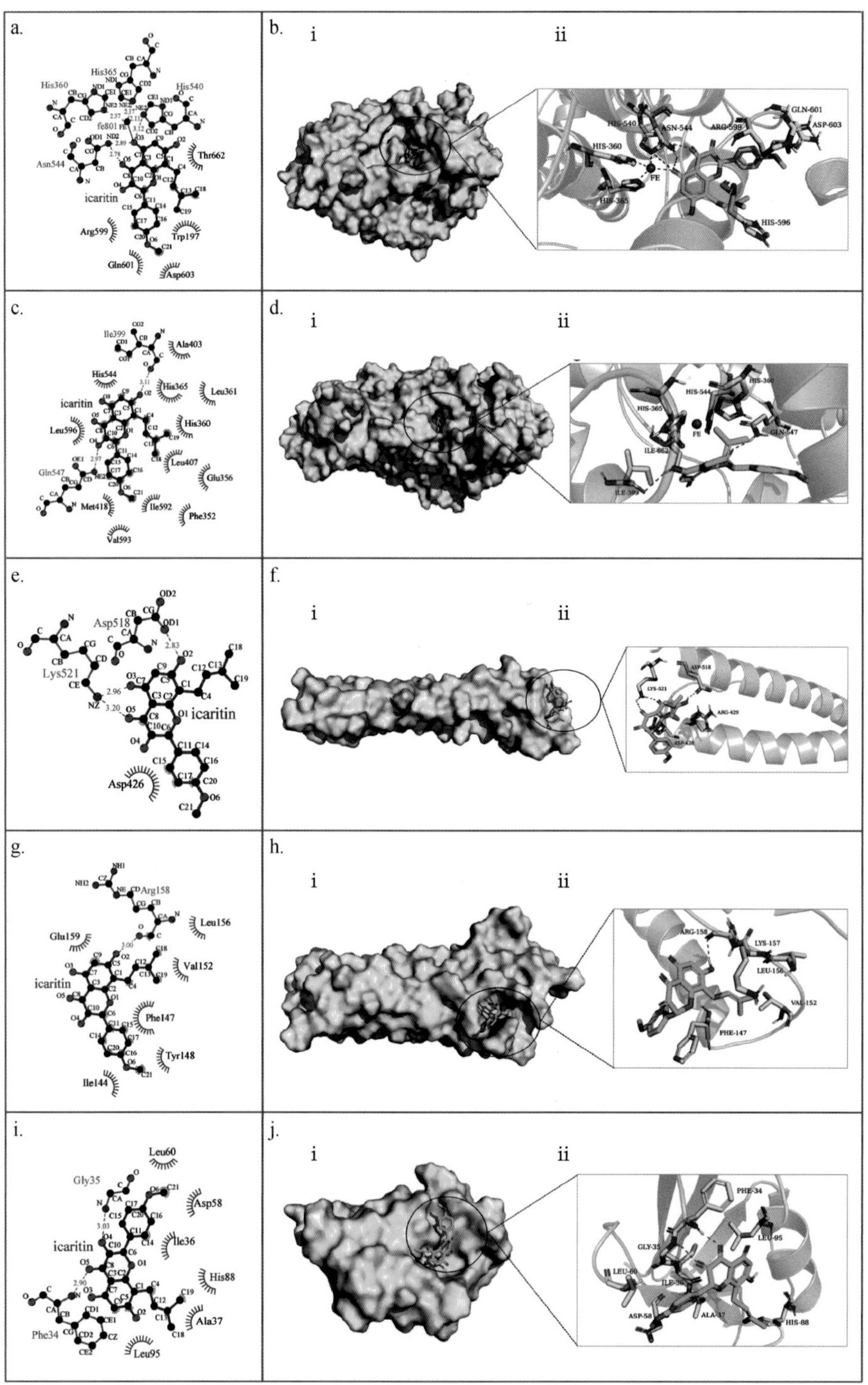

图 6.11 淫羊藿苷元与蛋白 LOX12、LOX15、闭合蛋白、密封蛋白 -5 和 ZO-1 的结合模式。a、c、e、g 和 i. 淫羊藿苷元与 LOX12、LOX15、闭合蛋白、密封蛋白 -5 和 ZO-1 结合模式的 2D 结构图。b、d、f、h 和 j. 淫羊藿苷元与 LOX12、LOX15、闭合蛋白、密封蛋白 -5 和 ZO-1 的对接结果。ⅰ 结合模式，ⅱ 为 3D 结构。淫羊藿苷元分子呈蓝绿色，LOX12、LOX15、闭合蛋白、密封蛋白 -5 和 ZO-1 分子表面呈黄色

四、作用机制

PD 是一种最常见的神经退行性疾病，其特征是 SNc 中多巴胺能神经元的早期丢失。神经炎症已被证明会维持和加剧多巴胺能神经元丢失和多巴胺缺乏[33]，而 NLRP3 炎症小体参与 PD 的发展[34]。在中枢神经系统中，NLRP3 炎症小体被细胞外 ATP、过量葡萄糖、神经酰胺和聚集的 α- 突触核蛋白等激活[35, 36]。NLRP3 炎症小体激活的胱天蛋白酶 -1 将无活性的 pro-IL-1β 裂解产生 IL-1β。在 PD 患者以及实验动物模型体内检测到中枢神经系统中分泌的高水平 IL-1β，表明炎症与 PD 中的神经元损伤之间存在密切关系[13, 35]。因此，NLRP3-IL-1β 轴是 PD 的潜在治疗靶点。在本研究中，我们发现淫羊藿苷元逆转了 SNc 中 NLRP3 水平和血清中 IL-1β 水平的病理性增加。一项研究表明，黄酮类山柰酚通过泛素化触发 NLRP3 蛋白的选择性自噬降解，从而使 NLRP3 炎性小体失活并抑制 NLRP3 介导的 IL-1β 分泌[8]。因此，淫羊藿苷元可能通过减弱 NLRP3 炎性小体激活来发挥抗炎作用。

内源性抗氧化分子，如牛磺酸和抗坏血酸，可以清除活性氧并减少氧化应激。研究表明，牛磺酸可通过消除中枢神经系统中的活性氧来治疗 PD[28]。此外，抗坏血酸已被证明可提供神经保护作用，防止 PD 中谷氨酸介导的兴奋性毒性和活性氧积累[30]。早期研究表明，淫羊藿苷元通过抑制氧化应激来保护小鼠免受脑缺血损伤。进一步研究表明，淫羊藿苷元可以通过激活 Nrf2/Keap1 信号通路，对氧化应激损伤发挥神经保护作用[37]。在本研究中，我们证明 MPTP 给药导致谷氨酸和谷氨酰胺水平增加，与之前的研究一致[37]，并促进了 SNc 中抗坏血酸的富集。我们的研究结果还表明，淫羊藿苷元逆转了 HIF-1α、牛磺酸、抗坏血酸、谷氨酸和谷氨酰胺水平的变化，这些变化与活性氧水平的降低和谷氨酸 – 谷氨酰胺循环的稳定有关；这些结果进一步证实，淫羊藿苷元抑制氧化应激和神经炎症，减少 DA 神经元损伤，并可能延缓 PD 病程的发展。

线粒体功能障碍引起的活性氧积累增加是中枢神经系统氧化应激和炎症发生的重要原因。此外，与呼吸链复合酶部分缺陷相关的线粒体功能障碍和包括 PD 在内的与年龄相关的神经退行性疾病有关[38]。呼吸链复合酶 Ⅰ（NAD- 泛醌氧化还原酶）缺乏与 PD 尤其相关[39]。此外，线粒体功能障碍引起的 ATP 缺乏导致囊泡多巴胺摄取减少，使得神经元中多巴胺能降解增加[40]。MPTP 可以抑制呼吸链复合酶 Ⅰ 以抑制线粒体 ATP 的产生，导致活性氧过量产生并引发线粒体损伤和氧化应激之间的恶性循环[31, 41]。本研究首次证明淫羊藿苷元通过逆转 ATP 和 ADP 水平变化，促进 SNc 线粒体能量代谢的恢复。随后，使用 VDAC 作为标记，我们发现基于 ATP5β 水平的降低，SNc 中的线粒体体积减小。因此，作为其抗 PD 作用的一部分，淫羊藿苷元可以增加 VDAC 和 ATP5β 的水平和线粒体体积，稳定线粒体功能。此外，我们观察到模型组 SNc 中的 AMP/ATP 比值显著增加。之前有报道称 AMP/ATP 比值的增加会诱导 AMPK 信号通路发挥神经保护作用[42, 43]，因此，AMP/ATP 比值的降低表明，淫羊藿苷元可能通过调节 AMPK 信号通路对 PD 提供神经保护，这是一种需要进一步研究的新机制。

此外，淫羊藿苷元与几种血脑屏障相关蛋白（例如 LOX12、LOX15、闭合蛋白、密封蛋白-5 和 ZO-1）之间存在适度的相互作用。我们知道血脑屏障稳态在 PD 的治疗中起着重要作用，因此，淫羊藿苷元与血脑屏障功能在 PD 保护中可能存在正相关，这种相关性值得更充分地论证。

MPTP 注射会损害多巴胺能神经元的线粒体能量代谢，导致与线粒体功能相关的蛋白质、能量代谢相关小分子、抗氧化分子和氨基酸的改变，这些受影响分子之间的关联总结如图 6.12 所示。随后，增加的活性氧积累诱导 NLRP3 炎症小体的激活，从而促进 IL-1β 分泌和多巴胺能神经元损伤，导致 PD 的发展。因此，淫羊藿苷元治疗可以通过调节与 PD 神经发病机制相关的这些分子的水平来抑制神经炎症、减少氧化应激并改善线粒体功能。

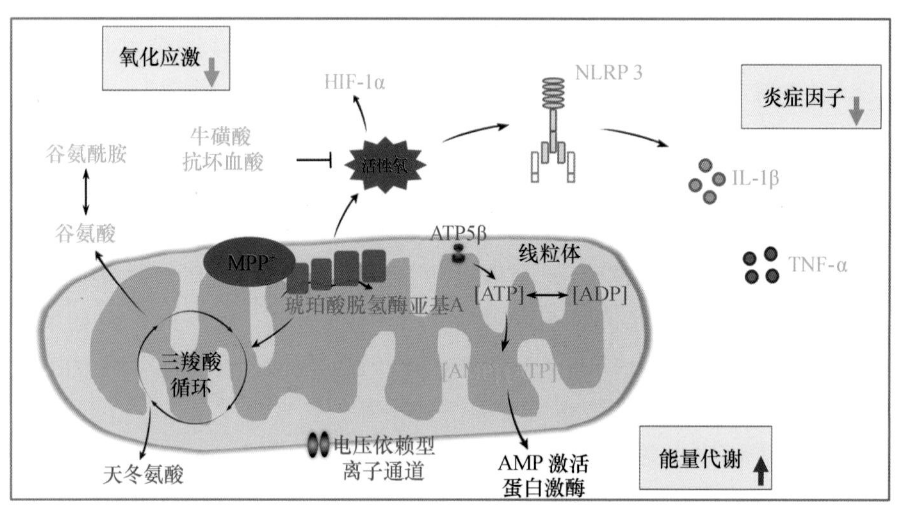

图 6.12 本研究中受影响分子之间的关联总结。在淫羊藿苷元治疗后显著增加的分子以红色字体表示，显著减少的分子以绿色字体表示，只有在 MPTP 存在的情况下显著改变的分子以紫色表示。黑色箭头表示代谢过程

MALDI-TOF-MSI 技术在检测中脑黑质中脂类分子的含量和分布上优势明显。体外检测脂类运用 LC-MS/MS 或 ESI-MS/MS 等技术的组学方法虽可以准确检测某种脂类分子的含量，但并不能体现脂类的分布信息 [44, 45]。MALDI-TOF-MSI 技术既可以检测大量脂类信号，又可以检测脂类的原位分布，因为脂类跟大脑组织结构和功能密切相关，脂类的分布信息对大脑的结构和功能的研究是非常重要的。

总之，我们的研究结果为淫羊藿苷元对 PD 神经退行性病变的预防活性提供了强有力的证据。淫羊藿苷元的活性机制包括：通过调节线粒体功能相关蛋白、抗氧化分子、能量代谢相关小分子和氨基酸来稳定线粒体功能；随后通过抑制 NLRP3 炎症小体激活和减少 IL-1β 分泌来减少神经炎症。观察到的神经炎症抑制、氧化应激减少、线粒

体功能改善以及与血脑屏障相关蛋白的相互作用，都是由淫羊藿苷元介导的，说明了淫羊藿苷元在 PD 治疗中的潜力。

一、名词解释

帕金森病（PD）：一种常见的神经退行性疾病，其特征是黑质致密部（SNc）的多巴胺能神经元优先丢失和路易小体的形成。临床表现为多种运动症状（包括运动迟缓、僵硬、静止性震颤、姿势不稳等）和非运动症状（自主神经功能障碍、睡眠异常、抑郁和痴呆等）。

二、小知识

（1）帕金森病动物模型：包括 MPTP 注射诱导小鼠 PD 模型、鱼藤酮注射诱导大鼠 PD 模型、6- 羟基多巴制备 PD 模型（在大鼠黑质或内侧前脑束注射 6- 羟基多巴）、利血平模型（通过抑制去甲肾上腺素能神经元末梢的再摄取功能，使囊泡内储存的多巴胺及其他的儿茶酚胺类递质耗竭）、机械损伤模型（损伤内侧前脑束造成黑质内的多巴胺能神经元进行性死亡）。

（2）炎症、氧化应激和线粒体功能障碍是 PD 的重要发病因素。然而，尽管进行了广泛的努力，但针对炎症的各种治疗方法，如 IL-1β 中和抗体和非甾体类抗炎药物，均未能诱导预测的临床益处[12, 13]；减少氧化应激与抗氧化的拉沙吉林没有令人信服的疾病改变效果[11]；最近使用线粒体增强剂，如肌酸和线粒体的试验也未能令人信服地证明其疾病改变效果[14]。炎症和线粒体异常在神经退化中的重要作用表明，PD 治疗方法应同时减少神经炎症和改善神经元能量代谢。

三、技术难点汇总

（1）MPTP 注射诱导小鼠 PD 模型需要造模稳定，保持良好的一致性，才能使药效评价有合理的结果。

（2）MALDI-TOF-MSI 操作复杂，需要多次练习才能获得一致性良好的结果。

参考文献

[1] 中国人民解放军神经病流调组，王耀山，史荫绵，等. 中国震颤麻痹患病及发病调查 [J]. 中华流行病学杂志，1991,12(6): 363-365.

[2] DORSEY E R, ELBAZ A, NICHOLS E, et al. Global, regional, and national burden of Parkinson's disease, 1990–2016: a systematic analysis for the Global Burden of Disease Study 2016[J]. The lancet neurology, 2018, 17(11): 939-953.

[3] 中华医学会神经病学分会帕金森病及运动障碍学组，中国医师协会神经内科医师分会帕金森病及运动障碍学组. 中国帕金森病治疗指南（第四版）[J]. 中华神经科杂志，2020, 53(12) : 973-986.

[4] GOLDBERG E L, DIXIT V D. Drivers of age-related inflammation and strategies for

healthspan extension[J]. Immunological reviews, 2015, 265(1): 63-74.

[5] BLANDINI F, ARMENTERO M T. Animal models of Parkinson's disease[J]. The FEBS journal, 2012, 279(7): 1156-1166.

[6] VITALI R, CLARKE S. Improved rotorod performance and hyperactivity in mice deficient in a protein repair methyltransferase[J]. Behavbrainres, 2014, 153: 129-141.

[7] KIM S T, SON H J, CHOI J H, etal. Vertical grid test and modified horizontal grid test are sensitive methods for evaluating motor dysfunctions in the MPTP mouse model of Parkinson's disease[J]. Brainres, 2010, 1306: 176-183.

[8] HAN X, SUN S, SUN Y, et al. Small molecule-driven NLRP3 inflammation inhibition via interplay between ubiquitination and autophagy: implications for Parkinson disease[J]. Autophagy, 2019, 15(11): 1860-1881.

[9] YOUM Y H, GRANT R W, MCCABE L R, et al. Canonical Nlrp3 inflammasome links systemic low-grade inflammation to functional decline in aging[J]. Cell metabolism, 2013, 18(4): 519-532.

[10] GREEN D R, GALLUZZI L, KROEMER G. Mitochondria and the autophagy-inflammation-cell death axis in organismal aging[J]. Science, 2011, 333(6046): 1109-1112.

[11] OLANOW C W, RASCOL O, HAUSER R, et al. A double-blind, delayed-start trial of rasagiline in Parkinson's disease[J]. The New England journal of medicine, 2009, 361: 1268-1278.

[12] RIDER P, CARMI Y, COHEN I. Biologics for targeting inflammatory cytokines, clinical uses, and limitations[J]. International journal of cell biology, 2016, 9259646.

[13] REES K, STOWE R, PATEL S, et al. Non-steroidal anti-inflammatory drugs as disease-modifying agents for Parkinson's disease: evidence from observational studies[J]. Cochrane database of systematic reviews, 2011,11(11): Cd008454.

[14] ATHAUDA D, FOLTYNIE T. The ongoing pursuit of neuroprotective therapies in Parkinson disease[J]. Nature reviews neurology, 2015, 11(1): 25-40.

[15] JACKSON-LEWIS V, PRZEDBORSKI S. Protocol for the MPTP mouse model of Parkinson's disease[J]. Nature protocols, 2007, 2(1): 141-151.

[16] TATTON N A, KISH S J. In situ detection of apoptotic nuclei in the substantia nigra compacta of 1-methyl-4-phenyl-1, 2, 3, 6-tetrahydropyridine-treated mice using terminal deoxynucleotidyl transferase labelling and acridine orange staining[J]. Neuroscience, 1997, 77(4): 1037-1048.

[17] ZHANG W, XING B, YANG L, et al. Icaritin attenuates myocardial ischemia and reperfusion injury via anti-inflammatory and anti-oxidative stress effects in rats[J]. The American journal of Chinese medicine, 2015, 43(06): 1083-1097.

[18] LAI X, YE Y, SUN C, et al. Icaritin exhibits anti-inflammatory effects in the mouse peritoneal macrophages and peritonitis model[J]. International immunopharmacology, 2013, 16(1): 41-49.

[19] CHEN Y, HAN S, HUANG X, et al. The protective effect of icariin on mitochondrial transport and distribution in primary hippocampal neurons from 3× Tg-AD mice[J]. International

journal of molecular sciences, 2016, 17(2): 163.

[20] CHEN Y J, ZHENG H Y, HUANG X X, et al. Neuroprotective effects of icariin on brain metabolism, mitochondrial functions, and cognition in triple-transgenic Alzheimer's disease mice[J]. CNS neuroscience & therapeutics, 2016, 22(1): 63-73.

[21] LIU H, LI W, HE Q, et al. Mass spectrometry imaging of kidney tissue sections of rat subjected to unilateral ureteral obstruction[J]. Scientific reports, 2017, 7(1): 1-9.

[22] ZHANG K, DAI Z, LIU R, et al. Icaritin provokes serum thrombopoietin and downregulates thrombopoietin/MPL of the bone marrow in a mouse model of immune thrombocytopenia[J]. Mediators of inflammation, 2018, 2018: 1-10.

[23] RAI S N, BIRLA H, SINGH S S, et al. Mucuna pruriens protects against MPTP intoxicated neuroinflammation in Parkinson’s disease through NF-κB/pAKT signaling pathways[J]. Frontiers in aging neuroscience, 2017, 9: 421.

[24] FRIEDMAN L K, MYTILINEOU C. Neurochemical and toxic effects of 1-methyl-4-phenyl-1, 2, 3, 6-tetrahydropyridine and 1-methyl-4-phenylpyridine to rat serotonin neurons in dissociated cell cultures[J]. Journal of pharmacology and experimental therapeutics, 1990, 253(2): 892-898.

[25] HEINONEN E, MYLLYLÄ V. Safety of selegiline (deprenyl) in the treatment of Parkinson’s disease[J]. Drug safety, 1998, 19(1): 11-22.

[26] PATEL M N, CARROLL R G, GALVÁN-PEÑA S, et al. Inflammasome priming in sterile inflammatory disease[J]. Trends in molecular medicine, 2017, 23(2): 165-180.

[27] KIGERL K A, DE RIVERO VACCARI J P, DIETRICH W D, et al. Pattern recognition receptors and central nervous system repair[J]. Experimental neurology, 2014, 258: 5-16.

[28] MENZIE J, PAN C, PRENTICE H, et al. Taurine and central nervous system disorders[J]. Amino acids, 2014, 46: 31-46.

[29] FÉRNANDEZ-CALLE P, JIMÉNEZ-JIMÉNEZ F J, Molina J A, et al. Serum levels of ascorbic acid (vitamin C) in patients with Parkinson’s disease[J]. Journal of the neurological sciences, 1993, 118(1): 25-28.

[30] KOCOT J, LUCHOWSKA-KOCOT D, KIE-CZYKOWSKA M, et al. Does vitamin C influence neurodegenerative diseases and psychiatric disorders?[J]. Nutrients, 2017, 9(7): 659.

[31] FAROMBI E O, AWOGBINDIN I O, FAROMBI T H, et al. Neuroprotective role of kolaviron in striatal redo-inflammation associated with rotenone model of Parkinson’s disease[J]. Neurotoxicology, 2019, 73: 132-141.

[32] YANG H, ZHOU L, SHI Q, et al. SIRT 3-dependent GOT 2 acetylation status affects the malate-aspartate NADH shuttle activity and pancreatic tumor growth[J]. The EMBO journal, 2015, 34(8): 1110-1125.

[33] YAN Y, JIANG W, LIU L, et al. Dopamine controls systemic inflammation through inhibition of NLRP3 inflammasome[J]. Cell, 2015, 160(1-2): 62-73.

[34] ZHOU Y, LU M, DU R H, et al. MicroRNA-7 targets Nod-like receptor protein 3 inflammasome to modulate neuroinflammation in the pathogenesis of Parkinson’s disease[J].

Molecular neurodegeneration, 2016, 11: 1-15.

[35] MAMIK M K, POWER C. Inflammasomes in neurological diseases: emerging pathogenic and therapeutic concepts[J]. Brain, 2017, 140(9): 2273-2285.

[36] DAWSON T M, KO H S, DAWSON V L. Genetic animal models of Parkinson's disease[J]. Neuron, 2010, 66(5): 646-661.

[37] BAGGA P, PICKUP S, CRESCENZI R, et al. In vivo GluCEST MRI: Reproducibility, background contribution and source of glutamate changes in the MPTP model of Parkinson's disease[J]. Scientific reports, 2018, 8(1): 2883.

[38] SCHAPIRA A H V. Mitochondrial disease[J]. The lancet, 2006, 368(9529): 70-82.

[39] MUQIT M M K, GANDHI S, WOOD N W. Mitochondria in Parkinson disease: back in fashion with a little help from genetics[J]. Archives of neurology, 2006, 63(5): 649-654.

[40] SUBRAMANIAM S R, CHESSELET M F. Mitochondrial dysfunction and oxidative stress in Parkinson's disease[J]. Progress in neurobiology, 2013, 106: 17-32.

[41] BÜELER H. Impaired mitochondrial dynamics and function in the pathogenesis of Parkinson's disease[J]. Experimental neurology, 2009, 218(2): 235-246.

[42] CHOI J S, PARK C, JEONG J W. AMP-activated protein kinase is activated in Parkinson's disease models mediated by 1-methyl-4-phenyl-1, 2, 3, 6-tetrahydropyridine[J]. Biochemical and biophysical research communications, 2010, 391(1): 147-151.

[43] BAYLISS J A, LEMUS M B, STARK R, et al. Ghrelin-AMPK signaling mediates the neuroprotective effects of calorie restriction in Parkinson's disease[J]. Journal of neuroscience, 2016, 36(10): 3049-3063.

[44] TANG H Y, WANG C H, HO H Y, et al. Lipidomics reveals accumulation of the oxidized cholesterol in erythrocytes of heart failure patients[J]. Redox biology, 2018, 14: 499-508.

[45] MANICKARAJ S, THIRUMALAI D, MANJUNATH P, et al. Oxidative environment causes molecular remodeling in embryonic heart—a metabolomic and lipidomic fingerprinting analysis[J]. Environmental science and pollution research, 2017, 24: 23825-23833.

[46] LIU H, CHEN R, WANG J, et al. 1, 5-Diaminonaphthalene hydrochloride assisted laser desorption/ionization mass spectrometry imaging of small molecules in tissues following focal cerebral ischemia[J]. Analytical chemistry, 2014, 86(20): 10114-10121.

（北京大学医学部基础医学院 吴 昊）

第二节 紫红獐牙菜屾酮提取物对帕金森病动物模型的药效评价

一、概述

MPTP 的神经毒性最早发现于吸毒者，作为毒品中的杂质，MPTP 使吸毒者出现了类似 PD 的症状。当时神经学专家威廉·兰斯顿（William Langston）发现了 MPTP 是这些人患病的原因，并开始了 MPTP 与 PD 的相关研究。

MPTP 可以通过血脑屏障，被胶质细胞膜上的 MAO-B 代谢为其毒性形式 MPP^+（图 6.13），后者作为多巴胺转运体（dopamine transporter, DAT）的底物，被多巴胺能神经元上的 DAT 特异性转运至细胞内，与线粒体呼吸链复合酶 I 结合，导致线粒体呼吸链复合酶 I 抑制、ATP 耗竭、活性氧生成和多巴胺能神经元死亡（图 6.14）。考虑到其效应与人类典型 PD 的相似性，MPTP 成为最常用的制备 PD 模型的神经毒素之一。

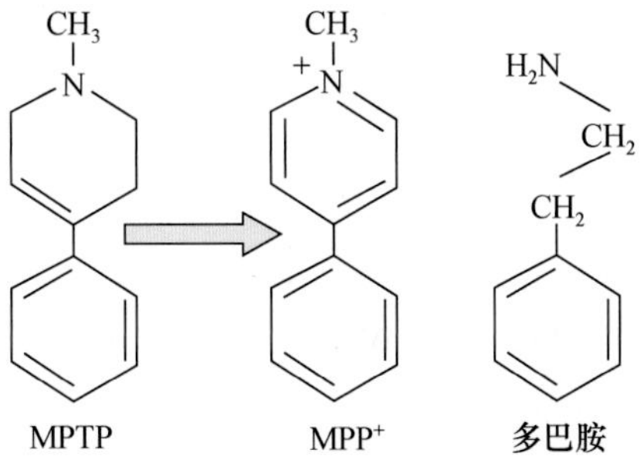

CH_3　CH_3　H_2N　CH_2　CH_2

MPTP　MPP^+　多巴胺

图 6.13　MPTP 的结构类似于多巴胺[1]。MAO-B 将 MPTP 转化为一种结构类似于神经递质多巴胺的毒素 MPP^+

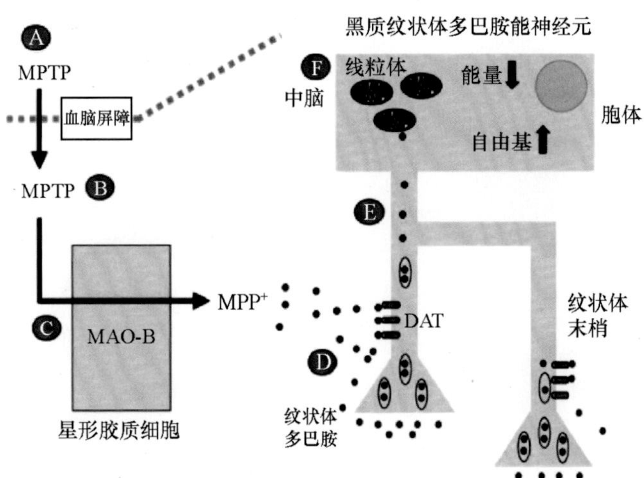

图 6.14　神经毒素 MPTP 导致黑质纹状体多巴胺能神经元耗竭的生化步骤[1]。它们包括：A. 外周给予 MPTP；B. MPTP 通过血脑屏障进入大脑；C. 主要通过星形胶质细胞中的 MAO-B 将前毒素 MPTP 转化为毒性形式 MPP^+；D. MPP^+ 与内源性多巴胺竞争，通过 DAT 进入黑质纹状体多巴胺能神经元的纹状体末梢；E. MPP^+ 从纹状体末梢向神经元胞体转运；F. MPP^+ 靶向线粒体呼吸链复合酶 Ⅰ，导致能量消耗和活性氧形成，并导致黑质纹状体末梢丢失、纹状体多巴胺消耗和神经元细胞死亡

二、模型

1. 动物

研究发现，灵长类动物易受 MPTP 效应的影响，而啮齿类动物尤其是大鼠，对 MPTP 的神经毒性具有抵抗力。这是因为大鼠血脑屏障中具有非常高水平的 MAO，能够有效地将 MPTP 转化为 MPP^+，而 MPP^+ 不是亲脂性的，因此很难再渗透到大脑中，这就导致了大鼠对 MPTP 的神经毒性具有很强的抗性。小鼠的这种能力处于中等水平，而灵长类的微血管是最差的，对 MPTP 非常敏感。因此，非人灵长类是最佳 MPTP 模型动物。而小鼠允许一定的 MPTP 进入大脑，且更容易获得，也常被用于 MPTP 模型的制备[2]。同时，人们发现 MPTP 的作用并不局限于温血脊椎动物，包括斑马鱼、线虫，甚至蝾螈等都可以作为 MPTP 模型动物来进行相关研究（图 6.15）。本节以非人灵长类 MPTP 模型和小鼠 MPTP 模型为主进行介绍。

2. 模型制备

（1）非人灵长类 MPTP 模型。此类模型最常用猕猴作为模型动物，已被广泛用于 PD 相关药物研究。食蟹猴和恒河猴同属于猕猴，食蟹猴对 MPTP 的敏感性强于恒河猴。MPTP 可以通过静脉注射、肌肉注射以及皮下注射的方式给予，而给药方案包括单次大剂量的急性给药方式和连续多次低剂量的慢性给药方式。急性给药方式，模型的运动障碍会自发恢复，因此建议每周进行一次症状评估；慢性给药方式，模型不仅可以减少并发症的发生，还能保持相对稳定的症状，似乎能更好地模拟 PD 症状和病理表现。此外，动物年龄也对模型有影响，老年猴通常比青年猴更易感。

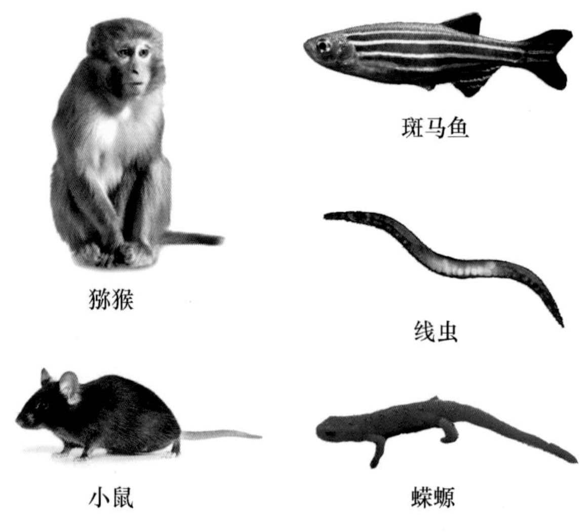

图 6.15 MPTP 模型动物种类

（2）小鼠 MPTP 模型[3]。小鼠 MPTP 模型一般采用至少 8 周龄、体重 22 g 的雄性 C57BL/6J 小鼠，以保证获得比较稳定的实验结果。常用给药方案包括：急性、亚急性以及慢性给药方案。MPTP 一般通过腹腔注射方式给予。急性给药方案一般是每 2 h 注射 1 次 MPTP，在 1 天的 8 h 内共注射 4 次。给定剂量一般为纹状体多巴胺的消耗范围为 40%（14 mg/kg×4）至约 90%（20 mg/kg×4）。亚急性给药方案是一种常用的造模方法，每天 1 次注射 30 mg/kg MPTP，连续 5 天。而慢性给药方案一般为每天 1 次注射 4 mg/kg MPTP，持续 20 ～ 35 天。此外，MPTP 还可以通过皮下注射以及渗透泵输注等方式给药，使用这些给药方式的模型均有自己特有的给药方案，且其症状和病理改变仍需要进一步确证。

三、药效评价 [4]

（一）基本信息

（1）动物：C57BL/6J 小鼠，雄性，体重 18 ～ 22 g。

（2）受试物：紫红獐牙菜系龙胆科獐牙菜属植物，主要分布于湖北、四川、贵州等省，具有清热除湿、利胆、抗炎的功效，在湖北西部等地区用于治疗肝炎、胆囊炎，疗效较显著。紫红獐牙菜𠮿酮类化合物（本章简称“𠮿酮”）提取工艺流程如图 6.16 所示（主要含有 6- 羟基 - 山柰酚 -3- 氧 - 芸香糖苷、6- 羟基 - 芹菜素 -6- 氧 - 葡萄糖 -7- 氧 - 葡萄糖醛酸苷、6- 羟基 - 山柰酚 -3- 氧 - 芸香糖 -6- 氧 - 葡萄糖苷，𠮿酮含量为 66.41%）。𠮿酮母体分子结构如图 6.17 所示。

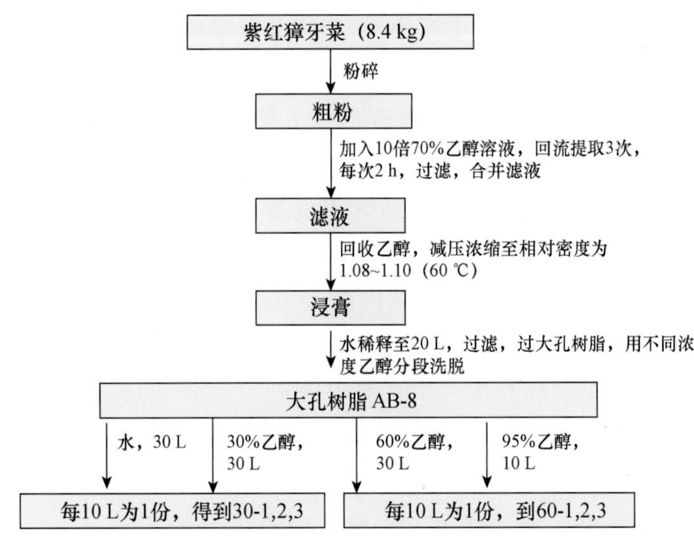

经检验，30-2和60-2中主要含有𠮿酮类化合物，因此合并30-2和60-2，得到总提取物。

图 6.16　紫红獐牙菜𠮿酮提取物工艺流程

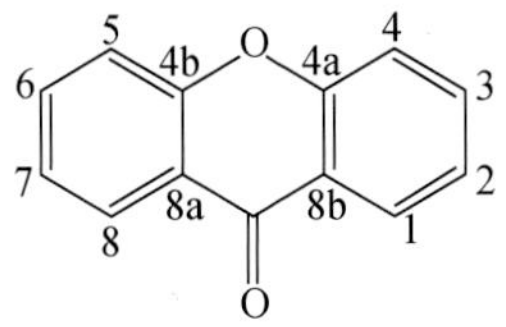

图 6.17　𠮿酮母体分子结构

（3） 剂量：呫酮提取物治疗组（以下简称为“呫酮治疗组”）分为 3 类——低剂量组（L），4.5 mg/kg；中剂量组（M），9.0 mg/kg；高剂量组（H），18 mg/kg。

（4） 对照组：

① 空白对照组（C）：给予等体积生理盐水。

② 阳性对照组（S）：给予司来吉兰（Selegiline）15 mg/kg。司来吉兰是一种选择性 MAO-B 不可逆性抑制剂，可阻断多巴胺的代谢，抑制多巴胺的降解，也可抑制突触多巴胺的再摄取而延长多巴胺作用的时间，是临床 PD 治疗常用药物之一。

（5） 样本数：120 只小鼠随机分为 6 组，每组 20 只。

（6） 给药途径：紫红獐牙菜呫酮提取物灌胃给药。

（7） 给药次数：连续给药 14 天，每天 1 次。给药第 10 天开始，给药前 1 h 腹腔注射 MPTP（30 mg/kg）进行造模（空白对照组给予等体积的生理盐水），连续 5 天。

（8） 观察时间：给药停止后 1 天，对小鼠进行自主活动实验、转棒疲劳实验、竖直网格实验等行为学测试，行为学测试结束后 1 天，取材进行其他药效评价。

（二）方法

（1）行为学实验：

小鼠的一般行为学观察、自主活动实验、转棒疲劳实验和竖直网格实验方法参见本章第一节。

（2） HPLC-EC 测定纹状体中多巴胺、HVA 及 DOPAC 的含量：

多巴胺是一种神经递质，PD 的发生与中枢神经系统多巴胺－乙酰胆碱、5- 羟色胺－组胺两大系统平衡失调有关。如果多巴胺水平降低，多巴胺－乙酰胆碱平衡失调，将会导致 PD 临床症状。多巴胺的代谢产物主要是 HVA 和 DOPAC 等，测定 HVA 和 DOPAC 的含量可以间接反映脑内多巴胺含量的变化。MPTP 会导致 PD 小鼠纹状体中多巴胺及其代谢产物 HVA 和 DOPAC 含量均出现明显降低。

采用 HPLC-EC 法检测纹状体内多巴胺及其代谢产物 HVA 和 DOPAC 的含量变化[5]。小鼠断头放血处死，冰上取纹状体，放于 −80℃保存。样品预处理：取纹状体，按照 1:5（*m/V*, 即 1 mg 组织样品加入 5 μL 样品预处理 A 液）的比例加入样品预处理 A 液。冰浴超声匀浆处理之后，4℃ 20 000 *g* 离心 20 min，定量吸取上清液后加入一半上清液体积的样品预处理 B 液。充分混匀后 4℃静置 1 h，20 000 *g* 离心 20 min，吸取上清液后，20 000 *g* 再次离心 20 min，再次吸取上清液，4℃保存备用。

样品测定条件：

① 施加电压：0 ～ 500 mV，以 100 mV 递增。

② 流动相：乙酸钠－柠檬酸缓冲液，含柠檬酸 85 mmol/L，无水乙酸钠 100 mmol/L，EDTA-Na_2 0.2 mmol/L，先配成 850 mL，之后加入 150 mL 甲醇，如果体积不够 1 L，补加超纯水到 1 L，调节 pH 为 3.68，抽滤后加入适量辛烷磺酸钠（1-octanesulfonic acid sodium salt, SOS）（先加 95 mg，后续添加视分离情况而定）、正二丁胺（先加 10 μL，后续添加视分离情况而定）使峰完全分离。C18 色谱柱流速 1.2 mL/min，柱

温 25 ℃，进样量为 10 ～ 20 μL。多巴胺及 HVA 含量表示为 μg/g 湿组织。测定数据后，绘制标准曲线并进行统计学分析。

（3）黑质部位酪氨酸羟化酶免疫组织化学染色 [6,7]：

酪氨酸羟化酶（TH）是多巴胺生物合成途径的关键酶，它能够催化酪氨酸转变成 *L*- 多巴（*L*-DOPA），并进一步生成多巴胺。同时酪氨酸羟化酶也是一个限速酶，在多巴胺生物合成过程中发挥重要作用，因此酪氨酸羟化酶在生物体内的含量变化会直接影响多巴胺的生物合成。MPTP 会导致小鼠黑质部位多巴胺能神经元大量死亡，酪氨酸羟化酶阳性纤维大量丧失。因此，小鼠黑质部位中酪氨酸羟化酶阳性神经元的数量可以作为衡量 MPTP 对多巴胺能神经元损伤情况的指标。

将脑组织依次以生理盐水和 4% 多聚甲醛灌注固定，经 20%、30% 蔗糖浸泡过夜，梯度脱水。待组织块下沉后对黑质部位进行切片，修整脑组织块，于前囟后 4.2 ～ 5.6 mm 范围内做连续间隔冰冻冠状切片，切片厚度为 20 μm。冰冻切片于室温复苏，加入 0.3% Triton X-100，37℃孵育 30 min，PBS 缓冲液漂洗，3% H_2O_2 37℃孵育 60 min，PBS 缓冲液漂洗，10% 山羊血清封闭。加入酪氨酸羟化酶的兔多克隆抗体（1:200，0.01 mol/L PBS 缓冲液稀释），4℃孵育过夜。室温复苏，PBS 缓冲液漂洗，加入兔二步法试剂盒中的二抗（山羊抗兔 IgG/HRP），37℃孵育 60 min。PBS 缓冲液漂洗，用 DAB 法染色。置于显微镜下观察，有阳性反应即可置于去离子水内终止显色。梯度乙醇脱水，二甲苯透明，中性树胶封固。显微镜下观察酪氨酸羟化酶阳性神经元，对黑质部位进行拍照。使用 IPP 6.0 软件对酪氨酸羟化酶阳性细胞区域的细胞数进行统计。

（三）结果

1. 一般行为学

观察小鼠在腹腔注射 MPTP 造模后的一般行为学表现，记录是否出现异常反应，比较分析各组小鼠一般行为学表现之间的差异。

腹腔注射 MPTP（30 mg/kg）后约 10 min 开始，与空白对照组比较，模型组小鼠的一般行为学表现出现异常，大多数小鼠出现下列变化：举尾、竖毛、呼吸加快、肌张力减退、牙颤等，其持续时间一般为 2 ～ 3 h。而三种剂量的岫酮治疗组和阳性对照组小鼠的一般行为学表现与模型组小鼠相比异常情况明显减轻，持续时间也明显缩短。

2. 自主活动实验

自主活动实验结果显示，与空白对照组相比，模型组自主活动次数明显减少（P<0.001）；与模型组相比，经过岫酮提取物（三种剂量）预处理之后，小鼠自主活动次数明显增加（L，M，H：P<0.001），阳性对照组小鼠的自主活动次数也明显增加（P<0.001），如图 6.18 所示。

3. 转棒疲劳实验

模型组与空白对照组相比，运动潜伏期明显缩短（P<0.001），掉棒次数明显增多（P<0.001）。经过岫酮提取物（三种剂量）或司来吉兰预处理之后，和模型组相比，小鼠运动潜伏期明显延长（S, L, M: P<0.001；H: P<0.01），同时小鼠的掉棒次数均明显减少（P<0.001），如图 6.19 所示。

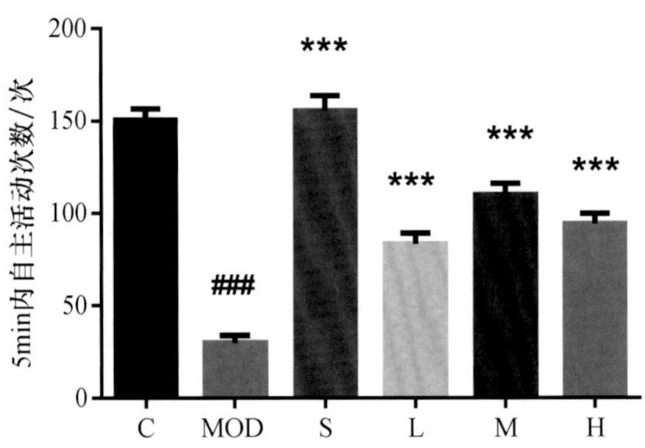

图 6.18 小鼠在自主活动仪上的自主活动次数。数据表示为 $\bar{x}\pm s_{\bar{x}}$，n=16。C，空白对照组；MOD，模型组；S，阳性对照组；L，吅酮低剂量治疗组；M，吅酮中剂量治疗组；H，吅酮高剂量治疗组。本节后各图同。与空白对照组相比较：###，P<0.001。与模型组相比较：***，P<0.001

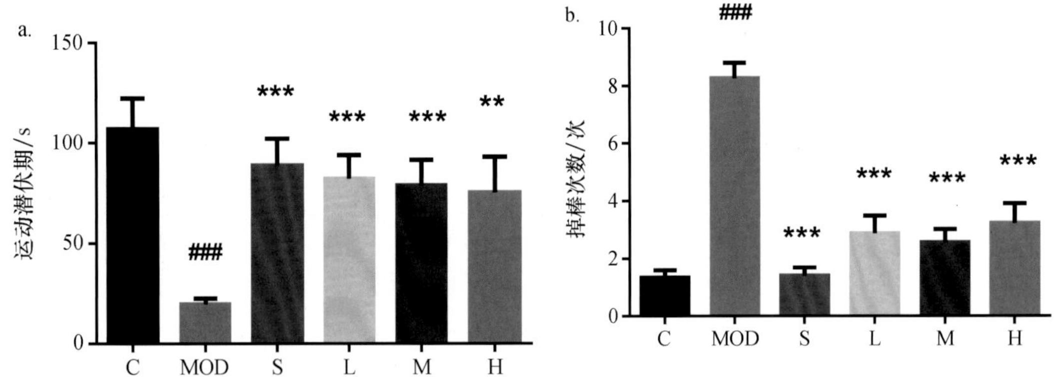

图 6.19 小鼠转棒疲劳实验结果。a. 运动潜伏期；b. 掉棒次数。数据表示为 $\bar{x}\pm s_{\bar{x}}$，n=10。与空白对照组相比：###，P<0.001。与模型组相比：**，P<0.01；***，P<0.001

4. 竖直网格实验

竖直网格实验结果显示，与空白对照组相比，模型组小鼠的掉头时间和爬下时间均有明显增加（两者 P<0.001），而小鼠的平均步幅则明显减小（P<0.001）。与模型组相比，经过吅酮提取物（三种剂量）或司来吉兰预处理之后，小鼠的掉头时间（L: P<0.05；S, M, H: P<0.01）和爬下时间（S, L, M: P<0.01；H: P<0.05）均明显减少，平均步幅则明显增加（S, L, M: P<0.001；H: P<0.01），如图 6.20 所示。

5. HPLC-EC 测定纹状体中多巴胺、HVA 及 DOPAC 的含量

本研究采用 HPLC-EC 检测 PD 小鼠纹状体内多巴胺及其代谢产物 HVA 和 DOPAC 的含量。图 6.21 显示了由标准曲线计算得到的各组样本多巴胺、HVA 以及 DOPAC 的含量。与空白对照组比较，模型组 PD 小鼠纹状体内的多巴胺、HVA 含量降低并且存在显著性差异（前者 P<0.01；后者 P<0.001），DOPAC 含量降低，但不存在显著性差异；与模型组比较，PD 小鼠经吅酮提取物（三种剂量）或司来吉兰预处理之后，纹状体内多巴胺 含量均有所升高，且存在显著性差异（S: P<0.001, L, M: P<0.05, H: P<0.01）；

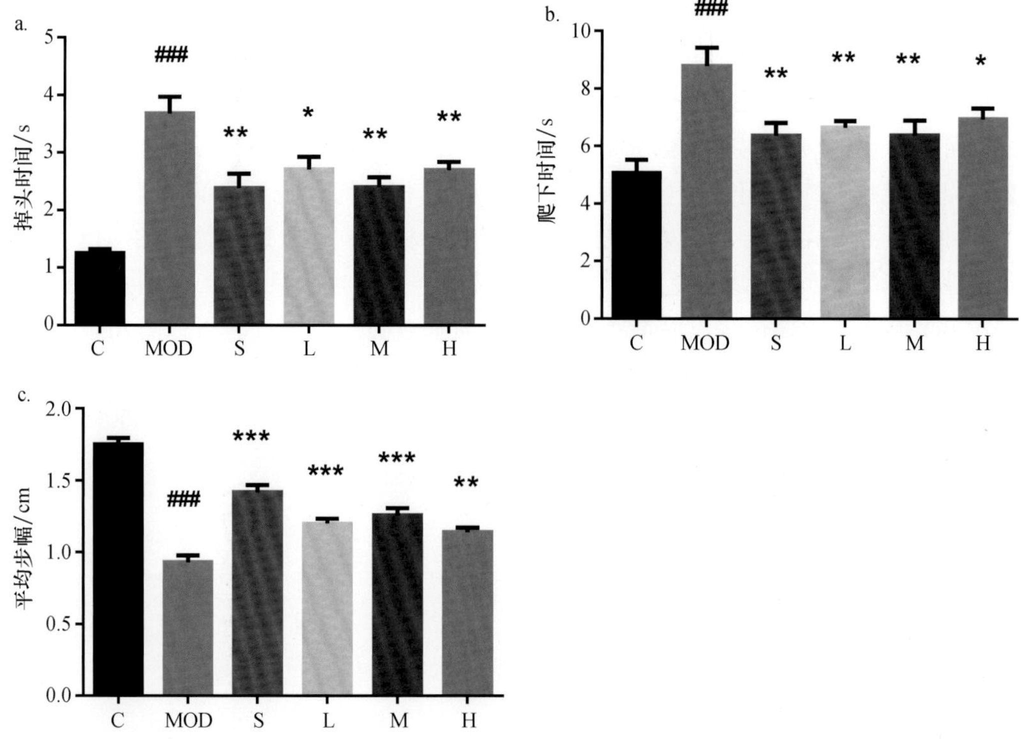

图 6.20　小鼠竖直网格实验结果。a. 掉头时间；b. 爬下时间；c. 平均步幅。数据表示为 $\bar{x}\pm s_{\bar{x}}$，n=10。与空白对照组比较：###，P<0.001。与模型组比较：*，P<0.05；**，P<0.01；***，P<0.001

HVA 的含量在经呫酮提取物预处理之后，同样也都有所升高，其中呫酮提取物（低、高剂量组）和阳性对照组的 HVA 含量变化存在显著性差异（S:P<0.001；L: P<0.05；H: P<0.01）；DOPAC 的含量在紫红獐牙菜呫酮提取物（三种剂量）预处理后不存在显著性差异，阳性对照组小鼠则出现显著升高（P<0.01），如图 6.21 所示。

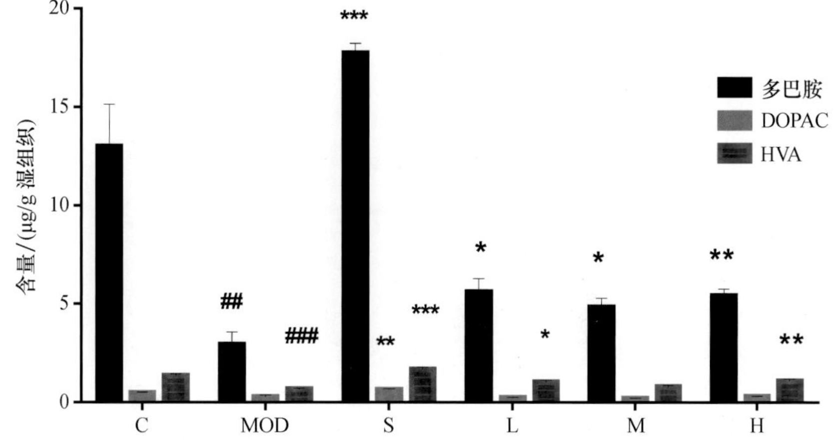

图 6.21　紫红獐牙菜呫酮提取物对 MPTP 所致 PD 小鼠纹状体中多巴胺、DOPAC 和 HVA 含量的影响。数据表示为 $\bar{x}\pm s_{\bar{x}}$，n=6。与空白对照组比较：###，P<0.001；##，P<0.01。与模型组比较：*，P<0.05；**，P<0.01；***，P<0.001

6. 黑质部位酪氨酸羟化酶免疫组织化学染色

通过对 PD 小鼠黑质部位的酪氨酸羟化酶抗体特异性染色，可以明显观察到多巴胺能神经元。在多巴胺能神经元的胞浆内可明显观察到褐色的阳性反应。从图 6.22 所示结果可以看出：腹腔注射 MPTP 后的模型组，其黑质部位的多巴胺能神经元阳性细胞数量以及免疫反应的阳性信号强度与空白对照组相比均有明显降低；经过呲酮提取物（三种剂量）或司来吉兰预处理之后，和模型组相比，小鼠黑质部位的多巴胺能神经元阳性细胞数量明显增多，免疫化学反应阳性信号强度也明显增强，如图 6.22a 所示。通过对 PD 小鼠黑质部位多巴胺能神经元阳性细胞数的定量统计，可以看出：与空白对照组相比，模型组细胞数降低（$P<0.001$）。与模型组相比，经过呲酮提取物或司来吉兰预处理之后的各组阳性细胞数均有增加，且存在显著性差异（L: $P<0.01$；S, M, H: $P<0.001$），如图 6.22b 所示。

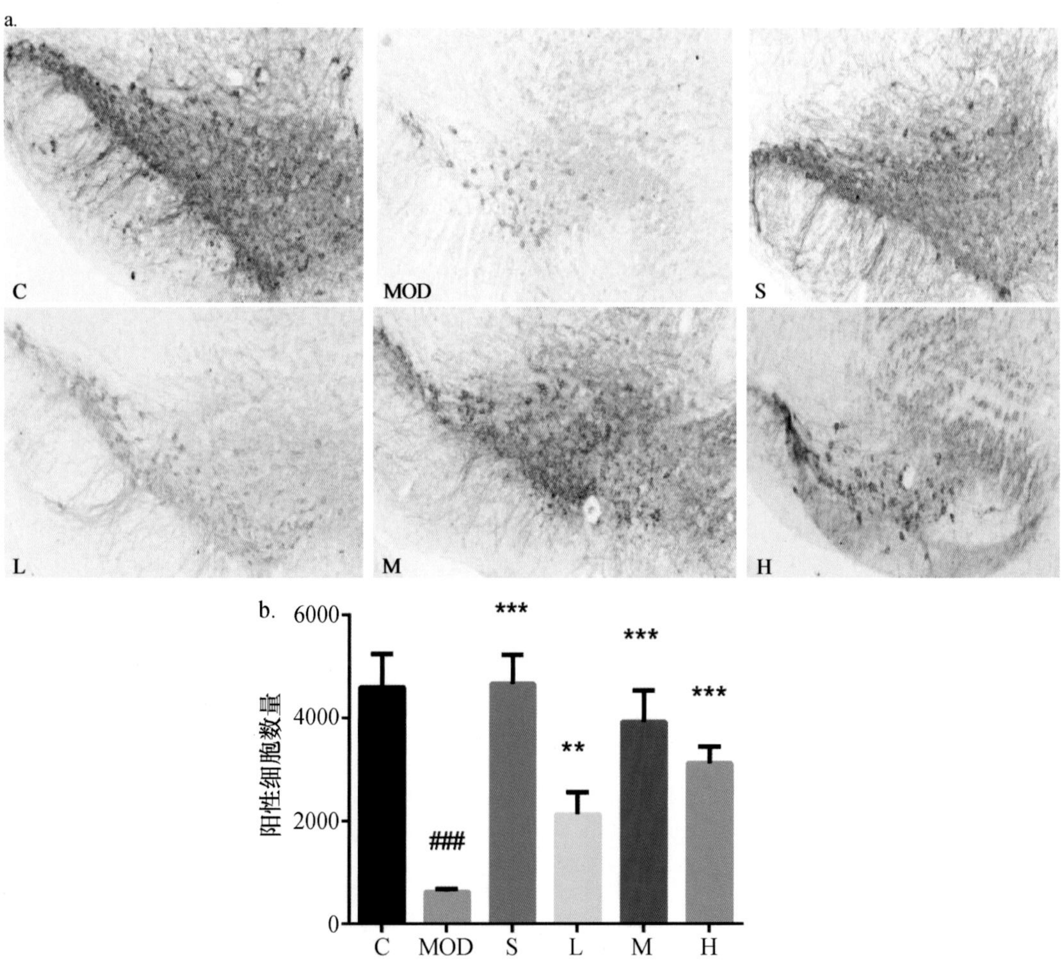

图 6.22 小鼠黑质 DA 能神经元酪氨酸羟化酶免疫组化染色结果。a. 免疫组织化学染色图（400 ×）；b. 小鼠酪氨酸羟化酶阳性细胞数的定量分析。数据表示为 $\bar{x}\pm s_{\bar{x}}$，$n=3$。每只小鼠 6 张切片。与空白对照组比较：###，$P<0.001$；与模型组比较：**，$P<0.01$；***，$P<0.001$

（四）结论

本实验研究紫红獐牙菜屾酮提取物对MPTP诱导的PD小鼠模型的神经保护作用，得到以下结论：屾酮提取物能够缓解PD小鼠的一般行为学的异常表现，增加自主活动次数；延长转棒疲劳实验中的运动潜伏期并减少掉棒次数；明显缩短竖直网格实验中的掉头时间和爬下时间，并明显增大平均步幅。表明屾酮提取物能够改善MPTP诱导的PD小鼠模型的运动功能障碍；能够提高PD小鼠纹状体中多巴胺及其代谢产物HVA和DOPAC含量，增加PD小鼠黑质部位的酪氨酸羟化酶阳性细胞数，并增强神经纤维的TH免疫阳性反应，表明屾酮提取物对PD小鼠的多巴胺能神经元具有保护作用。综上，紫红獐牙菜屾酮提取物对MPTP诱导的PD小鼠模型具有一定的神经保护作用，有望开发成为治疗PD的药物。

一、名词解释

（1）星形胶质细胞（astrocyte）：星形胶质细胞是一种神经胶质细胞，由胞体伸出许多突起，其中有几个较粗的突起末端膨大，称为脚板。脚板贴附于毛细血管壁上，或附着在脑和脊髓表面形成胶质界膜。它的功能包括参与神经递质的代谢、维持中枢神经系统中离子平衡，以及维持神经系统的正常发育等。

（2）多巴胺转运体（dopamine transporter protein，DAT）：是一种在神经突触内主动转运神经递质多巴胺的蛋白质。其功能是将释放至突出间隙的多巴胺通过主动转运再摄取到突触前神经元胞质内，以维持多巴胺稳态。DAT功能异常参与注意力缺失过动症、精神分裂症以及帕金森病等多种神经和精神疾病的发生。

（3）单胺氧化酶（monoamine oxidase, MAO）：单胺氧化酶是一种黄素蛋白酶，催化多巴胺等单胺类物质的氧化脱氨作用，是多巴胺代谢的主要酶，根据底物选择性和对抑制剂的灵敏度，单胺氧化酶被分为A和B两种，均可以使单胺类神经递质失活。

（4）酪氨酸羟化酶（tyrosine hydroxylase, TH）：酪氨酸羟化酶是负责催化*L*-酪氨酸转变为二羟基苯丙氨酸（多巴）的酶，是多巴胺合成过程中的限速酶，其含量直接影响多巴胺的生物合成，在多巴胺生物合成的调节中发挥重要作用，其表达下降是PD患者的发病标志。黑质部位残存的多巴胺能神经元数量是评价抗PD药物有无神经保护作用的重要指标。酪氨酸羟化酶主要表达于多巴胺能神经元胞体，可以作为多巴胺能神经元的特异性标记物。

二、小知识

（1）多巴胺通路：脑内多巴胺通路共有四条。

① 黑质纹状体通路：神经纤维起源于黑质A9细胞群，终止于纹状体，其主要作用是与乙酰胆碱能神经元共同调节肌紧张及共济活动。

② 中脑边缘通路：神经纤维起源于中脑腹侧 A11 细胞群，终止于边缘系统，此通路常常影响复杂的情绪与行为。

③ 中脑－皮质通路：神经纤维起源于中脑腹侧 A10 细胞群，终止于前额叶，此通路与高级精神活动有关。

④ 结节－漏斗通路：神经纤维起源于弓状核 A12 细胞群，终止于正中隆起的门脉，这条通路与内分泌系统有关，特别是对内分泌系统具有抑制作用。

（2）多巴胺代谢：多巴胺代谢是多巴胺能神经元中的重要生理过程。多巴胺在多巴胺能神经元内以酪氨酸为原料，在酪氨酸羟化酶的催化下转变成左旋多巴，而后在芳香族氨基酸脱羧酶的作用下脱羧转变成多巴胺。大部分多巴胺经突触囊泡膜上的单胺囊泡转运蛋白 2 转运进入突触囊泡储存。当神经冲动传至神经突触时，储存在突触囊泡中的多巴胺释放到突触间隙，结合并激动突触后膜的多巴胺受体。突触间隙中的多巴胺可通过突触前膜多巴胺转运体介导的转运作用或突触囊泡介导的细胞内吞作用重新摄取和循环利用，也可被单胺氧化酶或儿茶酚胺 -*O*- 甲基转移酶代谢。

（3）血脑屏障：血脑屏障是血－脑、血－脑脊液和脑脊液－脑三种屏障的总称，由脑的连续毛细血管内皮及其细胞间的紧密连接、完整的基膜、周细胞以及星形胶质细胞脚板围成的神经胶质膜构成，其中内皮是血脑屏障的主要结构。这些屏障能够阻止某些物质由血液进入脑组织。血脑屏障的存在可使脑组织少受甚至不受循环血液中有害物质的损害，从而保持脑组织内环境的基本稳定，对维持中枢神经系统正常生理状态具有重要的生物学意义。

三、技术难点汇总

（1）由于 MPTP 对人体毒性较大，所以在实验中一定要注意个人防护，最好在负压手术室中进行实验，并要特别留意受污染样品和材料的处置。

（2）MPTP 模型的一个常见问题是动物急性死亡的发生。这种现象一般出现在 MPTP 给药后的 24 h 内，且与大脑多巴胺能系统的损伤无关，很可能是外周心血管副作用引起的。这种副作用是剂量依赖性的，在一些小鼠品系和雌性小鼠中更容易发生。作为研究人员在制备 MPTP 模型中通常面临的一个主要问题，如果实验中的大多数小鼠在进行任何有意义的研究之前就已经死亡，且存活下来的小鼠可能代表一个特定的亚组，由此可能会扭曲结果并导致错误的解释。因此，必须谨慎对待超过 50% 的动物已经死亡的实验结果，特别是在不同实验组的急性死亡比例不一样的时候。

（3）通常，实验中 MPTP 的剂量指的是游离碱的量，而不是其共轭盐的量，而我们购买到的通常是 MPTP 的盐酸盐，在制备注射液时必须考虑盐酸的存在。盐酸的分子量为 35.4，占 MPTP 分子量的 17%，因此，要配制 20 mg/kg MPTP，MPTP 盐酸盐的剂量是 20 mg/kg× 1.17 = 23.4 mg/kg。

参考文献

[1] JAKOWEC M W, PETZINGER G M. 1-methyl-4-phenyl-1,2,3,6-tetrahydropyridine-lesioned model of Parkinson's disease, with emphasis on mice and nonhuman primates [J]. Comp med, 2004, 54(5): 497-513.

[2] MUSTAPHA M, MAT TAIB C N. MPTP-induced mouse model of Parkinson's disease: a promising direction of therapeutic strategies [J]. Bosn j basic med sci, 2021,21(4):422-433.

[3] JACKSON-LEWIS V, PRZEDBORSKI S. Protocol for the MPTP mouse model of Parkinson's disease [J]. Nat protoc, 2007, 2(1): 141-151.

[4] GUO Y, WANG C, et al. Neuroprotective effects of xanthone extract from *Swertia punicea* Hemsl against 1-methyl-4-phenyl-1,2,3,6-tetrahydropyridine (MPTP)-induced mouse model of Parkinson's disease [J].J Chin pharm sci, 2016, 25(05): 357-365.

[5] OLANOW C W, OBESO J A, STOCCHI F, et al. Continuous dopamine-receptor treatment of Parkinson's disease: scientific rationale and clinical implications [J]. Lancet neurol, 2006, 5: 677-687.

[6] FRANKLIN K B J, PAXINOS G. The mouse brain in stereotaxic coordinates[M]. 2nd ed. New York: Academic Press, 1997.

[7] SUN S Y, AN C N, PU X P. DJ-1 protein protects dopaminergic neurons against 6-OHDA/MG-132-induced neurotoxicity in rats [J]. Brain res bull, 2012, 88: 609-616.

[8] LINDER J C, KLEMFUSS H, GROVES P M. Acute ultrastructural and behavioral effects of 1-methyl-4-phenyl-1,2,3,6-tetrahydropyridine (MPTP) in mice [J]. Neurosci lett, 1987, 82(2): 221-226.

[9] MU X, HE G R, YUAN X, et al. Baicalein protects the brain against neuron impairments induced by MPTP in C57BL/6 mice [J]. Pharmacol biochem behav, 2011, 98(2): 286-291.

[10] KIM S T, SON H J, CHOI J H, et al. Vertical grid test and modified horizontal grid test are sensitive methods for evaluating motor dysfunctions in the MPTP mouse model of Parkinson's disease [J]. Brain res, 2010, 1306: 176-183.

（北京大学医学部药学院　赵　欣）

第三节　帕金森病相关的微小 RNA 潜在靶点探究

一、概述

微小 RNA（microRNA，miRNA）是一类普遍存在于真核生物中，由 21~25 个核苷酸组成的非编码核糖核酸。miRNA 通过与靶向信使 RNA（mRNA）的 3' 非翻译区（3' untranslational region，3'UTR）相互作用，使之降解或抑制其翻译调控基因的表达，参与机体多种生理、病理过程，如神经发育和分化、细胞增殖和凋亡、肿瘤形成、突触可塑性和神经退行性疾病的发生。此外，血浆中 miRNA 易于检测，有望成为早期帕金森病诊断或潜在治疗药物的靶标。

二、模型

1. 动物

雄性 C57BL/6J 成年小鼠，体重 22 ～ 25 g，温度 23±2℃，湿度 55%±5%，12 h 自动照明，饮水、饮食不限。小鼠适应环境 1 周后，每只腹腔注射 MPTP 30 mg/kg，连续 5 天。正常对照组给予相应体积的生理盐水。以步态行为学改变、黑质酪氨酸羟化酶阳性神经元数量及纹状体神经递质含量变化来评价造模是否成功(参见第二节)(图 6.23)。

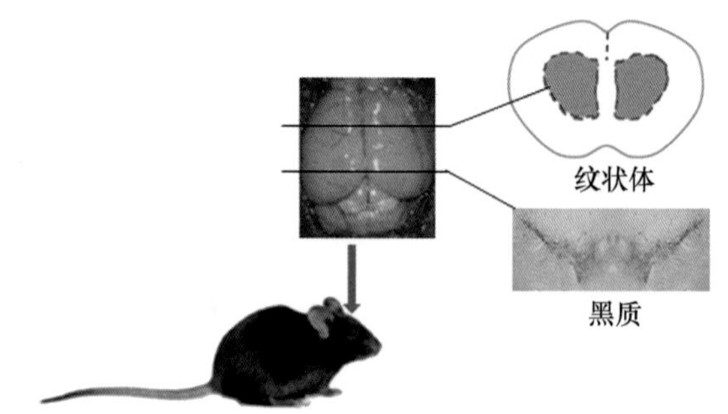

图 6.23 C57BL/6J 小鼠及脑纹状体和黑质结构示意

2. 模型制备

MPTP 经腹腔注射进入小鼠体内后，被 MAO-B 迅速氧化生成 MPP^+，并被黑质致密部的多巴胺能神经元特异性选择吸收，通过阻断线粒体氧化呼吸链，导致 ATP 耗竭等多途径特异性地损伤多巴胺能神经元（图 6.24），最终导致与帕金森病类似的病理变化[1]。

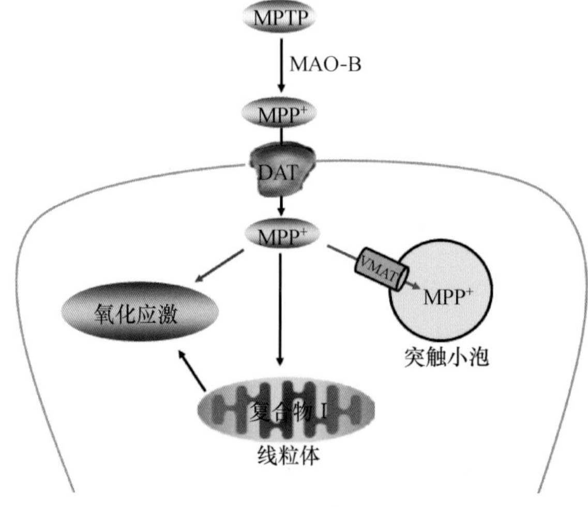

图 6.24 神经毒素 MPTP 作用示意

三、药效评价

（一）动物分组及处理

1. 动物分组

将雄性 C57BL/6J 小鼠随机分为 4 组，每组 10 只，分别为正常对照组［拮抗剂

（antagomir）阴性对照组］（C）、miR-103a-3p 拮抗剂组（ant-103a-3p）、MPTP 模型组及 MPTP+ant-103a-3p 组（图 6.25）。ant-103a-3p 委托上海某公司合成，序列如下：

ant-103a-3p：5'-UCAUAGCCCUGUACAAUGCUGCU-3';

拮抗剂阴性对照：5'-CAGUACUUUUGUGUAGUACAA-3'。

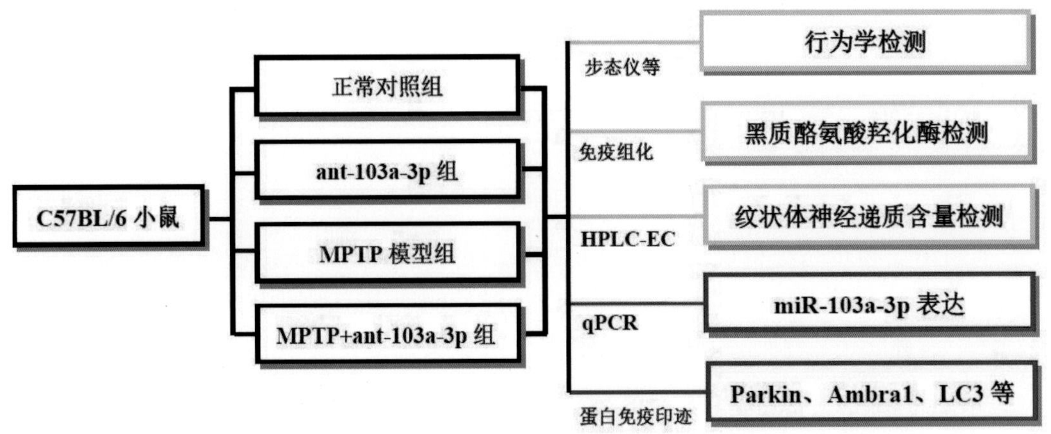

图 6.25　药效学评价过程示意

2. 动物处理

动物实验采用脑立体定位注射（图 6.26）：小鼠麻醉后固定于脑立体定位仪上，用 10 μL 微型注射器通过定速泵将 ant-103a-3p 注入纹状体（AP：0 mm；ML：−1.9 mm；DV：3.2 mm），每只 2 μL（0.75 nmol），速度为 100 nL/min，注射完后继续留针 10 min 再缓慢撤出注射针。所有定位坐标均以前囟为原点测量，坐标定位参考 Franklin 发表的脑图谱（图 6.27）。48 h 后再采用 MPTP 诱导 PD 模型，处理同上（图 6.28）。

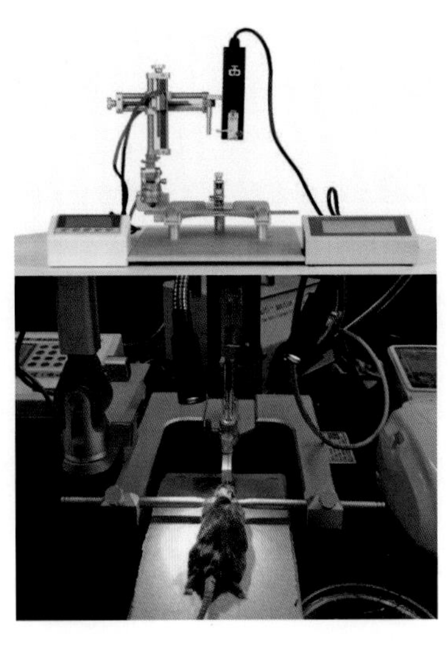

图 6.26　脑立体定位注射示意

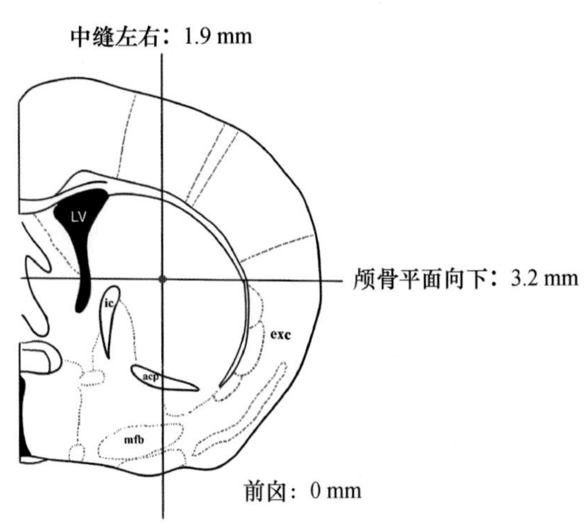

图 6.27　纹状体立体定位注射坐标。红点表示注射位点

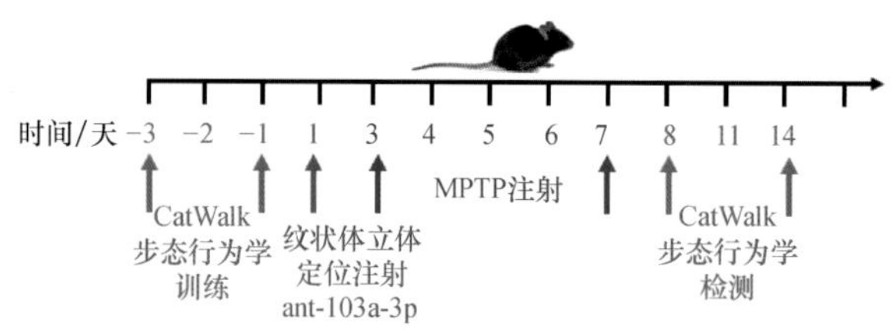

图 6.28 实验流程

（二）实验方法

1. CatWalk 步态行为学检测

采用小动物步态分析仪检测（图 6.29）。实验前训练 3 天。检测时使小鼠自由穿过检测通道，利用内光源脚印折射技术对摄像头拍摄视频中的足印用计算机高效处理，在自然行走情况下评估小鼠运动情况（图 6.30）。每只小鼠检测 3 次，训练时将不能顺利通过检测通道的小鼠剔除。本实验用来评价小鼠的自然运动行为及运动协调性（步态分析系统见视频 6.1，CatWalk XT 软件分析见视频 6.2）。

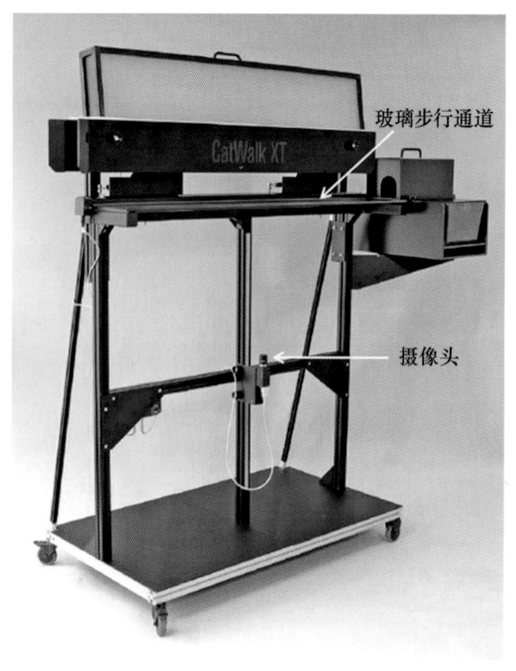

图 6.29 小动物步态分析仪

2. 脑组织黑质酪氨酸羟化酶检测

行为学检测后将小鼠麻醉固定，分别用生理盐水和 4% 多聚甲醛灌注流、固定、取材。连续冰冻冠状切片，片厚 20 μm。10% 羊血清封闭，37℃封闭 1.5 h；加入酪氨酸羟化酶抗体，4℃过夜；次日 PBS 缓冲液洗涤，加入荧光二抗，避光，37℃封闭 1.5 h。荧光显微镜下观察拍照。本实验通过检测多巴胺合成的限速酶酪氨酸羟化酶评价 PD 小鼠多巴胺能神经元受损情况，方法可参考本章第二节。

3. 脑组织纹状体内神经递质含量测定

小鼠麻醉后断头，冰浴中分离纹状体，电子天平精确称重。采用 HPLC-EC 检测脑组织纹状体内多巴胺及其代谢产物（DOPAC、HVA）的含量 [2]。本实验通过检测多巴胺及其代谢产物含量间接评价 PD 动物模型多巴胺能神经元损伤情况，也可以参考本章第二节介绍的方法。

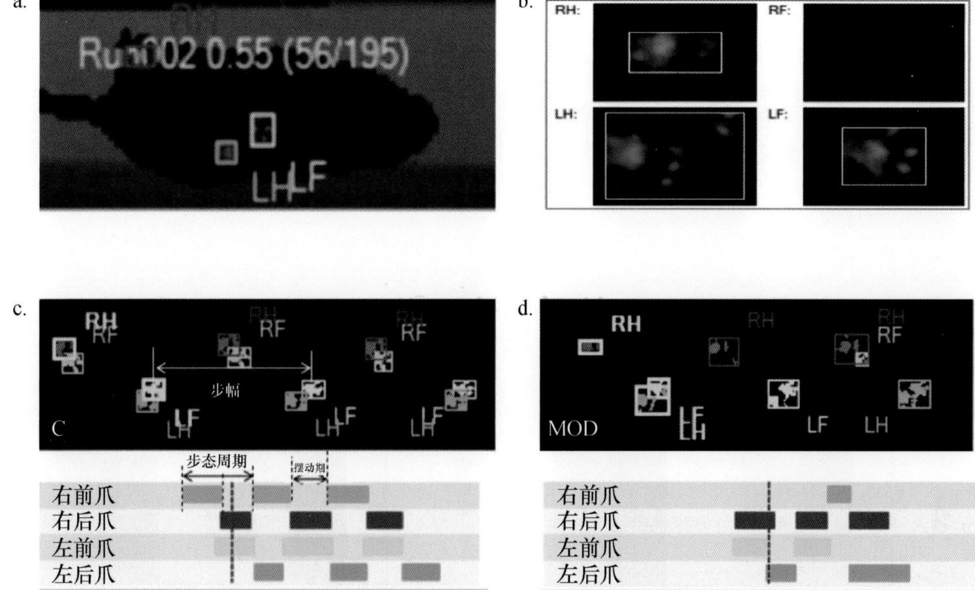

RF：右前爪；RH：右后爪；
LF：左前爪；LH：左后爪

图 6.30 CatWalk 步态行为学检测。a. 摄像头拍摄的小鼠在跑道内测试的影像；b. 放大显示的小鼠脚印；c. 正常对照组（C）小鼠的步态模式以及步幅；d. 模型组（MOD）小鼠的步态模式及步幅

4. qRT-PCR 测定 miR-103a-3p 表达水平

所有操作均按照试剂盒要求进行。RNAiso plus 提取总 RNA。SYBR Green 定量 RT-PCR 试剂盒定量测定 mRNA 表达水平。采用 TransStart Top Green qPCR Super Mix Kit 将样品反转录为 cDNA。PCR 扩增：94℃ 30 s，1 次循环；94℃ 5 s，60℃ 34 s，40 次循环。使用 β- 肌动蛋白作为内参，2-ΔΔCT 法进行分析。

5. 蛋白印迹实验测定蛋白表达水平

按照蛋白提取试剂说明书提取蛋白。BCA 法测定蛋白浓度后，采用 10% ~ 15% 分离胶，SDS-PAGE 电泳，PVDF 转膜。5% 脱脂奶粉封闭。加入适当比例的以下蛋白的一抗：Parkin、自噬促进蛋白（the activating molecule in Beclin 1-regulated autophagy，Ambra1）、自噬标记蛋白 LC3、β- 肌动蛋白。4℃过夜。次日分别采用羊抗鼠 / 兔二抗孵育显色，Gel-Pro Analyser 4.0 软件进行蛋白条带光吸收值分析。

（三）结果

为了验证 miR-103a-3p 在体内 PD 中的作用，我们将 ant-103a-3p 转染到小鼠纹状体中以敲低 miR-103a-3p，进一步检测其对 PD 小鼠运动协调性变化及 PD 相关指标的影响。

1. CatWalk 步态行为学变化

我们采用小动物步态分析仪检测了小鼠步态变化。结果发现：模型组与正常对照组相比，通过某特定距离的时间（duration）和最大速率变化（maximum variation）显著增加；平均速度（average speed）和单位时间步数（cadence）显著降低，而抑制 miR-103a-3p 可显著逆转上述变化，改善小鼠步态障碍（图 6.31）。差异均具有统计学意义（$P<0.05$）。

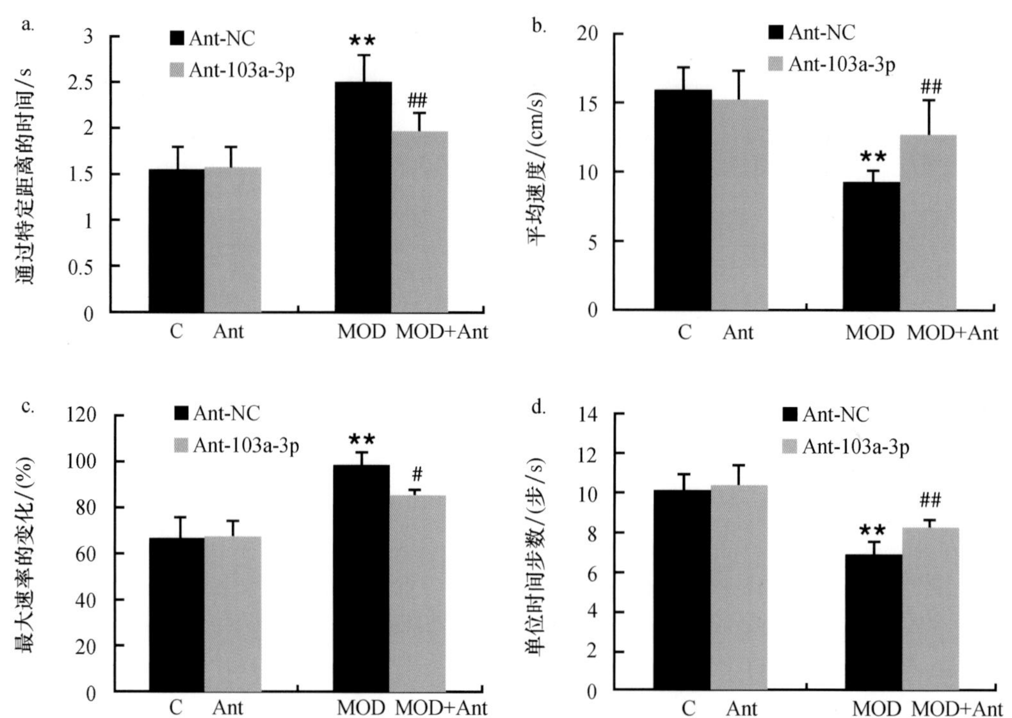

图 6.31 PD 小鼠步态行为学相关指标变化。小鼠脑立体定位注射 ant-NC 或 ant-103a-3p 48 h 后用 MPTP 造模。a. 通过某特定距离的时间；b. 平均速度；c. 最大速率的变化；d. 单位时间步数。C，正常对照组；Ant，ant-103a-3p 组：MOD，MPTP 模型组；MOD+Ant，MPTP+ ant-103a-3p 组。本节后各图同。数据表示为 $\bar{x} \pm s$，$n=10$。与空白对照组比较：**，$P<0.01$。与模型组比较：#，$P<0.05$；##，$P<0.01$

2. 黑质酪氨酸羟化酶表达

酪氨酸羟化酶作为多巴胺合成的限速酶，是多巴胺能神经元损伤的关键标志物。免疫荧光实验结果显示，与正常对照组相比，模型组酪氨酸羟化酶阳性细胞数量明显减少，抑制 miR-103a-3p 可显著降低酪氨酸羟化酶的下调（图 6.32）。

3. 神经递质多巴胺及其代谢产物含量

实验结果表明，模型组与正常对照组相比，小鼠脑纹状体内多巴胺及其主要代谢产物 DOPAC 和 HVA 的含量明显降低，而抑制 miR-103a-3p 使多巴胺、DOPAC 和 HVA 的含量呈不同程度增加（图 6.33）。

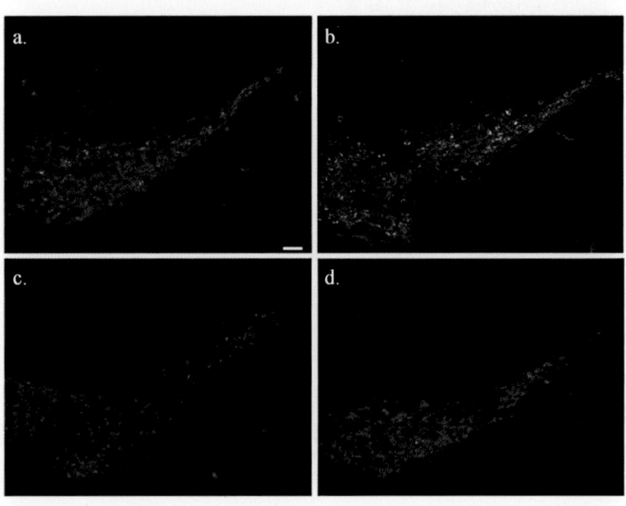

图 6.32 小鼠黑质酪氨酸羟化酶阳性神经元的表达。标尺为 300 μm。a. 正常对照组；b. Ant-103a-3p 组；c. 模型组；d. MPTP+ Ant-103a-3p 组

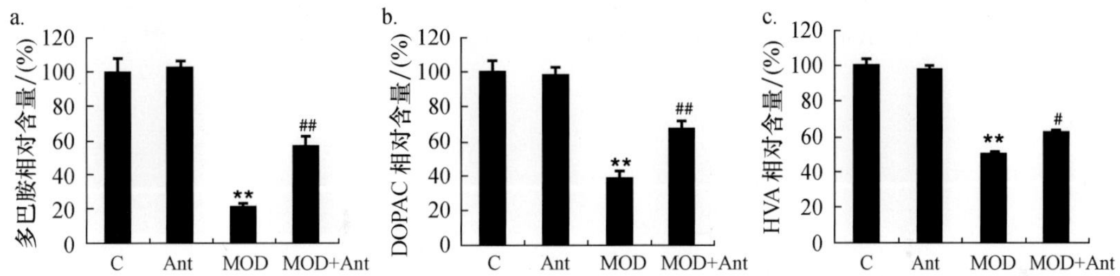

图 6.33 纹状体多巴胺及其代谢产物 DOPAC 和 HVA 相对含量。a. 纹状体 DA 含量；b. 纹状体 DOPAC 含量；c. 纹状体 HVA 含量。数据表示为 $\bar{x} \pm s$，n=5。与正常对照组比较：**，P<0.01。与模型组比较：#，P<0.05；##，P<0.01

4. miR-103a-3p 表达

小鼠纹状体给予 ant-103a-3p 后，采用 qPCR 检测。结果发现，正常对照组和模型组给予ant-103a-3p均可显著抑制miR-103a-3p表达，差异具有统计学意义(图6.34)。

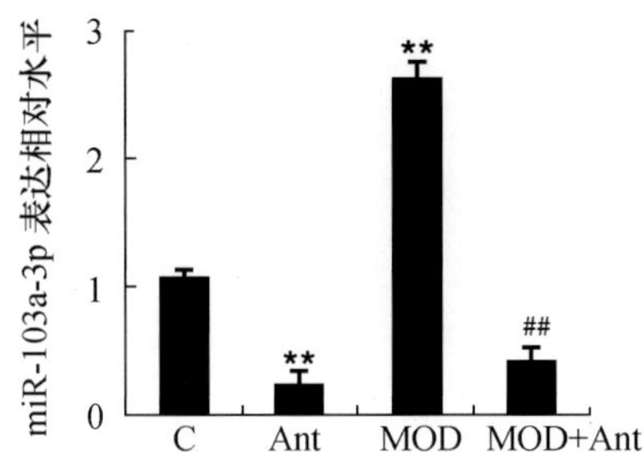

图 6.34 miR-103a-3p 的表达（与内参 U6 比较）。数据表示为 $\bar{x} \pm s$，n=5。与正常对照组比较：**，P<0.01。与模型组比较：##，p<0.01

5. Parkin、Ambra1 和 LC3- Ⅱ蛋白表达

此外，我们还检测了 Parkin、Ambra1 和 LC3- Ⅱ（一种自噬标记蛋白）的表达，结果显示，与模型组比较，Ant-103a-3p 组 Parkin、Ambra1 表达水平增加，而 LC3- Ⅱ降低（图 6.35）。

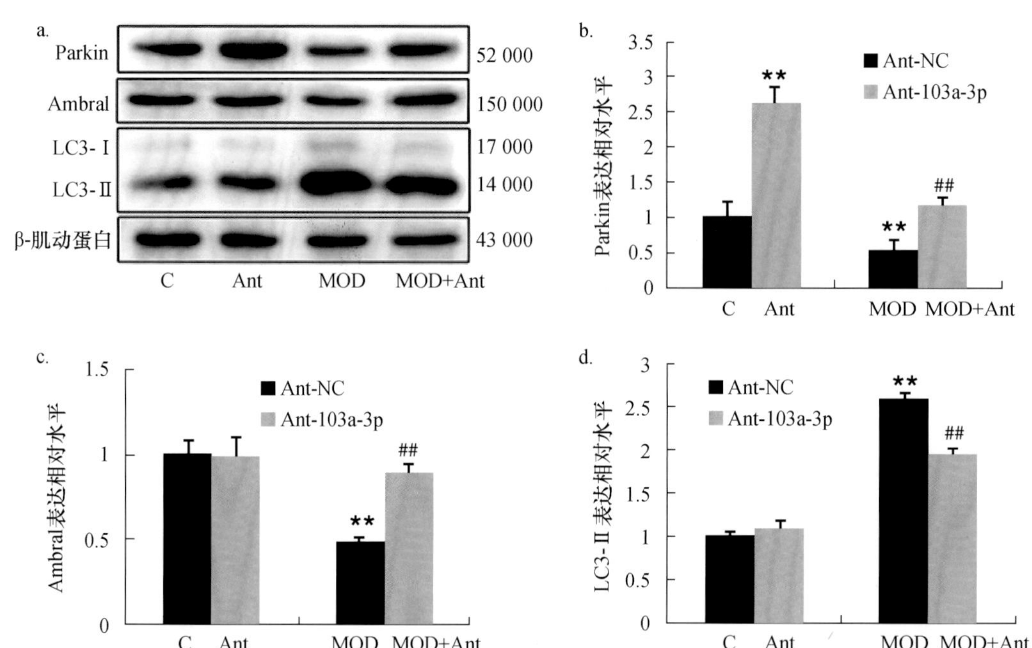

图 6.35 Parkin，Ambra1 和 LC3- Ⅱ蛋白表达。a. 蛋白印迹实验检测 Parkin、Ambra1 和 LC3- Ⅱ蛋白；b~d. Parkin、Ambra1 和 LC3- Ⅱ蛋白定量分析结果（与 β- 肌动蛋白的比值）。数据表示为 $\bar{x} \pm s$，n=5。与空白对照组相比：**，$P<0.01$。与模型组比较：##，$P<0.01$

（四）讨论

帕金森病发病机制复杂，至今尚未明确。近年研究指出，在促进 PD 发生、发展的各种学说中，以线粒体自噬（mitophagy）状态发生紊乱而导致的线粒体功能障碍起着重要作用[3,4]。线粒体自噬功能受到各种因素的精密调节，其中常染色体隐性 PD 发病的主要蛋白 Parkin 在其中起关键作用。Parkin 特异性高度表达于哺乳动物大脑、骨骼肌、心脏以及肝脏等组织中[5]，作为线粒体功能的调节因子，可被募集到受损线粒体，激活自噬以清除受损的线粒体[6,7]。在这一环节中，Parkin 可招募 Ambra1，并与其产生相互作用，这是 Parkin 介导线粒体自噬并最终清除受损线粒体的关键机制[8,9]。

近期研究发现，在非编码 RNA（non-coding RNA, ncRNA）中，研究较为成熟的 miRNA 具有潜在的基因调控功能[10,11]。成熟 miRNA 可通过与靶基因的 3'-UTR 非翻译区特异性结合，抑制靶基因 mRNA 的翻译或促进其降解，从转录后水平调控基因表达，在神经发育和分化、细胞增殖与凋亡、肿瘤形成、突触可塑性以及神经系统退

行性疾病等的发生、发展过程中发挥重要作用[12,13]。结合生物信息学技术，我们前期研究发现 miR-103a-3p 与 Parkin 蛋白 mRNA 的 3'-UTR 存在生物学结合序列，且在多物种间具有保守性。本次研究我们在 PD 小鼠模型中发现 miR-103a-3p 表达明显升高，与 Parkin 表达呈负相关。抑制 miR-103a-3p 可改善小鼠步态行为学，抑制酪氨酸羟化酶及神经递质的下调，具有神经保护作用，且其保护作用机制与调控 Parkin/Ambra1 介导的线粒体自噬通路有关（图 6.36）。本研究为 PD 的发病机理提供了新的认识。miR-103a-3p 可能被开发为治疗神经退行性疾病的新的潜在新靶点。

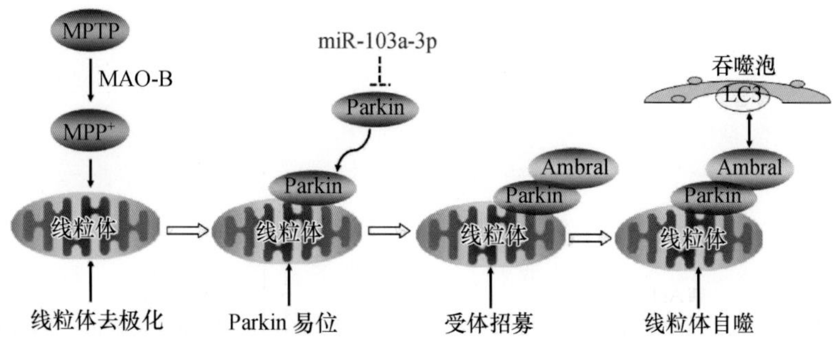

图6.36　miR-103a-3p 调控 Parkin/Ambra1 介导的线粒体自噬在 PD 中的作用。在线粒体损伤因子（如 MPP^+ 暴露等）的刺激下，Parkin 从胞浆转移到线粒体，并招募 Ambra1，通过线粒体自噬清除受损的线粒体。miR-103a-3p 抑制 Parkin 表达，进而影响线粒体自噬，参与 PD 的发病

一、名词解释

纹状体（striatum）：是大脑基底神经节之一，包括尾状核和豆状核。主要的功能为调节肌肉张力、协调各种精细复杂的运动。

二、小知识

（1）非编码 RNA（non-coding RNA, ncRNA）：是指不编码蛋白质的 RNA。其中包括 rRNA、tRNA、snRNA、snoRNA 和 miRNA 等多种已知功能的 RNA，还包括未知功能的 RNA。这些 RNA 的共同特点是都能从基因组上转录而来，但是不翻译成蛋白，在 RNA 水平上行使各自的生物学功能。

（2）线粒体自噬（mitophagy）：选择性地降解受损或不完整线粒体的自噬方式。参与维持线粒体网络功能的完整性和细胞稳态。线粒体自噬作为一种特异性自噬，能够适时清除细胞内受损老化的线粒体，从而保证细胞内正常线粒体的数量和功能，对细胞的生长代谢起着重要作用。

三、技术难点汇总

（1）miR-103a-3p 筛选：由于 miRNA 对靶基因的调控模式主要通过与靶基因 3'-UTR 互补结合，负反馈调节靶基因的表达，因此为了阐明 PD 中 Parkin 下调的机制，应寻找在人体 PD 标本中上调的 miRNA。采用生物信息学技术手段，通过对 TargetScan（http://www.targetscan.org/）数据库分析，在人 PD 标本中共筛选出 4 种上调的 miRNA（miR-103a-3p、miR-485-5p、miR-216b-5p 及 miR-339-

5p）与 Parkin 蛋白 mRNA 的 3' 非编码区（3'-UTR）存在生物学结合序列，理论上支持 miRNA 与 Parkin 存在相互作用的潜能。在此基础上，采用 MPTP 建立小鼠 PD 模型，通过 qPCR 法检测 4 种预测 miRNA 的表达。结果发现，miR-103a-3p 和 miR-485-5p 在模型组表达显著上调，miR-339-5p 表达显著下调，而 miR-216b-5p 的变化不明显。进一步在 PD 细胞模型中验证。结果显示，模型组 miR-103a-3p 表达显著上调，而 miR-485-5p 表达较低，未能检出。通过 TargetScan 数据库进行比对，发现 miR-103a-3p 与 Parkin 的结合序列在人、小鼠、黑猩猩、长臂猿、狒狒等多种哺乳动物中稳定存在，具有物种保守性，有利于研究的临床转化，最终研究确定采用 miR-103a-3p。

（2）动物灌注、固定、取材：小鼠在进行行为学测定后麻醉固定，迅速开胸暴露心脏，将连有 37℃生理盐水的输液器针头插入左心室，剪开右心耳，快速灌注生理盐水，至小鼠肝脏发白流出液基本为无色为止。将生理盐水更换为 4℃的 4% 多聚甲醛慢速灌流。灌流完毕，取脑，置于 4% 多聚甲醛中固定，过夜。然后将脑转至 30% 蔗糖溶液中脱水，至脑块沉入瓶底后进行冰冻切片，用于酪氨酸羟化酶免疫荧光染色。

参考文献

[1] HEIKKILA R E, HESS A, DUVOISIN R C. Dopaminergic neurotoxicity of 1-methyl-4-phenyl-1, 2, 5, 6-tetrahydropyridine in mice[J]. Science, 1984, 224(4656): 1451-1453.

[2] HUO X K, LIU J, YU Z L, et al. Alismaorientale extract exerts the reversing cholestasis effect by activation of farnesoid X receptor[J]. Phytomedicine, 2018, 42: 34-42.

[3] CHEN H, CHAN D C. Mitochondrial dynamics-fusion, fission, movement, and mitophagy-in neurodegenerative diseases[J]. Human molecular genetics, 2009, 18(R2): R169-R176.

[4] BOSE A, BEAL M F. Mitochondrial dysfunction in Parkinson's disease[J]. Journal of neurochemistry, 2016, 139: 216-231.

[5] SEIRAFI M, KOZLOV G, GEHRING K. Parkin structure and function[J]. The FEBS journal, 2015, 282(11): 2076-2088.

[6] SUN Y, VASHISHT A A, TCHIEU J, et al. Voltage-dependent anion channels (VDACs) recruit Parkin to defective mitochondria to promote mitochondrial autophagy[J]. Journal of biological chemistry, 2012, 287(48): 40652-40660.

[7] NARENDRA D, TANAKA A, SUEN D F, et al. Parkin is recruited selectively to impaired mitochondria and promotes their autophagy[J]. The Journal of cell biology, 2008, 183(5): 795-803.

[8] VAN HUMBEECK C, CORNELISSEN T, HOFKENS H, et al. Parkin interacts with Ambra1 to induce mitophagy[J]. Journal of neuroscience, 2011, 31(28): 10249-10261.

[9] VAN HUMBEECK C, CORNELISSEN T, VANDENBERGHE W. Ambra1: a Parkin-binding protein involved in mitophagy[J]. Autophagy, 2011, 7(12): 1555-1556.

[10] PENNISIE. Lengthy RNAs earn respect as cellular players. Science, 2014, 344(6188):1072.

[11] BARTEL D P. MicroRNAs: target recognition and regulatory functions[J]. cell, 2009, 136(2): 215-233.

[12] TAKASAKI S. Roles of microRNAs in cancers and development[J]. RNA interference: challenges and therapeutic opportunities, 2015: 375-413.

[13] HESSE M, ARENZ C. miRNAs as novel therapeutic targets and diagnostic biomarkers for Parkinson's disease: A patent evaluation of WO2014018650[J]. Expert opinion on therapeutic patents, 2014, 24(11): 1271-1276.

（大连医科大学药学院　周俊俊）

第七章 6-羟基多巴致帕金森病动物模型及损伤机制

第一节 概　述

一、临床表现

帕金森病（PD）主要表现为行动迟缓、肌强直、静止性震颤和姿势不稳等运动功能障碍。临床描述的PD还包括几种非运动性症状，包括执行功能和自主神经系统功能障碍、睡眠紊乱、行为和神经精神方面的改变[1]（图7.1）。随着PD病程的发展，会产生运动症状、非运动症状及并发症（图7.2）。

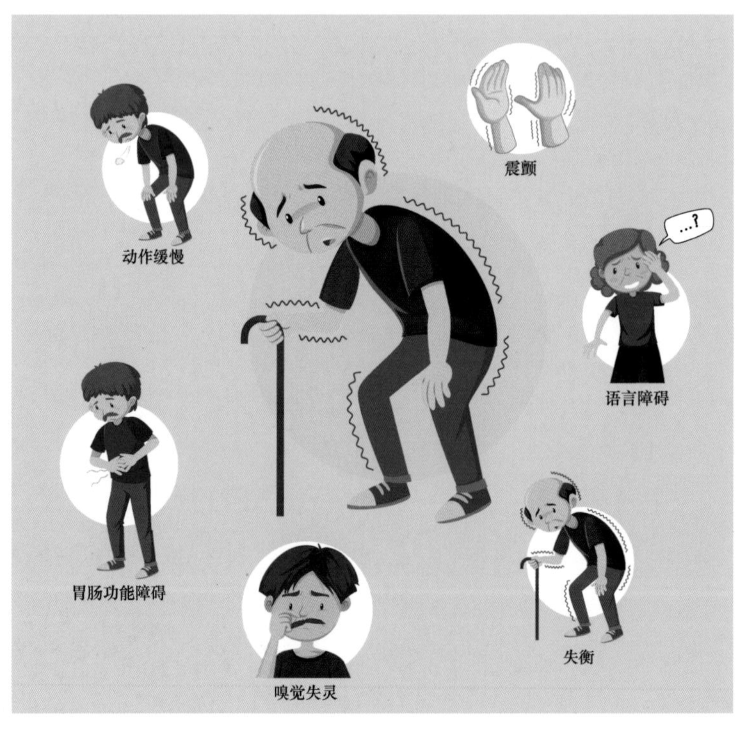

图7.1　PD的临床症状（来自包图网）

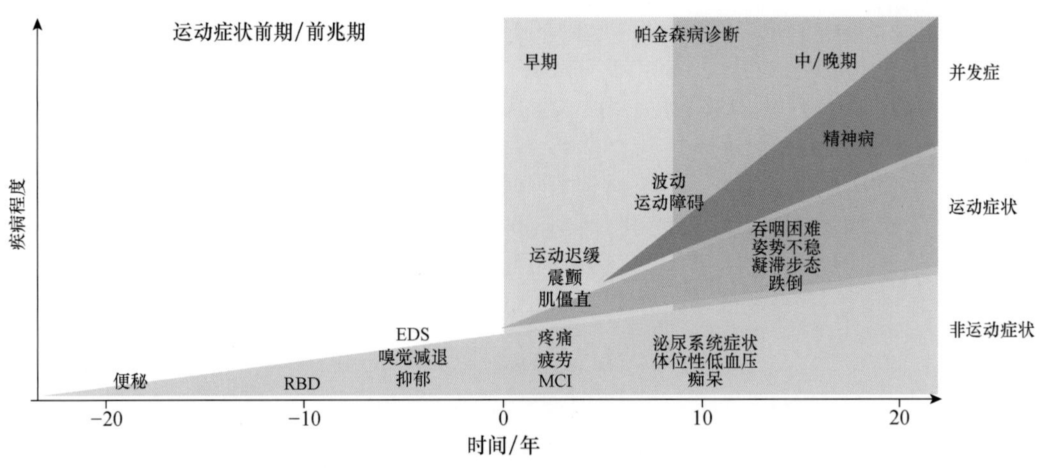

RBD，快动眼睡眠行为障碍；EDS，日间嗜睡；MCI，轻度认知障碍

图 7.2 PD 的发病进程[2]。伴随着 PD 病程发展，会产生运动症状、非运动症状及并发症

二、诊断

目前 PD 的诊断主要基于临床特征观察，下列主要症状至少出现 2 个即可基本确诊：肢端静止时震颤、运动迟缓、肌强直和姿势不稳。辅助 PD 诊断的其他特征有摆臂减少、坐起困难、驼背、拖脚或冻结步态、动作协调困难、说话障碍、嗅觉损害和写字过小症[1]。

诊断还包括用左旋多巴或阿扑吗啡治疗呈阳性反应，以及疾病的严重度评分。这也被作为确定正确治疗策略和治疗反应，以及报告疾病进展的一种手段。常用于疾病严重度评分的标准量表是《统一 PD 评分量表》（UPDRS）。量表分 4 个部分，分别测定心理状态、行为和情绪，日常活动，运动功能和治疗的并发症[1]。

影像学技术，如正电子发射断层扫描（PET）和单光子发射计算机断层扫描（SPECT）正在被越来越多地开发成可视化和量化人脑多巴胺能神经元的技术[1]（图 7.3）。

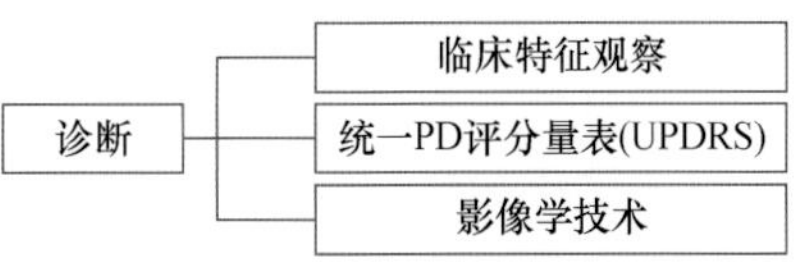

图 7.3 PD 的诊断

三、发病机制

纹状体的锥体外系是控制运动和肌张力的关键结构。纹状体的兴奋性受大脑皮质的谷氨酸能通路和黑质的多巴胺能通路的控制，抑制性受氨基丁酸能、脑啡肽能和 P 物质通路控制。PD 患者黑质的多巴胺能通路几乎失去作用，因此，失去了对肌肉运动和肌张力的控制，导致了三类主要症状：静止性震颤、肌强直和运动迟缓。除了损失多巴胺能神经元外，PD 还会对其他神经调节和神经递质系统产生影响，引发多种非运动性症状。如去甲肾上腺素能和胆碱能神经元的退行性变化导致认知能力降低、

睡眠紊乱和胃肠道异常等症状。

路易小体（Lewy body）是一种在色素性脑干神经元胞浆内发现的小体，是 PD 病理学特征性标志物。PD 患者黑质中的路易小体最为典型，但是其他部位如大脑皮质、杏仁核、蓝斑核中也能观察到。

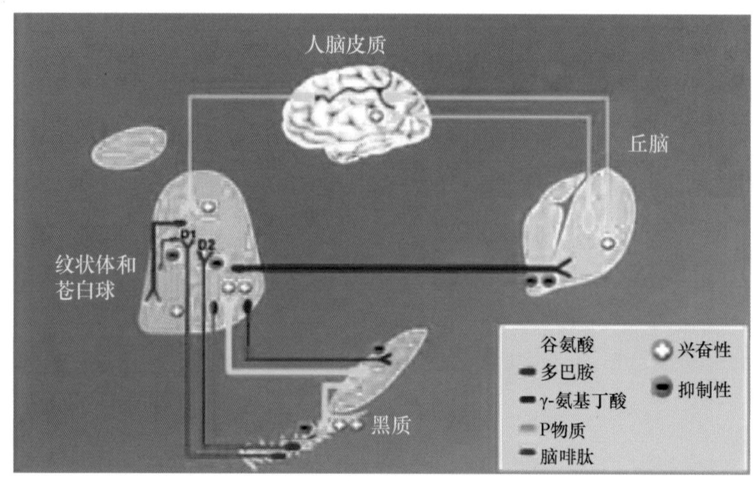

图 7.4 运动控制的功能解剖学[1]

四、治疗

1. 左旋多巴

左旋多巴是帕金森药物治疗的金标准。左旋多巴是多巴胺的前体药物，本身无药理活性，通过血脑屏障进入中枢神经系统，经多巴脱羧酶作用转化成多巴胺，补充纹状体中多巴胺的不足，从而发挥治疗作用。用左旋多巴治疗后，约 75% 的患者获得较好疗效。治疗初期疗效更显著。左旋多巴的作用特点是：① 对轻症及较年轻患者疗效较好，而重症及年老衰弱患者疗效差；② 对肌肉僵直及运动困难疗效较好，而对肌肉震颤症状疗效差；③ 作用较慢，常需用药 2 ～ 3 周才出现客观体征的改善，1 ～ 6 个月以上才获得最大疗效，但作用持久，且作用随用药时间延长而递增。

2. 普拉克索

普拉克索属于非麦角碱类多巴胺受体激动剂（D3 受体激动剂），是目前相关诊疗指南推荐的首选用药，尤其适合年轻患者病程初期或年老患者中晚期对多巴胺不敏感时。普拉克索主要作用是激动多巴胺受体，使其和多巴胺有效结合，使药物更好地产生作用。普拉克索的半衰期较长，能够避免纹状体突触后膜多巴胺受体产生脉冲样刺激，能够减少和推迟运动并发症的发生。

3. 罗匹尼罗

罗匹尼罗是一种强效选择性非麦角碱类多巴胺 D2 受体激动剂，可直接激发纹状体多巴胺受体，从而改善运动迟缓、僵直和震颤及抑郁情绪，提高患者的日常生活能力，也可减轻长期使用左旋多巴产生的并发症。美国于 1998 年批准该药品用于帕金森病症状的起始治疗，以及作为左旋多巴的辅助药物用于晚期帕金森病患者，2004 年批准其用于治疗中度或重度多动腿综合征。

第二节　动物模型及 6- 羟基多巴损伤机制

一、模型

（一）动物

SD 大鼠（图 7.5），毛色白化，头部狭长，尾长接近于身长，产仔多，生长发育较 Wistar 大鼠快。10 周龄时雄鼠体重可达 300 ～ 400 g，雌鼠达 180 ～ 270 g。对疾病的抵抗力较强，尤其对呼吸道疾病的抵抗力很强。

本研究选用雄性 SD 大鼠，6 ～ 8 周龄，体重 250 ～ 300 g。

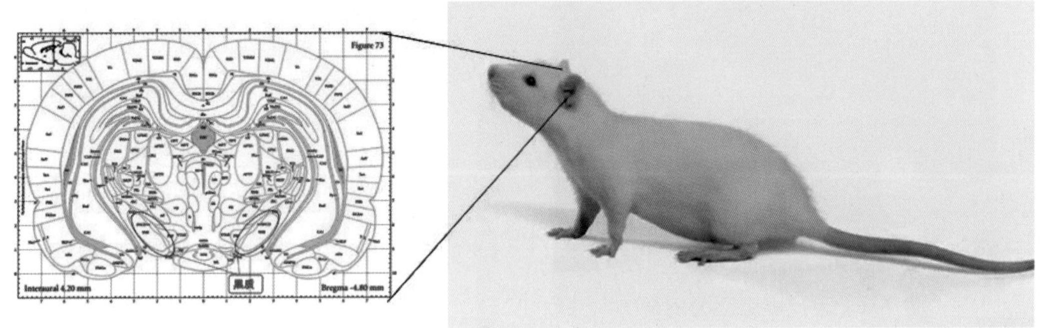

图 7.5　SD 大鼠及黑质脑区图

（二）模型制备

6- 羟基多巴（6-OHDA）是神经递质多巴胺的羟基化衍生物，由于其化学结构与多巴胺类似，在脑内可被误作为神经递质而被摄入神经元内。6-OHDA 主要通过以下机制产生神经元毒性作用，造成多巴胺能神经元死亡：直接造成儿茶酚胺能神经元损伤[4]；通过竞争多巴胺的摄取，形成氧自由基而造成损害；作为线粒体呼吸链的阻滞剂，破坏多巴胺能神经元的线粒体功能[5]。1968 年 Ungerstedt 首次采取 6-OHDA 制成 PD 大鼠模型，从此该模型不断被研究并被广泛应用[6]。

1. 动物分组

将大鼠随机分为假手术组（Sham）和模型组（MOD）。

2. 制备方法

6-OHDA PD 大鼠模型制备过程如图 7.6 所示。

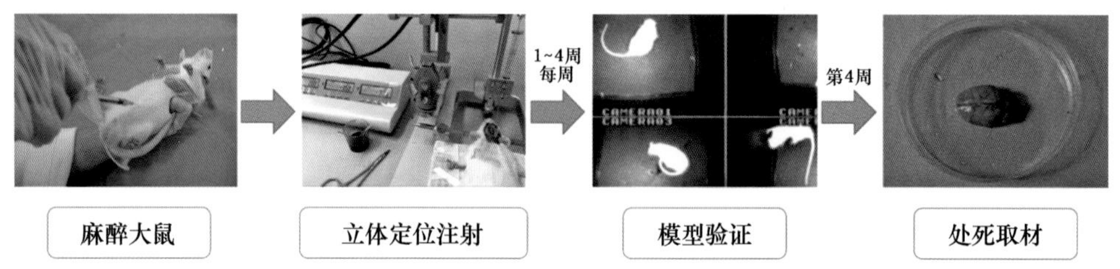

图 7.6 6-OHDA SD 大鼠模型制备过程示意

（1）大鼠腹腔注射戊巴比妥钠（50 mg/kg）麻醉（图 7.7），使用剃毛器将头顶部剃毛。

（2）将大鼠固定在立体定位仪上（图 7.8），齿杆刻度调整为 −2.4 mm，保持左、右两侧耳锥刻度一样。

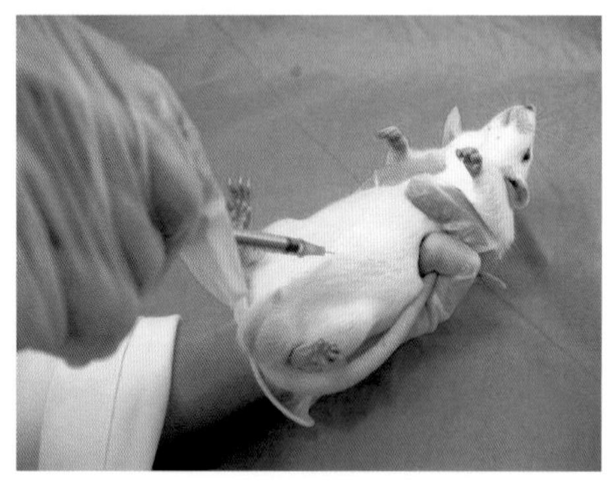

图 7.7 大鼠腹腔注射麻醉

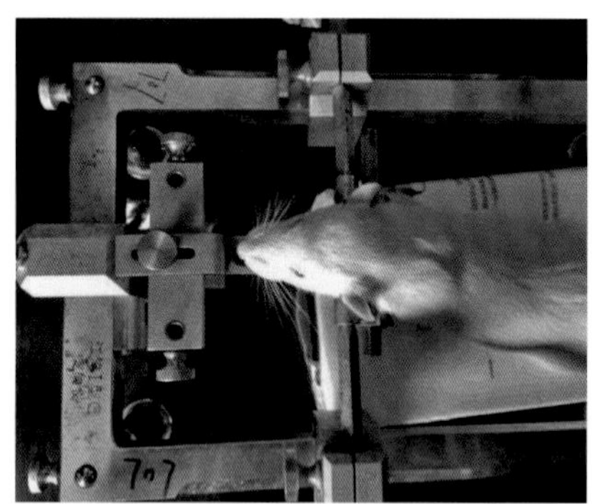

图 7.8 在立体定位仪上固定大鼠

（3）在大鼠两耳中间将头部皮肤切一长度约 1 cm 的切口（图 7.9），使用脱脂棉球将血和组织液拭去。用沾有 3% H_2O_2 的棉签对头部暴露部位进行消毒，同时使头骨缝隙发白，从而容易辨认前囟和中缝等位置。

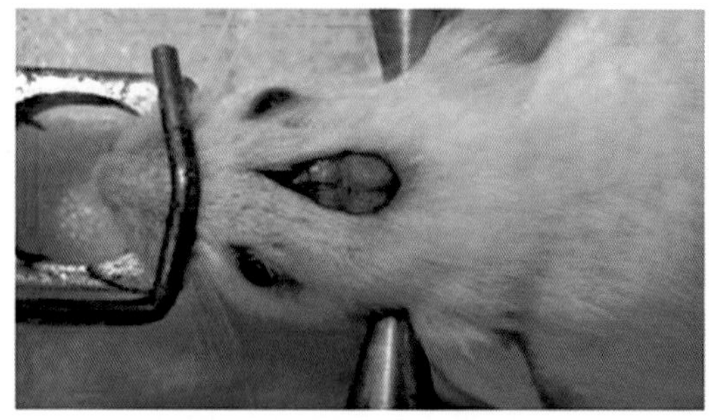

图 7.9 大鼠头顶部切口

（4）通过调节水平轴（*X* 轴和 *Y* 轴），将微量进样器的针尖对准大鼠前囟，并记录其坐标。根据黑质的坐标（前囟后 4.8 mm，中线右 1.8 mm），确定注射位置（大鼠颅骨钻孔位置如图 7.10 所示），使用牙科钻小心钻透颅骨，当有穿透感时立即拔出。

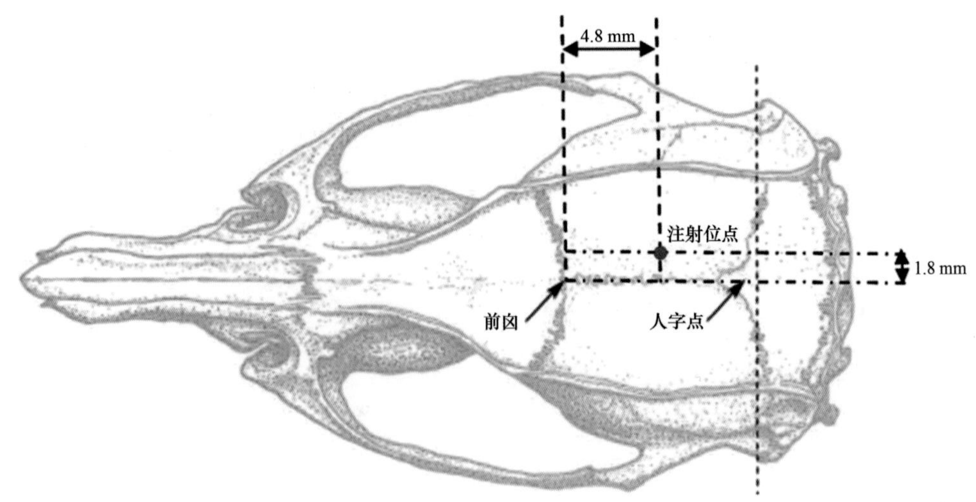

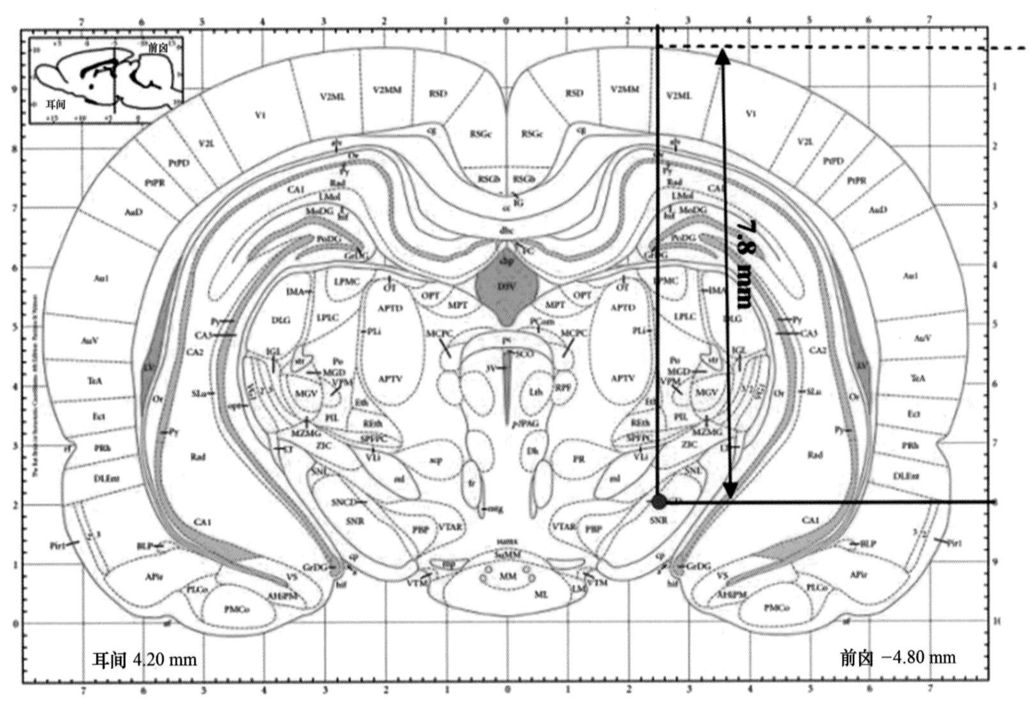

图 7.10　脑定位图谱及注射位点示意 [7]

（5）将盛有 6-OHDA 溶液的微量进样器固定在夹持器上（假手术组给予等量生理盐水），通过调节水平轴使其针头至钻孔处，然后调节高度轴 *Z* 轴，使微量进样器针头至颅骨下方 7.8 mm 处 (大鼠注射位点如图 7.10 所示）。

（6）用注射泵缓慢给药（图 7.11），速度为 1 μL/min，注射结束后留针 10 min，然后缓慢退针，缝合皮肤。

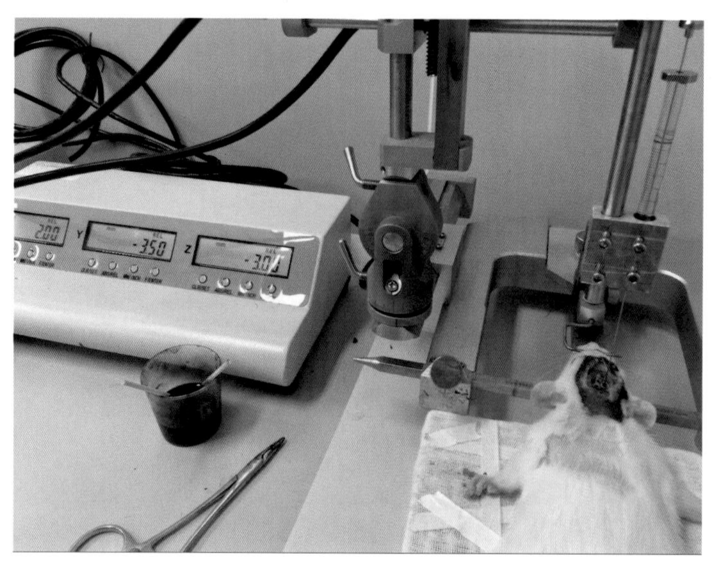

图 7.11 大鼠黑质部位立体注射给药

（7） 实验结束后，在大鼠头部缝合处涂抹氧氟沙星凝胶，每只大鼠肌肉注射 20 万单位青霉素以防止感染，连续给药三天。

3. 免疫组化方法

酪氨酸羟化酶（TH）免疫组化染色实验简略流程如下：

① 从 −80℃ 冰箱取出已切好的 20 μm 厚冰冻切片。

② 加入酪氨酸羟化酶兔源多克隆抗体（1:200，0.01 mol/L PBS 缓冲液稀释），4℃ 孵育过夜。

③ 加入兔二步法试剂盒中的二抗（山羊抗兔 IgG/HRP 聚合物），37℃孵育 60 min。

④ DAB 染色。

⑤ 梯度乙醇脱水。透明。

⑥ 中性树胶封固。

⑦ 观察拍照：显微镜下观察 TH 阳性神经元，对黑质部位进行拍照。

⑧ 统计：使用 Photoshop CS6 软件对 TH 阳性细胞区域的细胞数进行统计。

GFAP 免疫组化、α 突触核蛋白（α-synuclein）免疫组化需要在步骤②加入相应抗体（稀释倍数均为 1:200，0.01 mol/L PBS 缓冲液稀释），其余操作与上述步骤相同。免疫组化染色实验详见第四章。

二、采用质谱成像（MALDI-TOF-MSI）技术探究 6-OHDA PD 大鼠模型的损伤机制

（一）基本信息

（1） 动物：雄性 SD 大鼠，6 ～ 8 周龄，体重 250 ～ 300 g。

（2） 动物造模同前。

（3）动物分组：大鼠分为假手术组（Sham）和模型组（6-OHDA 给药组）（MOD）。

（4）样本数：每组 8 只。

（5）造模 4 周后，处死大鼠，取脑组织，做 MALDI-TOF-MSI。

（二）实验方法

样品处理及质谱成像操作过程如图 7.12 所示。

（1）造模四周后，假手术组、模型组各取 3 只大鼠，迅速断头放血处死，取出脑组织，液氮中速冻 20 s，放于 −80℃ 保存。

（2）冰箱中取出速冻的脑组织，放在切片机中平衡 15 min（切片机机体温度 −18℃，样品头温度约为 −16℃）；将脑组织沿冠状面切成 10 μm 厚度的切片，采用融表法将切片转移至 ITO 玻片，烘干。

（3）采用 ImagePrep 组织成像基质喷雾仪对组织切片进行基质喷涂，基质为 1,5- 二氨基萘盐酸盐溶液，喷洒程序为喷涂 1 s，孵育 20 s，干燥 74 s。喷涂强度约 60%，一个周期 20 次循环，一个周期后，调转载玻片再喷涂 20 次循环。

（4）MALDI-TOF-MSI：用扫描软件采集载玻片光学图像，并且在光学图片和质谱成像数据界面同时划定感兴趣的区域（ROI）。优化激光功率，在整个实验过程中激光位置保持不变，承载样品的载物台精确移动以保证激光采集到样品不同位置的质谱信号。

（5）实验过程：通过 SCiLS Lab 软件，利用每张图片的总离子电流和信号强度对数据进行归一化处理。

（6）数据处理：实验后根据参考文献 [8] 介绍的方法对有变化的小分子进行鉴定，并进行数据检索（METLIN 网站）。

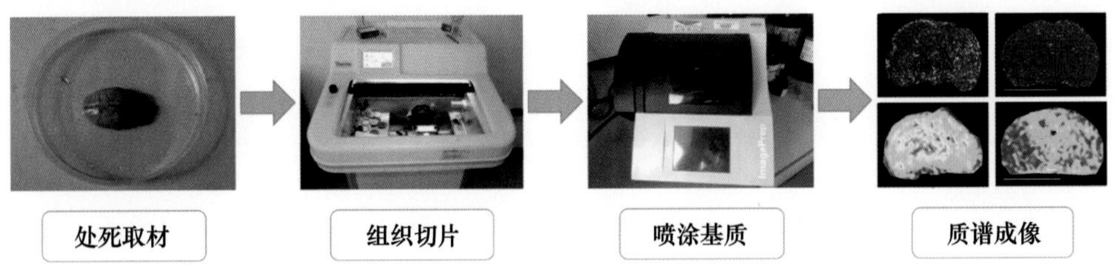

图 7.12　样品处理及质谱成像操作过程示意

（三）结果

1. 行为学检测结果

通过阿扑吗啡（APO）诱导的 PD 大鼠模型旋转行为实验，我们成功筛选出 PD 模型，并且把 1 ～ 4 周的数据记录下来作为行为学实验的结果。从图 7.13 可以看出，模型组大鼠 30 min 内旋转圈数随着造模时间变长而增加。由此可见，模型组大鼠由 APO 诱导的旋转行为随着时间增加逐渐加重。

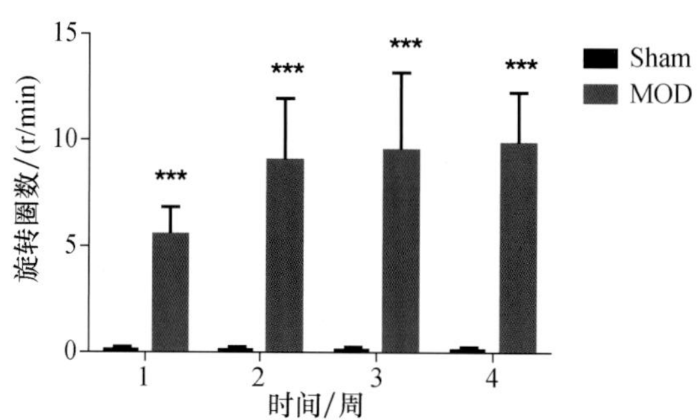

图 7.13 APO 诱导 PD 大鼠模型旋转行为。Sham，假手术组；MOD，模型组。本章后各图同。数据表示为 $\bar{x} \pm s$，$n=8$。与假手术组比较：***，$P<0.001$

2. 免疫组化结果

（1）酪氨酸羟化酶免疫组化：

模型组黑质部位免疫反应的阳性信号强度以及多巴胺能神经元阳性细胞的数量与假手术组相比均有明显降低（图 7.14）。

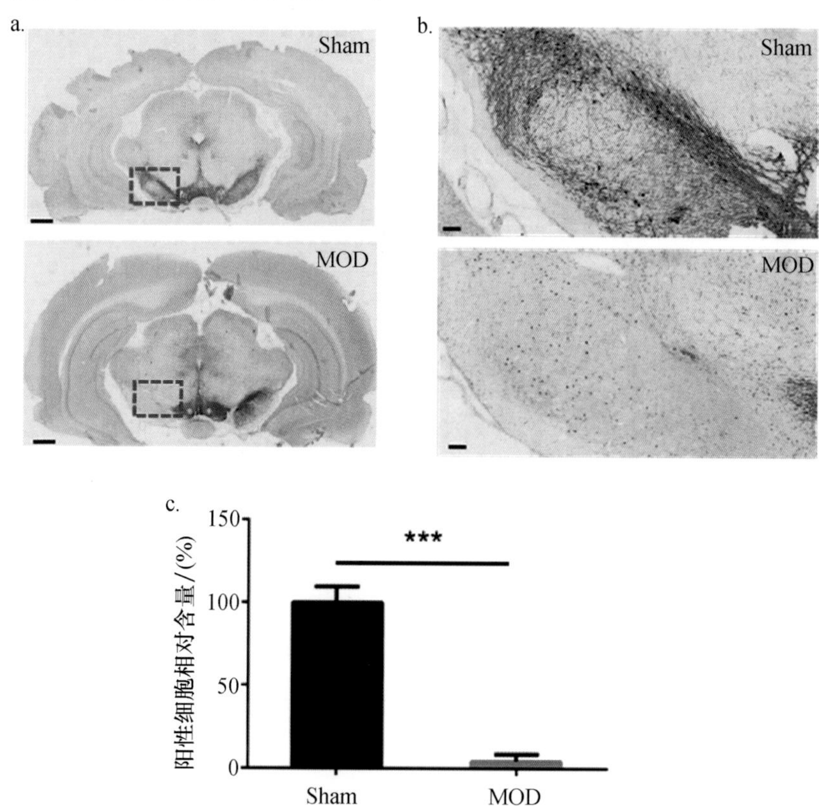

图 7.14 模型组黑质多巴胺能神经元酪氨酸羟化酶免疫组化染色结果。a，b. 酪氨酸羟化酶免疫组织化学染色结果。数据表示为 $\bar{x} \pm s$，$n=4$，每只大鼠做 6 张切片。标尺为 1000 μm（a）和 100 μm（b）。c. 大鼠酪氨酸羟化酶阳性细胞数分析（与假手术组比较）。***，$P<0.001$

（2）GFAP 免疫组化：

GFAP 是一种Ⅲ型中间丝状蛋白，是星形胶质细胞活化的标志物。与假手术组相比，模型组星形胶质细胞明显增多。可以明显看出，6-OHDA 能够诱导大鼠黑质部位星形胶质细胞的活化（图 7.15）。

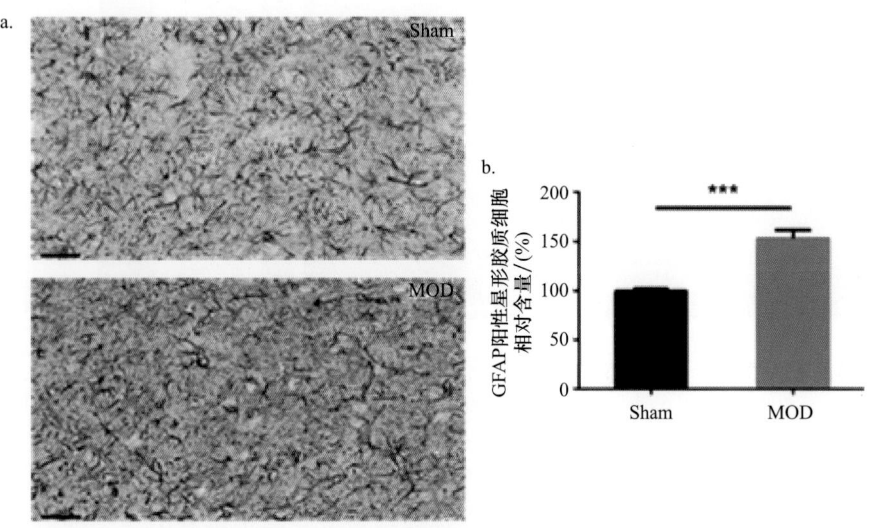

图 7.15　模型组黑质星形胶质细胞 GFAP 免疫组化染色结果。a. GFAP 免疫组化染色结果。数据表示为 $\bar{x} \pm s$，n=4，每只大鼠做 6 张切片。标尺为 60 μm。b. 大鼠黑质星形胶质细胞数分析（与假手术组比较）。***，P<0.001

（3）α 突触核蛋白免疫组化：

路易小体是帕金森病患者脑内的特征性标志物，而 α 突触核蛋白是构成路易小体的主要蛋白成分。6-OHDA 能够诱导大鼠黑质部位 α 突触核蛋白表达量的增加（图 7.16）。

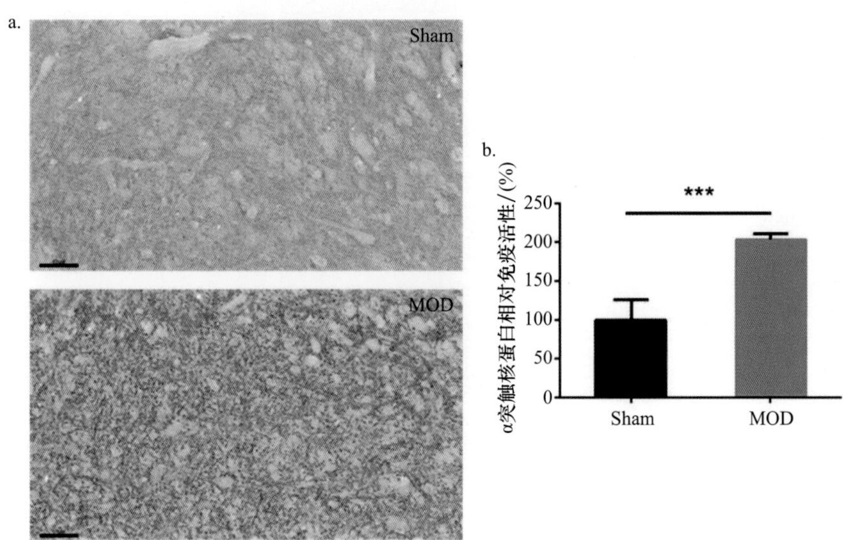

图 7.16　模型组黑质 α 突触核蛋白免疫组化染色结果。a. α 突触核蛋白免疫组化染色结果。数据表示为 $\bar{x} \pm s$，n=4，每只大鼠做 6 张切片。标尺为 60 μm。b. 大鼠 α 突触核蛋白免疫组化表达水平分析（与假手术组比较）。***，P<0.001

3. MALDI-TOF-MSI 检测结果（以下为镜像图片）

（1）与假手术组比较，模型组大鼠黑质中 Na^+、K^+ 含量均升高（P<0.05），如图 7.17 所示。

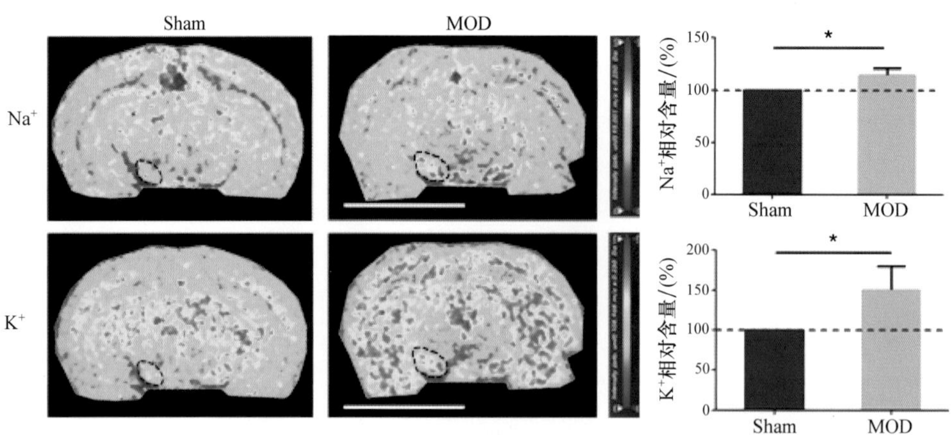

图 7.17 MALDI-TOF-MSI 成像显示 PD 大鼠模型黑质部位 Na^+ 和 K^+ 含量的改变。数据表示为 $\bar{x} \pm s$，n=3。Na^+：m/z=93；K^+：m/z=109。空间分辨率为 100 μm，标尺为 7.5 mm。*，P<0.05

（2）与假手术组比较，模型组大鼠黑质部位与三羧酸循环相关的分子中，柠檬酸、天冬氨酸含量明显降低（P<0.001），谷氨酰胺含量升高（P<0.05），如图 7.18 所示。

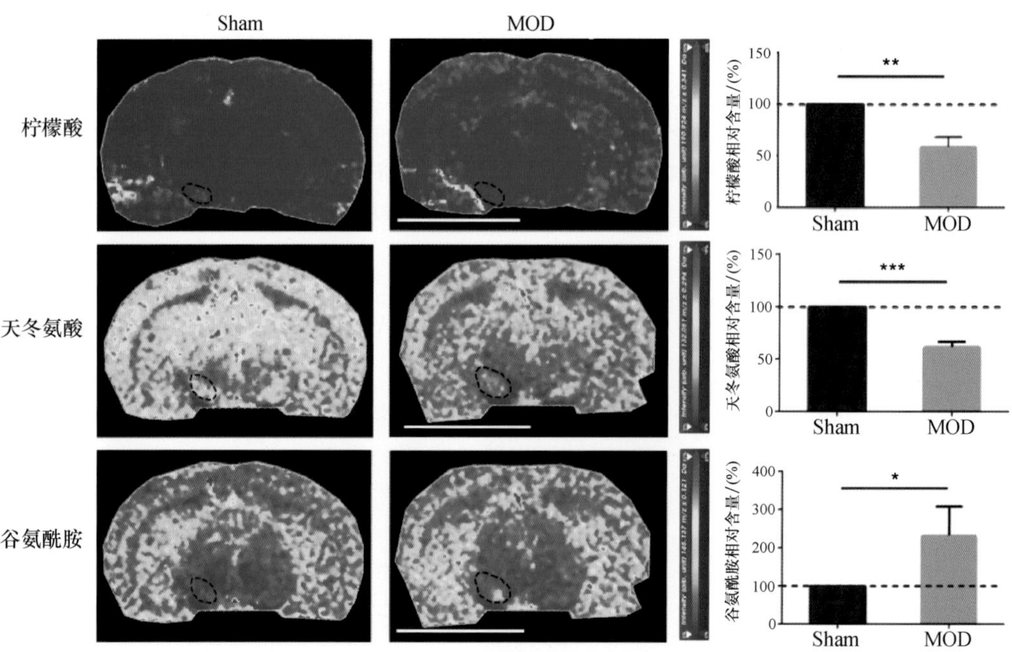

图 7.18 MALDI-TOF-MSI 成像显示 PD 大鼠模型黑质部位三羧酸循环相关分子含量的改变（与假手术组比较）。数据表示为 $\bar{x} \pm s$，n=3。柠檬酸：m/z=191；天冬氨酸：m/z=132；谷氨酰胺：m/z=145。空间分辨率为 100 μm，标尺为 7.5 mm。*，P<0.05；**，P<0.01；***，P<0.001

（3）与假手术组比较，模型组黑质部位能量代谢相关分子中，肌酸、黄嘌呤含量降低（P<0.01），次黄嘌呤含量升高（P<0.01），如图 7.19 所示。

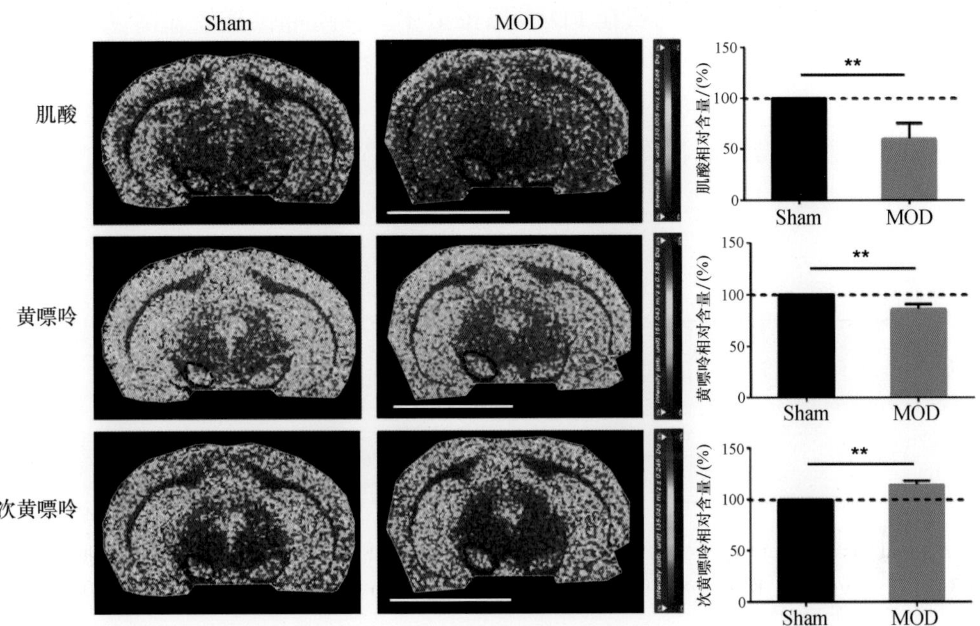

图 7.19　MALDI-TOF-MSI 成像显示 PD 大鼠模型黑质部位能量代谢相关分子含量的改变（与假手术组比较）。数据表示为 $\bar{x} \pm s$，n=3。肌酸：m/z=130；黄嘌呤：m/z=150；次黄嘌呤：m/z=135。空间分辨率为 100 μm，标尺为 7.5 mm。**，P<0.01

（四）结论

如图 7.20 所示，在 6-HODA PD 大鼠模型中，APO 诱导的旋转圈数增加，酪氨酸羟化酶阳性神经元减少，星形胶质细胞增多，α 突触核蛋白表达增多。进一步研究发

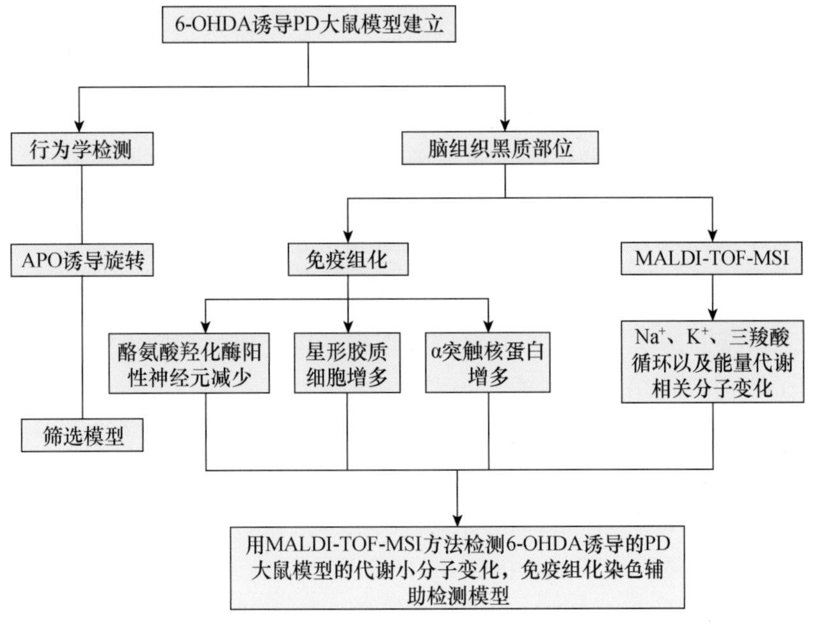

图 7.20　6-OHDA 制备 PD 大鼠模型及其损伤机制实验总结

现，Na^+、K^+ 含量均升高，说明在 PD 大鼠模型中，黑质部位神经元活动性增强。在三羧酸循环相关分子的研究中，柠檬酸、天冬氨酸含量降低，谷氨酰胺含量升高，表明神经元兴奋性递质释放减少，神经元的兴奋性下降。在能量代谢的相关分子研究中，我们观察到肌酸、黄嘌呤含量降低，次黄嘌呤含量升高，说明神经元对能量的利用增加，提示线粒体功能发生变化。

第三节 采用深度学习法检测 6- 羟基多巴致帕金森病大鼠模型黑质多巴胺能神经元

一、方法[9]

（一）模型制备

参见本章第二节。

（二）深度学习

1. 基于 Faster-RCNN 网络模型的黑质自动定位

采用适用于目标检测的 Faster-RCNN 网络模型对数字病理图像的黑质致密部进行检测定位。其定位方法分为训练阶段和应用阶段。在训练阶段构建数据集并对 Faster-RCNN 网络进行训练，在应用阶段将数字病理图像输入网络进行黑质部分的自动定位和截取（酪氨酸羟化酶免疫组化染色方法及其图片拍照参见本章第二节）。

（1）Faster-RCNN 网络模型

Faster-RCNN 网络模型训练阶段分为两个步骤：数据集构建和 Faster-RCNN 网络模型训练。

① 数据集构建。

选用 4× 物镜倍数的全切片数字病理图像进行黑质部分数据集的标记，采用标记工具 labeling 对图像的黑质部分进行标记，标记形式为采用矩形框将脑片中的黑质部分圈定出来，而标记信息（包括图片长度、宽度，图片名，标记矩形框边界点的二维坐标等）则以 XML 文件的形式记录。所有 4× 物镜倍数下的全切片数字病理图像及其对应的标记文件共同构成黑质致密部定位数据集。以下图片物镜倍数为 4× 及 20×。

② Faster-RCNN 网络模型训练。

Faster-RCNN 网络模型如图 7.21 所示，其中卷积层采用 ZF 网络。

按照一定比例将新数据集划分为训练验证集（trainval）、训练集（train）、验证集（val）、测试集（test），目标检测类别设定为两类，即黑质区域和背景。采用交替训练的方法将数据集输入 Faster-RCNN 网络进行训练，其中 RPN 训练第 1 阶段、Fast-RCNN 训练第 1 阶段、RPN 训练第 2 阶段、Fast-RCNN 训练第 2 阶段的迭代次数分别设置为 80 000、40 000、80 000、40 000。训练完成后得到训练好的网络模型。

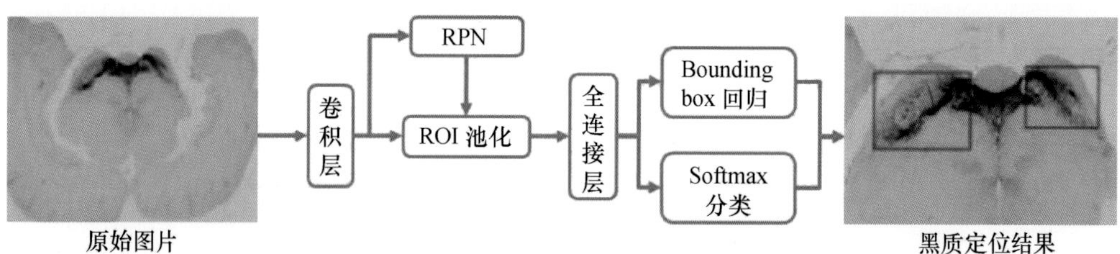

图 7.21 Faster-RCNN 网络模型

（2）评价指标。

将测试结果分为真阳性（true positive, TP）、真阴性（true negative, TN）、假阳性（false positive, FP）、假阴性（false negative, FN）四类，其中：TP 表示黑质被正确识别；TN 表示背景没有被识别出来，系统正确地认为它们是背景；FP 表示背景被错误地识别为黑质；FN 表示黑质没有被识别出来，系统错误地认为它们是背景。

黑质致密部自动定位的评价指标共有三种：召回率（recall）、准确率（precision）、交并比（intersection over union, IoU）。

召回率是被正确识别出来的黑质区域个数与测试图片中所有黑质区域个数的比值：

$$召回率=\frac{TP}{TP+FN}$$

准确率是在所有识别出来的黑质区域中真实黑质区域所占的比率：

$$准确率=\frac{TP}{TP+FP}$$

交并比衡量了系统预测出来的黑质区域边界框与原始图片中黑质区域标记框的重合程度，其计算方法为检测结果（detection result）与真实情况（ground truth）的交集和并集之比：

$$交并比=\frac{检测结果\cap 真实情况}{检测结果\cup 真实情况}$$

如图 7.22 所示，红框是真实情况，蓝框是检测结果，绿框是检测结果和真实情况的交集，黄框是检测结果和真实情况的并集，交并比即为绿框与黄框的面积之比，交并比越大，则目标检测效果越好。

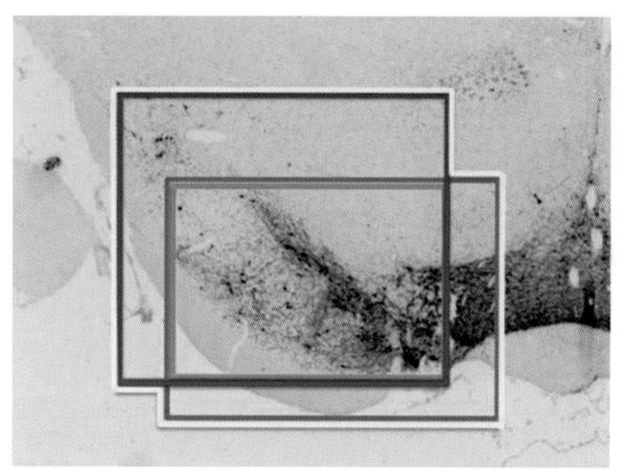

图 7.22 交并比计算说明

2. 基于 CNN-LSTM 网络的神经元自动计数方法

（1）CNN-LSTM 网络模型训练。

CNN-LSTM 网络模型如图 7.23 所示，其中 CNN 采用 GoogleNet。

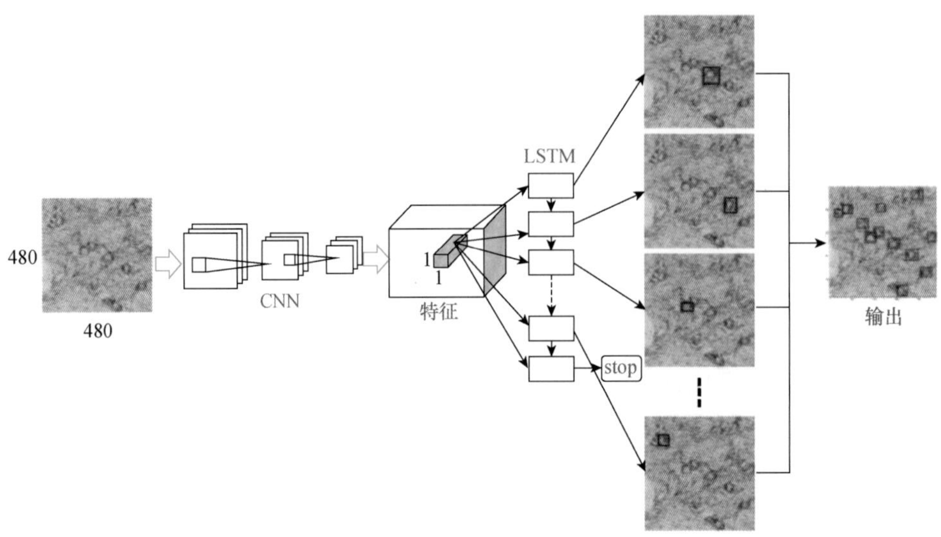

图 7.23 CNN-LSTM 网络模型

按照一定比例将数据集划分为训练集、验证集、测试集，将数据集输入 CNN-LSTM 网络进行训练，迭代次数设置为 300 000 次，每隔 1000 次保存一下模型。训练完成后得到训练好的网络模型，经过比较，最终应用阶段选用迭代次数为 280 000 次的网络模型。

（2）评价指标。

将测试结果同样分为 TP、TN、FP、FN 四类，其中：TP 表示神经元细胞核被正确地识别为神经元细胞核；TN 表示背景没有被识别出来，系统正确地认为它们是背景；FP 表示背景被错误地识别为神经元细胞核；FN 表示神经元细胞核没有被识别出来，系统错误地认为它们是背景。神经元细胞核自动检测计数的评价指标有召回率和准确率两种，其计算方法如下：

$$召回率 = \frac{TP}{TP+FN}$$

$$准确率 = \frac{TP}{TP+FP}$$

二、结果[9]

（一）性能评估

1. Faster-RCNN 网络模型性能评估

基于 Faster-RCNN 网络的大鼠脑片数字病理图像的黑质致密部定位具有较好的效果，其黑质定位结果举例如图 7.24 所示。可以看出，即使黑质区域的形态大小不一，染色深浅各异，黑质定位依然具有较好的效果，且易混淆的区域被成功地区分了出来。

a.

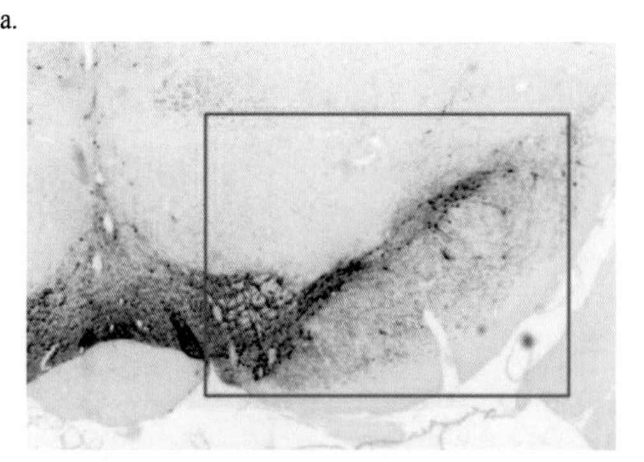

b.

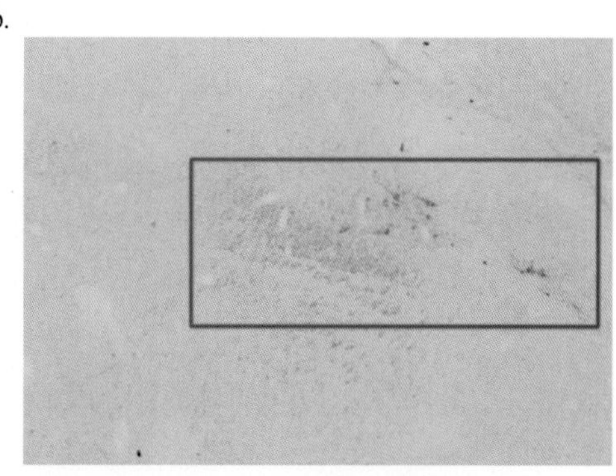

图 7.24　黑质部分的自动定位效果。a. 假手术组黑质部分自动定位；b. 模型组黑质部分自动定位

由黑质区域自动定位评价指标值可知（表 7.1），基于 Faster-RCNN 的黑质致密部自动定位的召回率和准确率均为 100%，且交并比为 0.912，处于较高水平，此外在应用阶段每张小鼠脑片的黑质区域定位的平均速度为 0.2 s，远胜于人工手动定位。

表 7.1　黑质区域自动定位评价指标值

TP	*TN*	*FP*	*FN*	召回率	准确率	交并比
206	112	0	0	100%	100%	0.912

2. CNN-LSTM 网络模型性能评估

基于 CNN-LSTM 网络模型的黑质区域神经元细胞核自动检测和计数具有较好的效果，其中小图像块的神经元细胞核自动检测结果如图 7.25 所示，整张黑质区域图片

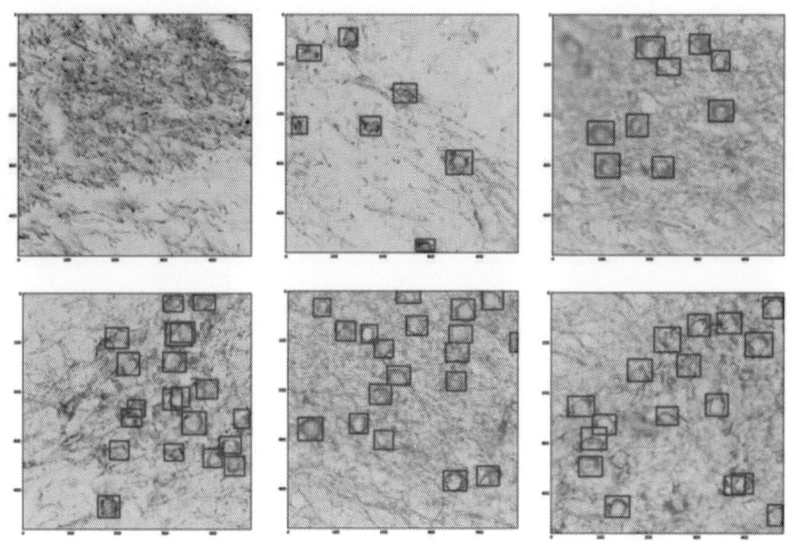

图 7.25　小图像块的神经元细胞核自动检测效果

的神经元细胞核自动检测结果如图 7.26 所示。可以看出，即使图像背景复杂，神经元排布紧密，细胞核边界模糊，不同神经元细胞核的形态、大小、染色深浅各不相同，基于深度学习网络的神经元细胞核自动检测依然具有较好的效果。

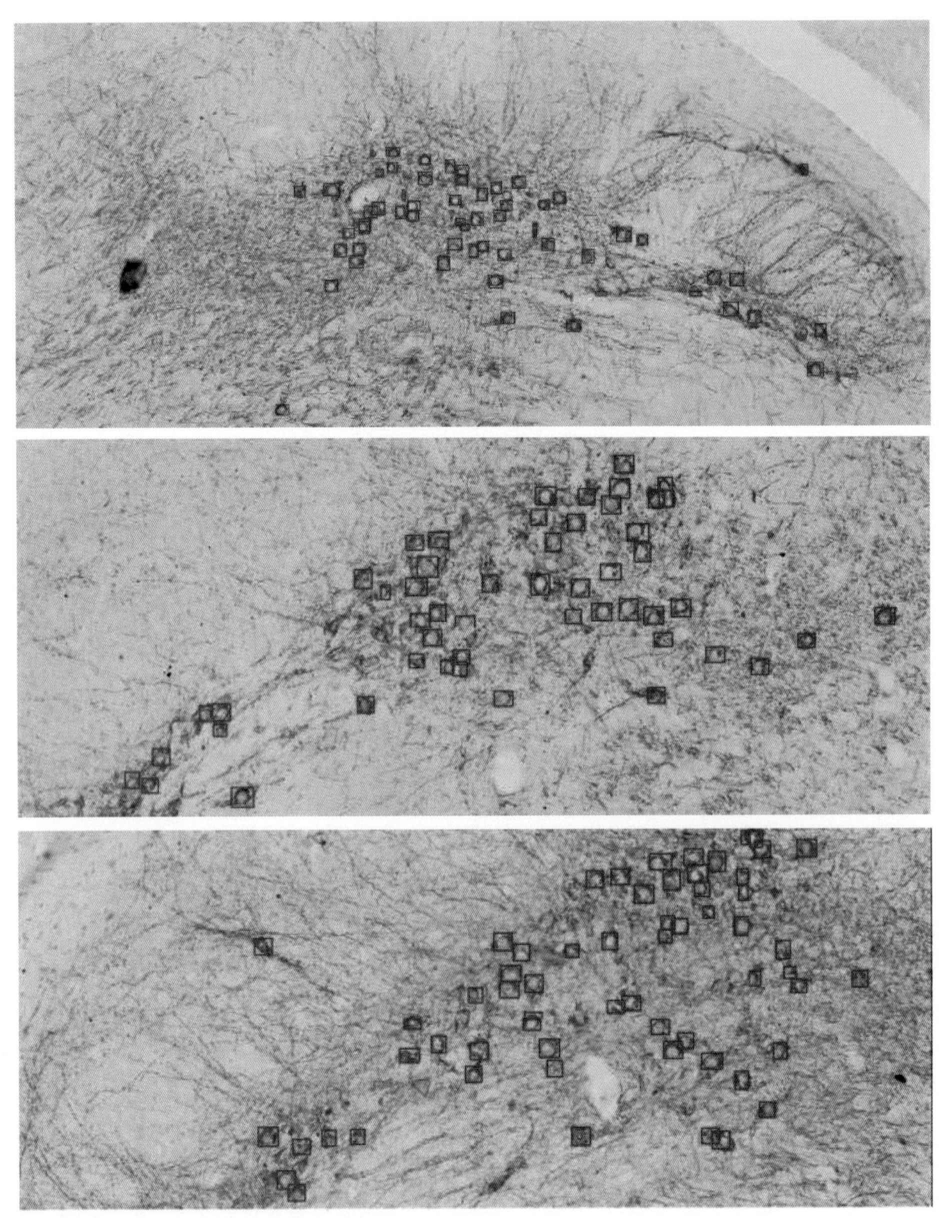

图 7.26 整张黑质区域图片的神经元细胞核自动检测效果

由神经元细胞核自动检测计数评价指标值可知（表 7.2），基于 CNN-LSTM 网络的细胞核自动检测计数的召回率为 91.85%，准确率为 95.03%，均处于较高水平，此外在应用阶段每张完整黑质区域的神经元细胞核自动检测计数的平均速度为 11s，远胜于人工手动计数。

表 7.2 神经元细胞核自动检测计数评价指标值

TP	*TN*	*FP*	*FN*	召回率	准确率
7936	206	415	704	91.85%	95.03%

三、结论

（1）研究黑质致密部的自动定位方法。采用了基于 Faster-RCNN 网络的目标检测算法对数字病理图像的黑质部分进行了黑质致密部自动定位，并对效果和性能进行了评估，最终验证了该方法具有较高的效率和准确率，为药效评价的后续步骤提供了可靠的前期支持。

（2）研究黑质区域的酪氨酸羟化酶阳性神经元细胞自动检测计数方法。本文介绍了循环神经网络及其改进的长短期极意网络，采用了基于 CNN 和 LSTM 相结合的目标检测算法对黑质部分的酪氨酸羟化酶阳性神经元细胞核进行了自动检测计数，并对效果和性能进行了评估，评价指标显示该方法具有较高的准确率和召回率，可以为抗 PD 药物药效评价提供酪氨酸羟化酶免疫组化数字病理图像智能分析方法（图 7.27）。

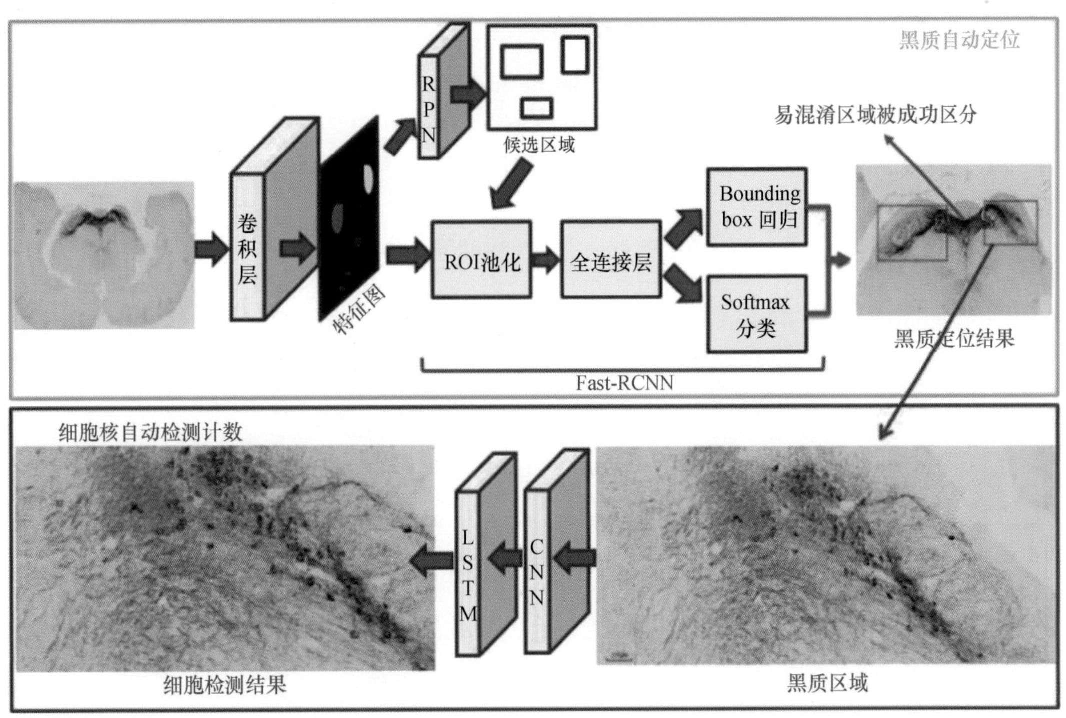

图 7.27 酪氨酸羟化酶免疫组化数字病理图像智能分析方法

技术难点汇总

（1）PD 大鼠造模：造模操作较复杂，每只大鼠需要 40 min 左右，导致每天造模数量有限。而且 6-OHDA 造模成功率约为 40%，工作量很大。

（2）冰冻切片：大鼠处死取脑后，进行冰冻切片，此步骤需要控制好切片机的环境温度和刀头温度，要保证大脑切片能够完整地转移到载玻片上。

（3）MALDI-TOF-MSI 基质喷涂：基质喷涂要均匀，每一次循环都要在上一次喷雾完全干燥后进行，此过程需要控制喷涂时间、孵育时间与干燥时间，需要摸索条件。喷雾的粒径也影响后续 MSI 的结果。

参考文献

[1] 汤森路透 . 疾病综述 : 帕金森病 [J]. 国际药学研究杂志， 2015,42（3）：338-345.

[2] 于龙川 . 神经生物学 [M].2 版 . 北京大学出版社，2022.

[3] 褚玉霞，汪静 . 帕金森病研究进展分析 [J]. 医学综述 . 2006,12（18）：1112-1113.

[4] LITVAN I, HALLIDAY G, HALLETT M, et al. The etiopathogenesis of Parkinson disease and suggestions for future research[J]. J neuropathol exp neurol, 2007,66(4)：251-257.

[5] PRZEDBROSKI S, LEVIVER M, JIANGH, et al. Dose-dependent lesions of the dopaminergic nigrostriatal pathway induced by instrastriatal injection of 6-hydroxydopamine[J]. Neuroscience, 1995,67(3)：631-647.

[6] UNGERSTEDT U. 6-hydroxy-dopamine induced degeneration of central monoamine neurons[J]. European journal of pharmacology, 1968,5(1)：107-110.

[7] PAXINOS G，WASTON C. The Rat Brain in Stereotaxic Coordinates[M]. 6th ed. San Diego，CA：Academic Press.

[8] LIU H，CHEN R，NIE Z，et al. 1,5-Diaminonaphthalene hydrochloride assisted laser desorption/ionization mass spectrometry imaging of small molecules in tissues following focal cerebral ischemia[J]. Analytical chemistry, 2014,86(20)：10114-10121.

[9] 陈曦，赵姝馨，吴开杰，等 . 采用深度学习法检测 6-OHDA 帕金森病大鼠模型黑质多巴胺能神经元 [J]，中国新药杂志，2019,28（7）：849-855.

（北京大学医学部药学院　陈　曦）

第八章 甲基苯丙胺成瘾动物模型及成瘾机制

第一节 概　述

一、《2021世界毒品报告》

《2021世界毒品报告》显示，2020年全球约有2.75亿人吸毒，近3500万人成瘾，近60万人直接死于毒品滥用。随着经济全球化和社会信息化加快发展，毒品问题在世界范围内泛滥蔓延，而周边毒源地和国际贩毒集团对中国的毒品渗透不断加剧，成为近年来中国面临的毒品犯罪的外部威胁。海洛因、冰毒和氯胺酮是三类主要滥用品种，其中冰毒滥用人数最多。在214.8万名现有吸毒人员中，滥用冰毒人员118.6万名，占55.2%[1]。就全球而言，大麻的使用不断增多，尤其以可卡因和甲基苯丙胺（methamphetamine, METH）为最常用的成瘾物质，阿片类物质危害最大。近20年来全球的兴奋剂类毒品使用不断增多，依然以可卡因和甲基苯丙胺为主。甲基苯丙胺即为冰毒的主要成分，也是东南亚和北美使用最多的苯丙胺类兴奋剂，根据所掌握的多数指标，20年来这两个区域甲基苯丙胺的使用一直在扩大。苯丙胺类兴奋剂市场显示出持续扩张的迹象，特别是甲基苯丙胺的全球市场正在扩大，2018年全球甲基苯丙胺的缉获数量再创历史新高，达到228吨当量。有迹象表明，这种毒品在北美和东南亚等主要次区域市场的贩运明显扩大。虽然近年来甲基苯丙胺在中国的供应量明显减少，但其价格（已达到过去10年来最低水平）和纯度表明，该毒品的结晶体和片剂在东南亚区域供应充足[2]，对中国的影响也不容小觑。

二、临床表现

甲基苯丙胺（分子结构如图8.1所示）过量吸食可致急性中毒，表现为战斗－逃跑反应（fight or flight response）：心率加快、血压升高、血管收缩、支气管扩张及血糖升高；长期滥用可导致成瘾、偏执、情绪障碍、狂欢、精神病和认知障碍等；一旦停用会出现戒断综合征，包括情绪烦躁不安、疲劳、睡眠障碍、食欲增加[3]。

三、诊断

甲基苯丙胺滥用成瘾目前并没有明确的诊断标准，不过可以结合长期大量使用甲基苯丙胺导致脑功能异常（主要包括精神病性症状的产生和认知损害）进行临床诊断。精神病性症状主要包括幻觉、幻想、刻板行为、怪异言语、攻击行为和人格瓦解等；认知损害主要包括记忆、注意和执行功能的损害，慢性甲基苯丙胺使用者表现出听觉和词语学习测验的即刻回忆成分、Tic-tac-toe 工作记忆试验、完成加利福尼亚计算机评估系统的工作记忆成分需延时 30% 以上等工作记忆方面的缺陷。

甲基苯丙胺急性中毒在神经系统方面通常表现为头昏、头痛、震颤、腱反射亢进、易激惹、烦躁、偏执性幻觉或惊恐状态，有的会产生自杀或杀人倾向，严重的可产生惊厥、脑出血致死。

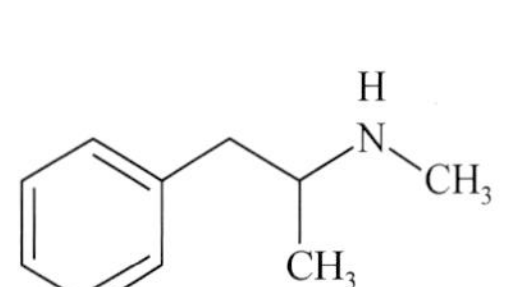

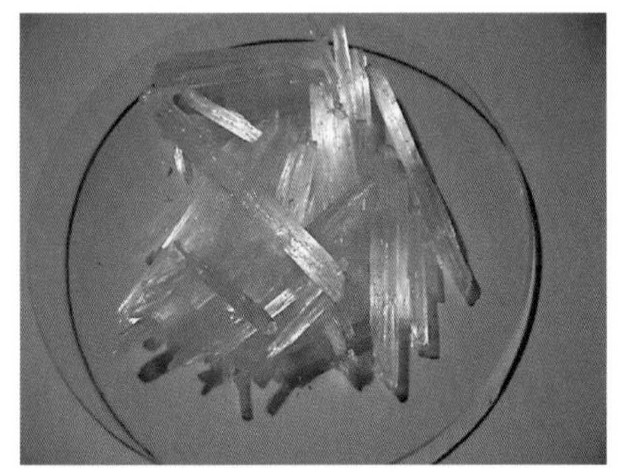

图 8.1 甲基苯丙胺分子结构及晶体外观

四、发病机制

甲基苯丙胺是多巴胺、去甲肾上腺素及 5- 羟色胺的间接激动剂，可以通过多种途径促进这些单胺类递质的释放。其中，最主要的途径是促使单胺类递质的逆转运及阻断单胺类递质的回收——作用于囊泡单胺类转运体，使囊泡中的单胺类递质逆向释放到胞质中，再通过细胞膜上的单胺类转运体逆向转运至突触间隙；作用于细胞膜上的单胺类递质转运体，可阻断单胺类递质的回收。其他作用途径包括：甲基苯丙胺可减少单胺类递质转运体在细胞膜上的表达而抑制单胺类递质的回收[4]。甲基苯丙胺引起神经兴奋的作用机制如图 8.2 所示。

甲基苯丙胺成瘾的作用机制主要是奖赏回路假说。奖赏回路的激活有赖于在大脑中从腹侧被盖区（ventral tegmental area, VTA）投射到伏隔核（nucleus accumbens, NAc）和前额叶皮质（prefrontal cortex, PFC）的多巴胺能神经通路，也就是中脑边缘多巴胺系统的激活（图 8.3）。甲基苯丙胺反复刺激能够让神经元发生适应性改变，可以让神经元突触产生长时程增强（long-term potentiation, LTP），形成长时程记忆[5]。成瘾的长时程记忆在甲基苯丙胺成瘾患者接触甲基苯丙胺或与甲基苯丙胺相关的暗示、线索时容易被唤醒提取，诱发神经元的活化，引起多巴胺释放，并激活奖赏回路，导致药物渴求和寻药行为的产生。

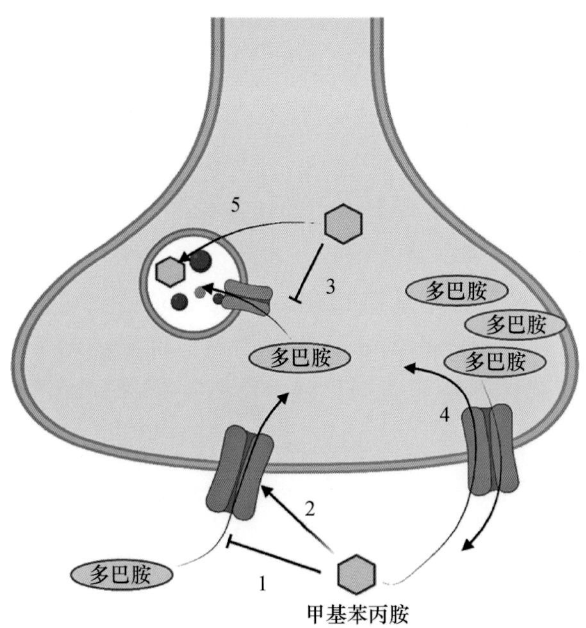

图 8.2　甲基苯丙胺引起神经兴奋的作用机制。1. 甲基苯丙胺抑制多巴胺转运体对多巴胺的重吸收；2. 甲基苯丙胺引起多巴胺转运体的磷酸化，导致其内化；3. 甲基苯丙胺抑制囊泡单胺类转运体介导的神经突触小体吸收多巴胺；4. 甲基苯丙胺的细胞内摄取导致多巴胺逆向转运至突触间隙；5. 甲基苯丙胺弥散至囊泡中破坏多巴胺的储存

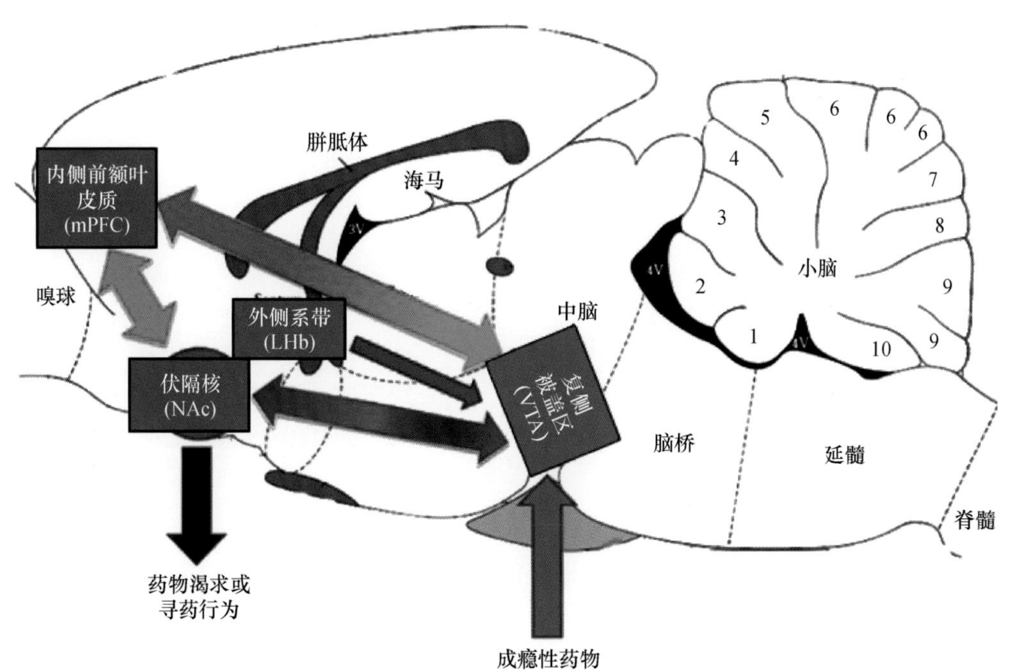

图 8.3　啮齿动物大脑中的奖赏回路（改自文献 [6]）。啮齿动物大脑的中线矢状切片描绘了涉及对奖励刺激作出反应的主要大脑区域。中脑的 VTA 向 NAc 和 mPFC 发送多巴胺能神经元投射 (蓝色箭头)。NAc（以及外侧系带）将 GABA 能神经元（红色箭头）投射到 VTA，而 mPFC 将谷氨酸能神经元（绿色箭头）投射到 VTA。mPFC 和 NAc 有相互的谷氨酸能投射。NAc 的活动变化导致奖励寻求或激励行为（黑色箭头）

五、治疗

目前国内外尚无批准用于治疗甲基苯丙胺使用障碍的药物。在此，我们介绍一些常用于治疗阿片类成瘾的药物。

1. 盐酸苯氨咪唑啉片

（1）适应证：本药适用于阿片类成瘾的快速戒毒治疗。主要用于如阿片、海洛因、杜冷丁、二氢埃托啡等成瘾者的戒毒治疗。本药无成瘾性。

（2）用法用量：成人每日用量为 0.85 ～ 1.00 mg，分 3 次口服。10 日为一疗程。

（3）药理作用：苯氨咪唑啉是 α 受体激动剂，直接激动下丘脑及延脑的中枢突触后膜 α_2 受体，使抑制性神经元激动，减少中枢交感神经冲动传出，从而抑制外周交感神经活动。

2. 盐酸可乐定片

（1）适应证：本药适用于戒除阿片类成瘾的快速戒毒治疗。主要用于如吸食阿片类成瘾，吸入或注入杜冷丁、二氢埃托啡等成瘾者的戒毒治疗。本药无成瘾性。

（2）用法用量：口服。成人每日用量为 10 ～ 15 片，分 3 次服用，10 日为一疗程，极量每次 6 片，每日 24 片。用药时严格遵照医嘱。

（3）药理作用：作用机理可能与通过调节 α_2 肾上腺能受体，降低中枢去甲肾上腺能活性有关。可乐定是 α 受体激动剂，直接激动下丘脑及延脑的中枢突触后膜 α_2 受体，使抑制性神经元激动，减少中枢交感神经冲动传出，从而抑制外周交感神经活动。

第二节　动物模型及甲基苯丙胺成瘾机制

一、动物模型制备方法

（一）甲基苯丙胺急性暴露动物模型构建

1. 动物

SD 大鼠，15 只，250 ～ 300 g，雄性（图 8.4）。

2. 动物分组

（1）正常对照组：注射生理盐水（SA）。

（2）模型组：甲基苯丙胺大剂量暴露 24 h 后取样组（M-1d）、甲基苯丙胺大剂量暴露 7 天后取样组（M-7d）。

3. 甲基苯丙胺大剂量暴露操作

模型组给药剂量为 10 mg/kg 1 次，2 h 间隔，腹腔注射（i.p.）。共给予 2 次甲基苯丙胺，给药体积为 1 mL/kg。正常对照组则给予等体积生理盐水，并在给予生理盐水后 24 h 处死。脑组织取样，制备冰冻切片用于补体因子 H（complement factor H, CFH）的免疫荧光检测。

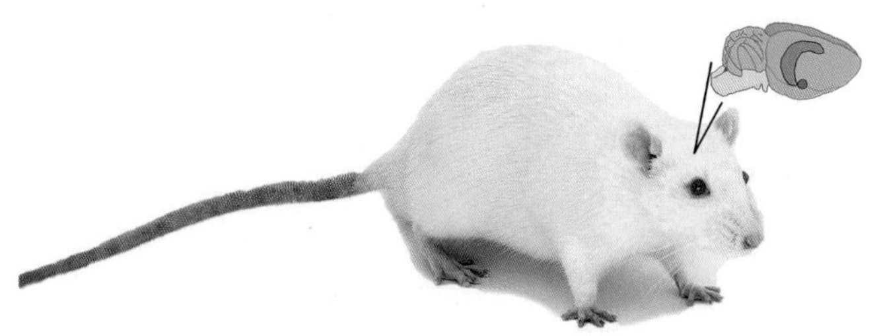

图 8.4　SD 大鼠及其研究器官——海马和伏隔核示意

（二）条件位置偏爱（conditioned place preference, CPP）大鼠模型构建

1. 实验动物

SD 大鼠，250~300 g，雄性。

2. 动物分组

（1）正常对照组：注射生理盐水（SA）。

（2）模型组：甲基苯丙胺多次注射构建 CPP 模型（M-CPP）。

3. CPP 模型构建

本实验采用的 CPP 装置（图 8.5）由三个黑色不透光亚克力板箱体组成，两端分别为小箱，即条件训练箱：A 箱和 B 箱，规格为 28 cm×23 cm×20 cm（长 × 宽 × 高），中间过渡箱规格为 14 cm×23 cm×20 cm（长 × 宽 × 高），箱体之间由有可控开关的挡板隔开。在 A 箱和 B 箱中有箱壁灯光和地面脚感两种感知觉信号，用以提供环境线索。

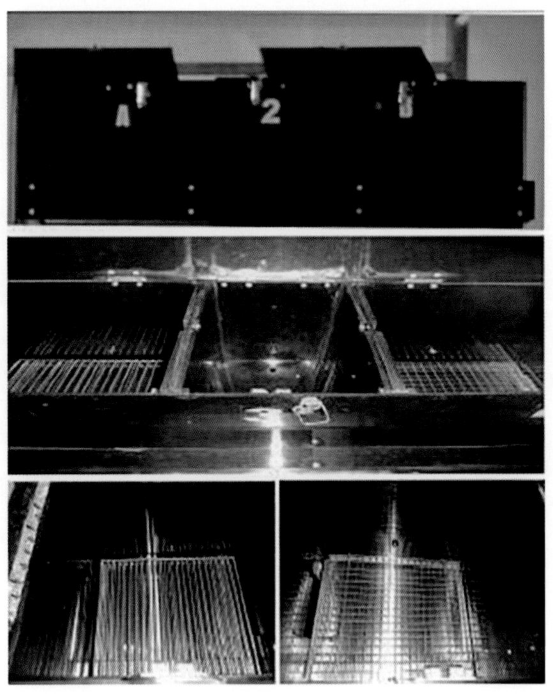

图 8.5　CPP 装置

A 箱中有 5 个呈十字排列的 LED 灯源和粗不锈钢横纹地板，B 箱中有 4 个呈正方形排列的 LED 灯源和细不锈钢网状地板。三个箱体中有红外感应装置，能够记录动物在箱体中停留时间和穿梭次数。装置底部有不锈钢托盘，在结束每只动物的 CPP 训练和测试之后，均要用自来水冲洗和 75% 乙醇擦拭托盘，以排除气味信息对下一只动物测试的干扰。

甲基苯丙胺诱导 CPP 大鼠模型具体实验过程如图 8.6 所示。

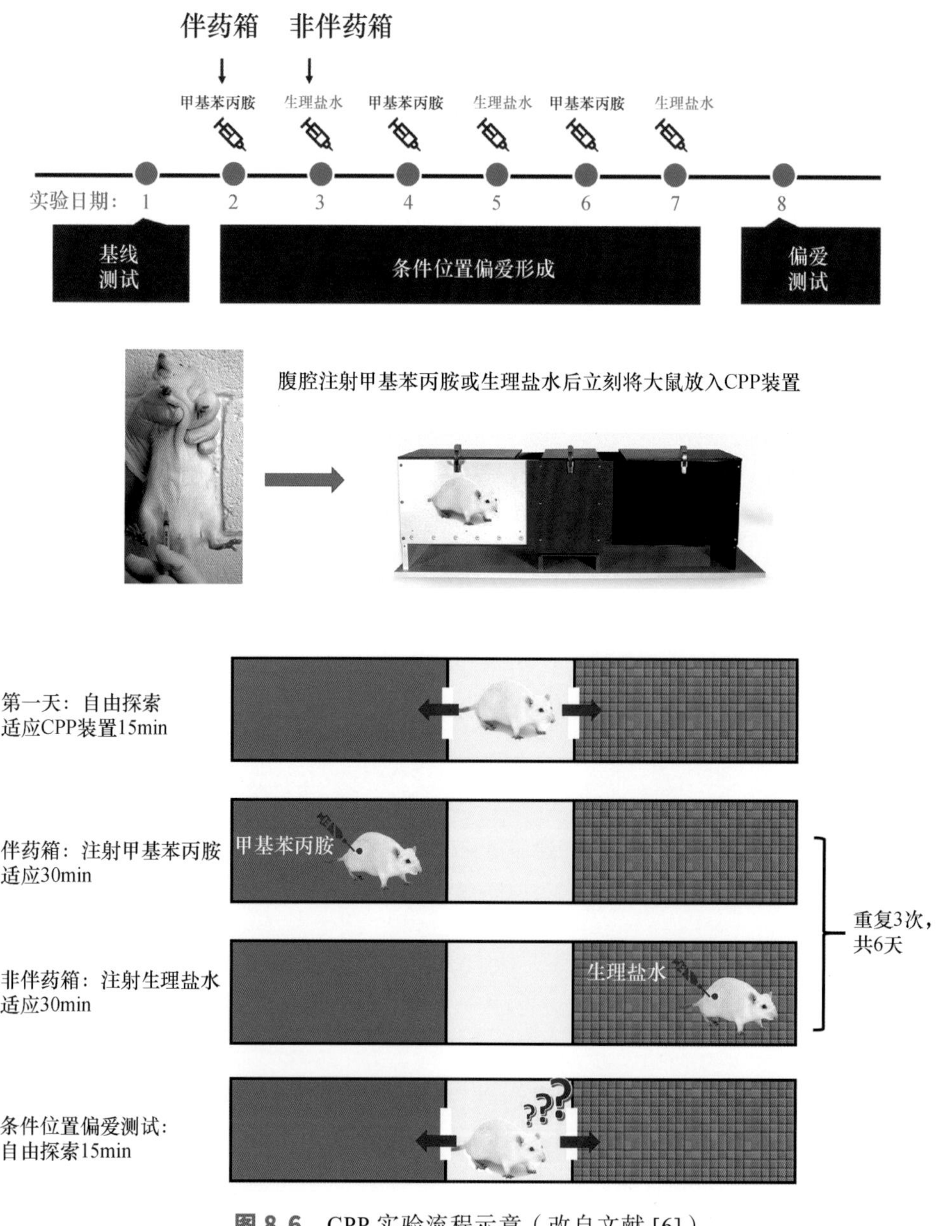

图 8.6 CPP 实验流程示意（改自文献 [6]）

（1）预适应：大鼠以每笼 4 只的数目进行饲养。在适应饲养条件 3 天时间内，每天捉拿大鼠并模拟腹腔给药的动作让大鼠适应给药操作，减少焦虑。随后连续两天将大鼠从过渡箱中拿出并置于 CPP 装置中，打开 CPP 装置的隔板，让大鼠在 A 箱、B 箱和中间箱中自由穿梭探索 15 min。该步骤可以让大鼠适应 CPP 实验中的抓握动作和 CPP 装置。CPP 装置所在实验室的灯光柔和偏暗，温度设置为 24℃恒温，每次 CPP 实验开始时间固定，总时间约 30 min，并提前 60 min 将大鼠放置于 CPP 装置所在实验室中适应环境。

（2）前测（pre-conditioning test）：在预适应两天之后，将大鼠放入 CPP 装置中自由穿梭探索 15 min，进行自然偏爱的基线测试，记录大鼠在 A 箱、B 箱中的停留时间，并计算停留时间差值（t_A-t_B），如果值为正，那么认为大鼠自然偏爱 A 箱，该大鼠的伴药箱为 B 箱；反之则大鼠自然偏爱 B 箱，该大鼠的伴药箱为 A 箱。A 箱和 B 箱中停留时间差值不应超过 2.5 min，将时间差超过 2.5 min 的大鼠从实验中剔除。然后将合格大鼠进行分组，根据停留时间差值的绝对值排序，将大鼠随机分为正常对照组（SA 组）和甲基苯丙胺造模组（METH 组）。

（3）训练（conditioning）：在前测之后一天开始 CPP 训练，周期为 6 天，训练时将 CPP 装置中隔板放下，保证 A 箱、B 箱和中间箱都处于各自独立的状态。

第 1 天给予 METH 组大鼠 1 mg/kg 甲基苯丙胺溶液，腹腔注射，给药量为 1 mL/kg，随后立即将其放入伴药箱中，让其在伴药箱中停留 30 min。SA 组用生理盐水替代甲基苯丙胺溶液，其余操作完全一致。

第 2 天给予 METH 组大鼠 1 mL/kg 生理盐水，腹腔注射，给药量为 1 mL/kg，随后立即放入非伴药箱中，让其在非伴药箱中停留 30 min。SA 组也给予生理盐水，其余操作完全一致。

重复上述操作 3 次，训练周期共 6 天，每天同一时间（时间差不超过 30 min）进行给药操作。

（4）测试（post-conditioning test）：6 天训练结束后的第 2 天，将大鼠从中间过渡箱放入 CPP 装置中自由穿梭探索 15 min，记录其在 A 箱、B 箱中的停留时间，计算 CPP 得分。

CPP 得分 = 伴药箱停留时间 − 非伴药箱停留时间

即大鼠在伴药箱停留时间与非伴药箱停留时间的差值。每只大鼠的测定时间与每日训练时间大致相同，用于测定的 CPP 装置的编号与该大鼠之前在训练时的 CPP 装置编号相同。

CPP 实验的示范操作参见视频 8.1。

二、探究甲基苯丙胺成瘾机制的方法

1. MALDI-TOF-MSI 评价 CPP 大鼠成瘾相关脑区代谢产物变化

MALDI-TOF-MSI 实验用的 METH 组在 CPP 测试结束 2 h 后麻醉，待其进入麻醉状态后立刻断头处死，100 s 内取出脑组织，立刻放入液氮中速冻定型 15 ～ 20 s，随后用镊子小心夹取，放入漂浮在液氮上的锡纸船型容器中持续降温 10 min，最后放入 -80℃冰箱保存备用。

参照刘会会等[7]介绍的方法进行 MALDI-TOF-MSI 实验，对 SA 组，METH 组在 CPP 测试后 2 h 取样，每组大鼠选取 3 ～ 5 只，对脑组织相同脑区同一位置进行切片，主要检测伏隔核、背侧海马（dorsal hippocampus, dHPC）和腹侧海马（ventral hippocampus, vHPC）三个脑区的切片中物质（*m*/*z* 在 60 ～ 1000 范围内）含量的变化，这些物质中有 30 余种是已经得到鉴定的。详细方法参见第二章。

2. 免疫荧光检测 CPP 大鼠成瘾相关脑区的 CFH 表达

采用免疫荧光共聚焦方法，主要检测 METH 组在 CPP 测试后，脑组织中伏隔核、海马和腹侧被盖区三个和药物成瘾紧密相关的奖赏通路脑区中 CFH 的表达变化。具体实验流程如图 8.7 所示。

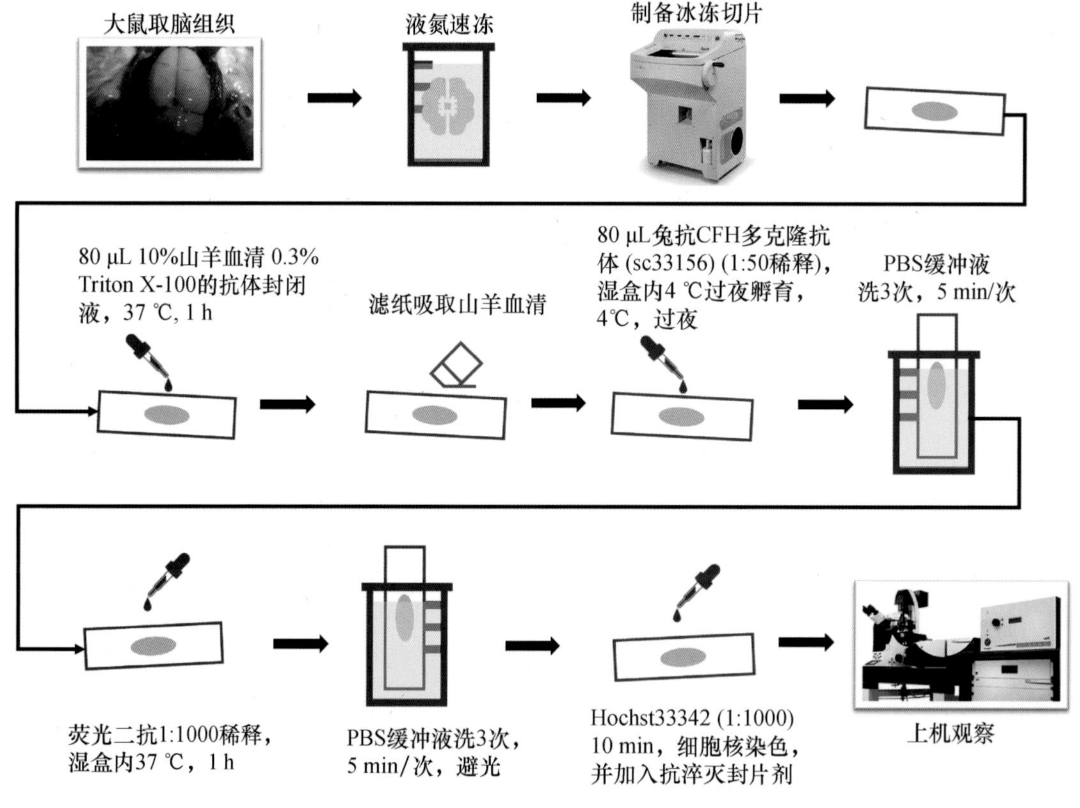

图 8.7 CPP 大鼠脑组织中 CFH 的免疫荧光实验流程

三、结果

1. 甲基苯丙胺诱导 CPP 大鼠行为学结果

我们在 CPP 前测后，剔除 A 箱和 B 箱时间差大于 2.5 min 的大鼠，按照时间差排序随机分为 SA 组和 M-CPP 组，每组共 19 只大鼠。

在前测中，大鼠在 A 箱和 B 箱中的停留时间并无显著性差异，说明并不存在自然偏爱，符合实验要求（图 8.8a）。分组后，M-CPP 组和 SA 组的 CPP 得分并无显著性差异，经过 6 天训练后，CPP 测试结果显示与 SA 组相比，M-CPP 组 CPP 得分显著上升（$P<0.001$），即 M-CPP 组在伴药箱中停留时间与非伴药箱中停留时间的差值显著大于 SA 组（图 8.8c），而反映大鼠活动性的穿梭次数在 SA 组和 M-CPP 组之间并无显著性差异（图 8.8b）。该实验结果说明了大鼠对甲基苯丙胺伴药箱形成了强烈的偏爱，M-CPP 组在训练中被强化的和环境线索相关的成瘾记忆被唤醒激活，CPP 模型制备成功[8]。

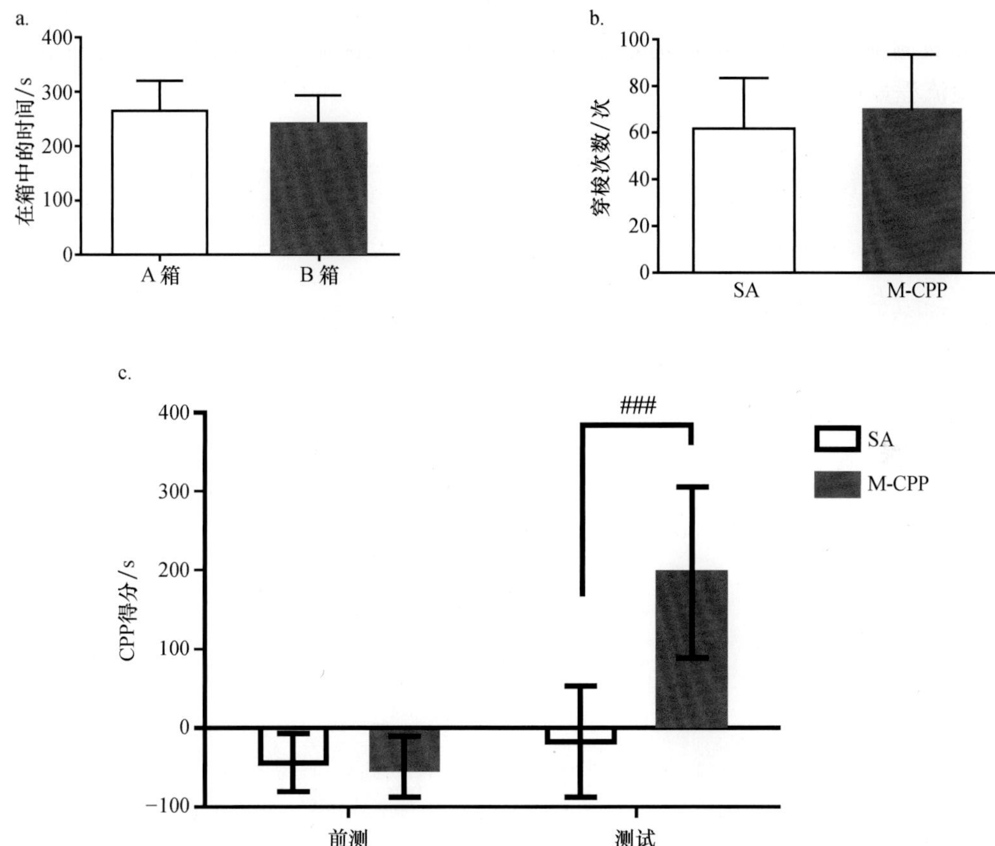

图 8.8　甲基苯丙胺诱导 CPP 大鼠行为学结果。a. 前测中大鼠在 CPP 装置 A 箱或 B 箱中的自然停留时间（n=38）。b. 测试中大鼠在 CPP 装置中总穿梭次数（n=19）；c. 甲基苯丙胺诱导 CPP 成功的大鼠 CPP 得分采用伴药箱时间减去非伴药箱时间表示（n=19）。SA，正常对照组；M-CPP，甲基苯丙胺组。本章后各图同。数据表示为 $\bar{x}\pm s$。与 SA 组比较：###，$P<0.001$

2. MALDI-TOF-MSI 评价 CPP 大鼠成瘾相关脑区中代谢产物的变化

我们采用 MALDI-TOF-MSI 技术检测与奖赏通路相关的三个重要脑区：NAc（图 8.9），dHPC（图 8.10）和 vHPC（图 8.11），获得了分子量为 0 ～ 1000 的小分子的成像信息，并进行了相对定量处理。根据 MALDI-TOF-MSI 结果，我们发现在 SA 组和 M-CPP 组之间有 14 种代谢物存在不同表达水平，包括能量代谢相关分子、氨基酸神经递质、抗氧化剂和磷脂四大类。具体结果参考图 8.9 ～图 8.11。

通过 H-E 染色和质谱成像结果中具有结构分布特异性的特征峰信号，确定 NAc 区域（图 8.9a），我们发现 NAc 区域中 M-CPP 组葡萄糖和肌酸明显降低（图 8.9b、c），ADP 浓度明显升高（图 8.9d）。三种氨基酸的浓度在两组之间也有差异。M-CPP 组谷氨酸和谷氨酰胺含量较低，而天冬氨酸信号较强（图 8.9e ～ g）。甲基苯丙胺导致 NAc 中谷胱甘肽表达降低（图 8.9h）。此外，在 NAc 中还发现了磷脂酸（PA）、磷脂酰乙醇胺（PE）和磷脂酰丝氨酸（PS）。甲基苯丙胺诱导的 CPP 大鼠脑内 NAc 中 PA（18:0/22:6）表达升高（图 8.9i），而 PE（p-18:0/22:6）和 PS（18:0/22:6）均在 METH 成瘾后的 NAc 中表达降低（图 8.9j、k）。

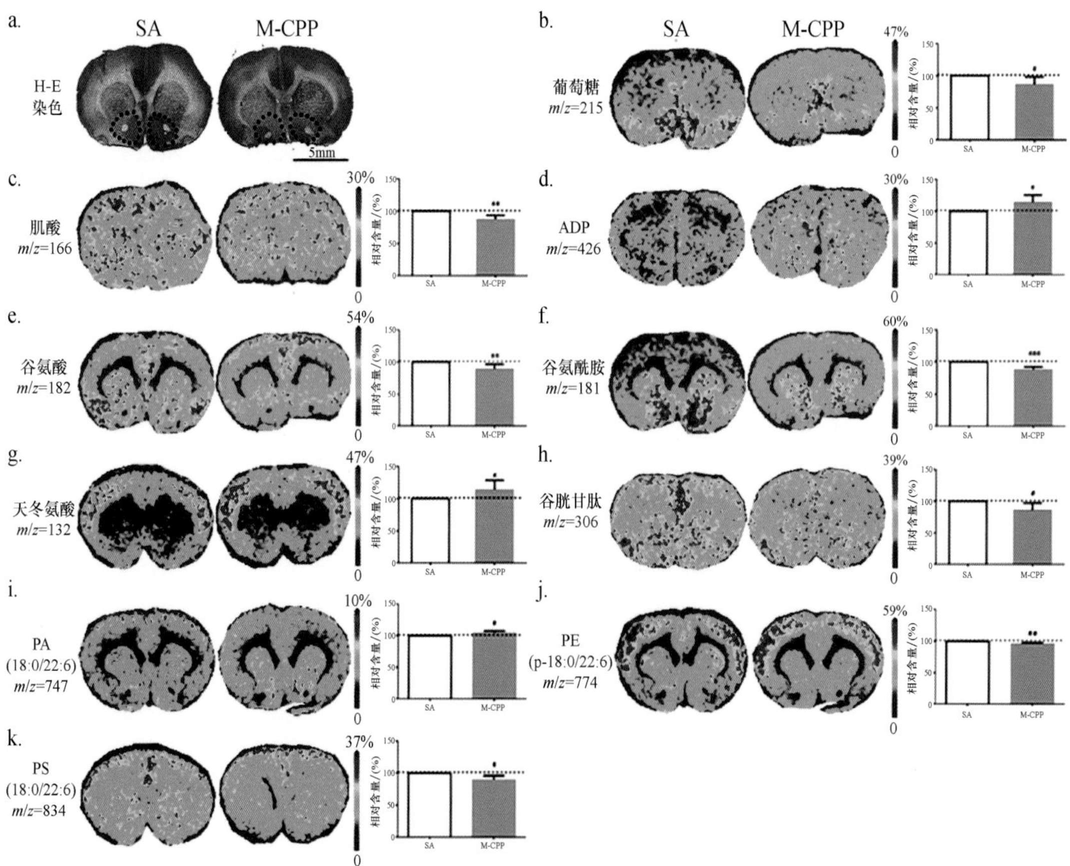

图 8.9 M-CPP 组和 SA 组大鼠脑 NAc 代谢产物变化的 MALDI-TOF-MSI。在 a 图中所选脑区用 H-E 染色，NAc 区域用黑色虚线突出显示。M-CPP 组 NAc 中葡萄糖（b）、肌酸（c）、谷氨酸（e）、谷氨酰胺（f）、谷胱甘肽（h）、PE（p-18:0/22:6）（j）、PS（18:0/22:6）（k）含量均低于 SA 组。M-CPP 组 NAc 中 ADP（d）、天冬氨酸（g）、PA（18:0/22:6）（i）含量均高于 SA 组。SA 组的平均信号强度设为 100%，以 M-CPP 组与 SA 组的平均信号强度之比进行相对定量。数据表示为 $\bar{x}\pm s$，n=6。#，P<0.05；##，P<0.01；###，P<0.001[9]

同样，我们确定了 dHPC（图 8.10a）和 vHPC（图 8.11a）。在 dHPC 中，M-CPP 组葡萄糖、肌酸明显降低（图 8.10b、c），但在接受甲基苯丙胺后，dHPC 中 GMP、ADP 和 AMP 增多（图 8.10d ～ f）。而在 vHPC 中肌酸、GMP、ADP、AMP 的表达谱不同。M-CPP 组的 vHPC 中肌酸增加，GMP、ADP 和 AMP 减少（图 8.11b ～ e）。在氨基酸变化方面，dHPC 中谷氨酸和谷氨酰胺减少，而天冬氨酸增加（图 8.10g ～ i）。而 vHPC 中谷氨酸、谷氨酰胺和天冬氨酸的信号更强（图 8.11f ～ h）。仅在 dHPC 中发现较低浓度的抗氧化剂谷胱甘肽（图 8.10j）。M-CPP 组的 dHPC 中 PE（p-18:0/22:6）、PE（16:0/18:1）、PE（18:0/22:6）、PS（18:0/22:6）下降（图 8.10k ～ n），而 vHPC 中 PA（18:0/22:6）及三种 PE 均升高（图 8.11i ～ l）。

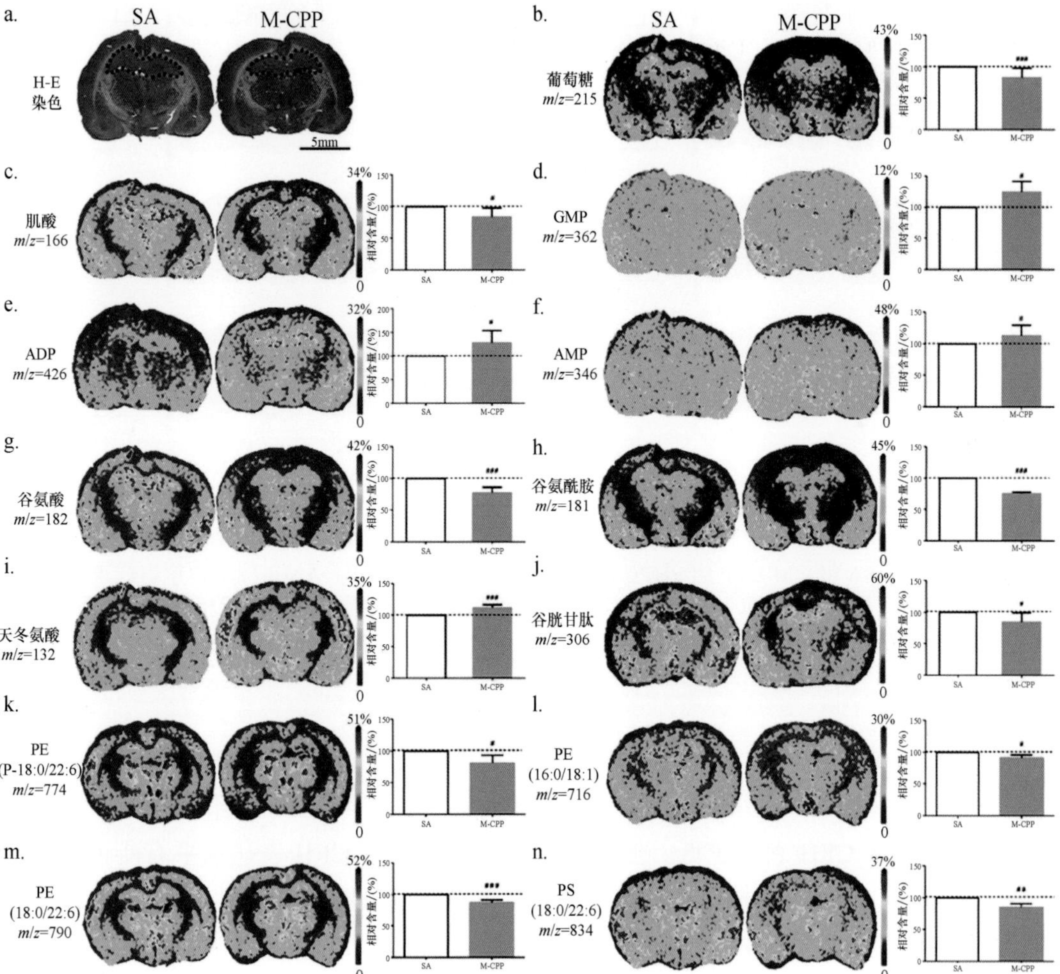

图 8.10　M-CPP 组和 SA 组大鼠脑 dHPC 代谢物变化的 MALDI-TOF-MSI。在 a 图中，所选脑区用 H-E 染色，dHPC 区域用黑色虚线突出显示。M-CPP 组 dHPC 中葡萄糖（b）、肌酸（c）、谷氨酸（g）、谷氨酰胺（h）、谷胱甘肽（j）、PE（p-18:0/22:6）（k）、PE（16:0/18:1）（l）、PE（18:0/22:6）（m）、PS（18:0/22:6）（n）含量均低于 SA 组。M-CPP 组 dHPC 中有更多的 GMP（d）、ADP（e）、AMP（f）和天冬氨酸（i）。SA 组的平均信号强度设为 100%，以 M-CPP 组与 SA 组的平均信号强度之比进行相对定量。数据表示为 $\bar{x}\pm s$，n=6。#，$P<0.05$；##，$P<0.01$；###，$P<0.001$[9]

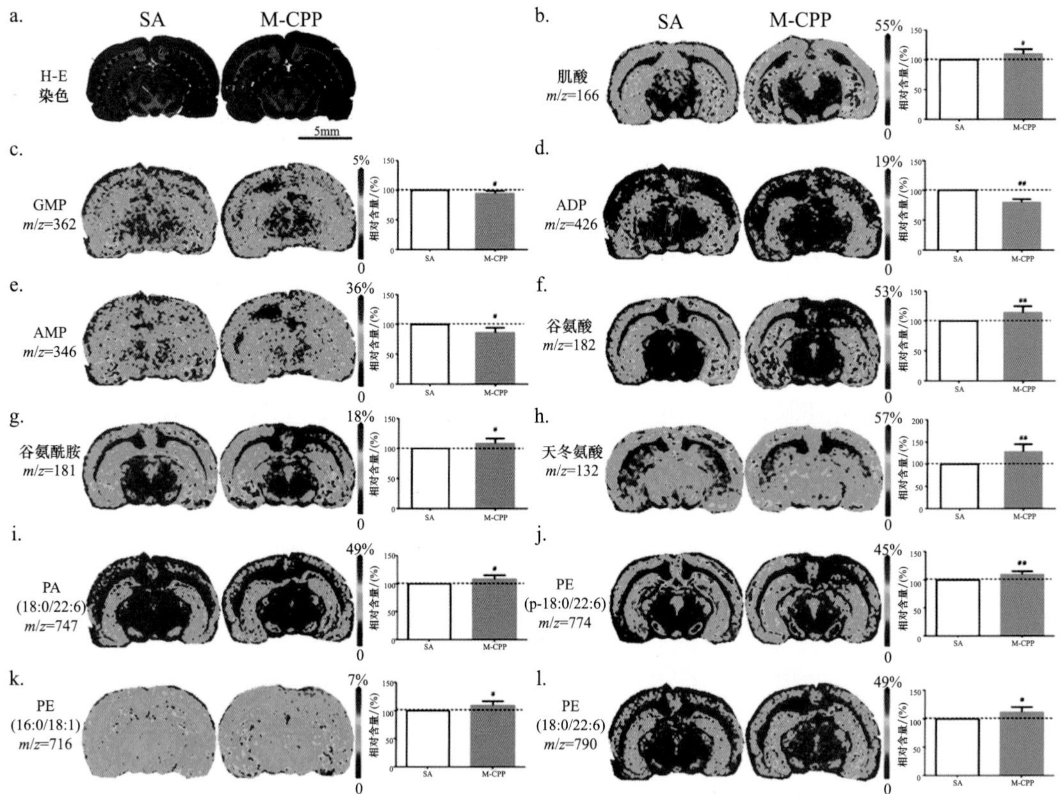

图8.11 M-CPP组和SA组大鼠脑vHPC代谢物变化的MALDI-TOF-MSI。在a图中，所选脑区用H-E染色，vHPC区域用黑色虚线突出显示。M-CPP组vHPC中肌酸（b）、谷氨酸（f）、谷氨酰胺（g）、天冬氨酸（h）、PA（18:0/22:6）（i）、PE（p-18:0/22:6）（j）、PE（16:0/18:1）（k）、PE（18:0/22:6）（l）含量均高于SA组。M-CPP组vHPC的GMP（c）、ADP（d）、AMP（e）含量均低于SA组。SA组的平均信号强度设为100%，M-CPP组与SA组的平均信号强度之比进行相对定量。数据表示为 $\bar{x}\pm s$，$n=6$。#，$P<0.05$；##，$P<0.01$[9]

3. 免疫荧光检测急性毒性大鼠和CPP大鼠成瘾相关脑区的CFH的表达

研究发现，以20 mg/kg甲基苯丙胺处理大鼠24 h后（M-1-d组），海马CA1、CA2/3和DG区CFH表达较低。但7天后，这些脑区的CFH表达水平有所恢复（图8.12）。而在CPP模型（M-CPP组）中CFH的变化与急性暴露模型（M-1d组，M-7d组）不同，在CPP形成后，CA1、CA2/3和DG区CFH表达水平均显著提高（图8.13）。根据以上结果，我们认为CFH在甲基苯丙胺成瘾的不同模式中表达会发生动态变化，可能与机体的应激有关，CFH具有作为甲基苯丙胺成瘾生物标志物的潜力。

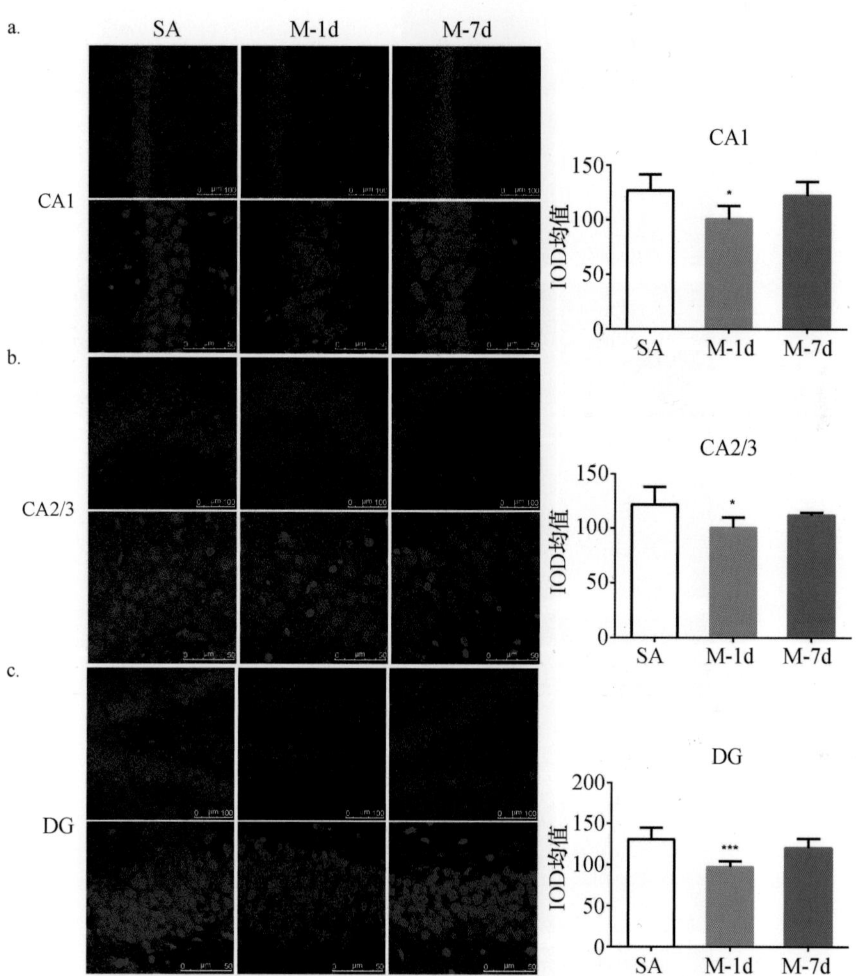

图 8.12　甲基苯丙胺急性暴露大鼠海马 CA1、CA2/3、DG 中 CFH 的免疫荧光分析。采用 LAS X 软件，统计平均免疫荧光强度来评价 CFH 的表达水平。M-1d：20 mg/kg 甲基苯丙胺急性暴露 24 h 后；M-7d：20 mg/kg 甲基苯丙胺急性暴露 7 天后。红色：CFH，Alexa fluor-555；蓝色：细胞核，Hochest33342。数据表示为 $\bar{x}\pm s$；SA，M-1d：n=4。与 SA 组比较：*，P<0.05；***，P<0.001。标尺为 100 μm，放大后的标尺为 25 μm[8]

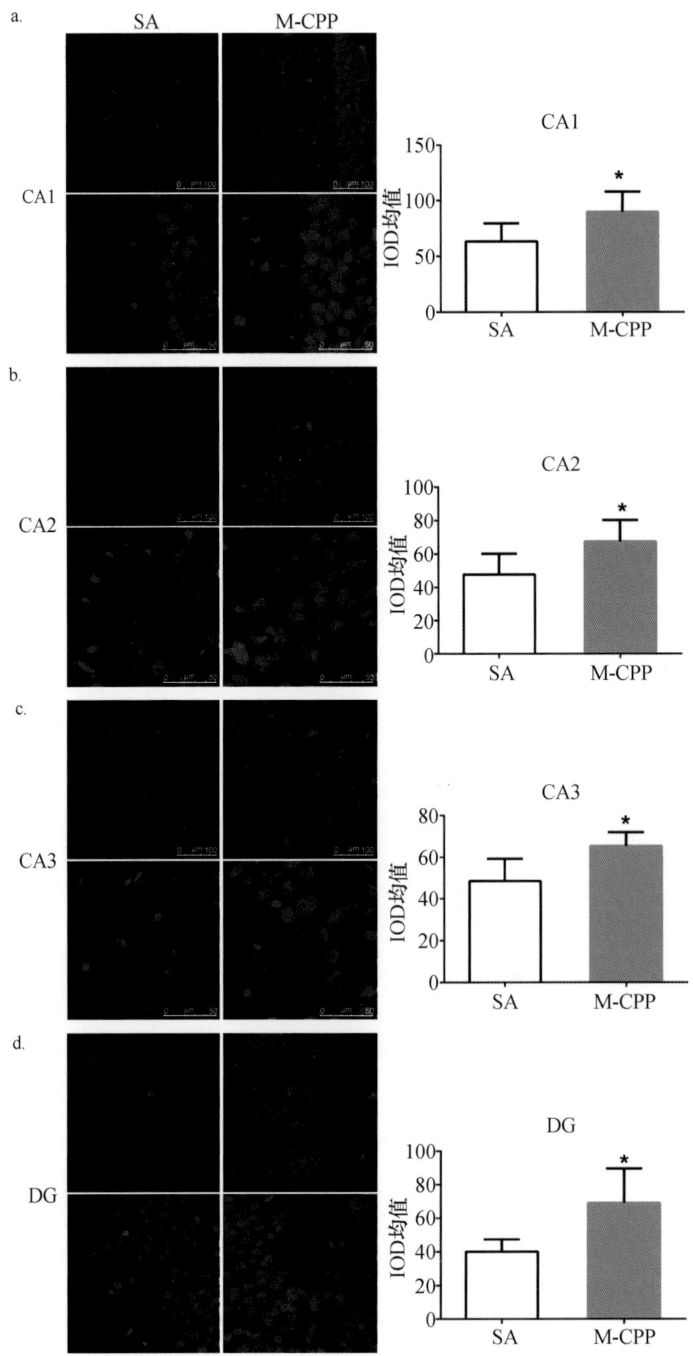

图 8.13 甲基苯丙胺诱导的 CPP 大鼠海马 CA1、CA2、CA3、DG 中 CFH 的免疫荧光分析。采用 LAS X 软件，统计平均免疫荧光强度来评价 CFH 的表达水平。红色：CFH，Alexa fluor-555；蓝色：细胞核，Hochest33342。数据表示为 $\bar{x}\pm s$，n=4。与 SA 组比较：*，P<0.05；***，P<0.001。标尺为 100 μm，放大后的标尺为 25 μm[8]

四、结论

我们用 MALDI-TOF-MSI 在甲基苯丙胺诱导的 CPP 大鼠的多个脑区绘制了能量代谢相关分子、氨基酸神经递质、抗氧化剂和磷脂含量谱图，将来可以建立由这些相关代谢物组成的多参数模型，为挖掘代谢物水平的甲基苯丙胺成瘾生物标志物打下基础。磷脂的变化为阐明磷脂代谢途径在甲基苯丙胺成瘾中的作用指明了新的方向。我们对 CFH 的免疫荧光检测再次揭示了甲基苯丙胺和 CFH 之间的关联性，首次鉴定了不同甲基苯丙胺使用情景下 CFH 的不同表达模式。急性甲基苯丙胺暴露和长期服用甲基苯丙胺分别导致 CFH 下调或上调，这一结果揭示甲基苯丙胺干扰了脑组织中 CFH 的表达，CFH 的表达变化与甲基苯丙胺滥用 / 依赖有关，其作用机制有待进一步研究。最后，根据代谢小分子的成像结果和 CFH 表达变化的差异，我们认为 dHPC 和 vHPC 这两个脑区似乎在甲基苯丙胺成瘾中发挥着不同的作用。

一、名词解释

（1）奖赏回路：奖赏回路也称为边缘系统多巴胺奖赏回路，是由伏隔核、尾状核、壳核、丘脑、下丘脑、杏仁核等大脑深部核团以及内侧前额叶等部位共同组成的神经网络。其功能是加工与奖赏有关的刺激，或是对奖赏的预期。

（2）条件位置偏爱实验：条件性位置偏爱实验是目前评价药物精神依赖性的经典实验，也是广泛应用于寻找抗觅药行为的有效工具。该实验将实验动物（大鼠、小鼠）置于条件性位置偏爱箱的给药观察区，并给予精神依赖性药物（例如，甲基苯丙胺），然后观察实验动物在条件性位置偏爱箱的不同区域的活动情况，给药区、非给药区以及过渡区之间有小门可供动物自由穿梭。动物每次处于给药区就会在药物奖赏性效应的作用下对该区域产生位置上的偏好，其程度与药物的精神依赖性相关。

（3）海马：海马又称为海马回、海马区，海马位于大脑丘脑和内侧颞叶之间，属于边缘系统的一部分，主要负责长时程记忆的存储转换和定向等功能。

（4）伏隔核：伏隔核也被称为依伏神经核，是一组纹状体中的神经元。在大脑的奖赏、快乐、成瘾、侵犯、恐惧以及安慰剂效果等活动中起重要作用。

二、小知识

（1）苯丙胺：苯丙胺是甲基苯丙胺的前体。研究者在 20 世纪 20 年代晚期，人工合成了一种与麻黄碱结构相似的新的化学物质——苯丙胺，它在 1932 年被授予专利。苯丙胺最早的用途是取代麻黄碱用以治疗哮喘病，1932 年，苯丙胺吸入剂作为一种治疗因感冒引起的鼻塞药物被使用。在第二次世界大战期间，日本出于战争需要的使用为战后甲基苯丙胺滥用埋下了伏笔。

（2）第三代毒品：指的是目前化学合成毒品（精神活性物质）的变种，即新精神活性物质（NPS）。首次出现是在 2013 年联合国国际麻醉品管制署（简称“联合国禁毒署”）发布的《世界毒品报告》中，新精神活性物质定义为：没有被联合国国际公约管制，但存在滥用可能，并会对公众健康造成危害的单一物质或混合物质。随后联合国禁毒署认为新精神活性物质将成为在全球范围流行的第三代毒品。已知的新精神活性物质主要有以下七个类别：合成大麻素类、卡西酮类、氯胺酮类、苯乙胺类、哌嗪类、植物类及其他，第三代毒品具有伪装性强、隐蔽性强、易于传播等特点。

三、技术难点汇总

（1）CPP 大鼠模型的构建：CPP 大鼠模型的构建中关键是要将大鼠的成瘾记忆与环境线索关联起来，所以常见的 CPP 装置中 A 箱和 B 箱有灯光线索、地面网格线索，甚至有气味线索，本实验采用的是前两种。为了避免动物焦虑对实验造成影响，需要提前抓握大鼠，甚至练习腹腔注射，使得大鼠适应实验操作。由于大鼠会进行尿液标记，需要在每次实验后用乙醇擦拭装置，排除尿液标记对下一次实验的影响。

（2）动物取材：MALDI-TOF-MSI 实验中大鼠的脑组织取出后需要立刻低温速冻，建议采用液氮速冻法，大鼠脑组织在液氮中速冻 15 ～ 20 s，立刻取出，在干冰上继续保持低温，直至放入 −80 ℃冰箱保存。

（3）脑区的选取和切片：MALDI-TOF-MSI 脑组织的切片首先需要确定脑区。所选脑区需要严格对照图谱进行切片。在切片过程中海马区较为明显，能够用肉眼明确辨别切取位置，但是 NAc 区和 VTA 区的切取则需要对照图谱反复练习，能够固定切片位置与前囟之间的距离，尽量保证用于实验的不同动物切片位置是近似的。而且应该在用于 MALDI-TOF-MSI 实验的切片的前后位置各留取一张切片，用于 H-E 染色以及其他实验。

（4）MALDI-TOF-MSI 实验过程中的基质喷涂：MALDI-TOF-MSI 基质的喷涂是否均匀将对实验结果产生重大影响，一般我们认为形成均匀的基质结晶为理想情况，不同基质会有不同的喷涂强度和干燥时间。目前，中国科学院化学研究所聂宗秀教授课题组开发了新型的喷涂机，相较于布鲁克公司的机器，能够将基质的均一度控制得更加理想。

参考文献

[1] 国家禁毒委员会办公室 . 2019 年中国禁毒报告［EB/OL］.［2020-06-24］.http://www.nncc626.com/2020-06/24/c_1210675813.htm.

[2] United Nations Office on Drugs and Crime.World Drug Report 2021［EB/OL］.［2020-06-24］.https://www.unodc.org/unodc/en/data-and analysis/wdr2021.html.

[3] CRUICKSHANK C C, DYER K R. A review of the clinical pharmacology of methamphetamine[J]. Addiction, 2009, 104(7): 1085-1099.

[4] VEARRIER D, GREENBERG M I, MILLER S N, et al. Methamphetamine: history, pathophysiology, adverse health effects, current trends, and hazards associated with the clandestine manufacture of methamphetamine[J]. Disease-a-month, 2012, 58(2): 38-89.

[5] VOLKOW N D, MORALES M. The brain on drugs: from reward to addiction[J]. Cell, 2015, 162(4): 712-725.

[6] RUTHERFORD H J V, WILLIAMS S K, MOY S, et al. Disruption of maternal parenting circuitry by addictive process: rewiring of reward and stress systems[J]. Frontiers in psychiatry, 2011, 2: 37.

[7] LIU H, CHEN R, WANG J, et al. 1, 5-Diaminonaphthalene hydrochloride assisted laser desorption/ionization mass spectrometry imaging of small molecules in tissues following focal cerebral ischemia[J]. Analytical chemistry, 2014, 86(20): 10114-10121.

[8] LIN M, XU J, LIU Z, et al. Complement Factor H Displays Opposite Expression Patterns Under Two Situations of Methamphetamine Administration: Acute Exposure and Chronic Dependence[J]. Neuroscience bulletin, 2020, 36: 1558-1562.

[9] LIN M, XU J, LIU X, et al. Metabolomics profiling of methamphetamine addicted human serum and three rat brain areas[J]. RSC advances, 2019, 9(70): 41107-41119.

（北京大学第三医院 许嘉旻）

第九章 糖尿病认知功能障碍动物模型和药效评价

第一节 概 述

一、糖尿病患病率及现状

1. 2021 年全球糖尿病患病状况概述（图 9.1）

（1）2021 年，20 ～ 79 岁的成年人中有 5.37 亿（10.5%）糖尿病患者，预计到 2030 年将增至 6.43 亿（11.3%），到 2045 年将增至 7.83 亿（12.2%）。

（2）在大多数国家，2 型糖尿病（type 2 diabetes mellitus，T2DM）患者的比例正在增加，估计 94% 的糖尿病患者生活在低收入和中等收入国家。

（3）20 ～ 24 岁人群的患病率最低（2021 年为 2.2%）；75 ～ 79 岁人群中，糖尿病患病率 2021 年估计为 24.0%，2045 年预计将上升到 24.7%。随着全球人口老龄化，60 岁以上的糖尿病患者比例将越来越高。

（4）排除 COVID-19 大流行相关的死亡风险，2021 年，估计有 670 万 20 ～ 79 岁成年人因糖尿病或其并发症死亡，占该年龄段整体死亡的 12.2%。大约 1/3（32.6%）的糖尿病死亡患者的年龄不到 60 岁。

（5）2021 年，20 ～ 79 岁人群中，糖尿病患者人数最多的国家是中国、印度和巴基斯坦，预计到 2045 年，前三名的排名将保持不变。

（6）糖尿病患者人数最多的国家，不代表患病率最高。2021 年，巴基斯坦（30.8%）、法属波利尼西亚（25.2%）和科威特（24.9%）的糖尿病患病率最高。

（7）全球估计有 2.4 亿糖尿病患者未确诊，几乎 90% 的未确诊糖尿病患者生活在中低收入国家，在非洲、东南亚和西太平洋，超过一半的糖尿病患者未被诊断。

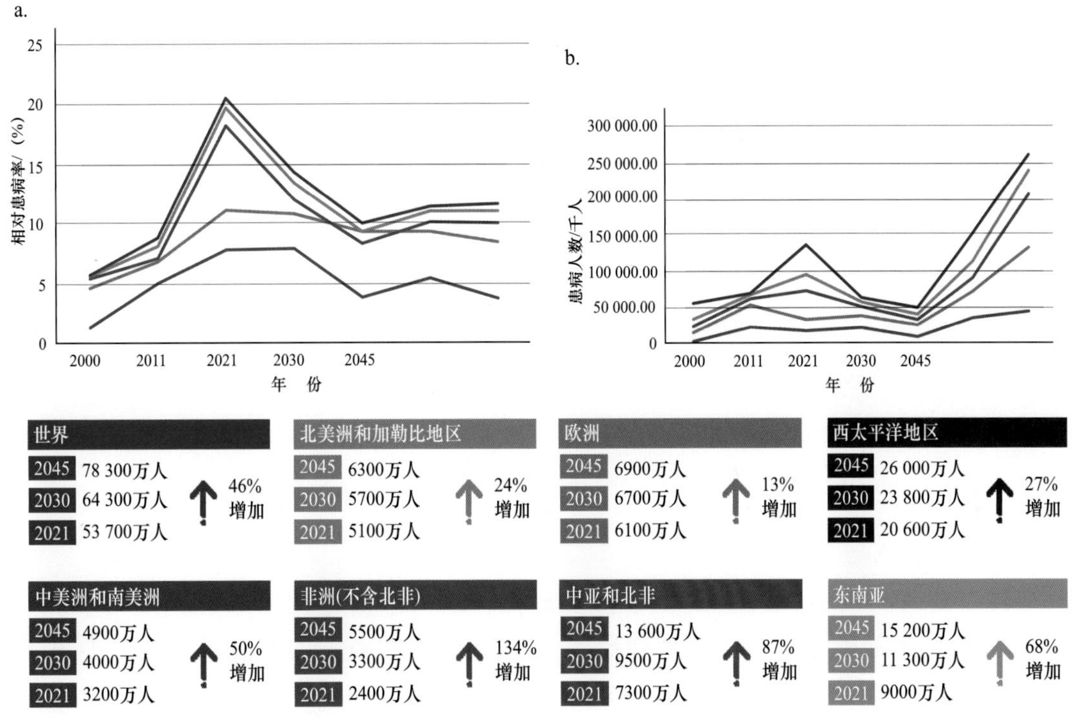

图 9.1　全球糖尿病发展趋势（改自文献 [1]）。a. 年龄调整后的相对患病率发展趋势；b. 全球患病人数发展趋势

2. 2021 中国糖尿病患病状况概述（表 9.1）

（1）全世界平均每 4 名糖尿病患者就有 1 名来自中国。

（2）据统计，中国有 1.41 亿成年糖尿病患者，占成年人口数量的 13%。

表 9.1　2021 年中国糖尿病流病学统计数据 [1]

地区	糖尿病患者人数（20～79 岁）/1000 人	年龄校正的糖尿病相对患病率（20～79 岁）/（%）	糖尿病患者人均医疗支出（20～79 岁）/ 美元	糖尿病相关死亡人数（20～79 岁）/ 人	未诊断率（20～79 岁）/（%）
31 个省区市	140 869.6	10.6	1173.5	1 396 662	50.5
香港	686.0	7.8	—	—	54.2
澳门	50.9	7.8	—	—	54.2
台湾	2457.2	9.7	—	—	54.2

（3）中国是西太平洋地区每年死于糖尿病人数最多的国家，死亡人数近 140 万。

（4）中国用于糖尿病相关的医疗支出排名世界第二，达 1653 亿美元。

（5）中国超过一半的糖尿病成年患者未被确诊，占比 50.5%。

二、糖尿病并发症之一——糖尿病认知功能障碍

很多糖尿病患者容易忽视认知功能障碍的发生，认为随年龄增加，人的认知功能下降是正常的。然而，有研究表明糖尿病和认知功能障碍存在非常密切的关系，认知功能障碍在糖尿病初期就已经存在[2]。2 型糖尿病患者中 60% ～ 70% 有轻到中度认知功能障碍[3]。若不加以控制，随着年龄的增长会由轻度认知功能障碍发展为阿尔茨海默病等痴呆性疾病[4]，而糖尿病患者的阿尔茨海默病发病率要远高于同龄无病者[5]。

三、发病机制

1. 胰岛素抵抗

胰岛素及其受体在大脑中分布很丰富[6]，胰岛素信号传递具有调节记忆和学习的功能，是突触可塑性[7,8]和神经元干细胞活化所必需的，且具有神经保护作用[9]。因此，神经元中胰岛素信号传导通路损伤引发的胰岛素抵抗会导致认知功能障碍[10]。

有研究表明，脂肪组织会将脂肪细胞因子（如瘦素和脂联素等）释放到胰岛素与胰岛素受体（insulin receptor, IR）作用的循环中，瘦素可以通过下丘脑神经内分泌信号调节食物消耗和能量消耗，脂联素则可以促进胰岛素敏感性的改善，而脂联素缺乏的小鼠则具有严重的胰岛素抵抗现象[11]。同时，巨噬细胞等免疫细胞在脂肪组织中积聚，分泌影响葡萄糖和脂质代谢的炎症因子，降低脂蛋白酯酶的活性，增强脂肪组织中激素敏感的脂肪酶活性，进一步增加非酯化脂肪酸（NEFA）释放到血液中，导致胰岛素抵抗[12]（图 9.2）。

2. 炎症反应

在正常情况下，胰岛素与胰岛素受体的相互作用将促使脂肪酸转化为三酰基甘油，而葡萄糖衍生的甘油 3- 磷酸作为脂肪细胞中的酯化底物，胰岛素诱导脂肪酸和葡萄糖的协调摄取，然后酯化成三酰基甘油。这些途径的任何一步失调都将导致过量的循环葡萄糖和脂肪酸堆积在体内[13]。而在 2 型糖尿病小鼠体内，因为慢性低度炎症因子，如 TNF-α、IL-6 等水平的升高，导致胰岛素受体敏感性降低，从而产生胰岛素抵抗，而胰岛素抵抗已被很多研究证明与认知功能障碍的发生有关（图 9.3）。

3. 氧化应激

葡萄糖水平增多会导致脂质过氧化物含量增加，脑内的超氧化物歧化酶（superoxide dismutase, SOD）、过氧化氢酶等抗氧化酶的活性明显下降，蛋白激酶 C（protein kinase C，PKC）被激活，从而造成氧化应激损伤。氧化应激还可通过激

活聚腺苷二磷酸核糖聚合酶（poly ADP-ribose polymerase，PARP）进一步增强 PKC 活性，由此形成氧化应激恶性循环，造成糖尿病患者脑内氧化应激损伤[14]（图 9.4）。由于大脑中不饱和脂质丰富的神经薄膜组织含量高，氧气利用率高达全身消耗量的 1/5，而且抗氧化酶含量低，大脑和神经系统比其他组织更容易受到过氧化损伤，控制运动和认知功能的大脑皮质和海马对氧化应激似乎尤其敏感[15,16]。

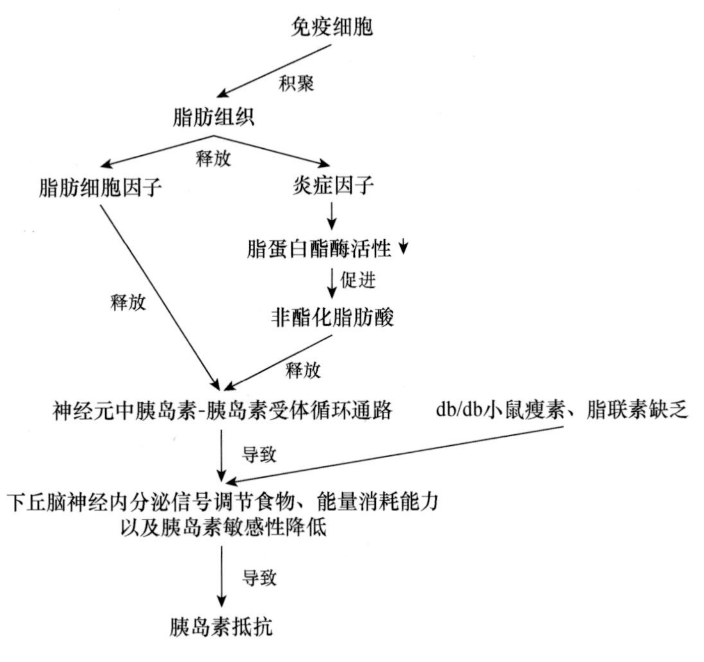

图 9.2　胰岛素抵抗发生机制

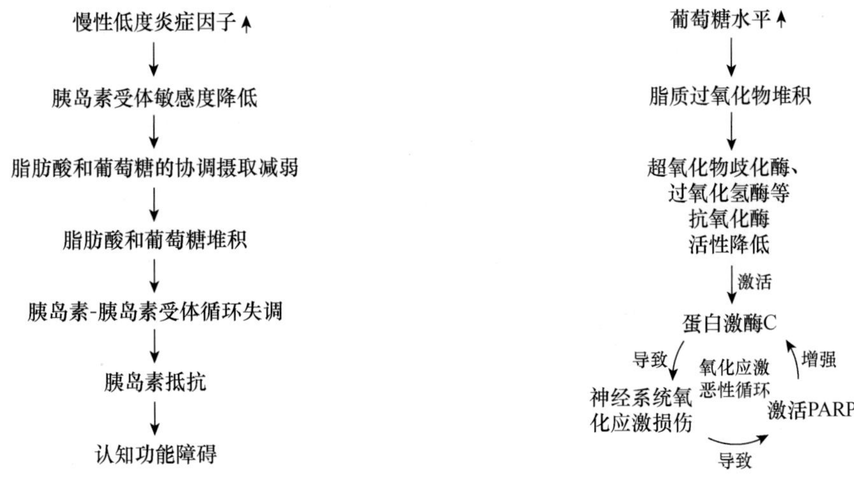

图 9.3　糖尿病患者体内炎症反应诱发胰岛素抵抗及认知功能障碍机制

图 9.4　糖尿病患者体内包括脑组织氧化应激发生机制

4. 脑内淀粉样蛋白和 τ 蛋白磷酸化异常、蛋白糖基化终产物沉积

如图 9.5 所示，糖尿病引发的失衡的氧化应激和胰岛素抵抗现象导致胰岛素信号通过胰岛素受体底物（insulin receptor substrate, IRS）激活磷脂酰肌醇 3- 激酶（PI3K）的通路出现障碍，使得淀粉样蛋白（amyloid β, Aβ）沉积，而 Aβ 可以显著削弱突触的结构和功能 [17,18]。胰岛素和 Aβ 在结构上相似，Aβ 可以和胰岛素受体竞争性结合，导致脑内胰岛素信号下降，抑制下游胞内 PI3K 等信号分子，进一步加重 Aβ 对神经元的损伤 [19]，2 型糖尿病患者胰岛素受体出现胰岛素抵抗，使得胰岛素降解酶（insulin-degrading enzyme, IDE）表达减少，IDE 既可以降解胰岛素，也可以降解 Aβ，Aβ 降解减少导致其进一步沉积 [20]，胰岛素抵抗现象加重，脑认知功能受损。

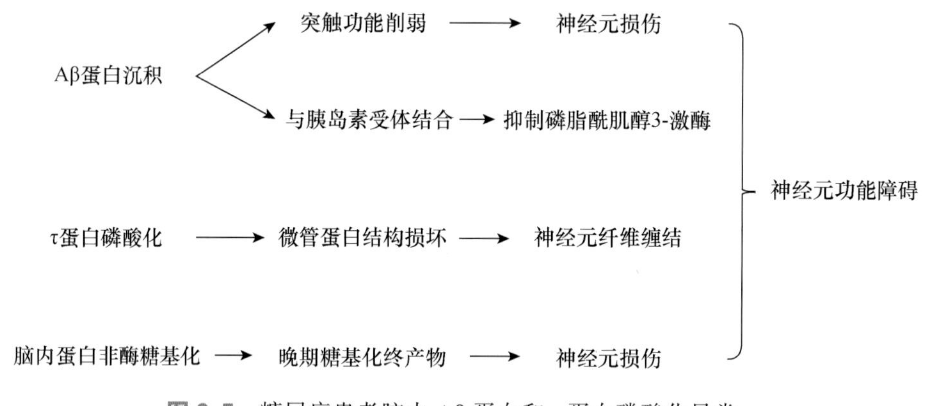

图 9.5 糖尿病患者脑内 Aβ 蛋白和 τ 蛋白磷酸化异常、蛋白糖基化终产物沉积导致神经元功能障碍

除此以外，糖尿病患者 τ 蛋白磷酸化异常，使微管蛋白表达减少、聚合形成微管的能力降低，导致微管结构遭到明显破坏，异常磷酸化的 τ 蛋白增多，神经元纤维缠结（neurofibrillary, NFT）增多，从而影响脑神经元的功能，导致认知功能障碍 [21]。

另外，患者脑内葡萄糖水平增高后，脑内蛋白非酶糖基化生成晚期糖基化终产物（advanced glycation end product, AGE），AGE 对酶稳定，不易降解，生成后沉积在血浆和组织中，不易被机体清除，也会导致神经细胞损伤，脑功能性改变 [22]。

5. 神经营养因子缺乏

糖尿病患者神经营养因子 -3（neurotrophic factor-3, NT-3）在传出和传入迷走神经中减少；脑内脑源性神经营养因子（brain-derived neurotrophic factor, BDNF）减少，这些现象提示了糖尿病患者逆向轴索运输损伤，这会导致神经元生长、存活、分化和执行功能受阻，最终引起神经元代谢障碍或神经元退行性变 [23]。

6. 脑微血管内皮细胞损伤

体内葡萄糖水平的升高可以使血小板凝集障碍，从而导致血浆黏稠度增加，脑血流量降低；还会导致大脑微血管病变，降低血脑屏障的通透性和完整性，使大分子蛋白质进入大脑实质，进而引起神经元的损害和凋亡（图 9.6），导致大脑认知反应和处理能力下降，从而引发糖尿病认知功能障碍 [24]。

7. 神经元凋亡

如图 9.7 所示，糖尿病患者 G 蛋白活性降低，对钙离子通道的调节作用减弱，导致钙离子通道兴奋性增强，同时 Ca^{2+}-Mg^{2+}-ATP 酶活性显著异常，引起 Ca^{2+} 内流，激活磷脂酶，阻断线粒体电子传递，释放自由基 [25]。Ca^{2+} 超负荷导致反应性自由基产生的情况下，线粒体膜内外的结合点形成了线粒体膜通透性转换孔（mitochondrial permeability transition pore, MPT），引起神经元凋亡，导致脑认知功能受损 [26]。

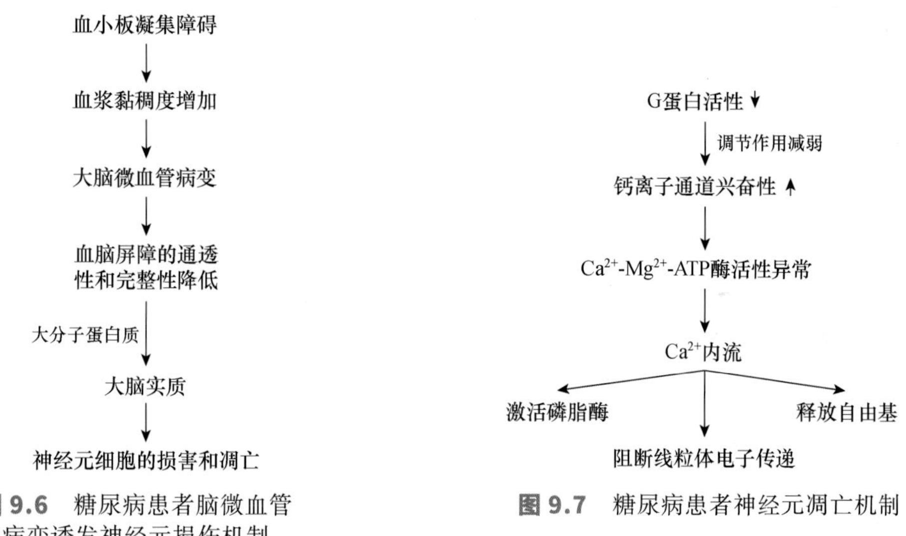

图 9.6　糖尿病患者脑微血管病变诱发神经元损伤机制

图 9.7　糖尿病患者神经元凋亡机制

8. 信号转导通路受损

研究发现，胰岛素 / 胰岛素样生长因子 1 受体（IGF-1R）通路、磷脂酰肌醇 3-激酶 / 蛋白激酶 B（PI3K/Akt）通路等信号转导通路在糖尿病认知功能障碍的发病过程中起到重要作用。在糖尿病认知功能障碍小鼠模型中，IGF-1R 的减少在某种程度上可以降低糖尿病认知功能障碍的发生 [27]。

Akt 的激活会显著增加胰岛素抵抗，减少轴突形成，降低突触可塑性，而其下游效应分子环磷酸腺苷效应元件结合蛋白（cAMP-response element binding protein, CREB），调节与学习和记忆相关的功能性蛋白的表达 [28]。

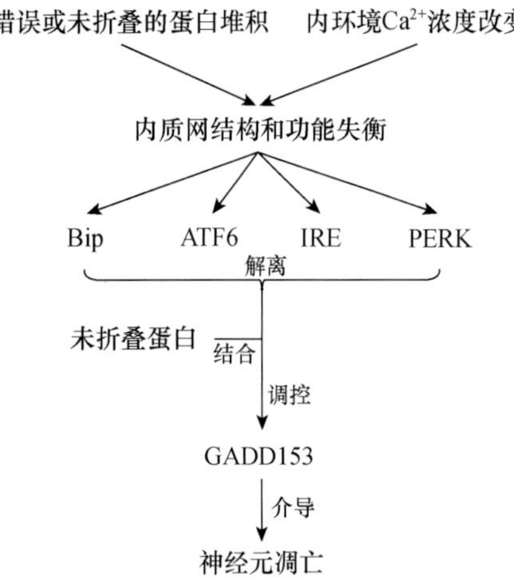

图 9.8 糖尿病患者内质网应激介导神经元凋亡机制

9. 内质网应激

内质网是敏感性很高的亚细胞结构，高糖、氧化应激、代谢障碍等均能引起内质网应激（endoplasmic reticulum stress, ERS），错误或未折叠的蛋白堆积、内环境 Ca^{2+} 浓度的改变均会导致内质网结构和功能的失衡 [29]，进而导致内质网分子伴侣 Bip（葡萄糖调节蛋白 78）与活性转录因子 6（activating transcription factor 6, ATF6）、抑制物阻抗性酯酶（inhibitor resistant esterase, IRE）、依赖双链 RNA 的蛋白激酶样内质网激酶（protein kinase R-like ER kinase, PERK）解离，转而与未折叠蛋白结合，使其调控内质网应激特异转录因子 CHOP 蛋白（CCAAT/enhancer-binding protei-homologous protein, GADD153）的表达，介导神经元的凋亡（图 9.8），导致认知功能受损 [30]。

四、治疗药物

1. 盐酸二甲双胍片

（1）药品名称：盐酸二甲双胍片（metformin hydrochloride tablets）。

（2）成分: 本品主要成分为盐酸二甲双胍，其化学名称为 1,1- 二甲基双胍盐酸盐。分子式为 $C_4H_{11}N_5$•HCl。分子量为 165.63。

（3）性状：本品为薄膜衣片，除去包衣后显白色。

（4）适应证：本品首选用于单纯饮食控制及体育锻炼控制血糖无效的 2 型糖尿病。对于成人，本品可用于单药治疗，也可以与磺脲类药物或胰岛素联合治疗。对于 10 岁及以上的儿童和青少年，本品可用于单药治疗或与胰岛素联合治疗。

（5）规格：0.5 g×20 片 / 盒。

2. 盐酸小檗碱片

（1）药品名称：盐酸小檗碱片（berberine hydrochloride tablets）。

（2）成分：本品含主要成分为盐酸小檗碱。分子式为 $C_{20}H_{18}C_1NO_4$。分子量为 371.82。

（3）性状：本品为黄色片。

（4）适应证：用于肠道感染，如胃肠炎。

（5）规格：0.1 g×100 片 / 瓶。

第二节　动物模型和药效评价

一、动物模型

1. 动物

db/db 小鼠及同窝出生的 db/m 小鼠（图 9.9），10 周龄，雌性。

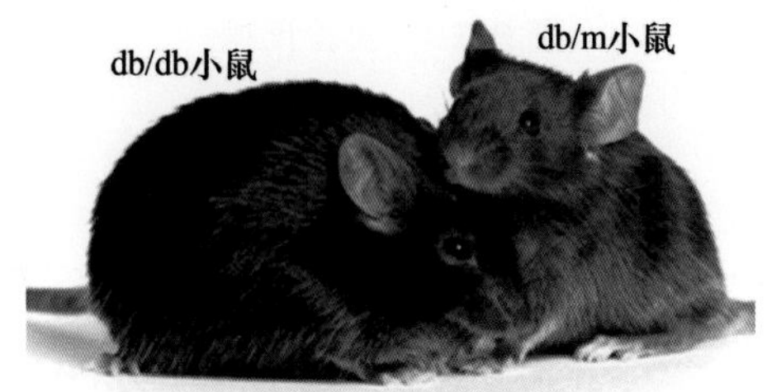

图 9.9　db/m 小鼠和 db/db 小鼠

2. 模型简介

db/db 小鼠模型起源于 1966 年发现的 *db* 突变基因，*db* 突变基因是由杰克逊实验室近交系小鼠（C57BL/Ks）体内单隐性基因自发突变形成的。C57BL/KsJ 小鼠 Leptin 受体（LEPR）基因发生了点突变，导致 Leptin 信号通路障碍，从而出现了肥胖、胰岛素抵抗、高血糖、脂肪肝等症状。db/db 小鼠出生后 6 周即可出现明显的肥胖和空腹血糖增加，饮水量、尿量增加，8 ～ 12 周时最明显，并可出现各种糖尿病并发症。

db/db 小鼠是近年来常用的研究 2 型糖尿病的小鼠模型，也是 FDA 推荐使用的动物研究模型。目前，已经有研究明确显示，这种小鼠模型在 10 周龄后即会出现认知功能障碍[31,32]，所以也可作为 db/db 糖尿病认知功能障碍小鼠模型。

二、药效评价

（一）基本信息

（1）动物：10 周龄 db/db 雌性小鼠及同窝出生的 db/m 雌性小鼠，SPF 级。

（2）动物分组：空白对照组（C）、模型组（M）、二甲双胍给药组（Mt，300 mg/kg）、小檗碱给药组（Bb，135 mg/kg）、二甲双胍联合小檗碱给药组（MB，300 mg/kg+135 mg/kg）。

（3）样本数：8 只 / 组。

（4）饲养方法：独立饲养，室温和湿度分别维持在 22 ～ 24℃和 50% ～ 60%，12 h 自动照明，适应性饲养 1 周。

（5）给药途径：口服灌胃给药。

（6）给药次数：1 次 / 日。

（7）给药治疗时长：10 周。

实验流程如图 9.10 所示。

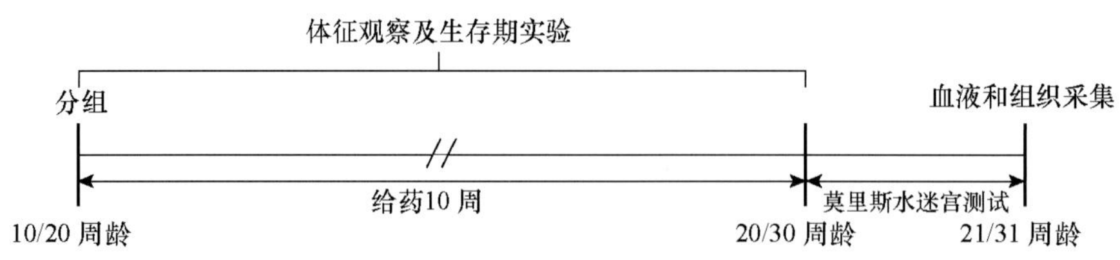

图 9.10 实验流程

（二）实验方法

1. 二甲双胍联合小檗碱给药对 db/db 小鼠空腹血糖的影响

小鼠禁食不禁水 5 h 后，各组小鼠从尾静脉采血，用稳豪型血糖仪测定血糖值。用 31 周龄小鼠实验，每周测 1 次；用 21 周龄小鼠实验，每 2 周测 1 次。

2. 二甲双胍联合小檗碱给药对 db/db 小鼠葡萄糖耐量的影响

给药最后 1 周，进行口服葡萄糖耐量试验（OGTT）。小鼠禁食不禁水隔夜后，根据小鼠体重，给予口服 1.0 g/kg 葡萄糖溶液，检测灌胃后 0、30、60、90 和 120 min 时的小鼠血糖值。

3. 二甲双胍联合小檗碱给药对 db/db 小鼠胰岛素耐量的影响

给药最后 1 周，进行胰岛素抵抗试验（ITT）。小鼠禁食不禁水 5 h，根据小鼠体重，皮下注射 0.75 U/kg 胰岛素溶液，检测并记录注射后 0、30、60、90 和 120 min 时小鼠的血糖值。

4. 二甲双胍联合小檗碱给药对 db/db 小鼠血清糖化血红蛋白（GHb）水平的影响

行为学实验后，眶静脉采血 500 μL，3500 r/min 离心 15 min，取上清液，利用小鼠糖化血红蛋白 ELISA 试剂盒检测血清 GHb 水平。

5. 二甲双胍联合小檗碱给药对 db/db 小鼠行为学的影响

给药结束后，利用莫里斯水迷宫测试（图 9.11）可以评价小鼠的认知能力 [33]。将平台置于第 1 象限，第 1 ～ 4 天进行定位航行试验，将小鼠分别从第 2、3、4 象限入水，记录小鼠从入水到找到平台的时间，即为逃避潜伏期。每只小鼠最长测试 90 s，找到平台或时间结束后使其在平台停留 20 s（未找到按 90 s 计时），每次游泳需间隔 1 h。逃避潜伏期可以反映小鼠的学习能力。第 5 天进行空间探索测试，撤去平台后，使小鼠从第 3 象限入水，记录小鼠找到平台的时间、在 90 s 内穿越原平台位置的次数，计算小鼠在目标象限停留时间百分比，用来评价小鼠空间记忆能力 [34]。

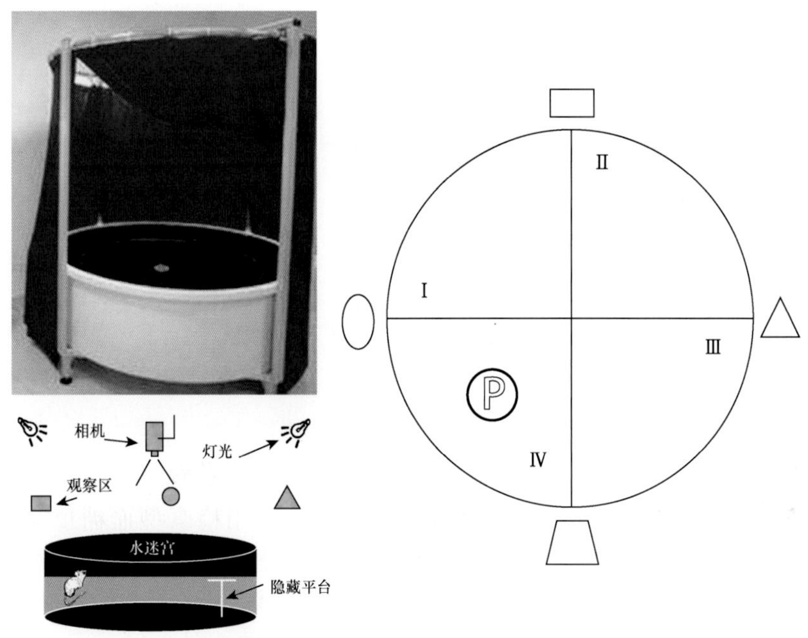

图 9.11　莫里斯水迷宫测试示意

6. 二甲双胍联合小檗碱给药对 db/db 小鼠脑组织病理学的影响

制备石蜡包埋切片，然后进行 H-E 染色，免疫组化实验。

7. 二甲双胍联合小檗碱给药对 db/db 小鼠炎症反应和氧化应激的影响

采用 ELISA 法检测各组小鼠血清氧化应激指标 8- 羟基脱氧鸟苷（8-OHdG）、蛋白质羰基（protein carbonyl，PCO）水平和炎症因子肿瘤坏死因子 -α（TNF-α）、白细胞介素 -1β（IL-1β）、白细胞介素 -6（IL-6）、炎症小体（NLRP3）水平 [35,36]。

8. MALDI-TOF-MSI 检测脑组织中分子量介于 80 ～ 1000 的小分子的含量及分布 [37]

MALDI-TOF-MSI 检测简要流程如下，具体操作方法参见第二章。

① 制备脑组织切片。

② 基质喷涂。

③ 扫描切片。

④ 上机成像。

⑤ 数据处理。

⑥ 统计学分析。

实验整体流程如图 9.12 所示。下面列举的是以 10 周龄开始、20 周龄结束的动物实验结果。

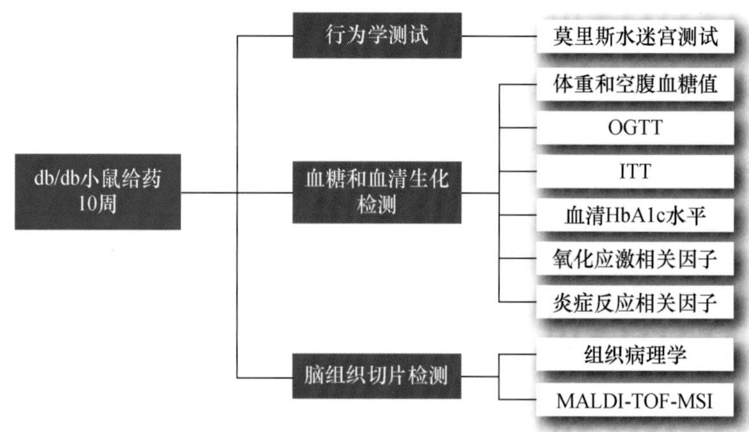

图 9.12 实验整体流程

（三）结果

1. 二甲双胍联合小檗碱给药对 db/db 小鼠体重和血糖相关指标的影响

在 10 周给药过程中，和 C 组小鼠比较，M、Mt、Bb、MB 组小鼠体重均明显升高；和 M 组小鼠比较，Mt、Bb、MB 组小鼠没有显著性差异（图 9.13a）。

和 C 组比较，M 组小鼠空腹血糖值显著升高；和 M 组小鼠比较，MB 组（第 8 周 $P<0.0001$，第 10 周 $P<0.01$）小鼠空腹血糖值显著低于 M 组，且显著低于 Mt 组（第 8 周 $P<0.001$）和 Bb 组（第 8 周 $P<0.01$）（图 9.13b）。

和 C 组比较，M 组小鼠 GHb 水平显著升高；和 M 组小鼠比较，MB、Mt 和 Bb 组小鼠血清 GHb 水平显著降低（三者 $P<0.0001$，图 9.13c）。

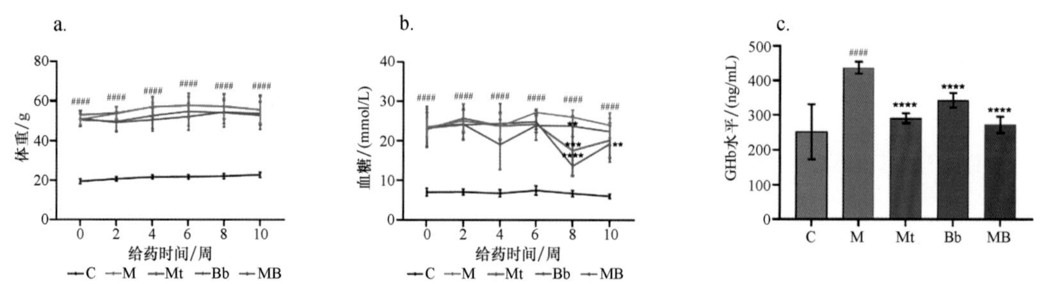

图 9.13 药物对 db/db 小鼠的影响。a. 体重；b. 空腹血糖水平；c. GHb 水平。数据表示为 $\bar{x}\pm s$，n=8。C，空白对照组；M，模型组；Mt，二甲双胍给药组；Bb，小檗碱给药组；MB，二甲双胍联合小檗碱给药组。本章后各图同。与空白对照组比较：####，$P<0.0001$。与模型组比较：**，$P<0.01$；***，$P<0.001$；****，$P<0.0001$

2. 二甲双胍联合小檗碱给药对 db/db 小鼠 OGTT 和 ITT 的影响

服用葡萄糖约 30 min 后，各组小鼠血糖值达最高峰，C 组小鼠血糖在 2 h 内降到正常水平；M 组小鼠血糖高峰期延迟，耐糖功能下降；Mt、MB 组小鼠 2 h 内血糖值降低水平显著强于 M 组（两组 $P<0.01$, 图 9.14a）。

Bb 组小鼠血糖值也有可见降低，但没有统计学差异。腹腔注射胰岛素后，M 组小鼠胰岛素抵抗现象显著，Bb、Mt、MB 组小鼠胰岛素抵抗现象有所改善，但没有统计学差异（图 9.14b）。

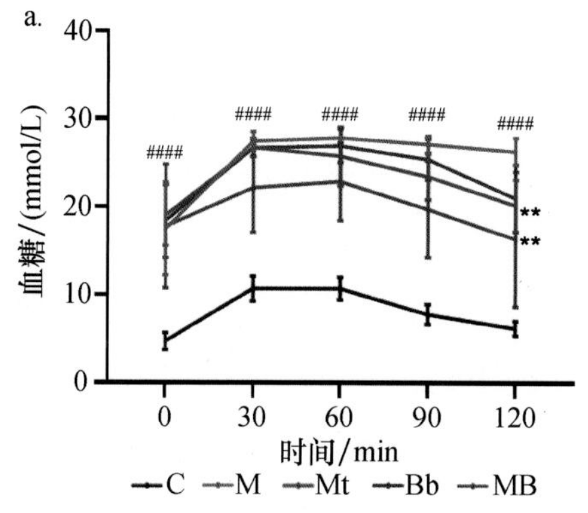

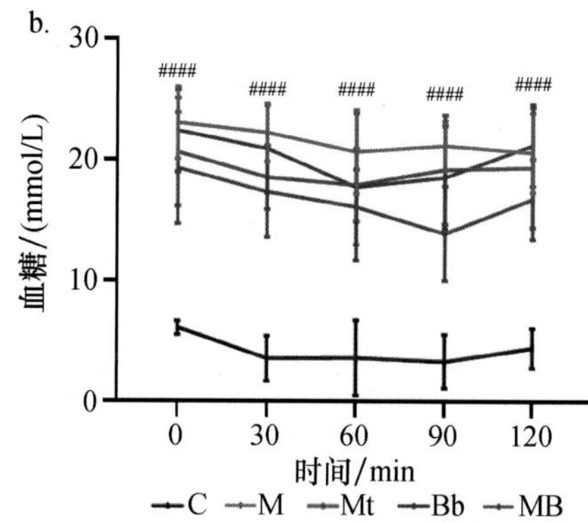

图 9.14 药物对 db/db 小鼠的影响。a. OGTT 结果；b. ITT 结果。数据表示为 $\bar{x}\pm s$，n=8。与空白对照组比较：####，$P<0.0001$。与模型组比较：**，$P<0.01$

3. 二甲双胍联合小檗碱给药对 db/db 小鼠学习和空间记忆能力的影响

采用莫里斯水迷宫测试小鼠行为学结果显示，在定位航行试验中，M 组小鼠第 2 ～ 4 天的逃避潜伏期显著长于 C 组（3 天 $P<0.0001$）；与 M 组小鼠比较，MB 组小鼠逃避潜伏期显著减少（第 2 天 $P<0.01$，第 3 天 $P<0.001$，第 4 天 $P<0.05$），Mt 组小鼠（第 3 天 $P<0.01$，第 4 天 $P<0.05$）逃避潜伏期显著减少，Bb 组小鼠逃避潜伏期也有减少趋势，但没有统计学差异（图 9.15a）。

在空间探索测试中，M 组小鼠从对角象限找到平台的时间显著长于 C 组，MB、Bb、Mt 组小鼠找到平台时间显著缩短（三组 $P<0.0001$, 图 9.15b）。

在 90s 内，M 组小鼠穿越原平台所在位置的次数显著少于 C 组，Bb、Mt 和 MB 组小鼠穿越原平台次数显著增多（Bb 组：$P<0.01$；Mt、MB 组：$P<0.001$），且 MB 组小鼠穿越原平台次数增多较 Bb 组更显著（图 9.15c）。

在 90 s 内，M 组小鼠在原平台所在象限停留时间显著低于 C 组，MB、Mt 和 Bb 组小鼠停留时间显著长于 M 组（MB 组：$P<0.001$；Mt、Bb 组：$P<0.01$），且 MB 组小鼠停留时间显著长于 Bb 和 Mt 组（图 9.15d）。

4. 二甲双胍联合小檗碱给药对 db/db 小鼠氧化应激和炎症因子的影响

采用 ELISA 法测定小鼠血清氧化应激相关指标结果显示，M 组小鼠 PCO 和 8-OHdG 水平显著高于 C 组；与 M 组小鼠氧化应激水平相比，MB、Mt、Bb 组小鼠 PCO（三组 $P<0.0001$，图 9.16a）和 8-OHdG（三组 $P<0.0001$，图 9.16b）水平显著降低。

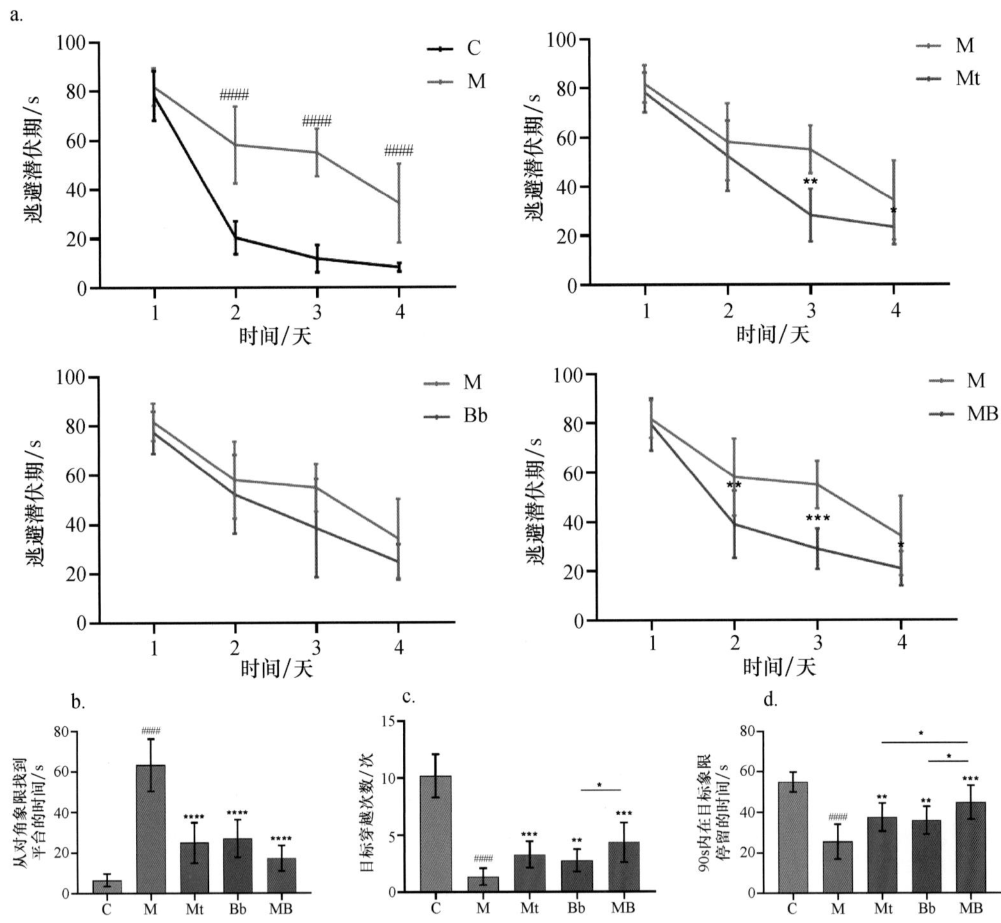

图 9.15 药物对 db/db 小鼠认知能力的影响。a. 逃避潜伏期；b. 从对角象限找到平台的时间；c. 目标穿越次数；d. 90 s 内在目标象限停留的时间。数据表示为 $\bar{x}\pm s$，n=8。与空白对照组比较：####，P<0.0001。与模型组比较：*，P<0.05；**，P<0.01；***，P<0.001；****，P<0.0001

采用 ELISA 法测定小鼠炎症因子相关指标结果显示，M 组小鼠 IL-6 水平显著低于 C 组，IL-1β、TNF-α、NLRP3 水平显著高于 C 组；与 M 组小鼠炎症因子水平相比，Mt、Bb、MB 组小鼠 IL-6 水平显著升高（三组 P<0001，图 9.17a），IL-1β、TNF-α、NLRP3 水平显著降低（三组 P<0.0001，图 9.17b ～ d）。但是在 ELISA 实验中，MB 组小鼠和 Mt、Bb 组小鼠比较，其外周血清氧化应激和炎症因子水平没有统计学差异。

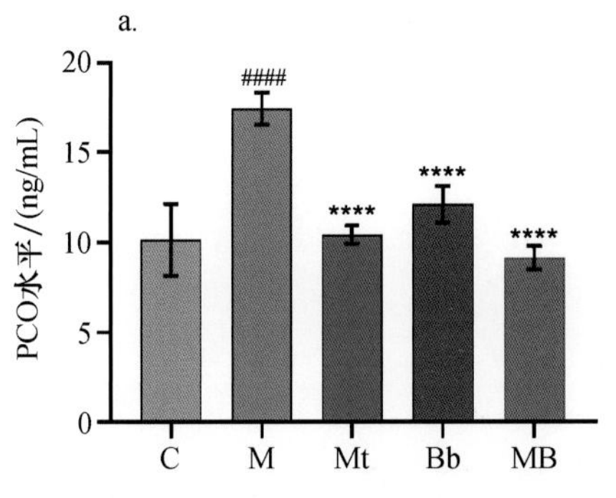

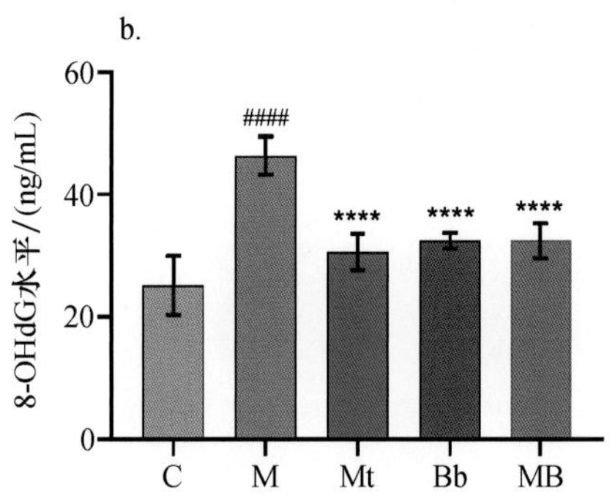

图 9.16　药物对 db/db 小鼠氧化应激水平的影响。a. PCO 水平；b. 8-OHdG 水平。数据表示为 $\bar{x}\pm s$，n=8。与空白对照组比较：####，P<0.0001。与模型组比较：****，P<0.0001

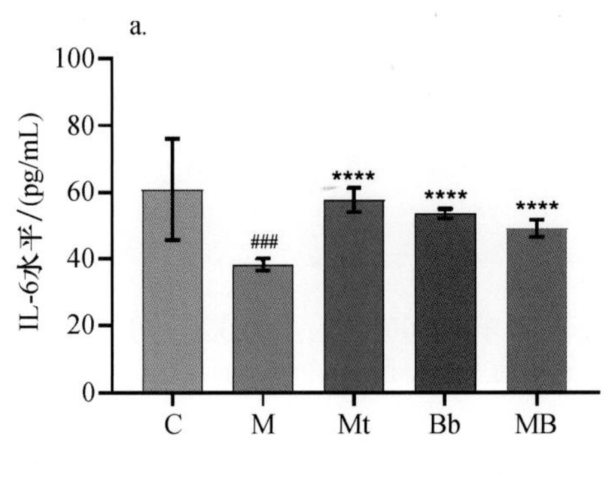

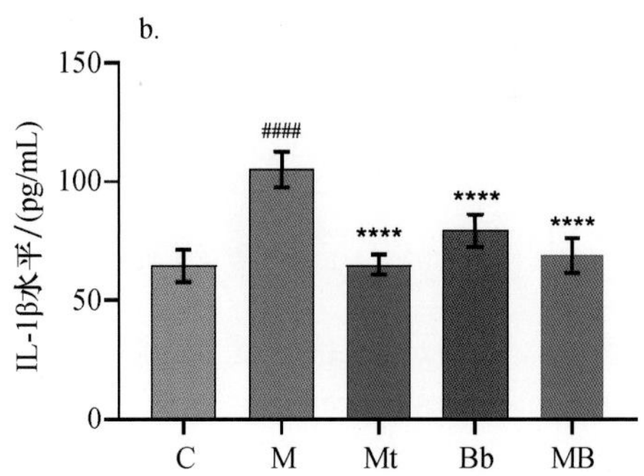

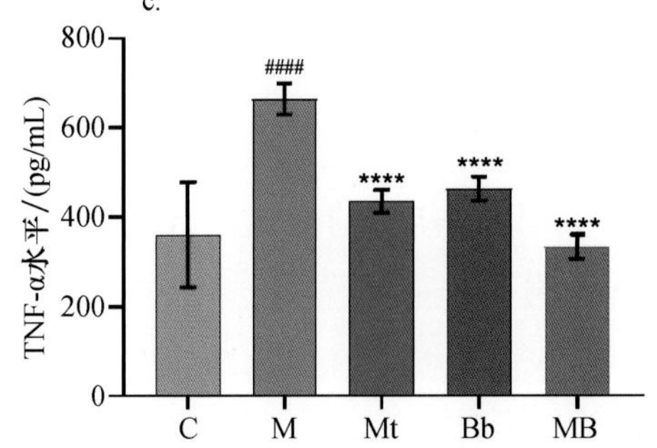

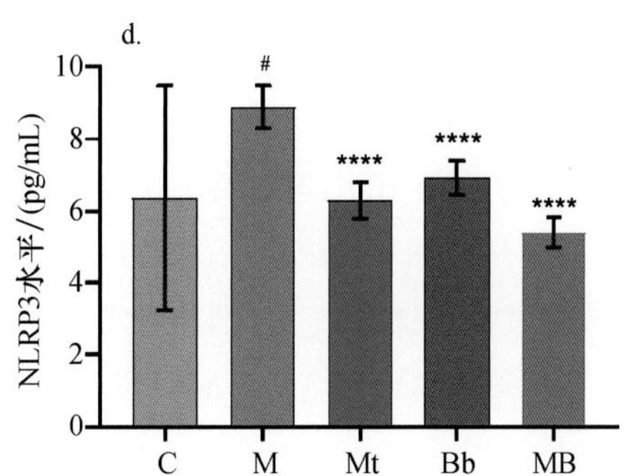

图 9.17　药物对 db/db 小鼠炎症因子水平的影响。a. IL-6 水平；b. IL-1β 水平；c. TNF-α 水平；d. NLRP3 水平。数据表示为 $\bar{x}\pm s$，n=8。与空白对照组比较：#，P<0.05；###，P<0.001；####，P<0.001。与模型组比较：****，P<0.0001

5. 二甲双胍联合小檗碱给药对 db/db 小鼠脑组织细胞形态的影响

H-E 染色结果表明，C 组小鼠脑海马区细胞排列整齐紧密，细胞间界限清楚，细胞形态完整，细胞核染色清晰，核呈圆形或椭圆形；M 组小鼠脑海马区细胞层次紊乱，排列稀疏不规则，细胞间隙变大，核仁不清晰，部分细胞呈现空泡状；MB、Bb、Mt 组与 M 组小鼠相比，脑海马区细胞排列较整齐，核固缩细胞增多。C 组小鼠脑皮质和纹状体区域细胞染色清晰，细胞核明显；M 组小鼠脑细胞多呈空泡状，细胞着色较浅；MB、Mt、Bb 组小鼠脑细胞染色较清晰，同一放大倍数视野区域下空泡状细胞减少。下丘脑区域各组小鼠脑细胞形态未见明显区别（图 9.18）。

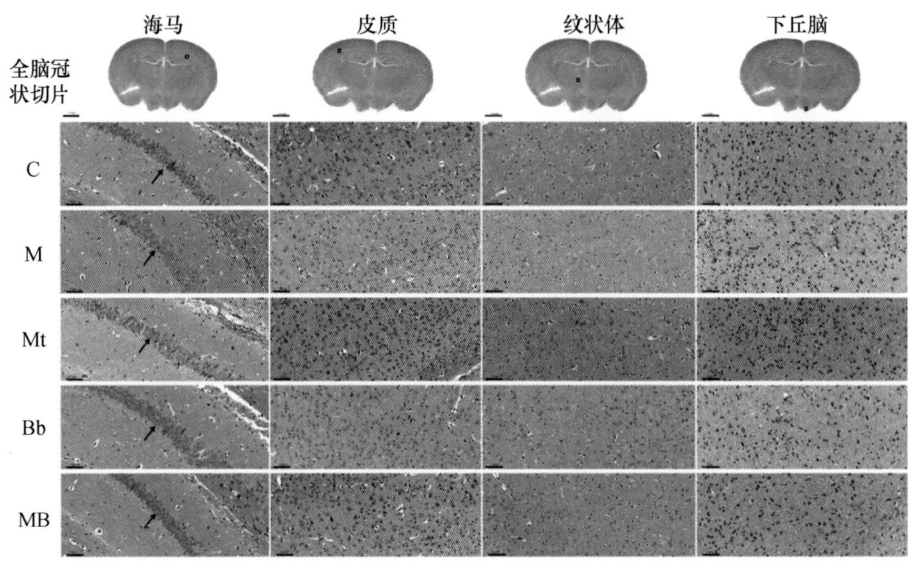

图 9.18 药物对 db/db 小鼠不同脑区神经细胞形态的影响（200×）。全脑冠状切片标尺为 1000 μm, 其他标尺为 50 μm。n=3。黑色箭头处为小鼠脑海马 C1 区

6. 免疫组织化学法（IHC）检测二甲双胍联合小檗碱给药对 db/db 小鼠脑皮质中 NF-κB 和 HIF-1α 炎症因子表达的影响

IHC 法染色结果显示，M 组小鼠脑皮质石蜡染色切片中呈现棕黄色即阳性反应的细胞数多于 C 组，说明抗 NF-κB 抗体与抗原 NF-κB、抗 HIF-1α 抗体与抗原 HIF-1α 结合量增多，M 组小鼠脑皮质中 NF-κB 和 HIF-1α 表达增多。二甲双胍和小檗碱联合给药可以有效减少 NF-κB（图 9.19a）和 HIF-1α（图 9.19b）的表达。Mt 组及 Bb 组相同视野中呈现棕黄色的细胞数与 M 组相比未见明显差异。

7. 采用 MALDI-TOF-MSI 技术观察二甲双胍联合小檗碱给药对 db/db 小鼠脑组织中分子量介于 80 ～ 1000 的小分子含量的影响

通过 MALDI-TOF-MSI 技术对 db/db 小鼠脑组织冠状面冰冻切片成像，发现 M 组小鼠脑海马中的牛磺酸、下丘脑的葡萄糖含量显著高于 C 组（图 9.20a、b）；顶叶皮质和纹状体的天冬氨酸和 *N*- 乙酰天冬氨酸、顶叶皮质和海马的谷氨酸含量显著低于 C 组（9.20c ～ e）。对比 M 组，MB、Mt、Bb 组小鼠脑组织中的牛磺酸和葡萄糖含量降低，Mt 和 Bb 组没有统计学差异，MB 组降低水平显著（$P<0.05$）；Mt、Bb、MB 组小鼠天冬氨酸、*N*- 乙酰天冬氨酸、谷氨酸的含量提升，Mt 和 Bb 组没有统计学差异，MB 组提升水平显著（$P<0.05$）。

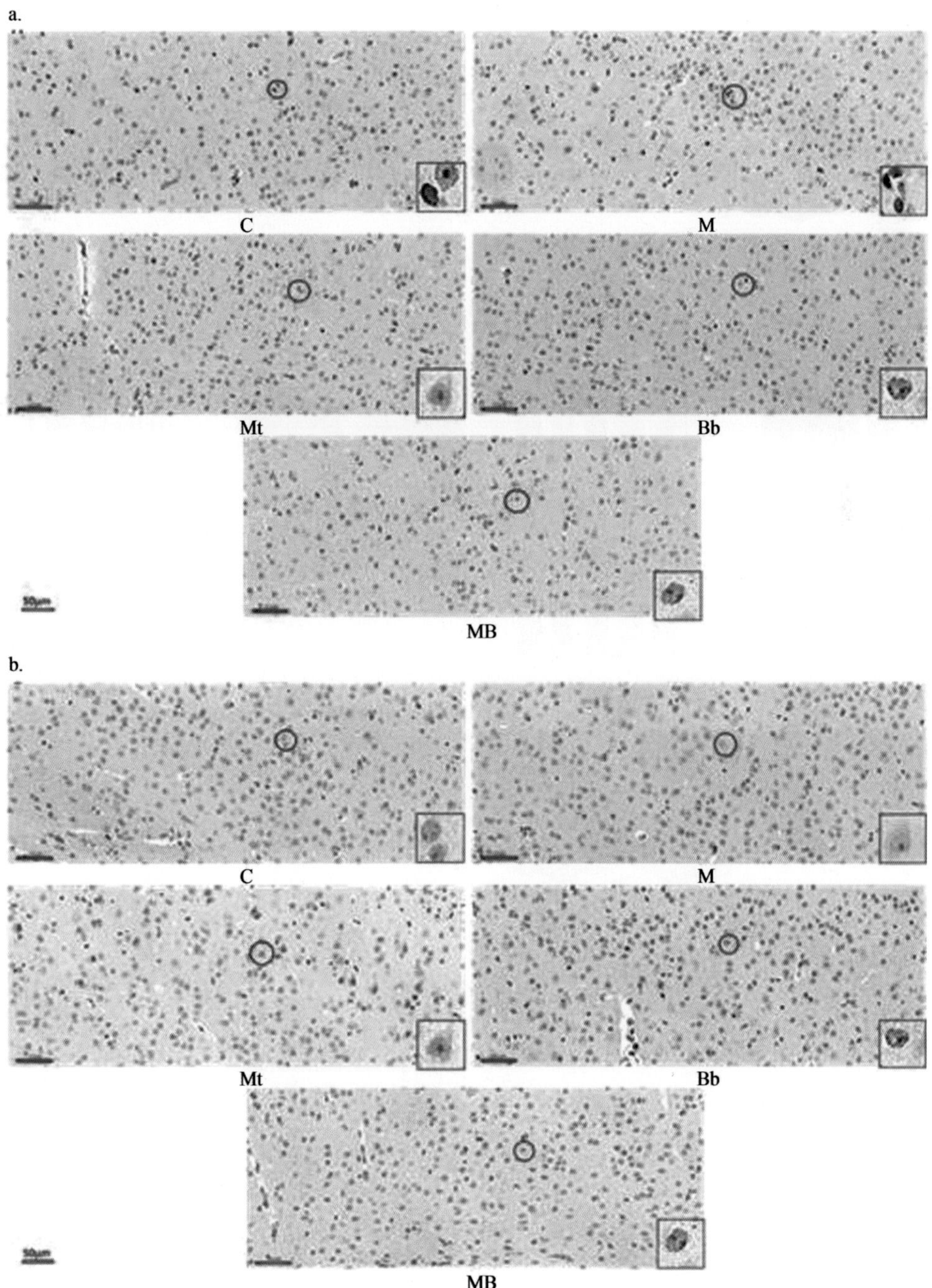

图 9.19　药物对 db/db 小鼠脑皮质中 NF-κB（a）、HIF-1α（b）表达的影响（200×）。标尺为 50 μm，n=3。红色圆圈内为染色细胞。蓝色方框内为目标细胞所在区域放大图

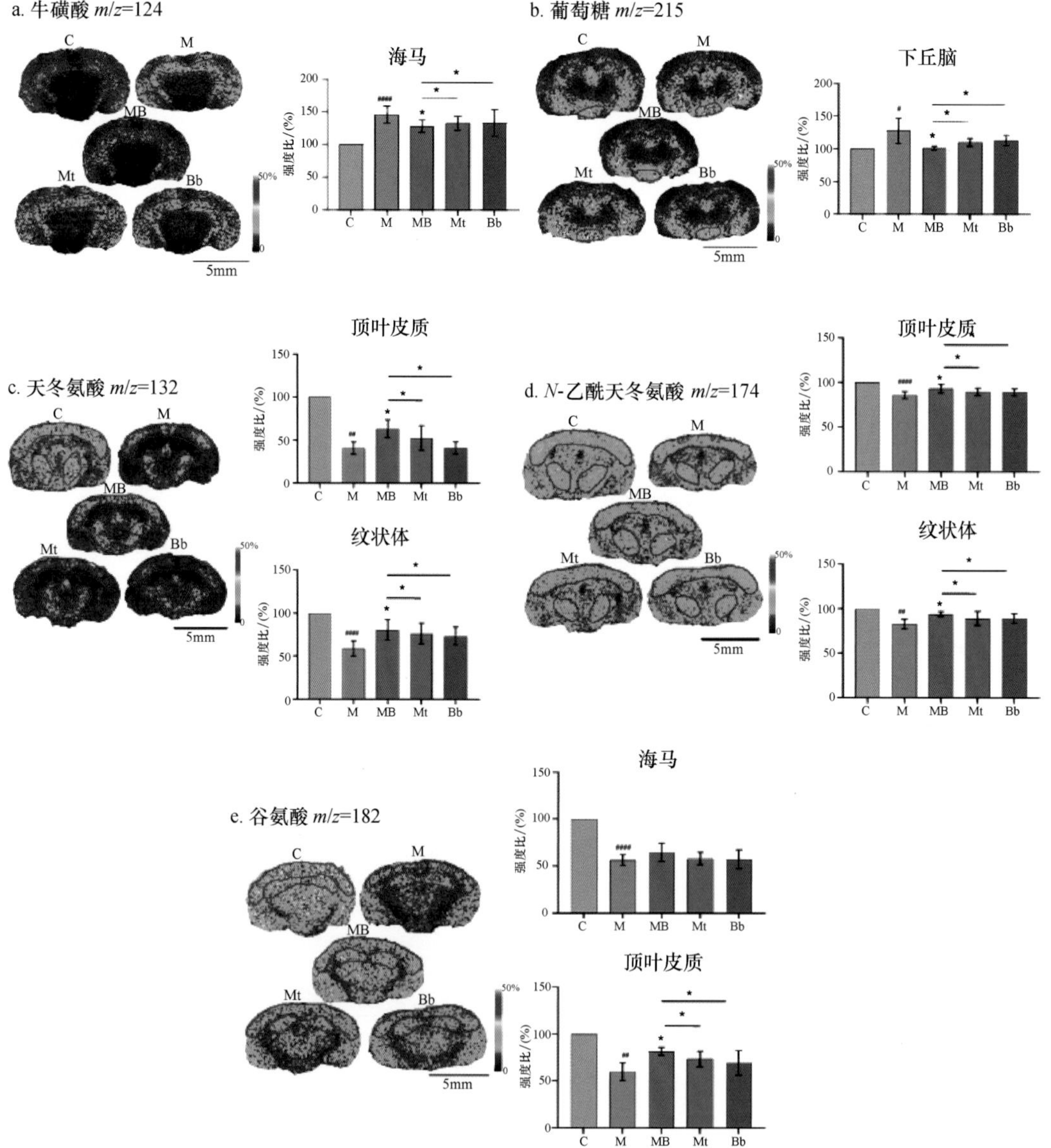

图 9.20 MALDI-TOF-MSI 结果显示二甲双胍联合小檗碱给药对 db/db 小鼠脑组织冠状切片中部分小分子含量和分布的影响。a. 海马区牛磺酸含量；b. 下丘脑葡萄糖含量；c. 顶叶皮质和纹状体天冬氨酸含量；d. 顶叶皮质和纹状体 *N*- 乙酰天冬氨酸含量；e. 海马区和顶叶皮质谷氨酸含量。数据表示为 $\bar{x}\pm s$，n=5。与空白对照组比较：#，P<0.05；##，P<0.01；###，P<0.001；####，P<0.0001。与模型组比较：*，P<0.05

（四）结论

（1）二甲双胍、小檗碱、二甲双胍联合小檗碱给药对糖尿病认知功能障碍小鼠模型体重没有明显的降低作用；随给药时间的增多，可以起到降低血糖和血清 GHb 的作用，其中，两药联用对血糖的降低效果更显著。

（2）二甲双胍、小檗碱、二甲双胍联合小檗碱给药均能够改善糖尿病认知功能障碍小鼠模型的糖耐量功能和胰岛素抵抗现象，其中，两药联用对耐糖功能的改善效果更显著。

（3）在莫里斯水迷宫测试中可以看出，二甲双胍、小檗碱、二甲双胍联合小檗碱给药可以使糖尿病认知功能障碍小鼠的认知能力得到改善，其中，两药联用的改善效果更显著。

（4）利用 ELISA 方法检测小鼠外周血清中氧化应激指标 PCO、8-OHdG 和炎症因子 TNF-α、IL-1β、NLRP3、IL-6 水平，发现二甲双胍、小檗碱、二甲双胍联合小檗碱给药可以降低糖尿病认知功能障碍小鼠外周血清中的氧化应激水平，并抑制炎症反应的发生。

（5）H-E 染色结果显示，二甲双胍、小檗碱、二甲双胍联合小檗碱给药改善了糖尿病认知功能障碍小鼠脑组织神经元细胞的形态。免疫组化检测 NF-κB 和 HIF-1α 的结果显示，二甲双胍联合小檗碱给药降低了 NF-κB 和 HIF-1α 因子的表达。

（6）MALDI-TOF-MSI 对小鼠脑组织中小分子检测结果表明：糖尿病认知功能障碍小鼠模型的相关脑区天冬氨酸、*N*- 乙酰天冬氨酸、谷氨酸的含量都明显降低，抗氧化能力下降，三羟酸循环功能减退，可能引起神经元及突触活动水平降低（图 9.21）。二甲双胍、小檗碱、二甲双胍联合小檗碱治疗后改善了三羧酸循环、抗氧化能力和神经元活力，其中，两药联用的改善效果更显著。

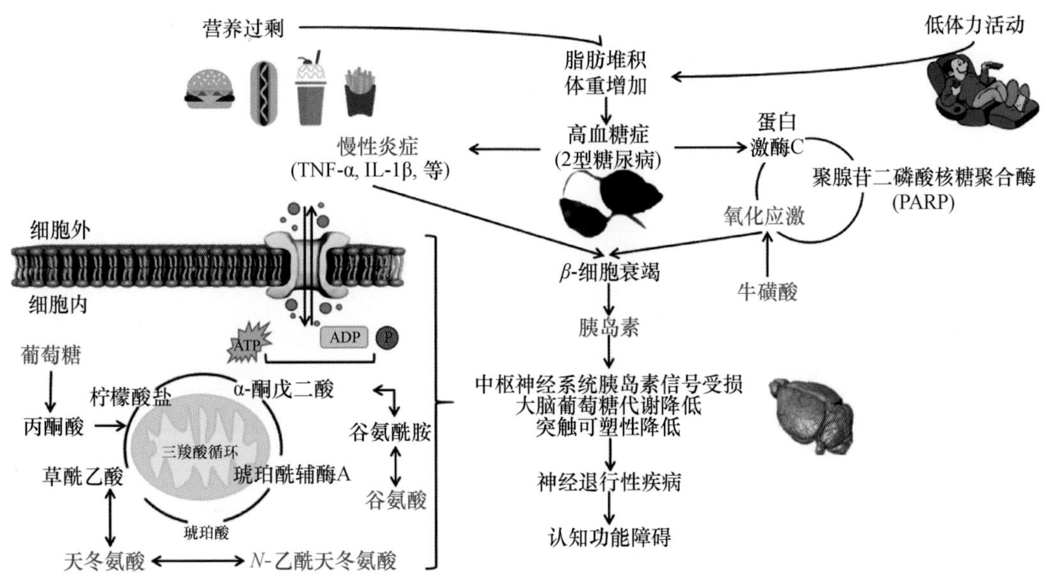

图 9.21 糖尿病认知功能障碍发生过程及药物干预环节[38～46]。红色字体部分为实验检测指标

综上，二甲双胍、小檗碱、二甲双胍联合小檗碱可以降低糖尿病小鼠模型血糖，改善其耐糖功能，降低外周血清中的氧化应激和炎症因子水平；改善糖尿病认知功能障碍小鼠模型的认知能力，提升其脑部抗氧化能力和神经元的活性，保护三羧酸循环功能。两药联用对于糖尿病认知功能障碍小鼠模型的空腹血糖值、认知能力、脑部抗

氧化能力和神经元活性、脑部三羧酸循环功能的保护效果比单独二甲双胍或小檗碱给药更显著。

三、展望

（1）在外周血清 ELISA 检测中发现，二甲双胍、小檗碱、二甲双胍联合小檗碱给药可以降低糖尿病认知功能障碍小鼠外周血清中的氧化应激水平，并抑制炎症反应的发生。然而，二甲双胍联合小檗碱给药的作用与单独二甲双胍给药或小檗碱给药没有显著性差异。后续研究可以补充检测脑组织中氧化应激和炎症因子指标，对比中枢神经系统和外周血清间氧化应激和炎症因子水平，判断二甲双胍联合小檗碱给药或者单独给药对糖尿病认知功能障碍模型中氧化应激和炎症因子的影响。

（2）结合 MALDI-TOF-MSI 实验和文献检索结果，发现不论是神经递质分子天冬氨酸和 *N*- 乙酰天冬氨酸还是抗氧化分子抗坏血酸和谷胱甘肽，都与神经元活性及突触活动能力有密切的联系，因此，未来的研究可以主要围绕糖尿病认知功能障碍模型中中枢神经系统神经元活性和突触释放神经递质水平这一机制方向开展。可以检测天冬氨酸通路中的上下游因子变化，以及进一步研究除了天冬氨酸以外还有哪些神经递质对认知功能有影响。

（3）二甲双胍联合小檗碱给药对抗糖尿病认知功能障碍具有一定的增强作用，其详细机制还需要进一步探究。

一、名词解释

（1）2 型糖尿病：一组由遗传因素和环境因素共同作用，以慢性血糖升高，伴有脂代谢、蛋白代谢紊乱的临床代谢症候群。

（2）瘦素受体（leptin receptor）：也称为 CD295，在人类中，由 *LEPR* 基因编码。作为脂肪细胞特异性激素——瘦素的受体发挥作用。

（3）糖尿病认知功能障碍（diabetes−induced cognitive dysfunction）：由糖尿病引起的与年龄不匹配的认知能力损伤，介于正常老化和痴呆状态之间，认知能力的损伤主要表现为学习和记忆能力降低，其病理学表现为大脑在结构和神经生理方面的改变。

（4）缺氧诱导因子 -1α（hypoxia-inducible factor-1α，HIF-1α）：*HIF-1α* 基因定位于人的 14 号染色体 q21 ～ 24 区，受缺氧信号的调控，是 HIF-1 的活性亚基。HIF-1α 亚基在翻译后即被泛素 – 蛋白酶水解复合体降解。因此，在正常氧饱和度下，细胞中基本检测不到 HIF-1α 亚基的表达，而在缺氧状态下， HIF-1α 亚基的降解被抑制。

（5）核转录因子 -κB（nuclear factor-κB，NF-κB）：是一类关键性的核转录因子，通常以同源或异源二聚体非活性形式存在于几乎所有类型细胞的胞质中，具有十分重要的功能。许多因素可激活核转录因子 NF-κB，使其从细胞质转位于细胞核，与 NF-κB 反应性基因的 κB 位点结合并调控 NF-κB 反应性基因的转录。

二、小知识

国际糖尿病联盟（International Diabetes Fedaration，IDF）：全球唯一的糖尿病病友和糖尿病科研、诊疗专业人士（糖尿病健康服务提供者）的联盟。从 1950 年成立并开创糖尿病事业，至今已在超过 150 个国家发展了超过 190 个组织。与世界卫生组织（WHO）有正式官方关系（世界卫生组织负责糖尿病事务的最高机构），同时 IDF 是非政府性组织。

三、技术难点汇总

（1）因为目前国际上并没有界定糖尿病认知功能障碍的金标准，所以对于 db/db 小鼠认知功能障碍发生初始时间的界定仍是一大难点，本实验是通过预实验以及既往文献综合判定给药起止时间。

（2）免疫组织化学法检测二甲双胍联合小檗碱给药对 db/db 小鼠脑皮质中 NF-κB 和 HIF-1α 表达的影响时，因为两个因子含量变化不显著，所以显色反应变化不明显，会影响对结果的判断。

（3）MALDI-TOF-MSI 操作流程较为烦琐，其中任何一步出现问题都会导致结果偏差，流程的简化可能会是未来这一技术发展的重点。

参考文献

[1] International Diabetes Fedaration. Diabetes data portal[DS/OL]. [2023-10-07]. https://diabetesatlas.org/data/en/.

[2] SIMO R, CIUDIN A, SIMO-SERVAT O, et al. Cognitive impairment and dementia: a new emerging complication of type 2 diabetes—the diabetologist's perspective[J]. Acta diabetol, 2017, 54(5): 417-424.

[3] BLACK S, KRAEMER K, SHAH A, et al. Diabetes, depression, and cognition: a recursive cycle of cognitive dysfunction and glycemic dysregulation[J]. Curr diab rep, 2018, 18(11): 118.

[4] EKBLAD L L, JOHANSSON J, HELIN S, et al. Midlife insulin resistance, APOE genotype, and late-life brain amyloid accumulation[J]. Neurology, 2018, 90(13): e1150-e1157.

[5] ZHU L, GONG L, YANG T, et al. Calpastatin mediates development of Alzheimer's disease in diabetes[J]. J Alzheimers dis, 2019, 68(3): 1051-1059.

[6] DORÉ S. K S, ROWE W, QUIRION R. Distribution and levels of [125I] IGF-I, [125I] IGF-II and [125I] insulin receptor binding sites in the hippocampus of aged memory-unimpaired and-impaired rats[J]. Neuroscience, 1997, 1997, 80(4): 1033–1040.

[7] ZHAO W, WU X, XIE H, et al. Permissive role of insulin in the expression of long-term potentiation in the hippocampus of immature rats[J]. Neurosignals, 2010, 18(4): 236-245.

[8] CHIU S L, CHEN C M, CLINE H T. Insulin receptor signaling regulates synapse number, dendritic plasticity, and circuit function in vivo[J]. Neuron, 2008, 58(5): 708-719.

[9] COHEN A C, TONG M, WANDS J R, et al. Insulin and insulin-like growth factor resistance with neurodegeneration in an adult chronic ethanol exposure model[J]. Alcoholism: Clinical and experimental research, 2007, 31(9): 1558-1573.

[10] APOSTOLATOS A, SONG S, ACOSTA S, et al. Insulin promotes neuronal survival via the alternatively spliced protein kinase C deltaⅡ isoform[J]. J biol chem, 2012, 287(12): 9299-9310.

[11] ZHANG Y. P R, MAFFEI M, et al. Positional cloning of the mouse obese gene and its human homologue[J]. Nature, 1994, 372(6505): 425-432.

[12] TATEYA S, KIM F, TAMORI Y. Recent advances in obesity-induced inflammation and insulin resistance[J]. Front endocrinol (Lausanne), 2013, 4: 93.

[13] KOOISTRA M, GEERLINGS M I, MALI W P, et al. Diabetes mellitus and progression of vascular brain lesions and brain atrophy in patients with symptomatic atherosclerotic disease. The SMART-MR study[J]. J neurol sci, 2013, 332(1-2): 69-74.

[14] MOBAMED A K B A, SCHIEKOFER S, et al. The role of oxidativestress and NF-kappaB activation in late diabetic complications[J]. Biofactors, 1999, 10: 157-167.

[15] URANO S, SATO Y, OTONARI T, et al. Aging and oxidative tress in neurodegeneration[J]. Biofactors, 1998, 7: 103–112.

[16] URANO S, ASAI Y, MAKABE S, et al. Oxidative injury of synapse and alteration of antioxidative defense systems in rats, and its prevention by vitamin E.pdf[J]. Eur j biochem, 1997, 245: 64–70.

[17] BARBAGALLO M, DOMINGUEZ L J. Type 2 diabetes mellitus and Alzheimer's disease[J]. World j diabetes, 2014, 5(6): 889-93.

[18] ZHANG Z, WANG X, ZHANG D, et al. Geniposide-mediated protection against amyloid deposition and behavioral impairment correlates with downregulation of mTOR signaling and enhanced autophagy in a mouse model of Alzheimer's disease[J]. Aging (Albany NY), 2019, 11(2): 536-548.

[19] ZHANG Y, REICHEL J M, HAN C, et al. Astrocytic process plasticity and ikkbeta/NF-kappaB in central control of blood glucose, blood pressure, and body weight[J]. Cell metab, 2017, 25(5): 1091-1102 e4.

[20] NILSSON P, SAIDO T C. Dual roles for autophagy: degradation and secretion of Alzheimer’s disease Abeta peptide[J]. Bioessays, 2014, 36(6): 570-578.

[21] CALLISAYA M L, BEARE R, MORAN C, et al. Type 2 diabetes mellitus, brain atrophy and cognitive decline in older people: a longitudinal study[J]. Diabetologia, 2019, 62(3): 448-458.

[22] ABATE G, MARZIANO M, RUNGRATANAWANICH W, et al. Nutrition and ageing: focusing on Alzheimer’s disease[J]. Oxid med cell longev, 2017, 2017: 7039816.

[23] LIN B, KOIBUCHI N, HASEGAWA Y, et al. Glycemic control with empagliflozin, a novel selective SGLT2 inhibitor, ameliorates cardiovascular injury and cognitive dysfunction in

obese and type 2 diabetic mice[J]. Cardiovascular diabetology, 2014, 13: 1-15.

[24] BROOK E, MAMO J, WONG R, et al. Blood-brain barrier disturbances in diabetes-associated dementia: Therapeutic potential for cannabinoids[J]. Pharmacol res, 2019, 141: 291-297.

[25] MURANYI M. F M, QINGPING H, et al. Diabetes activates cell death pathway after transient focal cerebral ischemia[J]. Diabetes, 2003, 52: 481-486.

[26] TSUKUDA K, MOGI M, LI J M, et al. Diabetes-associated cognitive impairment is improved by a calcium channel blocker, nifedipine[J]. Hypertension, 2008, 51(2): 528-33.

[27] ZHANG D, JIANG S, MENG H. Role of the insulin-like growth factor type 1 receptor in the pathogenesis of diabetic encephalopathy[J]. Int j endocrinol, 2015, 2015: 626019.

[28] XIANG Q, ZHANG J, LI C Y, et al. Insulin resistance-induced hyperglycemia decreased the activation of Akt/CREB in hippocampus neurons: molecular evidence for mechanism of diabetes-induced cognitive dysfunction[J]. Neuropeptides, 2015, 54: 9-15.

[29] MUNEER A, SHAMSHER KHAN R M. Endoplasmic reticulum stress: implications for neuropsychiatric disorders[J]. Chonnam med j, 2019, 55(1): 8-19.

[30] CHENG L, MUROI M, CAO S, et al. 3beta,23,28-trihydroxy-12-oleanene 3beta-caffeate from desmodium sambuense-induced neurogenesis in PC12 cells mediated by ER stress and BDNF-TrkB signaling pathways[J]. Mol pharm, 2019, 16(4): 1423-1432.

[31] YERMAKOV L M, GRIGGS R B, DROUET D E, et al. Impairment of cognitive flexibility in type 2 diabetic db/db mice[J]. Behav brain res, 2019, 371: 111978.

[32] YE T, MENG X, WANG R, et al. Gastrodin alleviates cognitive dysfunction and depressive-like behaviors by inhibiting ER stress and NLRP3 inflammasome activation in db/db mice[J]. Int j mol sci, 2018, 19(12)：3977.

[33] NUNEZ J. Morris water maze experiment[J]. Journal of visualized experiments, 2008 (19): e897.

[34] PATIL S S, SUNYER B, HOGER H, et al. Evaluation of spatial memory of C57BL/6J and CD1 mice in the Barnes maze, the Multiple T-maze and in the Morris water maze[J]. Behav brain res, 2009, 198(1): 58-68.

[35] LONTCHI-YIMAGOU E, SOBNGWI E, MATSHA T E, et al. Diabetes mellitus and inflammation[J]. Curr diab rep, 2013, 13(3): 435-444.

[36] KARAM B S, CHAVEZ-MORENO A, KOH W, et al. Oxidative stress and inflammation as central mediators of atrial fibrillation in obesity and diabetes[J]. Cardiovasc diabetol, 2017, 16(1): 120.

[37] LIU H, CHEN R, WANG J, et al. 1,5-Diaminonaphthalene hydrochloride assisted laser desorption/ionization mass spectrometry imaging of small molecules in tissues following focal cerebral ischemia[J]. Anal chem, 2014, 86(20): 10114-10121.

[38] VAN BUSSEL F C, BACKES W H, HOFMAN P A, et al. Increased GABA concentrations in type 2 diabetes mellitus are related to lower cognitive functioning[J]. Medicine (Baltimore), 2016, 95(36): e4803.

[39] GLODZIK L, SOLLBERGER M, GASS A, et al. Global *N*-acetylaspartate in normal

subjects, mild cognitive impairment and Alzheimer's disease patients[J]. J Alzheimers dis, 2015, 43(3): 939-947.

[40] TYAGI A, NGUYEN C U, CHONG T, et al. SIRT3 deficiency-induced mitochondrial dysfunction and inflammasome formation in the brain[J]. Sci rep, 2018, 8(1): 17547.

[41] MANDAL P K, SAHARAN S, TRIPATHI M, et al. Brain glutathione levels—a novel biomarker for mild cognitive impairment and Alzheimer's disease[J]. Biol psychiatry, 2015, 78(10): 702-710.

[42] OLAJIDE O J, YAWSON E O, GBADAMOSI I T, et al. Ascorbic acid ameliorates behavioural deficits and neuropathological alterations in rat model of Alzheimer's disease[J]. Environ toxicol pharmacol, 2017, 50: 200-211.

[43] FERNANDEZ-FERNANDEZ S, BOBO-JIMENEZ V, REQUEJO-AGUILAR R, et al. Hippocampal neurons require a large pool of glutathione to sustain dendrite integrity and cognitive function[J]. Redox biol, 2018, 19: 52-61.

[44] MORETTI M, FRAGA D B, RODRIGUES A L S. Preventive and therapeutic potential of ascorbic acid in neurodegenerative diseases[J]. CNS neurosci ther, 2017, 23(12): 921-929.

[45] ZHANG W, GU G J, ZHANG Q, et al. NSCs promote hippocampal neurogenesis, metabolic changes and synaptogenesis in APP/PS1 transgenic mice[J]. Hippocampus, 2017, 27(12): 1250-1263.

[46] 曹月盈 , 孟祥宝 , 孙桂波 , 等 . 二甲双胍联合小檗碱对 db/db 小鼠糖尿病认知功能障碍的改善作用 [J]. 中国新药杂志 ,2021,30(08):690-700.

（江苏恒瑞医药股份有限公司　曹月盈）

第二篇

心血管及内分泌系统动物模型和药效评价

第十章　慢性心力衰竭动物模型和药效评价

第十一章　急性心力衰竭动物模型和药效评价

第十二章　糖尿病视网膜病变动物模型和药效评价

第十三章　生长激素缺乏症动物模型和药效评价

第十章 慢性心力衰竭动物模型和药效评价

第一节 概　述

一、中国心血管健康与疾病报告

据《中国心血管健康与疾病报告 2020 概要》发布的数据[1]，2018 年农村心血管病死亡率为 322.31 例/10 万人（图 10.1），其中心脏病死亡率为 162.12 例/10 万人，脑血管病死亡率为 160.19 例/10 万人；城市心血管病死亡率为 275.22 例/10 万人（图 10.2），其中心脏病死亡率为 146.34 例/10 万人，脑血管病死亡率为 128.88 例/10 万人。在城乡居民疾病死亡构成比中，心血管病占首位（图 10.3）。2018 年，在农村和城市，心血管病分别占死因的 46.66% 和 43.81%。每 5 例死亡中就有 2 例死于心血管病。2018 年中国城市居民冠心病死亡率为 120.18 例/10 万人，农村居民冠心病死亡率为 128.24 例/10 万人，农村高于城市。无论是城市还是农村，男性冠心病死亡率均高于女性。2018 年冠心病死亡率继续维持 2012 年以来的上升趋势。农村冠心病死亡率上升明显，到 2016 年已超过城市水平（图 10.4）。

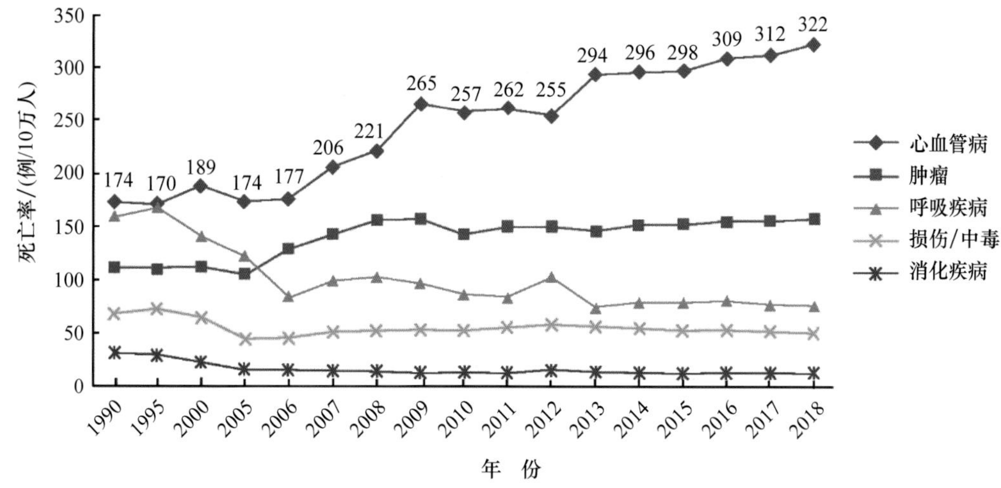

图 10.1　1990—2018 年中国农村居民主要疾病死亡率变化

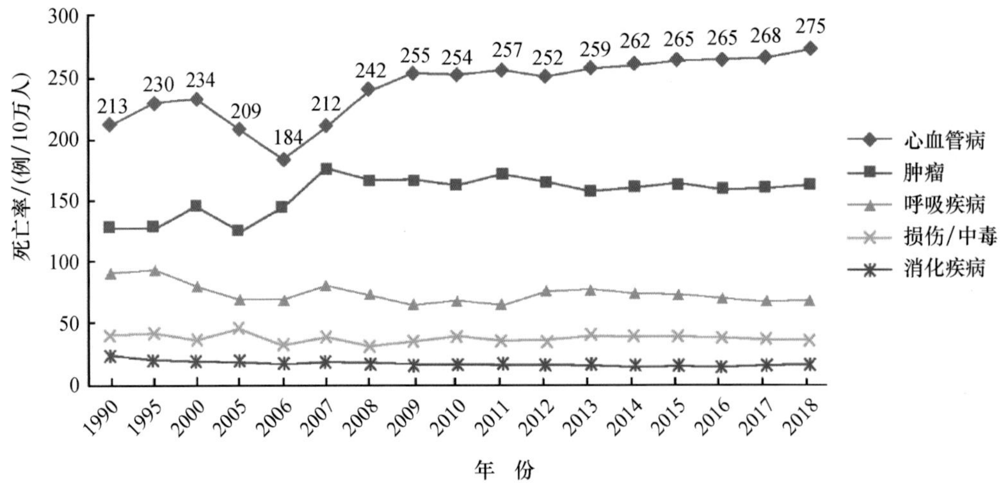

图 10.2 1990—2018 年中国城市居民主要疾病死亡率变化

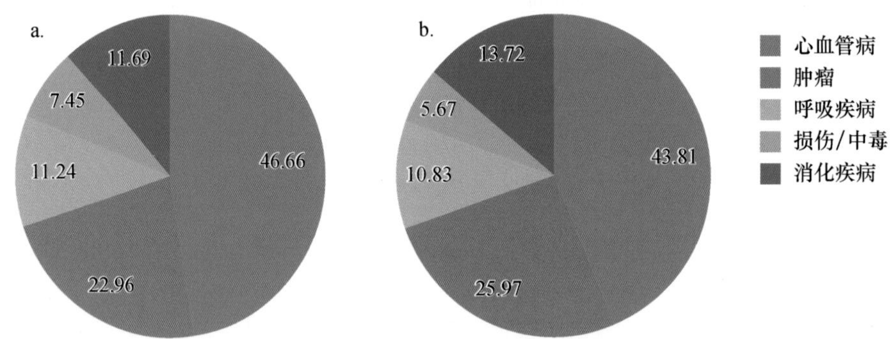

图 10.3 2018 年中国农村居民（a）和城市居民（b）主要疾病死因构成比（%）

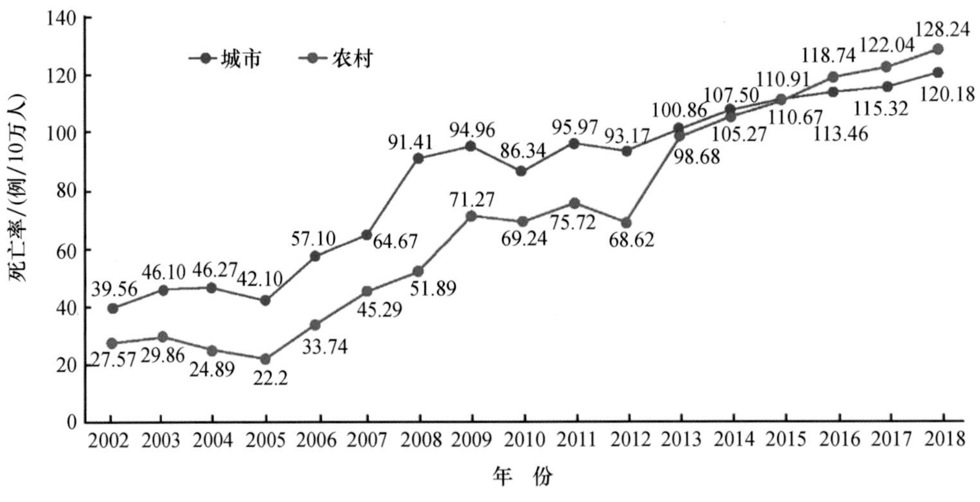

图 10.4 2002—2018 年中国城乡地区冠心病死亡率变化趋势

二、背景

慢性心力衰竭（chronic heart failure, CHF），是由于初始心肌损伤引起心肌结构和功能的变化，最后导致心室泵血功能障碍而形成的。本研究中，CHF 属于一种充血性心力衰竭，主要由心肌缺血引起，主要临床表现是无力、呼吸困难和液体潴留。CHF 的发病机制十分复杂，涉及一系列细胞分子生物学、心脏功能和形态的进行性改变，目前的研究认为，心肌梗死（myocardial infarction, MI）后持续的心肌重构是 CHF 发展过程中的重要因素，抑制心肌重构可以有效延缓甚至逆转心力衰竭的发生、发展 [2]。心肌重构特征主要包括三个方面：心肌细胞肥大，导致心肌细胞收缩力降低；心肌细胞凋亡；心肌细胞外基质过度纤维化或降解增加。同时，在初始的心肌损伤以后，肾素 - 血管紧张素 - 醛固酮系统（RAAS）和交感神经系统兴奋性增高，会促进心肌重构，加重心肌损伤，又进一步激活神经内分泌和细胞因子等，形成恶性循环 [3, 4]（图 10.5）。

CHF 的治疗已发生转变：从短期血流动力学 / 药理学措施转为长期的、修复性的策略，目的是改变衰竭心脏的生物学性质 [5]。针对肾素 - 血管紧张素 - 醛固酮系统和交感神经系统的药物越来越受到重视，正性肌力药、β 受体阻滞剂、血管紧张素转化酶抑制剂和利尿剂成为治疗 CHF 的常用药物。本研究采用的阳性药为 β 受体阻滞剂卡维地洛（carvedilol, CAR），已由美国 FDA 批准作为临床治疗 CHF 常规药物 [6-8]。

参附注射液（Shenfu injection）源自参附汤，由红参和附片组成，药用历史悠久，是一种具有回阳救逆、益气固脱等作用的经典古方。参附注射液主要含人参皂甙、水溶性生物碱，现代药理学表明参附注射液具有强心利尿、减少心肌耗氧量、抗缺血再灌注损伤、抑制炎症反应、稳定溶酶体膜等作用 [9, 10]，可用于缺血性心力衰竭的治疗（图 10.5）。相关研究表明，参附注射液还能用于治疗支气管哮喘、多器官功能失常综合征（MODS）、糖尿病及其并发症、关节炎、风湿性关节炎、类风湿性关节炎、肩周炎、冻疮等 [11, 12]。

在本研究中，采用冠状动脉左前降支结扎法进行手术造模，术后 48h 开始连续 7 周腹腔注射给药，以进行药效评价。检测内容如下：① 超声心动图检测各组大鼠心脏收缩功能指标，包括左心室舒张末期内径（left ventricular end-diastolic dimension, LVEDD）、左心室收缩末期内径（left ventricular end-systolic dimension, LVESD）、左心室短轴缩短率（left ventricular fraction shortening, LVFS）、左心室射血分数 （left ventricular ejection fraction, LVEF）；② 通过生物信号采集处理系统检测各组大鼠血流动力学指标，包括心率（heart rate, HR）、左心室舒张末压（left ventricular end-diastolic pressure, LVEDP）；③ 称取心脏、肺脏的质量和体重，分别计算心体比（heart weight index, HWI）和肺体比（lung weight index, LWI）；④ 采用 H-E 染色和 Masson 染色观察心脏组织病理学变化，并进行心脏缺血面积的计算；⑤ 采用血清生化指标检测方法，检测血清中乳酸脱氢酶（lactate dehydrogenase, LDH）、肌钙蛋白 T（cardiac troponin T, cTnT）；⑥ 利用 MALDI-TOF-MSI 技术检测左前降支结扎致 CHF 大鼠心脏组织切片中分子量为 80 ～ 1000 的小分子的空间分布，直观地观察心脏中小分子的变化。这些检测有助于我们进一步研究 CHF 大鼠发病机制，以期为参附注射液应用于临床抗 CHF 治疗奠定实验基础。

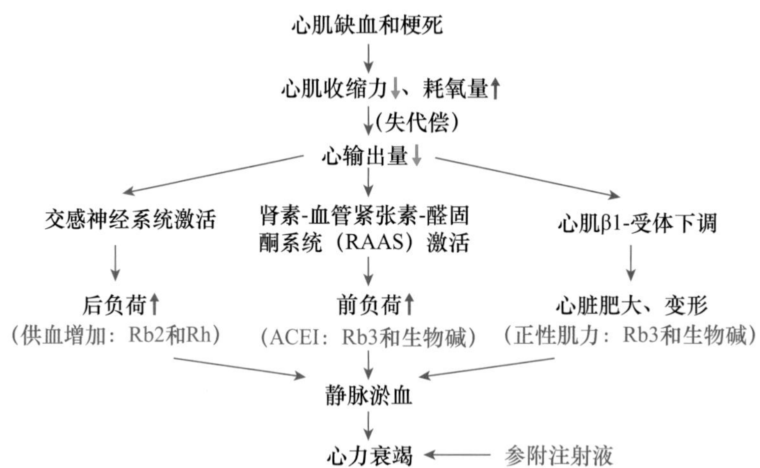

图 10.5 参附注射液治疗缺血性心力衰竭的病理生理学基础

第二节 动物模型和药效评价

一、模型

1. *动物*

雄性 SD 大鼠（图 10.6）为大鼠（*Rattus norregicus*）的一个品系，1925 年，美国斯普拉格 – 道利农场用 Wistar 大鼠培育而成，其毛色白化。广泛用于药理、毒理、药效及 GLP 实验。

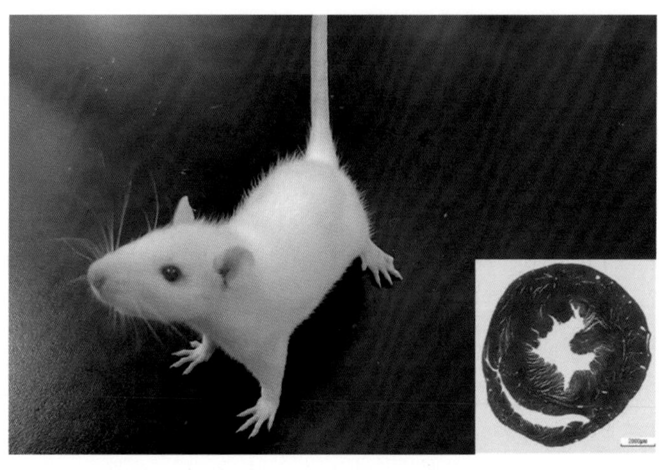

图 10.6 SD 大鼠及心脏横向切 H-E 染色照

2. 模型制备

SD 大鼠腹腔注射 0.5% 戊巴比妥钠，按照 1 mL/100 g 剂量进行麻醉，四肢及头部仰卧固定于手术台上（图 10.7a），大鼠三肢皮下连接心电图电极，记录心电图。颈部皮肤备皮消毒，正中切开皮肤，钝性分离皮肤和肌肉，找到气管，将导管经口腔插入大鼠气管内（图 10.7b），再借助小型动物呼吸机给予正压呼吸（参数：频率 80 次 / 分，呼吸比为 1:1，通气量 3 mL/100 g 体重）。于胸部分离肌肉，小心剪断肋骨，打开胸腔，暴露心脏，再用自制心脏提取圈掏出心脏，翻转到心脏背面，在左心耳和肺动脉圆锥之间，距左心耳下缘 2 ～ 3 mm 处，对冠状动脉左前降支进行穿线（6-0 无创缝线，规格：0.070 ～ 0.099 mm）结扎（图 10.7c，图 10.8，视频 10.1），并将心脏送回胸腔中。这时可观察到心脏左心室前壁和心尖部位颜色变暗，搏动减弱，同时，从心电图发现 ST 段弓背向上明显抬高（图 10.9b）。

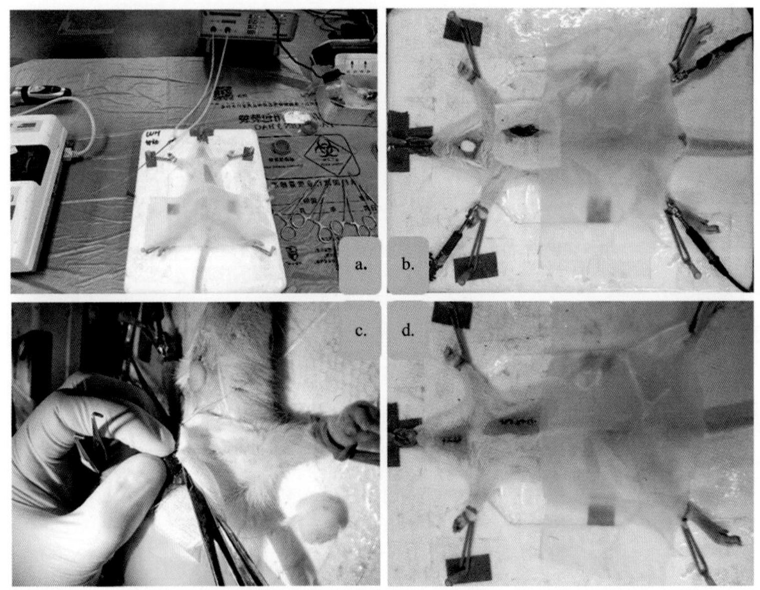

图 10.7 大鼠左前降支结扎流程

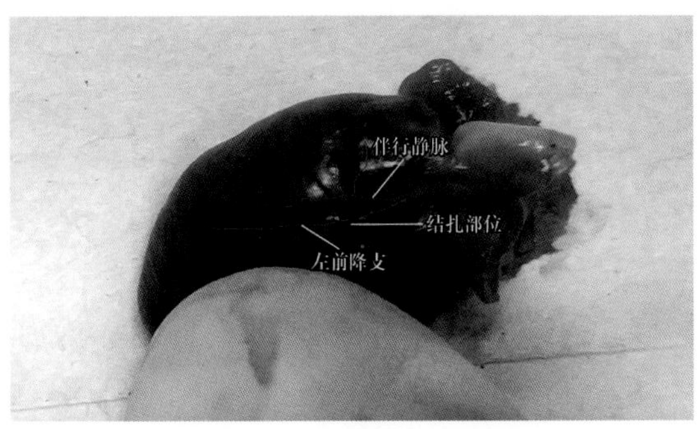

图 10.8 左前降支结扎位置

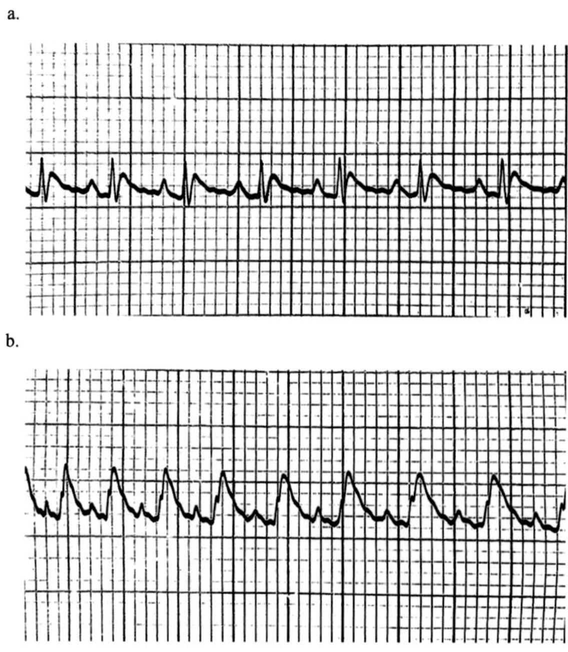

图 10.9 大鼠心电图（50 mm/s，10 mm/mV）。a. 左前降支结扎前；b. 左前降支结扎后

随后，用丝线间断缝合肋间肌肉，最后一针先穿针打虚结，再挤压胸腔，使胸腔恢复负压，然后系紧虚结，并缝合胸部肌肉和皮肤。待大鼠出现吞咽动作时，拔除导管，观察 5 min，若大鼠无呼吸困难便可缝合颈部皮肤（图 10.7d）。术毕肌肉注射 20 万单位青霉素钠溶液以预防感染，并以相同剂量连续肌肉注射 3 天。对照组不予手术处理，假手术组则进行取出心脏操作，但不结扎血管 [15, 16]。

3. 参附注射液

参附注射液由红参和附子两种中药材提取而成。参附注射液的制备流程如图 10.10 所示。简言之，将红参和附子分别浸泡浓缩，浓缩液按体积比 1:2 混合，得到参附合剂。将该合剂精制成参附注射液，进行灌装、灭菌和质量评价。采用高效液相色谱法（HPLC）分析参附注射液（图 10.11），确定其主要含有人参皂苷和乌头类成分 [人参皂苷 Rg_1（0.13 mg/mL）、人参皂苷 Re （0.12 mg/mL）、人参皂苷 Rf （0.07 mg/mL）、人参皂苷 Rb_1 （1.4 mg/mL）、人参皂苷 Rc （0.08 mg/mL）、人参皂苷 Rg_2（0.04 mg/mL）、苯甲酰新乌头原碱（benzoylmesaconine）（1.60 μg/mL）、苯甲酰乌头原碱（0.39 μg/mL）、苯甲酰次乌头原碱（0.95 μg/mL）]。所有这些成分中，人参皂苷 Rg_1，人参皂苷 Re、人参皂苷 Rb_1 和苯甲酰新乌头原碱要满足参附注射液质量控制要求（表 10.1），符合国家药品监督管理局的标准（国家药品标准 WS_3-B-3427-98-2013）。

采用 Waters Symmetry shield RP18 色谱柱（4.6 mm× 250 mm；5.0 μm）；柱温保

持 40℃；流动相：A 为乙腈；B 为 H_2O。洗脱程序为：0 ～ 10% A 作用 0 ～ 30 min、10% ～ 23% A 作用 30 ～ 40 min、23% A 作用 40 ～ 50 min、23% ～ 60% A 作用 50 ～ 80 min。流速为 1.0 mL/min, HPLC 检测波长为 203 nm。采用 Thermo Hypersil BDS C18 色谱柱（4.6mm × 250 mm；5.0 μm），柱温保持 30℃。流动相：A 为 0.2% 三乙胺（用冰醋酸调节 pH 至 5.3）;B 为 CH_3CN。洗脱程序为：70% A 作用 0 ～ 30 min，45% A 作用 30 ～ 40 min。流速为 1.0 mL/min, HPLC 检测波长为 235 nm。

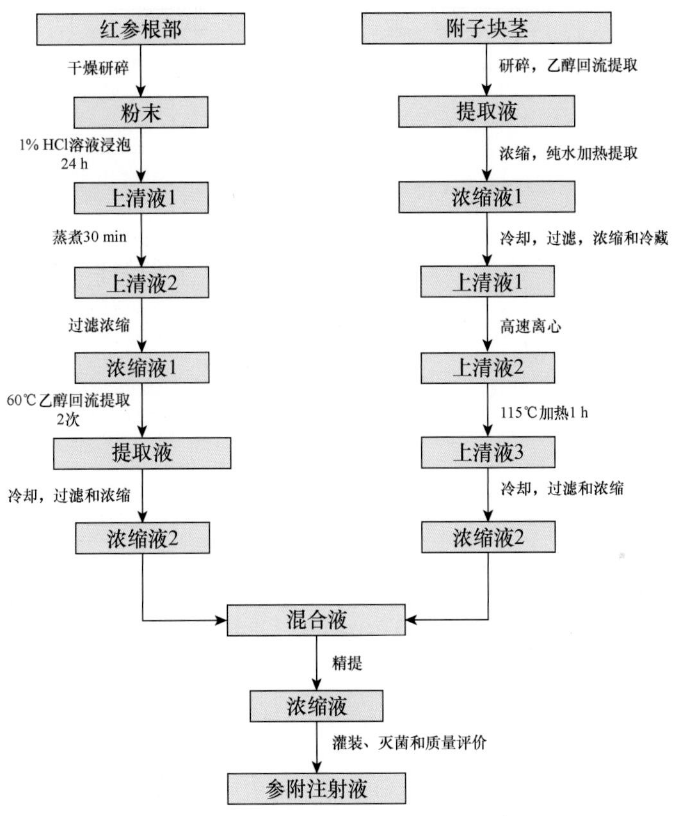

图 10.10　参附注射液制备流程

表 10.1　参附注射液质量控制要求

化合物	浓度	质控浓度
人参皂苷 Rg_1	0.13 mg/mL	>0.04 mg/mL
人参皂苷 Re	0.12 mg/mL	>0.02 mg/mL
人参皂苷 Rb_1	1.4 mg/mL	0.6 ～ 1.8 mg/mL
苯甲酰新乌头原碱	1.60 μg/mL	0.50 ～ 4.50 μg/mL

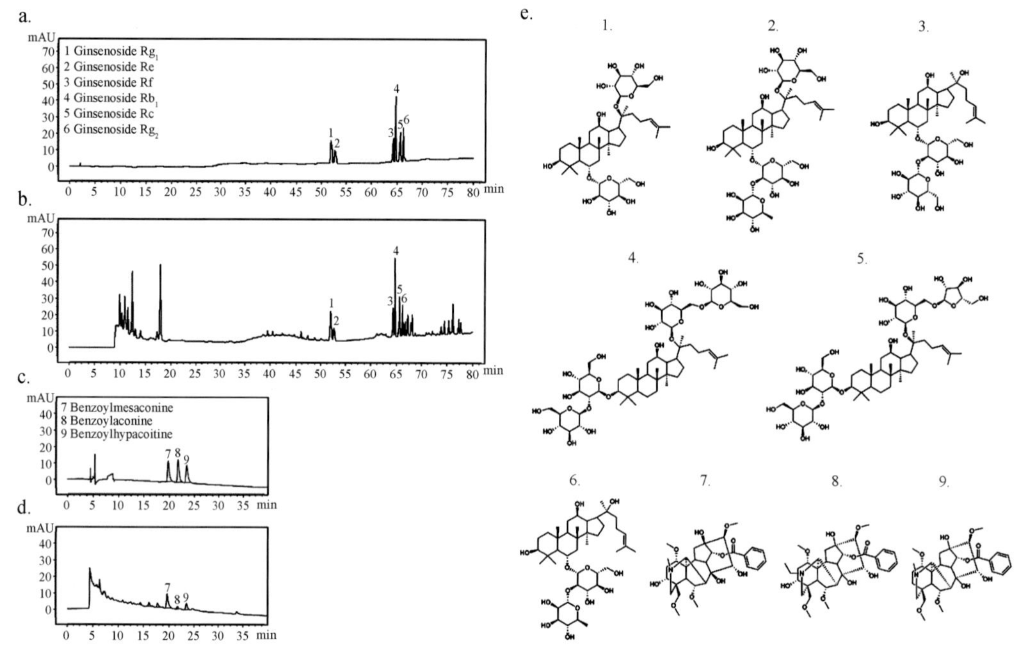

图 10.11 参附注射液成分的高效液相色谱标准化分析。a，b. 人参皂苷成分；c，d. 乌头类成分；e. 各成分的分子结构

二、药效评价

（一）基本信息

（1）动物：雄性 SD 大鼠，清洁级，6 ～ 7 周龄，体重 210 ～ 230 g，购自北京某公司，许可证编号 SCXK（京）2016-0011。动物标记、称重，自由饮水饮食，分笼饲养。室温和湿度分别维持在 22 ～ 24℃和 50% ～ 60%，12 h 自动照明，适应性饲养一周后开始实验。

（2）受试药物：参附注射液。

（3）阳性对照药物：卡维地洛。

（4）动物分组：正常对照组（N），假手术组（S），模型组（MOD），3 mL/kg 参附注射液组（L），6 mL/kg 参附注射液组（M），12 mL/kg 参附注射液组（H），卡维地洛组（CAR）。

（二）药效评价方法及结果

1. 大鼠行为体征观察与存活情况

观察大鼠在 CHF 造模后的行为体征，并记录大鼠的存活情况。与假手术组和对照组相比，模型组大鼠毛皮颜色发暗，饮食、饮水量少，活动相对减少，部分大鼠出现呼吸困难；与模型组相比，6、12 mL/kg 参附注射液组与卡维地洛组大鼠运动量增加，且夜间更好斗，毛发较整齐，未出现呼吸困难，而 3 mL/kg 参附注射液组大鼠体征则和模型组接近。记录各组大鼠存活情况，绘制生存曲线，发现从术后到给药前，与假手术组相比，所有模型组在心肌缺血早期，存活率出现显著下降（$P<0.05$）（图 10.12a），给药之后，模型组存活率下降，低于 60%，而参附注射液各剂量组大鼠存活率出现升高，且高于 80%，如图

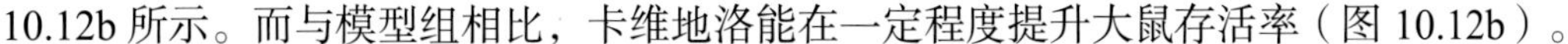

10.12b 所示。而与模型组相比，卡维地洛能在一定程度提升大鼠存活率（图 10.12b）。

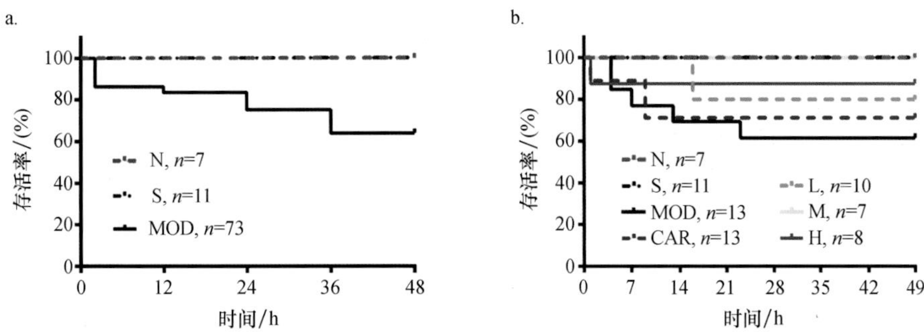

图 10.12　参附注射液对 CHF 大鼠生存状况的影响。a. 术后到给药前大鼠生存曲线；b. 给药后大鼠生存曲线。N，正常对照组；S，假手术组；MOD，模型组；CAR，卡维地洛组；L，3 mL/kg 参附注射液组；M，6 mL/kg 参附注射液组；H，12 mL/kg 参附注射液组。本章后各图同。与假手术组比较：#，$P<0.05$

2. *超声心动图检测结果*

为评价大鼠心脏收缩功能以及参附注射液的作用，术后 7 周时对各组大鼠进行超声心动图检测。如图 10.13 所示，与假手术组相比，模型组 LVEDD 和 LVESD 值均出现

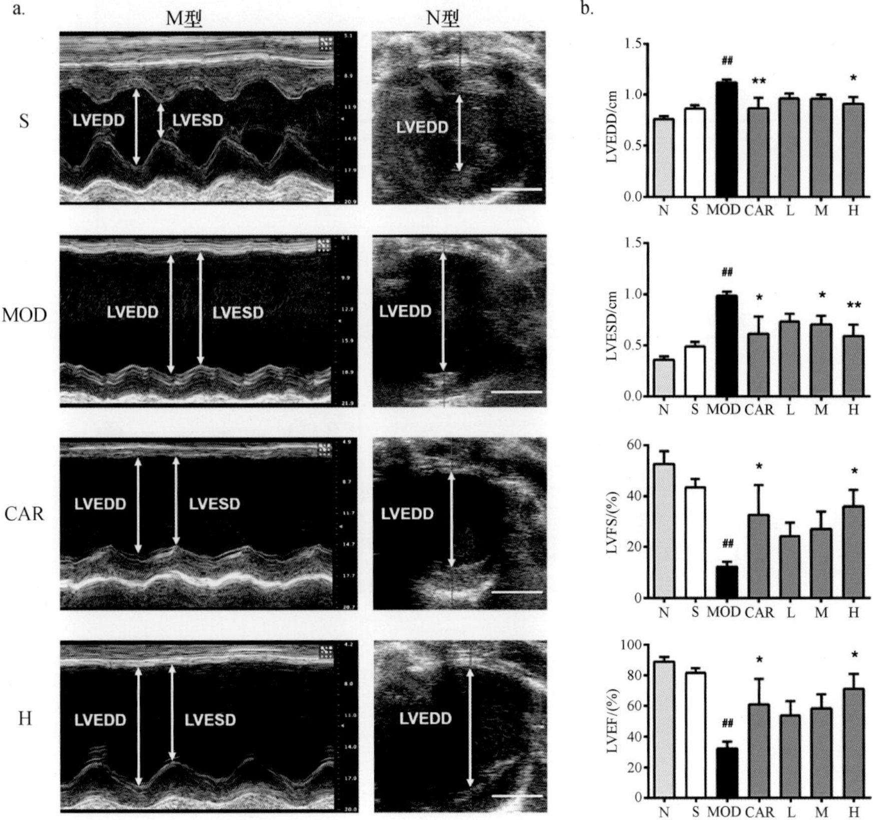

图 10.13　参附注射液对 CHF 大鼠模型超声心动图检测结果的影响。a. S、MOD、CAR 和 H 各组 M 型、N 型超声心动图及数据分析，箭头表示 LVESD 和 LVEDD 长度，标尺为 5 mm。b. 各指标统计结果。数据表示为 $\bar{x}\pm s_{\bar{x}}$，$n=3\sim5$。与假手术组比较：##，$P<0.01$。与模型组比较：*，$P<0.05$；**，$P<0.01$

显著升高（二者 $P<0.01$），此外，与假手术组相比，模型组 LVFS 和 LVEF 值均出现显著降低（$P<0.01$）。在给予不同剂量的参附注射液治疗后，12 mL/kg 参附注射液组 LVEDD 和 LVESD 值均有显著降低（$P<0.05$，$P<0.01$），而 LVFS 和 LVEF 值均有显著升高（二者 $P<0.05$）；尽管 6 mL/kg 参附注射液组 LVESD 值出现显著降低（$P<0.05$），但和 3 mL/kg 参附注射液组类似，LVEDD、LVFS 和 LVEF 值均无明显改善。卡维地洛组 LVEDD 和 LVESD 值均出现显著降低（$P<0.01$，$P<0.05$），而 LVFS 和 LVEF 值均出现显著升高（二者 $P<0.05$）。

3. 血流动力学检测结果

LVEDP 值越低表明左心室舒张功能越强，反之则说明舒张功能越弱。与假手术组相比，模型组及各给药组的心率均未有明显差异，与文献相符 [17]。模型组的 LVEDP 值出现显著升高（$P<0.001$）（图 10.14a）。分别给予各剂量参附注射液治疗后，只有 12 mg/kg 参附注射液组能够明显减低 LVEDP 值（$P<0.05$）（图 10.14b）。卡维地洛组可明显降低 CHF 大鼠 LVEDP 水平（$P<0.05$）（图 10.14b）。

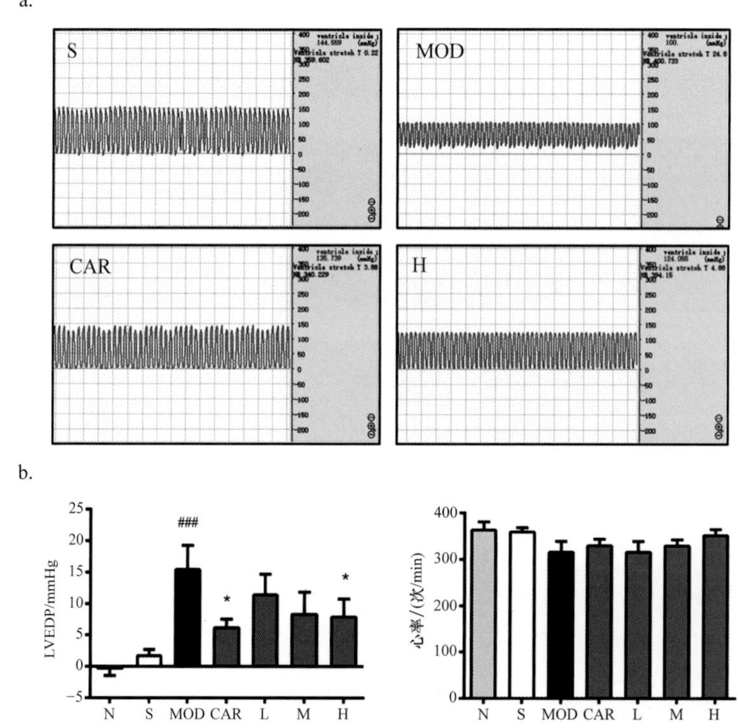

图 10.14 参附注射液对 CHF 大鼠模型血流动力学指标的影响。a. 心率；b. 各组 LVEDP 和心率。数据表示为 $\bar{x}\pm s_{\bar{x}}$，n=6 ～ 11。与假手术组比较：###，$P<0.001$。与模型组比较：*，$P<0.05$

4. 大鼠体重、心体比、肺体比结果

在 CHF 形成过程中，心脏、肺等器官会出现结构变化，可以心体比和肺体比作为指标来评价。与假手术组相比，模型组大鼠体重会出现显著降低的情况（$P<0.05$）（图 10.15a）；模型组 HWI 和 LWI 值均显著升高（二者 $P<0.001$）（图 10.15b、c）。

与模型组相比，三个剂量的参附注射液均未能使大鼠体重出现显著上升，但能使 HWI 值出现显著降低（三组 $P<0.01$）（图 10.15b），同时，也能够使 LWI 值出现显著降低（三组 $P<0.001$）（图 10.15c）。此外，与模型组相比，卡维地洛可以显著降低 CHF 大鼠 HWI 值（$P<0.01$）和 LWI 值（$P<0.001$）（图 10.15b、c），在一定程度上说明卡维地洛具有降低肺淤血的作用，与卡维地洛抑制 β 受体而舒张血管的作用相符。

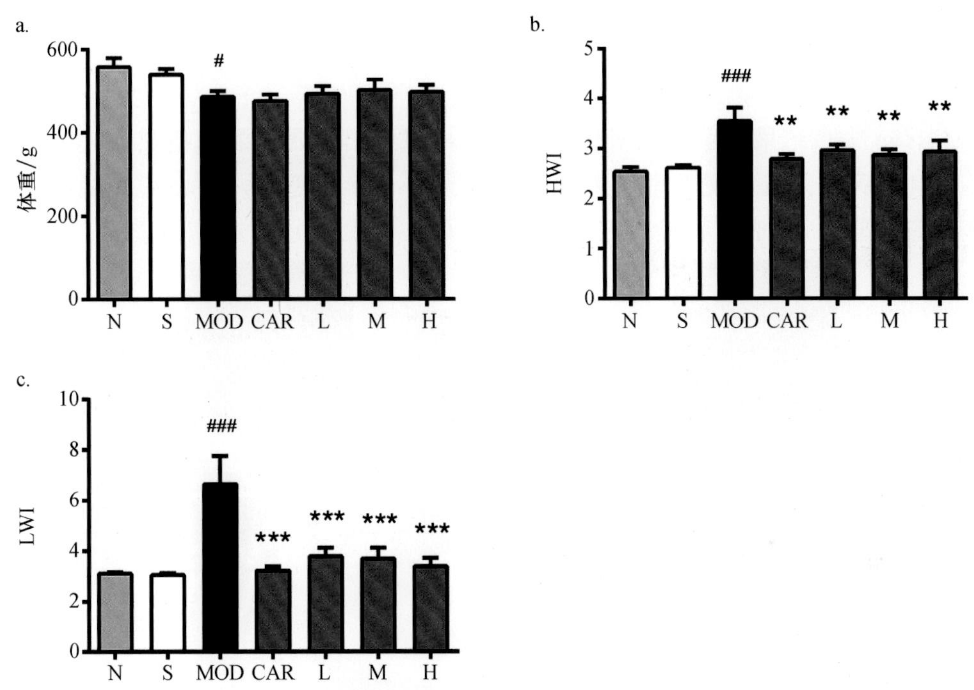

图 10.15　参附注射液对 CHF 大鼠模型体重相关指标的影响。a. 体重；b. 心体比；c. 肺体比。数据表示为 $\bar{x}\pm s_{\bar{x}}$，n=7 ～ 11。与假手术组比较：#，$P<0.05$；###，$P<0.001$。与模型组比较：**，$P<0.01$；***，$P<0.001$

5. 心脏组织病理学 H-E 染色

H-E 染色结果可以直观地呈现心肌纤维的基本形态结构，能够用来评价心肌的损伤程度。如图 10.16，在正常对照组和假手术组中，心肌纤维排列整齐，横纹清晰，组织间隙正常，没有观察到明显的变形、坏死或其他病理变化。而模型组心肌组织病变区域以左心室外壁中部为主，心肌纤维出现严重受损，横纹溶解，出现严重的炎性细胞浸润。使用参附注射液后，心肌损伤有不同程度的改善。与模型组相比，6、12 mg/kg 参附注射液使心肌纤维受损程度减轻，炎性细胞浸润减小，而 3 mg/kg 参附注射液改善作用不明显。与模型组相比，卡维地洛也有一定的改善作用，能够减轻炎性细胞浸润。

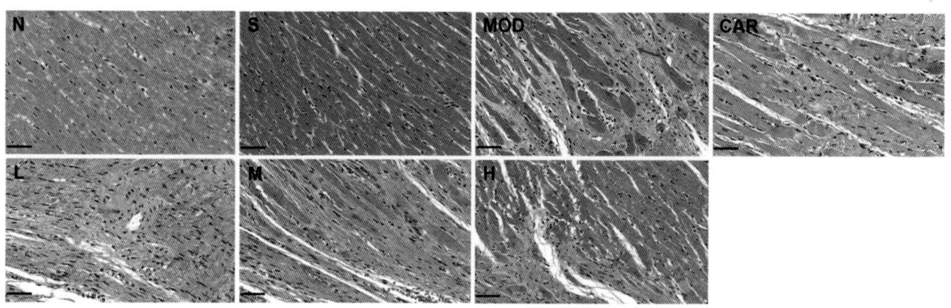

图 10.16 各组大鼠心脏组织病理学切片 H-E 染色显微照（靠近冠状静脉位置，200×）。标尺为 50 μm

6. 心脏组织病理学 Masson 染色

Masson 染色结果显示正常对照组和假手术组未出现明显的蓝色胶原纤维，模型组心肌组织病变区域出现大量蓝色胶原纤维，左心室壁变薄，右心室壁出现代偿性肥厚且室腔增大，缺血面积显著性升高（$P<0.001$）（图 10.17）。使用参附注射液后，

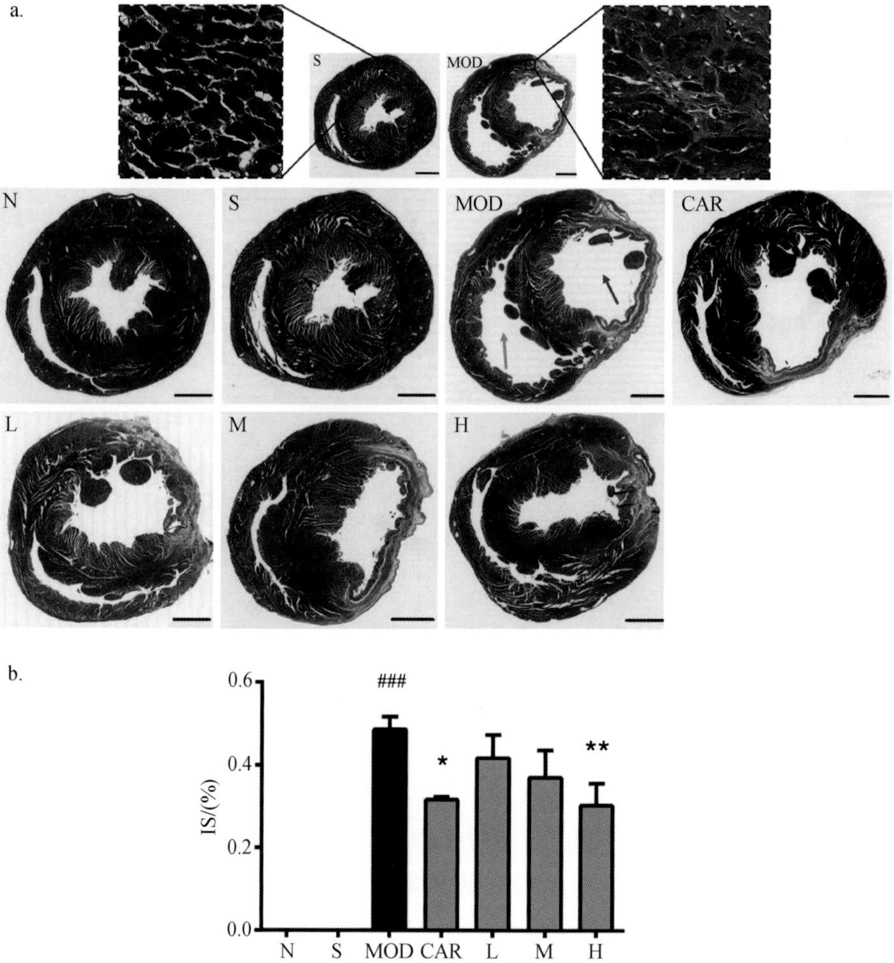

图 10.17 各组大鼠心脏组织切片 Masson 染色显微照。a. Masson 染色照。横截面图放大 5.1 倍，标尺为 2000 μm；靠近冠状静脉位置局部放大 200 倍，标尺为 50 μm。b. 梗死面积统计分析。数据表示为 $\bar{x}\pm s_{\bar{x}}$，n=4 ～ 5。与假手术组比较：###，$P<0.001$。与模型组比较：*，$P<0.05$；**，$P<0.01$

心肌损伤有不同程度的改善。与模型组相比，三个剂量的参附注射液组使右心室室腔代偿性增大程度降低，心肌蓝色胶原纤维减少，心脏左、右心室壁结构更稳定。统计发现，12 mg/kg 参附注射液组的心肌缺血面积出现显著减小（$P<0.01$）。与模型组相比，卡维地洛也可以使心肌缺血面积明显减小（$P<0.05$）。

7. 血清生化指标检测

大鼠心肌缺血损伤会导致血清中 cTnT 含量上升。与假手术相比，模型组 cTnT 含量出现显著升高（$P<0.01$）（图 10.18）。与模型组相比，12 mL/kg 参附注射液可以降低大鼠血清中 cTnT 含量（$P<0.05$），而 6 mL/kg 参附注射液则对 cTnT 含量无显著影响。此外，卡维地洛组与模型组相比，cTnT 含量出现显著下降（$P<0.05$）。

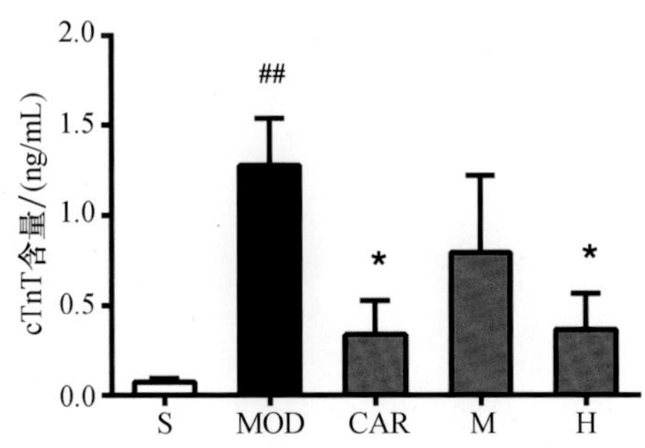

图 10.18　各组大鼠血清中 cTnT 含量。数据表示为 $\bar{x}\pm s_{\bar{x}}$，$n=5$。与假手术组比较：##，$P<0.01$。与模型组比较：*，$P<0.05$

三、作用机制

氧化应激和炎症在 CHF 形成过程中发挥重要作用，心肌缺血后，心脏会出现严重的氧化应激和炎症反应，除了会诱导细胞焦亡 [18]，过多的炎症因子还会促进细胞凋亡、自噬和坏死的发生 [19-21]。本实验中 MALDI-TOF-MSI 结果显示（图 10.19），与假手术组相比，模型组的牛磺酸和谷胱甘肽含量明显上升，而 12 mL/kg 参附注射液可以逆转这一改变。牛磺酸和谷胱甘肽均为体内的抗氧化分子，在心肌损伤中发挥重要作用。牛磺酸能够抑制缺血损伤引起的活性氧异常增多，增强抗氧化酶的活性，降低炎症标志物水平 [22, 23]。而谷胱甘肽一方面可以直接清除活性氧自由基，拮抗氧化应激，另一方面还与心肌肌球蛋白结合蛋白 C（cardiac myosin-binding protein C, cMyBP-C）过度谷胱甘肽化有关，使得 cMyBP-C 功能受损，引起心肌收缩和舒张功能异常 [24, 25]。因此，我们认为模型组牛磺酸和谷胱甘肽的蓄积与拮抗氧化应激有关，而参附注射液可能通过降低心肌缺血导致的氧化应激水平，还可能间接通过降低 cMyBP-C 谷胱甘肽化水平，发挥心肌保护作用。

此外，参附注射液可能通过影响心脏磷脂分布来减缓心肌缺血引起的心肌重构过程。MALDI-TOF-MSI 结果显示，参附注射液可以显著减少心肌中 PA（18:0/22:6）、

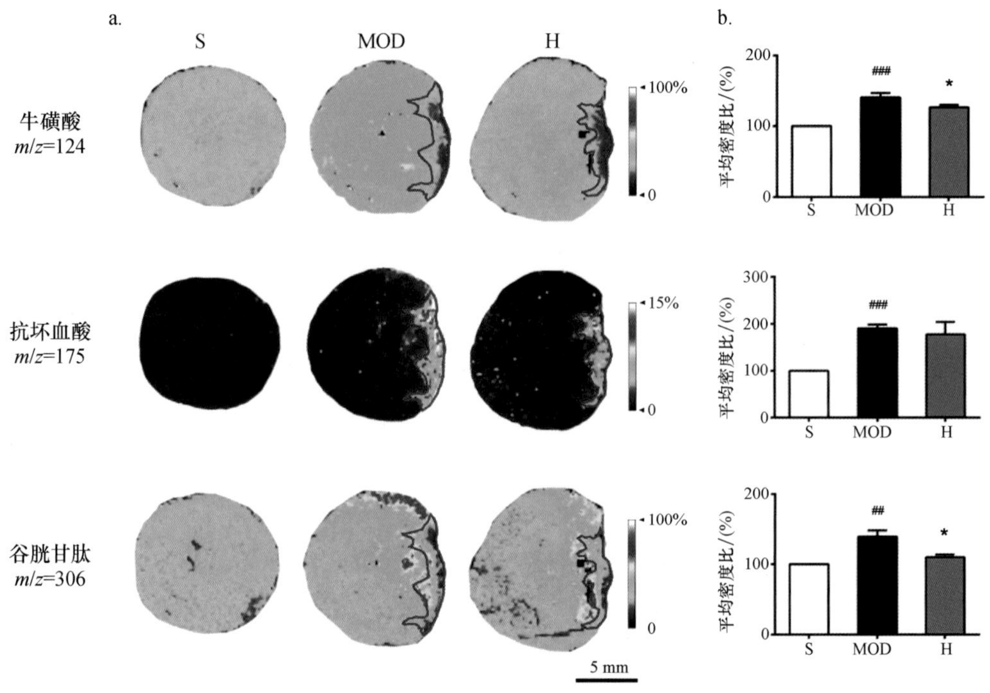

图 10.19 参附注射液对 CHF 大鼠心脏中抗氧化小分子的影响。a. MALDI-TOF-MSI 影像；b. SCiLS Lab 软件归一化分析的平均密度比。空间分辨率为 200 μm，标尺为 5 mm。数据表示为 $\bar{x}\pm s_{\bar{x}}$，n=3。与假手术组比较：##，P<0.01；###，P<0.001。与模型组比较：*，P<0.05

PE（16:0/22:6）、PE（p-18:0/22:6）、PI（18:0/20:4）等磷脂含量，改变其在组织中的分布。PA、PE 和 PI 不仅参与心肌结构组成，还参与细胞内信号转导和细胞功能的传递[26,27]。研究表明，心脏非梗死区（图 10.20 红色线圈以外）出现心肌肥大且心肌间质纤维胶原合成降解失衡，梗死区（图 10.20 红色线圈以内）心肌细胞会发生凋亡、坏死以及形成瘢痕[3,4,19]。PA（18:0/22:6）、PE（16:0/22:6）、PE（p-18:0/22:6）、PI（18:0/20:4）等磷脂主要分布在心脏非梗死区，推测这四种磷脂可能与 CHF 大鼠心脏非梗死区心肌重构联系紧密。值得注意的是，少部分 PA（18:0/22:6）和 PI（18:0/20:4）以及大部分 PA（18:0/20:4）分布于非梗死区与梗死区交界处，也可称为边缘区（border zone）[28,29]，可能在梗死区心肌重构以及非梗死区向梗死区转变过程中发挥重要作用。此外，这些磷脂上有许多不饱和脂肪酸，易受氧化应激作用，形成氧化磷脂（oxidized phospholipid），氧化磷脂具有促炎症作用，与许多炎症疾病有关[30,31]。所以，我们认为参附注射液逆转心肌缺血导致的多种磷脂含量增加，一方面可能减缓了心脏非梗死区、边缘区和梗死区心肌重构过程，另一方面可能间接影响了氧化磷脂的过度生成，抑制了氧化应激和炎症反应的发生。

MALDI-TOF-MSI 技术在检测心脏脂类分子的含量和分布上优势明显。体外检测脂类运用 LC-MS 或 ESI-MS/MS 等技术的组学方法虽可以准确检测某种脂类分子含

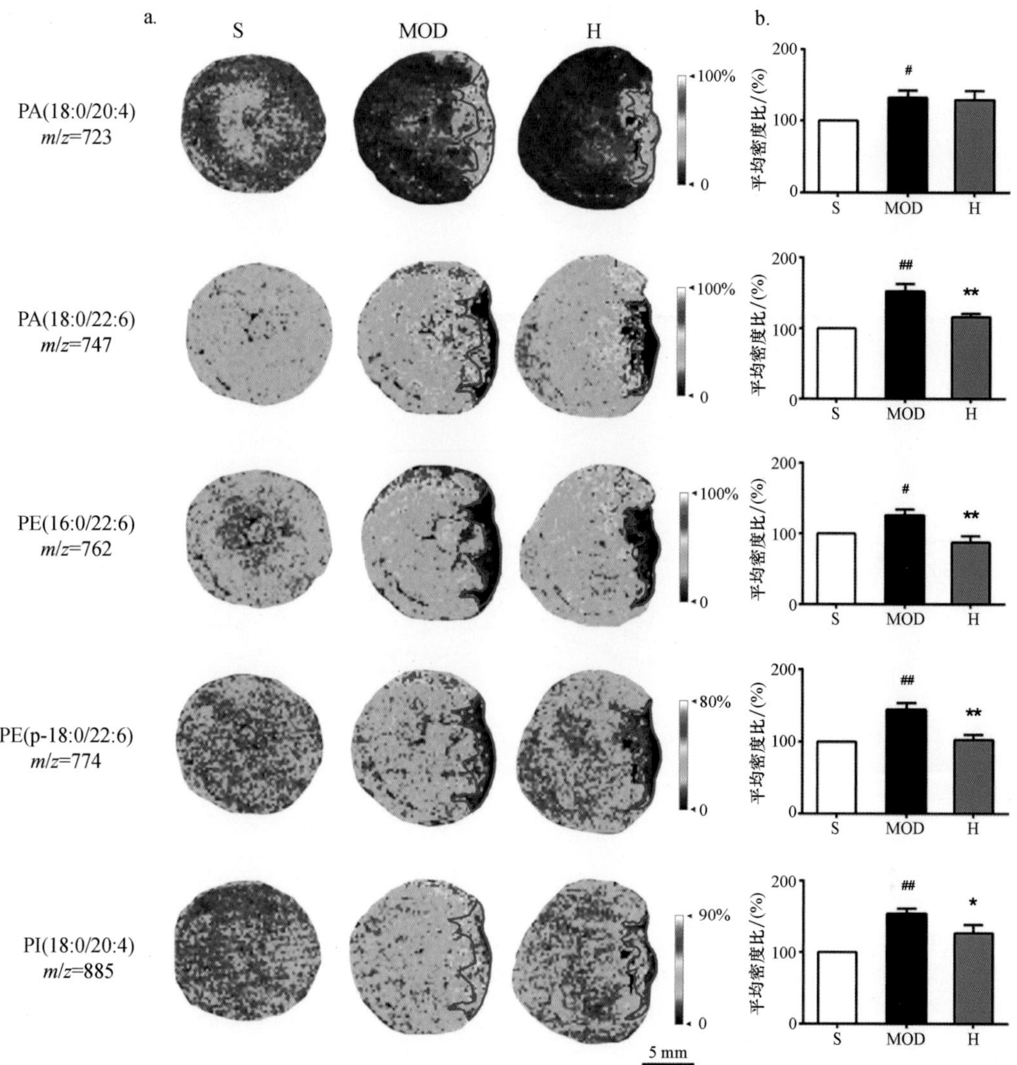

图 10.20 参附注射液对 CHF 大鼠心脏中磷脂的影响。a. MALDI-TOF-MSI 影像；b. SCiLS Lab 软件归一化分析的平均密度比。空间分辨率为 200 μm，标尺为 5 mm。数据表示为 $\bar{x}\pm s_{\bar{x}}$，n=3。与假手术组比较：#，P<0.05，##，P<0.01。与模型组比较：*，P<0.05，**，P<0.01

量，但不能体现脂类的分布信息[32, 33]。MALDI-TOF-MSI 技术则既可以检测到大量脂类信号，又可以检测脂类的原位分布，因为脂类与心脏组织结构和功能密切相关，脂类分布信息对心脏的结构和功能的研究是非常重要的。

将 MALDI-TOF-MSI 检测出的小分子之间的联系总结在图 10.21 中。MALDI-TOF-MSI 结果显示模型组牛磺酸、谷胱甘肽、抗坏血酸、天冬氨酸、*N*- 乙酰天冬氨酸、腺苷和 PA、PE、PI 等均有显著性变化，而参附注射液可以逆转牛磺酸、谷胱甘肽和 PA、PE、PI 等的异常变化。

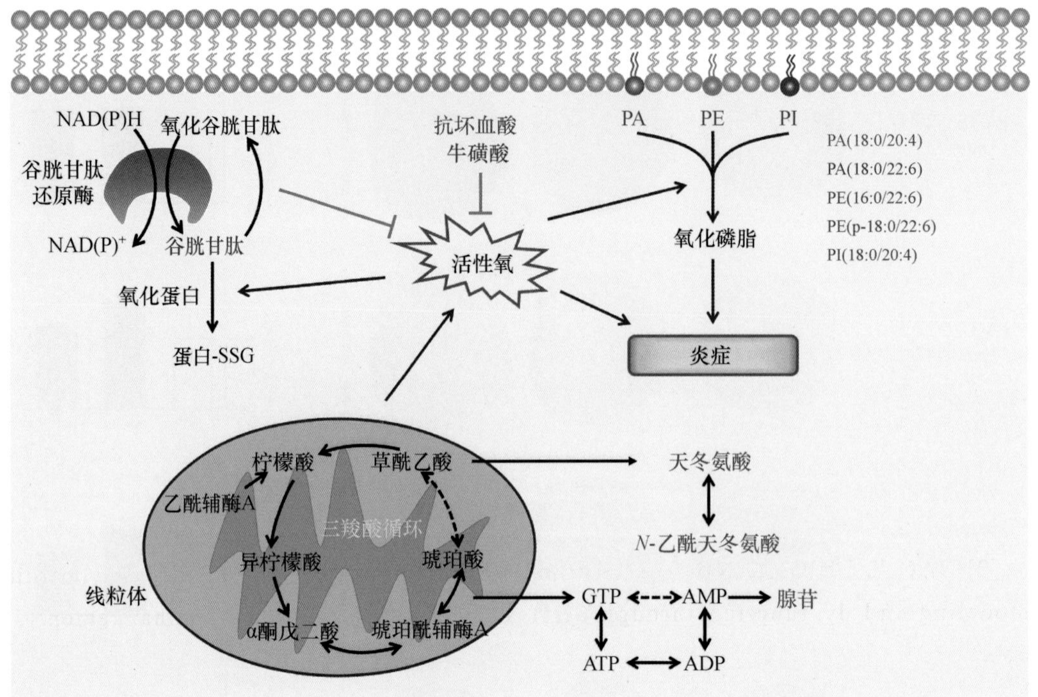

图 10.21 本研究中感兴趣的小分子之间关系总结。参附注射液能显著影响的小分子用红色表示。只在模型组显著改变的小分子用蓝色表示。→表示代谢过程，⇢表示省略中间产物。→表示促进，⊣ 表示抑制

一、名词解释

心力衰竭（heart failure）：简称心衰，是指由于心脏的收缩功能和（或）舒张功能发生障碍，不能将静脉回心血量充分排出心脏，导致静脉系统血液淤积，动脉系统血液灌注不足，从而引起心脏循环障碍症候群，此种障碍症候群集中表现为肺淤血、腔静脉淤血。

二、小知识

（1）心力衰竭动物模型：包括冠状动脉左前降支永久结扎致心肌梗死诱发心衰（手术方法参见心肌梗死模型）；心脏缺血再灌注损伤诱发心衰（手术方法参见缺血再灌注损伤模型）；主动脉弓缩窄（TAC）诱发心衰（手术方法参见主动脉弓缩窄手术）。

（2）缺血性心力衰竭（ischemic heart failure, IHF）是导致死亡的重要原因[34,35]。当心脏出现缺血时，血供受限，能量不足，心肌细胞出现功能障碍和损伤[36,37]，导致心肌梗死（myocardial ischemic, MI），而长期MI后，心肌重构导致心肌中纤维物质沉积，功能受损，引起心力衰竭[3]。

三、技术难点汇总

（1）左前降支结扎模型需要造模稳定，保持良好的一致性，才能使药效评价有更合理的结果。

（2）参附注射液质量评价也是实验成功的关键，因此，实验前要有充分的有效成分分析，满足稳定性和均一性要求。

参考文献

[1] 中国心血管健康与疾病报告编写组．中国心血管健康与疾病报告 2020 概要 [J]. 中国循环杂志，2021，36（6）：521-545.

[2] HAO Y, LU Q, YANG G, et al. Lin28a protects against postinfarction myocardial remodeling and dysfunction through Sirt1 activation and autophagy enhancement[J]. Biochemical and biophysical research communications, 2016, 479(4): 833-840.

[3] TAKEMURA G, KANAMORI H, OKADA H, et al. Anti-apoptosis in nonmyocytes and pro-autophagy in cardiomyocytes: two strategies against postinfarction heart failure through regulation of cell death/degeneration[J]. Heart failure reviews, 2018, 23: 759-772.

[4] LIANG T, ZHANG Y, YIN S, et al. Cardio-protecteffect of qiliqiangxin capsule on left ventricular remodeling, dysfunction and apoptosis in heart failure rats after chronic myocardial infarction[J]. American journal of translational research, 2016, 8(5): 2047-2058.

[5] YANCY C W, JESSUP M, BOZKURT B, et al. 2013 ACCF/AHA guideline for the management of heart failure: a report of the American College of Cardiology Foundation/American Heart Association Task Force on Practice Guidelines[J]. Journal of the American college of cardiology, 2013, 62(16): e147-e239.

[6] 张京岚，吴学思，陈东，等．卡维地洛对大鼠急性心肌梗死后心肌重塑的影响 [J]. 心肺血管病杂志，2009,28(02):120-123+68.

[7] 易志刚，郭文安，陈津瀚．卡维地洛对急性心肌梗死后大鼠心室重塑及 MMP/TIMP 表达的影响 [J]. 大连医科大学学报，2009,31(1):28-33.

[8] TALAMEH J A, LANFEAR D E. Pharmacogenetics in chronic heart failure: new developments and current challenges[J]. Current heart failure reports, 2012, 9: 23-32.

[9] GUO Z, LI C. Therapeutic effects of Shenfu injection on post-cardiac arrest syndrome[J]. Chinese journal of integrative medicine, 2013, 19: 716-720.

[10] WANG Y, WANG C, ZHANG B, et al. Shenfu injection suppresses apoptosis by regulation of Bcl-2 and caspase-3 during hypoxia/reoxygenation in neonatal rat cardiomyocytes

in vitro[J]. Molecular biology reports, 2009, 36: 365-370.

[11] ZHENG S, WU H, YU S, et al. Shenfu injection suppresses inflammation by targeting haptoglobin and pentraxin 3 in rats with chronic ischemic heart failure[J]. Chinese journal of integrative medicine, 2015, 21: 22-28.

[12] 付仲颖，蒋蓝英，郦旦明，等．参附注射液对慢性心力衰竭大鼠 JAK-STAT 细胞信号传导调节的研究 [J]. 中华危重症医学杂志 (电子版),2014,7(01):19-23.

[13] LIU H, LI W, HE Q, et al. Mass spectrometry imaging of kidney tissue sections of rat subjected to unilateral ureteral obstruction[J]. Scientific reports, 2017, 7(1): 41954.

[14] LIU H, CHEN R, WANG J, et al. 1, 5-Diaminonaphthalene hydrochloride assisted laser desorption/ionization mass spectrometry imaging of small molecules in tissues following focal cerebral ischemia[J]. Analytical chemistry, 2014, 86(20): 10114-10121.

[15] LV F H, YIN H L, HE Y Q, et al. Effects of curcumin on the apoptosis of cardiomyocytes and the expression of NF-κB, PPAR-γ and Bcl-2 in rats with myocardial infarction injury[J]. Experimental and therapeutic medicine, 2016, 12(6): 3877-3884.

[16] SMITH S A, MAMMEN P P A, MITCHELL J H, et al. Role of the exercise pressor reflex in rats with dilated cardiomyopathy[J]. Circulation, 2003, 108(9): 1126-1132.

[17] SMITH S A, WILLIAMS M A, MITCHELL J H, et al. The capsaicin-sensitive afferent neuron in skeletal muscle is abnormal in heart failure[J]. Circulation, 2005, 111(16): 2056-2065.

[18] SCHNEIDER K S, GROß C J, DREIER R F, et al. The inflammasome drives GSDMD-independent secondary pyroptosis and IL-1 release in the absence of caspase-1 protease activity[J]. Cell reports, 2017, 21(13): 3846-3859.

[19] WANG X, GUO Z, DING Z, et al. Inflammation, autophagy, and apoptosis after myocardial infarction[J]. Journal of the American heart association, 2018, 7(9): e008024.

[20] NERI M, FINESCHI V, DI PAOLO M, et al. Cardiac oxidative stress and inflammatory cytokines response after myocardial infarction[J]. Current vascular pharmacology, 2015, 13(1): 26-36.

[21] MARÍN-GARCÍA J. Cell death in the pathogenesis and progression of heart failure[J]. Heart failure reviews, 2016, 21(2): 117-121.

[22] DALLAK M. A synergistic protective effect of selenium and taurine against experimentally induced myocardial infarction in rats[J]. Archives of physiology and biochemistry, 2017, 123(5): 344-355.

[23] SHIMADA K, JONG C J, TAKAHASHI K, et al. Role of ROS production and turnover in the antioxidant activity of taurine[J]. Taurine 9, 2015: 581-596.

[24] STATHOPOULOU K, WITTIG I, HEIDLER J, et al. *S*-glutathiolation impairs phosphoregulation and function of cardiac myosin-binding protein C in human heart failure[J]. The FASEB journal, 2016, 30(5): 1849-1864.

[25] BRENNAN J P, MILLER J I A, FULLER W, et al. The utility of *N*, *N*-biotinyl glutathione disulfide in the study of protein S-glutathiolation[J]. Molecular & cellular

proteomics, 2006, 5(2): 215-225.

[26] AMMAR M R, KASSAS N, BADER M F, et al. Phosphatidic acid in neuronal development: a node for membrane and cytoskeleton rearrangements[J]. Biochimie, 2014, 107: 51-57.

[27] NISHIZUKA Y. Intracellular signaling by hydrolysis of phospholipids and activation of protein kinase C[J]. Science, 1992, 258(5082): 607-614.

[28] WANG H, RODELL C B, ZHANG X, et al. Effects of hydrogel injection on borderzone contractility post-myocardial infarction[J]. Biomechanics and modeling in mechanobiology, 2018, 17: 1533-1542.

[29] PILLA J J, KOOMALSINGH K J, MCGARVEY J R, et al. Regional myocardial three-dimensional principal strains during postinfarction remodeling[J]. The annals of thoracic surgery, 2015, 99(3): 770-778.

[30] HISAKA S, OSAWA T. Lipid hydroperoxide-derived adduction to amino-phospholipid in biomembrane[J]. Lipid hydroperoxide-derived modification of biomolecules, 2014: 41-48.

[31] FREIGANG S. The regulation of inflammation by oxidized phospholipids[J]. European journal of immunology, 2016, 46(8): 1818-1825.

[32] TANG H Y, WANG C H, HO H Y, et al. Lipidomics reveals accumulation of the oxidized cholesterol in erythrocytes of heart failure patients[J]. Redox biology, 2018, 14: 499-508.

[33] MANICKARAJ S, THIRUMALAI D, MANJUNATH P, et al. Oxidative environment causes molecular remodeling in embryonic heart—a metabolomic and lipidomic fingerprinting analysis[J]. Environmental science and pollution research, 2017, 24: 23825-23833.

[34] NAGHAVI M, ABAJOBIR A A, ABBAFATI C, et al. Global, regional, and national age-sex specific mortality for 264 causes of death, 1980–2016: a systematic analysis for the Global Burden of Disease Study 2016[J]. The lancet, 2017, 390(10100): 1151-1210.

[35] LIU X, XU Y, DENG Y, et al. MicroRNA-223 regulates cardiac fibrosis after myocardial infarction by targeting RASA1[J]. Cellular physiology and biochemistry, 2018, 46(4): 1439-1454.

[36] MA S, WANG Y, CHEN Y, et al. The role of the autophagy in myocardial ischemia/reperfusion injury[J]. Biochimica et Biophysica Acta (BBA)-Molecular Basis of Disease, 2015, 1852(2): 271-276.

[37] WU Y, YIN X, WIJAYA C, et al. Acute myocardial infarction in rats[J]. JoVE, 2011 (48): e2464.

（北京大学医学部基础医学院　吴　昊）

第十一章 急性心力衰竭动物模型和药效评价

第一节 概　述

一、患病率

急性心力衰竭（AHF）因其高发病率、高死亡率而成为不可忽视的公共健康问题；同时巨额的医疗费用支出给家庭和社会都带来了沉重的负担。随着人口老龄化的加快以及 AHF 患病率的升高，AHF 患者人数将会逐年增多[1]。在美国，AHF 患者约 600 万人，且以每年 50 万人的速度增长[2]；在我国，AHF 患者也有 500 万人之多。AHF 已经成为 65 岁以上老年人住院的首要原因[3,4]。

在我国，35 ～ 70 岁人群心力衰竭的总体患病率为 0.9%，目前约有 400 万患者。80 岁以上老年人心力衰竭的发病率是 12%，而男性和女性患病率分别为 0.7% 和 1%（图 11.1）。

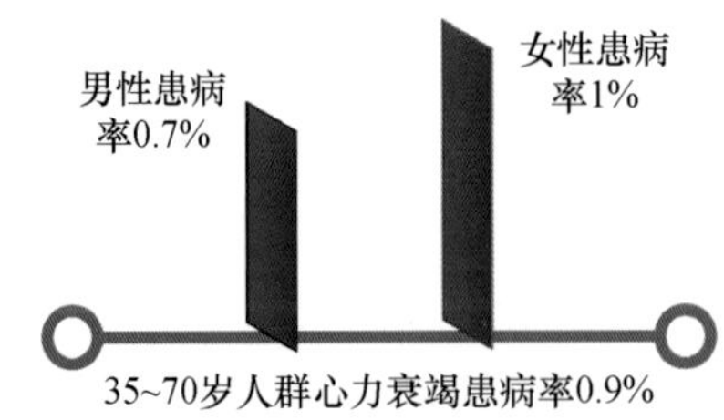

图 11.1　我国成年人心力衰竭患病率

二、临床诊断

根据典型症状与体征，AHF 一般不难作出诊断。突发严重呼吸困难，呼吸频率常达 30 ～ 40 次 /min，强迫坐位、面色灰白、发绀、大汗、烦躁，同时频繁咳嗽，咳粉红色泡沫状痰（图 11.2）。极重者可因脑缺氧而致神志模糊。发病开始可有一过性血压升高，病情如不缓解，血压可持续下降直至休克。

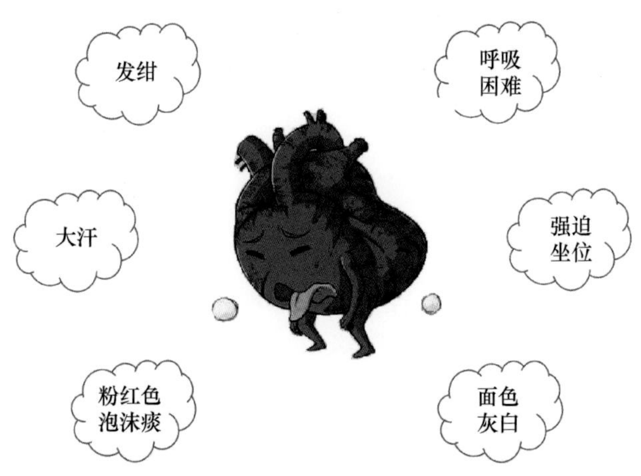

图 11.2　AHF 的临床表现

三、发病机制

AHF 是指由于急性发作或加重的左心功能异常所致的心肌收缩力降低、心脏负荷加重，造成急性心排血量骤降、肺循环压力升高、周围循环阻力增加，引起肺循环充血而出现急性肺淤血、肺水肿并可伴组织、器官灌注不足和心源性休克的临床综合征[5,6]。AHF 包括急性左心衰和急性右心衰，临床上以左心衰最为常见[7]。AHF 的常见诱因有很多（图 11.3），主要包括：① 感染（呼吸道感染、病毒性上呼吸道感染、肺部感染）；② 心律失常；③ 慢性阻塞性呼吸系统疾病；④ 血容量增加；⑤ 使用洋地黄类药物治疗不当。其中感染是最常见的诱因。此外，过度体力劳动或者情绪激动、贫血、大出血等其他因素也会导致 AHF 的发生。这些因素导致急性心脏容量 / 压力负荷加重，心肌收缩或舒张受限，从而引发 AHF。AHF 以呼吸困难为首要表现，同时伴有急性肺水肿，甚至可能伴有心源性休克的发生。

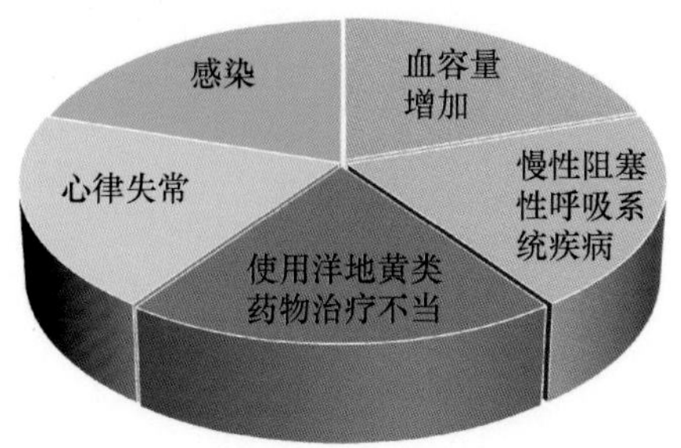

图 11.3　AHF 临床常见诱因

四、治疗

AHF 目前主要还是以药物治疗为主。临床常用的治疗药物包括血管扩张剂、正性肌力药物、利尿剂等，其具体的药理作用如表 11.1 所示。

表 11.1　AHF 常见治疗药物

类别	药物	药理作用
血管扩张剂	硝酸酯类 硝普钠 乌拉地尔 人重组脑钠肽	扩张血管，降低回心血量，降低外周阻力，减轻心脏负荷，改善心肌供血
正性肌力药物	β受体兴奋剂 左西孟坦 磷酸二酯酶抑制剂	减轻外周阻力，增加肾血流量，增加心肌收缩力，有利于改善症状
利尿剂	呋塞米 氢氯噻嗪	减轻液体储留，减轻容量负荷，缓解充血状态
	氨茶碱	解除支气管痉挛，并增强心肌收缩，扩张外周血管

第二节　动物模型和药效评价

一、模型

（一）心功能指标

AHF 动物模型主要是盐酸普罗帕酮所致的 AHF 大鼠模型，该模型操作简单、稳定性好，是目前国内常用的 AHF 药物筛选和药效学观察的动物模型。图 11.4 为大鼠 AHF 模型建立前后心功能指标对比。

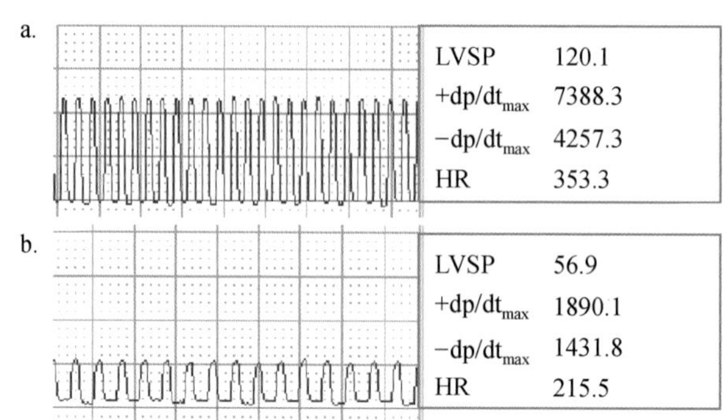

图 11.4　大鼠 AHF 模型建立前后心功能指标对比。a. 模型建立前；b. 模型建立后

（二）模型制备

1. 手术操作

参照文献 [8] 中所示的方法，将 250 ± 20 g 雄性 SD 大鼠通过腹腔注射 15% 乌拉坦

进行麻醉，然后仰卧位固定于实验板上，通过舌静脉注射 0.3% 肝素钠（0.3 mL/250 g）进行肝素化。稳定 10 min 后，在大鼠颈部偏右侧作一个 1.5 cm 左右的纵行切口，用眼科镊将大鼠右侧颈总动脉分离 1 ～ 1.5 cm，此时，用准备好的 4-0 手术缝线结扎远心端，并用动脉夹夹闭近心端，在颈总动脉远心端处剪一“V”形切口，将充满肝素钠的导管插入颈总动脉，并用细线结扎固定，结扎力度以可将导管缓缓插入心室又无血液流出为宜，然后取下动脉夹进行心室插管，将心室导管缓缓插入左心室（图 11.5），导管的另一端连接生物信号采集记录仪和电脑显示器，记录大鼠各项心功能指标。一边插管一边观察显示器上左心室舒张末压，待左心室舒张末压接近 0 mmHg 或者出现负值，记录仪上显示波形瞬间变大时，表示插管成功（图 11.6），此时将心室导管继续缓慢插入 3 mm 左右，然后将颈动脉插管固定于胸锁乳突肌上。最后，分离大鼠左右两侧股静脉备用。

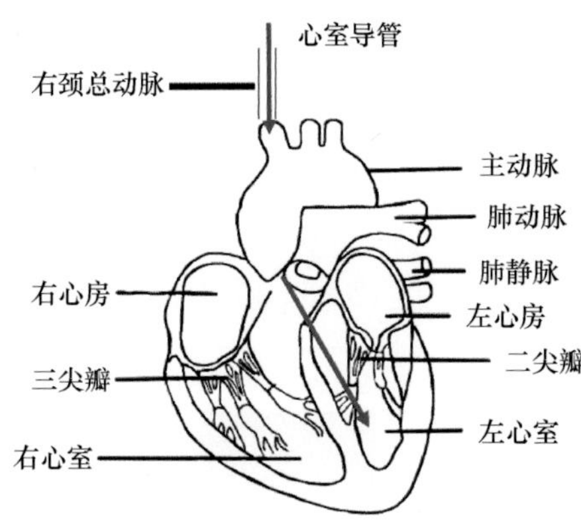

图 11.5　手术操作示意

2. 模型制备

动物稳定 10 min 后，通过右侧股静脉连接的恒速微量注射泵（图 11.6）持续给予盐酸普罗帕酮注射剂制备 AHF 模型，给药速度为 20 mL/h，时间约为 5 min，待左心室内压最大上升速率（$+dp/dt_{max}$）下降至 50% 以下并持续 5 min，则视为模型制备成功。可观察到 AHF 大鼠胸腔起伏增大，呼吸明显受到抑制，四肢发凉、发绀。

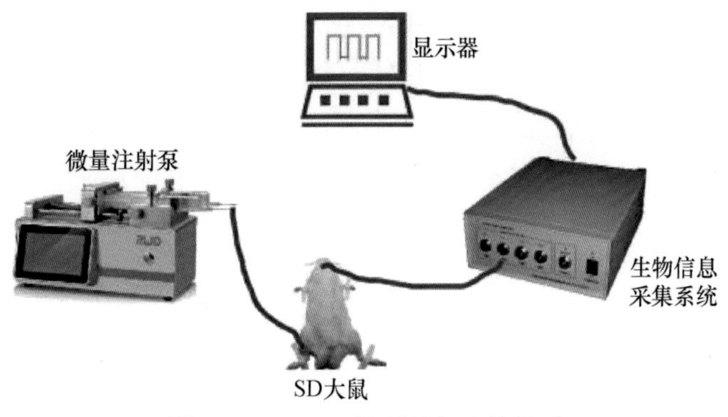

图 11.6　AHF 模型制备连接体系

二、药效评价

（一）基本信息

（1）动物：SD 大鼠，雄性，250 g。

（2）受试药物：参附注射液。

（3）样本量：每组 6 ～ 8 只。

（4）剂量：将参附注射液（SFI）分为 4、6、9、12、16 mL/kg 5 个剂量组。

（5）对照：假手术组、地高辛对照组。

（6）动物分组：共设置 8 个组别，包括假手术组（Sham），模型组（MOD）、阳性药地高辛组（DGX）以及参附注射液 4 mL 剂量组（SF4）、6 mL 剂量组（SF6）、9 mL 剂量组（SF9）、12 mL 剂量组（SF12）、16 mL 剂量组（SF16）。

（7）给药途径：股静脉注射。

（8）给药次数：1 次给药。

（9）观察时间：给药后观察 1 h，分别记录 1 h 内不同观察时间点的数值。

（二）方法

实验设计路线如图 11.7 所示。

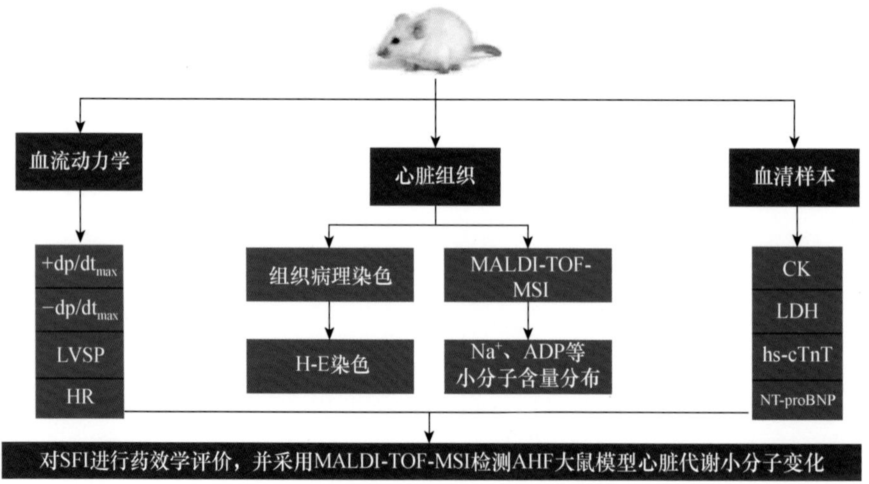

图 11.7 实验设计路线

将 AHF 大鼠随机分为模型组、5 个参附注射液剂量组和地高辛对照组，而假手术组只进行心室插管。参附注射液各组在模型成功之后分别按照 4、6、9、12、16 mL/kg 的剂量通过右侧股静脉恒速给予参附注射液，给药速度 0.5 mL/min，模型组给予最大剂量组对应体积（按照 16 mL/kg 计算）的生理盐水，地高辛对照组给予 2.25×10^{-5}g/kg 地高辛。

1. 血流动力学监测

通过生物信息采集系统动态监测并记录大鼠在模型建立前（baseline）各心功能指标的初始值，以作为自身对照；在模型成功建立之后记录下各指标的数值，然后给予参附注射液或生理盐水治疗，并依次记录给药后 2.5、5、10、15、30 和 60 min

时的各项心功能指标，包括 $+dp/dt_{max}$、左心室内压最大下降速率（$-dp/dt_{max}$）、左心室收缩压（LVSP）、心率，记录数据用于结果分析。

2. 血清样本收集

血流动力学监测完毕后，通过腹主动脉采集大鼠血液样本约 5 mL/ 只，于 4℃放置 3 h 后，4℃ 1000 r/min 离心 10 min，取上清液，200 μL 分装，部分用于血清学检测，余下的置于 −80℃冻存。

3. 心脏组织样本收集

每组随机取 3 只大鼠用生理盐水灌流，摘取心脏并用事先配好的 4% 多聚甲醛溶液固定，用于石蜡切片制备和 H-E 染色，进行心脏组织的病理学观察，并采集图像。

每组随机另取 3 只大鼠用生理盐水灌流，快速摘取心脏并用液氮速冻，用锡箔纸包好之后放于 −80℃冰箱冻存，以备制作心脏组织冰冻切片，用于 MALDI-TOF-MSI 成像研究。

（三）结果

1. 血流动力学监测结果

（1）参附注射液对 AHF 大鼠 $+dp/dt_{max}$ 的影响：

血流动力学监测结果表明，与假手术组比较，模型组大鼠的 $+dp/dt_{max}$ 显著降低，说明大鼠左心室收缩功能严重受损。给予参附注射液治疗之后，可观察到各剂量组均能够不同程度地升高 AHF 大鼠的 $+dp/dt_{max}$，且具有量效关系和时效关系（图 11.8）。这些结果显示，随着给药剂量的增加以及观察时间的延长，参附注射液对 $+dp/dt_{max}$ 的升高作用越来越明显。此外，参附注射液能够改善大鼠四肢温凉的状况，缓解呼吸抑制，说明该药物能够通过升高 $+dp/dt_{max}$，改善 AHF 大鼠左心室的收缩功能。

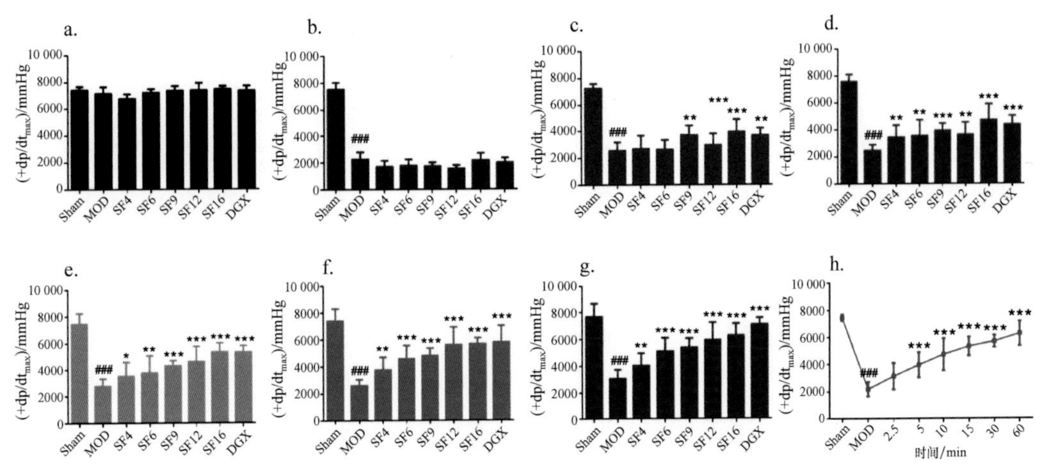

图 11.8　参附注射液对 AHF 大鼠 $+dp/dt_{max}$ 的改善作用。a. 模型建立前；b. 建立模型；c. 模型建立后 5 min；d. 模型建立后 10 min；e. 模型建立后 15min；f. 模型建立后 30 min；g. 模型建立后 60 min；h. SF16 的时效关系。Sham，假手术组；MOD，模型组；SF4，参附注射液 4 mL 剂量组；SF6，参附注射液 6 mL 剂量组；SF9，参附注射液 9 mL 剂量组；SF16，参附注射液 16 mL 剂量组；DGX，地高辛组。本章后各图同。数据表示为 $\bar{x}\pm s$，以双因素方差分析；n=6 ～ 8。与假手术组比较：###，$P<0.001$。与模型组比较：*，$P<0.05$；**，$P<0.01$；***，$P<0.001$

（2）参附注射液对 AHF 模型大鼠 $-dp/dt_{max}$ 的影响：

血流动力学监测结果显示，与假手术组比较，模型组大鼠的 $-dp/dt_{max}$ 显著升高，表明 AHF 大鼠左心室舒张功能受限。给予参附注射液治疗之后，观察到各剂量组均能不同程度地降低 AHF 大鼠的 $-dp/dt_{max}$，且对 $-dp/dt_{max}$ 的改善作用具有量效和时效关系（图 11.9）。这些结果显示随着给药剂量的增加以及观察时间的延长，SFI 对 $-dp/dt_{max}$ 的降低作用越来越明显。表明该药物能够通过降低 AHF 大鼠的 $-dp/dt_{max}$，改善心功能，发挥保护心脏的作用。

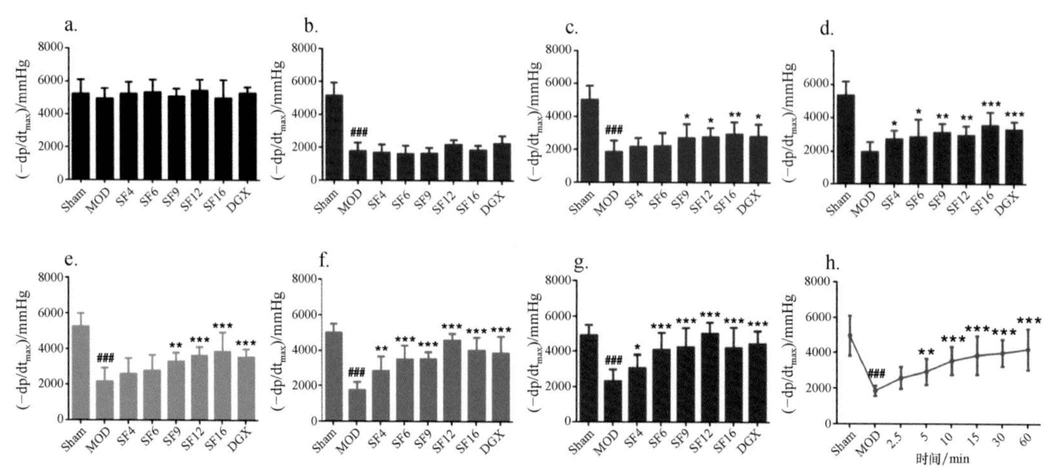

图 11.9 参附注射液对 AHF 大鼠 $-dp/dt_{max}$ 的改善作用。a. 模型建立前；b. 建立模型；c. 模型建立后 5 min；d. 模型建立后 10 min；e. 模型建立后 15 min；f. 模型建立后 30 min；g. 模型建立后 60 min；h. SF16 的时效关系。数据表示为 $\bar{x}\pm s$，以双因素方差分析；n=6 ～ 8。与假手术组比较：###，$P<0.001$。与模型组比较：*，$P<0.05$；**，$P<0.01$；***，$P<0.001$

（3）参附注射液对 AHF 大鼠 LVSP 的影响：

血流动力学监测结果表明，与假手术组比较，模型组大鼠的 LVSP 显著降低，说明大鼠左心室收缩功能受损。给予参附注射液治疗之后，可观察到各剂量组均能不同程度地升高 AHF 大鼠的 LVSP，且随着观察时间的延长对 LVSP 的改善作用越来越显著，具有量效和时效关系（图 11.10）。这些结果说明参附注射液能够升高 AHF 大鼠的 LVSP，改善其左心室的收缩功能。

（4）参附注射液对 AHF 大鼠心率的影响：

血流动力学结果显示，与假手术组比较，模型组大鼠的心率显著降低，说明大鼠左心室收缩舒张功能受损，给予参附注射液和地高辛治疗后可以观察到：与模型组比较，除参附注射液 16 mL/kg 组外，各个剂量组对 AHF 大鼠心率的改善作用不明显，参附注射液 16 mL/kg 剂量组于给药后 10 min 起效且随着给药后观察时间的延长，改善作用越来越显著。在给药后 10 min 时，心率约为基础值的 75.5%；15 min 时，约为基础值的 78.8%；30 min 时，约恢复至基础值的 84.9%；60 min 时，约恢复至基础值的 82.1%。地高辛对照组较模型组无明显改善作用（图 11.11）。

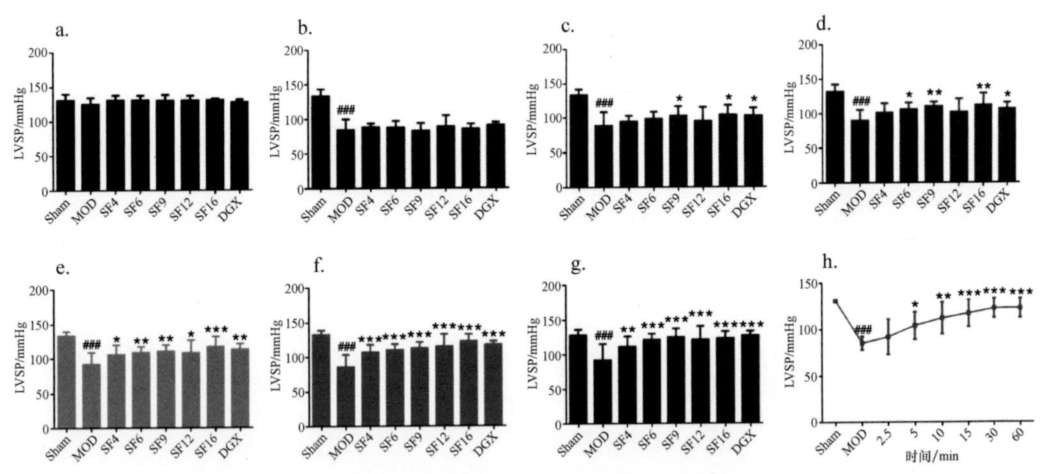

图 11.10　参附注射液对 AHF 大鼠 LVSP 的改善作用。a. 假手术组；b. 建立模型；c. 模型建立后 5 min；d. 模型建立后 10 min；e. 模型建立后 15 min；f. 模型建立后 30 min；g. 模型建立后 60 min；h. SF16 的时效关系。数据表示为 $\bar{x}\pm s$，以双因素方差分析；n=6 ～ 8。与假手术组比较：###，P<0.001。与模型组比较：*，P<0.05；**，P<0.01；***，P<0.001

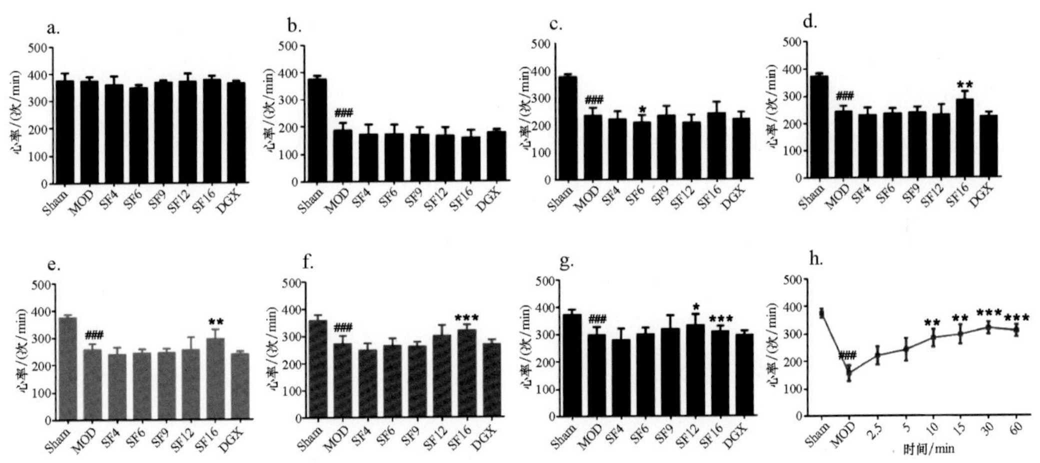

图 11.11　参附注射液对 AHF 大鼠心率的改善作用。a. 假手术组; b. 建立模型; c. 模型建立后 5 min; d. 模型建立后 10 min；e. 模型建立后 15 min；f. 模型建立后 30 min；g. 模型建立后 60 min；h. SF16 的时效关系。数据表示为 $\bar{x}\pm s$，以双因素方差分析；n=6~8。与假手术组比较：###，P<0.001。与模型组比较：*，P<0.05；**，P<0.01；***，P<0.001

2. 心脏病理组织 H-E 染色结果

H-E 染色结果可以直观呈现大鼠心脏组织心肌纤维的形态结构变化，用于客观评价心肌损伤程度。如图所示（图 11.12），心脏组织 H-E 染色结果显示，假手术组心肌纤维排列整齐，横纹清晰，组织间隙正常；与假手术组比较，模型组心肌组织严重受损，心肌纤维排列间隙增大，出现炎性细胞浸润（如图中箭头所示）。与模型组相比：参附注射液 4 mL/kg 剂量组心肌纤维受损程度接近；6 mL/kg 剂量组心肌纤维受损程度改善不明显；9 mL/kg 剂量组与 12 mL/kg 剂量组相似，有一定改善作用，心肌纤维排列空隙有所减小；16 mL/kg 剂量组能够显著改善心肌排列紊乱，减小心肌纤维间隙，减少炎症因子释放。由此表明高剂量参附注射液（16 mL/kg）对 AHF 大鼠的心肌损伤具有显著改善作用。

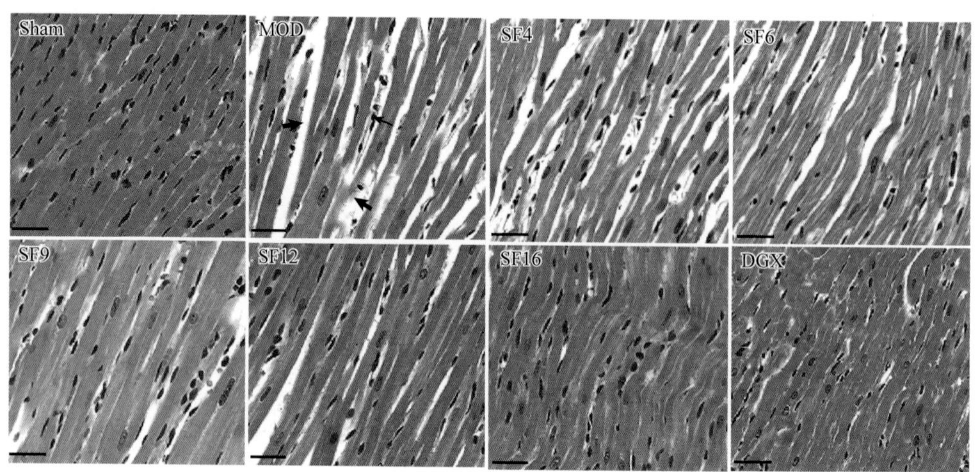

图 11.12 各组大鼠心脏组织 H-E 染色显微照片。标尺为 5 μm。图中模型组粗箭头指示心肌排列间隙增大，细箭头指示炎症细胞

3. 血清学检测结果

血清学检测结果表明，与假手术组比较，模型组血清中 CK、LDH、hs-cTnT、NT-proBNP 含量均有所升高，但 LDH 与 NT-proBNP 含量变化没有统计学差异（图 11.13b、d），CK 与 hs-cTnT 含量变化有统计学差异（二者 $P<0.05$）（图 11.13a、c）；参附注射液（16 mL/kg）具有降低血清中 LDH、hs-cTnT 和 NT-proBNP 含量的趋势，与模型组比较，hs-cTnT 含量的降低具有统计学差异（$P<0.05$），且与地高辛组比较无明显差异。参附注射液（16 mL/kg）未能降低血清中 CK 的含量，且与假手术组比较，具有显著性差异（$P<0.05$）。

4. MALDI-TOF-MSI 检测心脏组织中分子量为 60~1000 的小分子的结果

选取了大鼠心脏组织距离心尖约 5 mm 部位的水平切片进行 MALDI-TOF-MSI 试验。由于 MALDI-TOF-MSI 得到的是半定量结果，因此，采用各组心脏组织切片与假手术组心脏组织切片的平均密度的比值作为统计数据来反映物质的变化。在 MALDI-TOF-MSI 结果中参照刘会会等介绍的方法选择指标峰[9,10]。

（1）参附注射液降低 AHF 大鼠心脏组织增加的金属离子 Na^+：

从 MALDI-TOF-MSI 结果发现，和假手术组比较，模型组大鼠心脏组织中 Na^+ 含量显著增加（$P<0.05$）且均匀分布，给予 16 mL/kg 参附注射液治疗之后，AHF 大鼠心脏组织 Na^+ 含量显著降低（$P<0.05$）（图 11.14）。

（2）AHF 大鼠心脏组织中能量代谢相关物质变化：

MALDI-TOF-MSI 结果显示（图 11.15），和假手术组比较，模型组心脏组织

中葡萄糖与 GMP 含量显著减少（二者 $P<0.05$），葡萄糖的减少集中在左心室区域，GMP 呈均匀性减少；ADP 含量显著增加（$P<0.05$）且呈均匀分布。给予 16 mL/kg 参附注射液之后，葡萄糖和 GMP 含量均有所增加，但与模型组和假手术组均无显著性差异（图 11.15a、c）；ADP 含量在整个心脏组织中显著减少（$P<0.05$）（图 11.15b）。

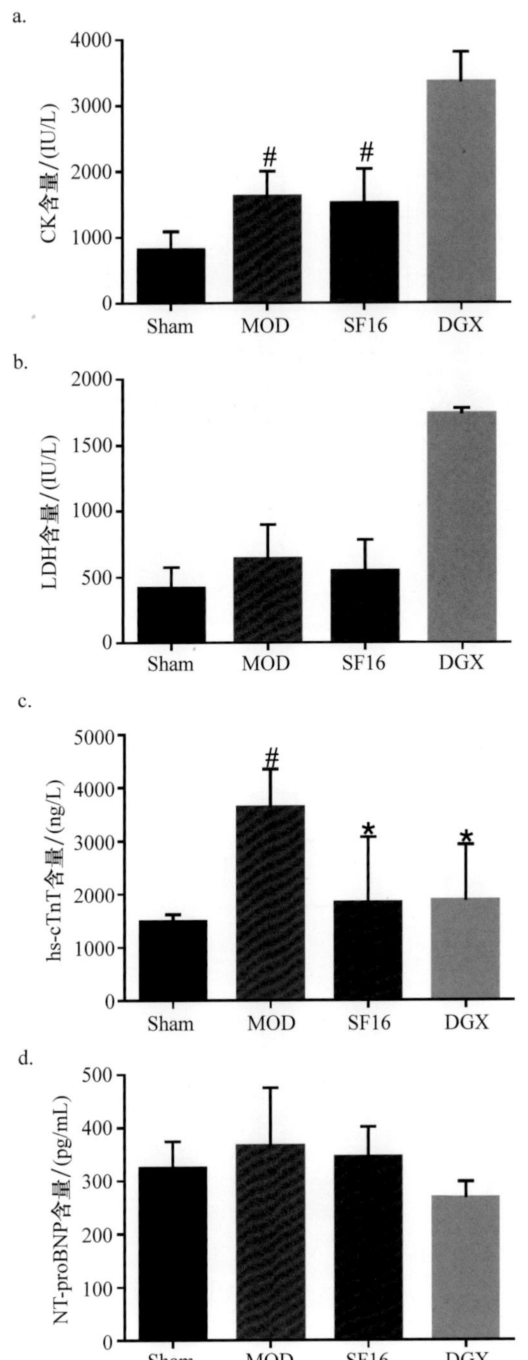

图 11.13　各组大鼠血清中 CK、LDH、hs-cTnT 和 NT-proBNP 的含量。a. CK；b. LDH；c. hs-cTnT；d. NT-proBNP。数据表示为 $\bar{x}\pm s$，以单因素方差分析；$n=3\sim4$。与假手术组比较：#，$P<0.05$。与模型组比较：*，$P<0.05$

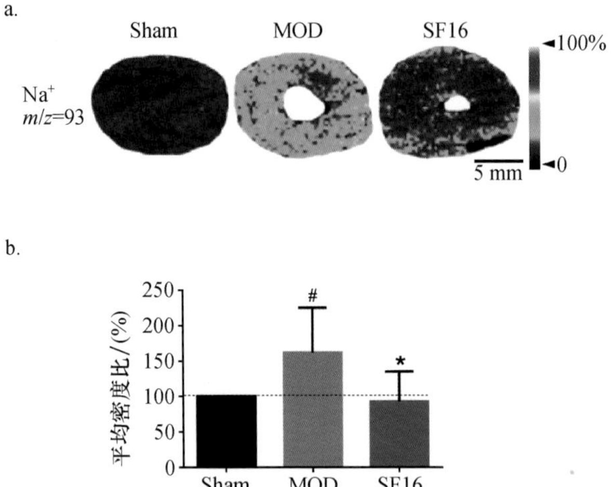

图 11.14 MALDI-TOF-MSI 显示参附注射液逆转 AHF 大鼠心脏组织 Na^+ 含量增加。a. MALDI-TOF-MSI 显示 Na^+ 在心脏组织的成像。b. SCiLS Lab 软件统计的 AHF 大鼠心脏组织 Na^+ 平均密度比。空间分辨率为 200 μm，标尺为 5 mm。数据表示为 $\bar{x}\pm s$，以单因素方差分析；n=5。与假手术组比较：#，$P<0.05$。与模型组比较：*，$P<0.05$

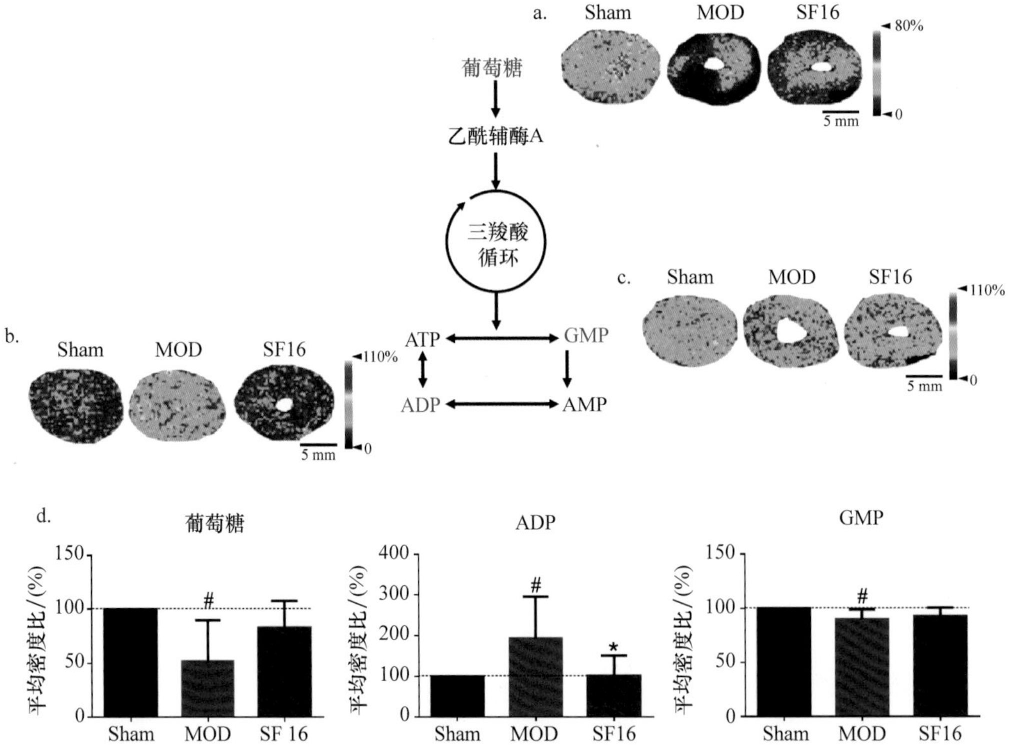

图 11.15 MALDI-TOF-MSI 显示 AHF 大鼠心脏组织中葡萄糖、GMP 和 ADP 含量变化。a. 葡萄糖在心脏组织的成像。b. ADP 在心脏组织的成像。c. GMP 在心脏组织的成像。d. SCiLS Lab 软件统计 AHF 大鼠心脏组织中葡萄糖、GMP 和 ADP 的平均密度比。空间分布率为 200 μm，标尺为 5 mm。数据表示为 $\bar{x}\pm s$，以单因素方差分析；n=5。与假手术组比较：#，$P<0.05$。与模型组比较：*，$P<0.05$

（3）MALDI-TOF-MSI 检测 AHF 大鼠心脏组织中脂类小分子的变化：

MALDI-TOF-MSI 结果显示，和假手术组比较，模型组心脏组织中脂类小分子 PE（16:0/18:1）（图 11.16a）和 PE（18:0/22:6）（图 11.16b）含量显著减少（分别为 $P<0.05$，$P<0.001$），且呈均匀分布；给予 16 mL/kg 参附注射液之后，心脏组织 PE（16:0/18:1）和 PE（18:0/22:6） 含量均有所增加，但均与模型组无显著性差异。

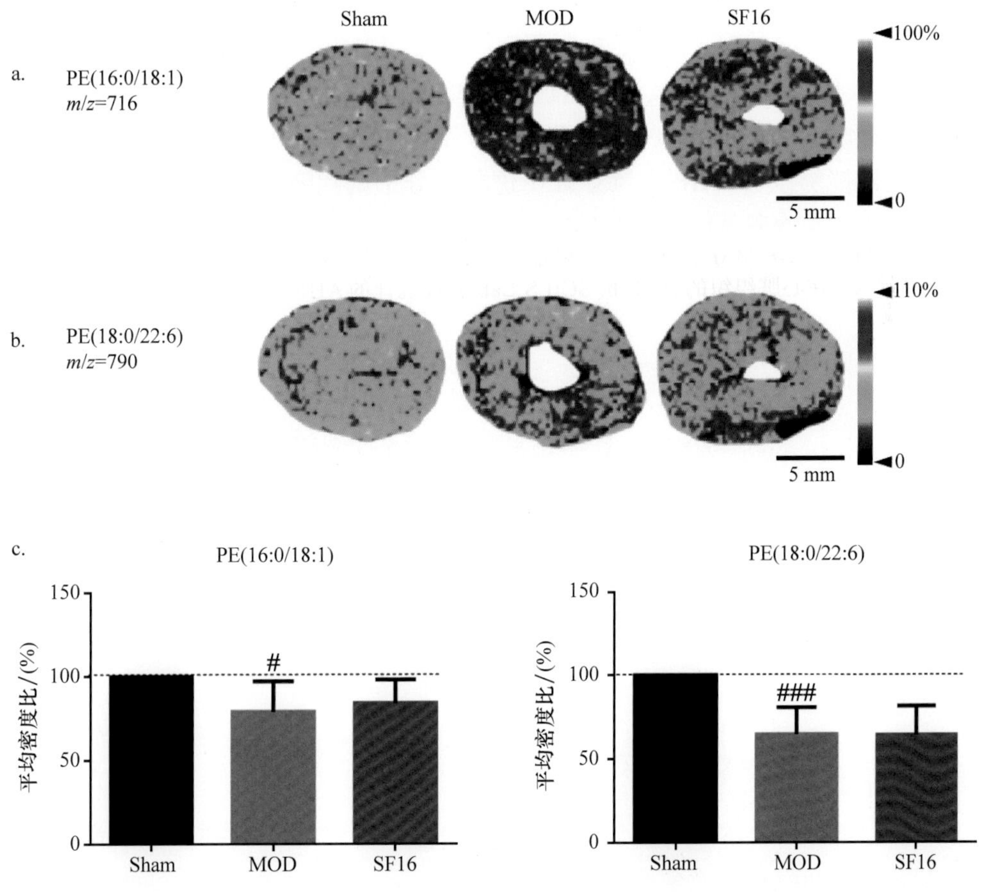

图 11.16 MALDI-TOF-MSI 显示 AHF 大鼠心脏组织中脂类小分子含量变化。a. PE（16:0/18:1）在心脏组织的成像。b. PE（18:0/22:6）在心脏组织的成像。c. SCiLS Lab 软件统计的 AHF 大鼠心脏组织 PE（16:0/18:1）和 PE（18:0/22:6）的平均密度比。空间分布率为 200 μm，标尺为 5 mm。数据表示为 $\bar{x}\pm s$，以单因素方差分析；n=5。与假手术组比较：#，$P<0.05$；###，$P<0.001$

（四）结论

我们采用股静脉恒速注射盐酸普罗帕酮诱导建立 AHF 大鼠模型，研究了参附注射液对 AHF 大鼠心脏的保护作用，并进一步采用 MALDI-TOF-MSI 对 AHF 大鼠心脏组织中分子量为 60 ～ 1000 的代谢小分子和磷脂分子的空间分布进行了检测，初步探索参附注射液改善 AHF 大鼠心功能的潜在机制。如图 11.17 所示，得到结论如下：

（1）参附注射液能够升高盐酸普罗帕酮诱导的 AHF 大鼠 $+dp/dt_{max}$、LVSP 和心率，

降低 $-dp/dt_{max}$，并且能够降低血清 hs-cTnT 含量，从而改善左心室的收缩与舒张功能，说明参附注射液能够改善 AHF 大鼠血流动力学障碍，改善 AHF 大鼠的心功能，缓解心衰程度。

（2）不同剂量的参附注射液对 AHF 大鼠心功能改善程度不同。给药剂量越大，改善作用越显著，具有一定的量效和时效关系。在本研究中，16 mL/kg 参附注射液对心衰程度改善作用最明显。

（3）在 AHF 大鼠中运用了 MALDI-TOF-MSI 检测代谢小分子和磷脂等分子的变化，为 MALDI-TOF-MSI 在 AHF 机制研究中的应用奠定了良好的基础（图 11.17）。我们在 AHF 大鼠心脏组织中发现能量代谢相关物质 ADP 显著增加，GMP 显著减少，磷脂分子 PE（16:0/18:1）和 PE（18:0/22:6）含量显著降低且在心脏组织均匀分布，而参附注射液能够改善 AHF 大鼠心脏中这些小分子的代谢异常，说明该药物可能通过改善能量代谢来改善 AHF 大鼠的心功能。这为进一步探索 AHF 潜在机制以及参附注射液心脏保护机制奠定了基础。

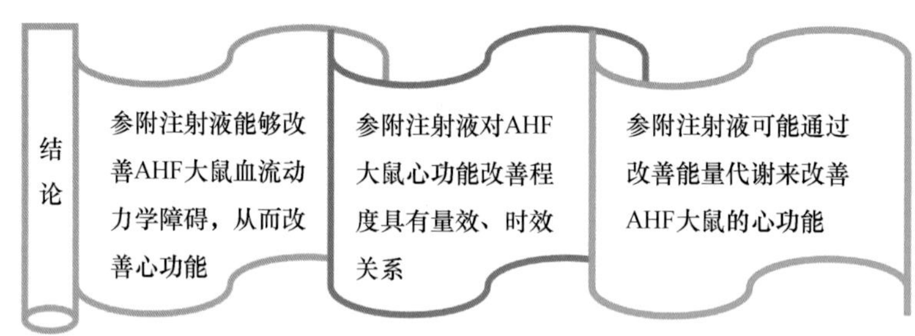

图 11.17 参附注射液改善 AHF 大鼠心功能的潜在机制

一、名词解释

血流动力学：指血液在心血管系统中流动的力学，主要研究血流量、血流阻力、血压以及它们之间的相互关系。

二、技术难点汇总

（1）心室插管：心室插管是模型制备中的重要环节，也是操作最困难的一步，需要摸索颈动脉到心室的长度，且插管过程中需要顺着呼吸节奏缓慢操作，避免损伤心室。

（2）基质喷涂：基质喷涂是质谱成像中最关键的一步，对结果的影响也是巨大的，摸索合适的喷涂条件，将基质喷涂均匀，对成像至关重要。

参考文献

[1] BUI A L, HORWICH T B, FONAROW G C. Epidemiology and risk profile of heart failure[J]. Nature reviews cardiology, 2011, 8(1): 30-41.

[2] COLLINS S, STORROW A B, ALBERT N M, et al. Early management of patients with acute heart failure: state of the art and future directions. A consensus document from the society for academic emergency medicine/heart failure society of America acute heart failure working group[J]. Journal of cardiac failure, 2015, 21(1): 27-43.

[3] DWORZYNSKI K, ROBERTS E, LUDMAN A, et al. Diagnosing and managing acute heart failure in adults: summary of NICE guidance[J]. Bmj, 2014, 349.

[4] GO A S, MOZAFFARIAN D, ROGER V L, et al. Heart disease and stroke statistics—2014 update: a report from the American Heart Association[J]. Circulation, 2014, 129(3): e28-e292.

[5] MUELLER C, CHRIST M, COWIE M, et al. European Society of Cardiology-Acute Cardiovascular Care Association position paper on acute heart failure: a call for interdisciplinary care[J]. European heart journal: acute cardiovascular care, 2017, 6(1): 81-86.

[6] 中华医学会心血管病学分会，中华心血管病杂志编辑委员会. 急性心力衰竭诊断和治疗指南（一）[J]. 全科医学临床与教育，2010,8(5): 484-489.

[7] VERBELEN T, VAN CROMPHAUT S, REGA F, et al. Acute left ventricular failure after bilateral lung transplantation for idiopathic pulmonary arterial hypertension[J]. The journal of thoracic and cardiovascular surgery, 2013, 145(1): e7-e9.

[8] LU X, ZHANG L, LI P, et al. The protective effects of compatibility of Aconiti Lateralis Radix Praeparata and ZingiberisRhizoma on rats with heart failure by enhancing mitochondrial biogenesis via Sirt1/PGC-1α pathway[J]. Biomedicine & pharmacotherapy, 2017, 92: 651-660.

[9] LIU H, LI W, HE Q, et al. Mass spectrometry imaging of kidney tissue sections of rat subjected to unilateral ureteral obstruction[J]. Scientific reports, 2017, 7(1): 41954.

[10] LIU H, CHEN R, WANG J, et al. 1, 5-Diaminonaphthalene hydrochloride assisted laser desorption/ionization mass spectrometry imaging of small molecules in tissues following focal cerebral ischemia[J]. Analytical chemistry, 2014, 86(20): 10114-10121.

（北京大学医学部药学院　代振风）

第十二章 糖尿病视网膜病变动物模型和药效评价

第一节 概　述

一、患病率

糖尿病视网膜病变 (diabetic retinopathy, DR) 指糖尿病患者因高血糖引起微血管发生病变，毛细血管周细胞坏死、内皮细胞变薄、内屏障功能受损，血管内液体渗出，最终造成的视网膜病变和功能障碍。DR 是糖尿病最常见和最严重的微血管并发症之一，是糖尿病患者致盲的重要原因，及时激光治疗能有效地保留视力，但其逆转视力丧失的能力较差，药物治疗将带来新的希望[1]。

尽管随着治疗方法的改进和糖尿病管理的改善，高收入国家 DR 发病率正在下降，但近年来全世界 DR 患者中，视力损害和失明的发病率仍在增加，这主要是由于低收入和中等收入国家 2 型糖尿病患病率的增加。国际糖尿病基金会统计，2020 年全世界 DR 成人患者为 1.031 亿人，到 2045 年这一数字预计将增加到 1.605 亿人。在糖尿病患者中，DR 的全球患病率为 22.27%，但不同地区又有差异，其中患病率最高的是非洲（35.90%）、北美洲和加勒比地区（33.30%），最低的是南美洲和中美洲（13.37%）。与亚洲人相比，欧洲和中东地区糖尿病患者发生 DR 的可能性更高，世界范围内 DR 患病率和患病数量如图 12.1 所示[2]。

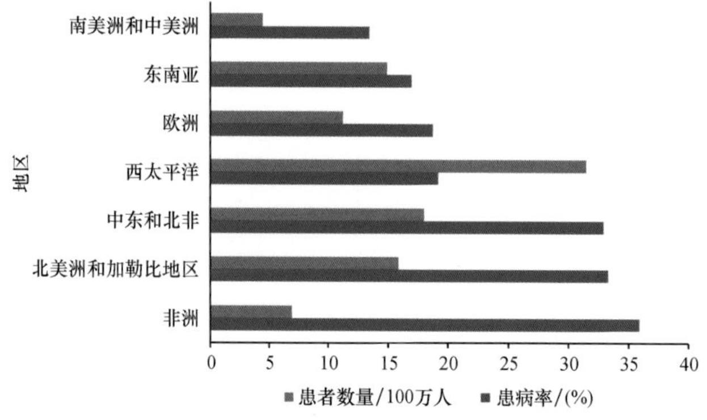

图 12.1　2020 年国际糖尿病基金会统计的世界范围内 DR 患者数量和在糖尿病患者中的患病率

二、临床表现

临床上，DR 患者存在典型的视网膜微血管病变特征，视力丧失是由黄斑病变［黄斑水肿（diabetic macular edema，DME）和缺血］以及视网膜新生血管（玻璃体积血和视网膜脱离）和虹膜新生血管（新生血管性青光眼）的后遗症引起的。临床上将 DR 分为增生型糖尿病视网膜病变（proliferative diabetic retinopathy，PDR）和非增生型糖尿病视网膜病变（non-proliferative diabetic retinopathy，NPDR）两个阶段。通过眼底镜检查、眼底彩色照相检查就可以确诊。如果眼底有出血点，最好做一下眼底荧光血管造影检查，这样可以更清楚地了解糖尿病视网膜病变的程度（图 12.2）[3,4]。在 1 型糖尿病患者中，DR 是最常见的威胁视力的疾病，而在 2 型糖尿病患者中 DME 更为常见。

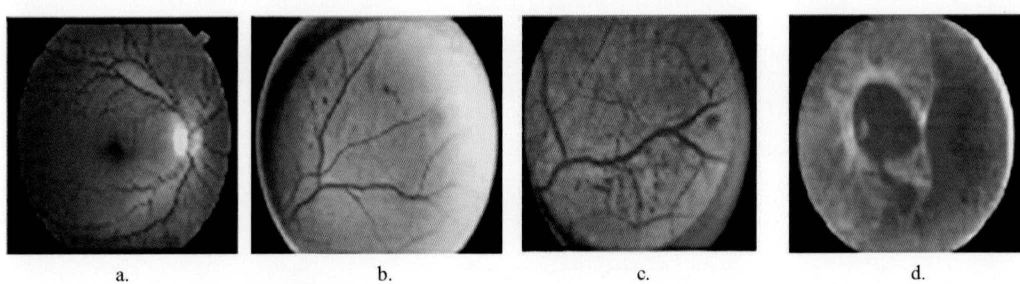

图 12.2　DR 从轻微到严重的病理特征。a. 无糖尿病视网膜病变；b. 轻度至中度 NPDR；c. 中度至重度 NPDR；d. 有新生血管形成的 PDR

三、诊断

视网膜血管异常的临床表现是 DR 的诊断依据（表 12.1）。NPDR 代表 DR 的早期阶段，病人可能是无症状的，血管通透性增加和毛细血管阻塞是视网膜血管系统的两个主要观察指标，微动脉瘤、出血和硬渗出物可以通过眼底摄影发现。PDR 是 DR 的较晚期，以新生血管为特征，此阶段可能会出现玻璃体积血或视网膜脱落，患者可能会经历严重的视力损害。黄斑水肿是 DR 患者视力下降的最常见原因 [3,5]。虽然视力是一个重要的衡量标准，但严重的 DR 可以出现无症状的视力损害，临床医生需要对 DR 患者进行全面系统的检查。通过裂隙灯生物显微镜可以充分评估 DR 的体征，眼底检查视网膜缺血和新生血管也是糖尿病患者检查的重要指标。

表 12.1　视网膜病变特点及诊断

类型和分期		视网膜病变特点
单纯型	Ⅰ	出现微血管瘤和小出血点
	Ⅱ	出现渗出液和出血斑
	Ⅲ	出现白色棉绒斑和出血斑
增殖型	Ⅳ	眼底出现新生血管或有玻璃体积血
	Ⅴ	眼底出现新生血管和纤维增殖
	Ⅵ	眼底出现新生血管和纤维增殖，并发牵拉性视网膜脱离

四、发病机制

长期暴露于高血糖会引发一系列生化和生理变化，最终导致微血管损伤和视网膜功能障碍。糖尿病导致高血糖发作，进而影响多元醇途径激活、晚期糖基化终产物（advanced glycation end product, AGE）的产生、蛋白激酶C（PKC）激活、己糖胺途径激活等关键生化途径，导致氧化应激、炎症反应等，导致神经血管失调、血管通透性增高、视网膜缺血以及新生血管形成。此外，肾素-血管紧张素-醛固酮系统与神经血管功能障碍有关。高血糖引起微血管病变，最终导致黄斑水肿、玻璃体积血及视网膜脱落等糖尿病视网膜病变综合征[5,6]。DR病理过程及发病机制如图12.3所示[1,5]。

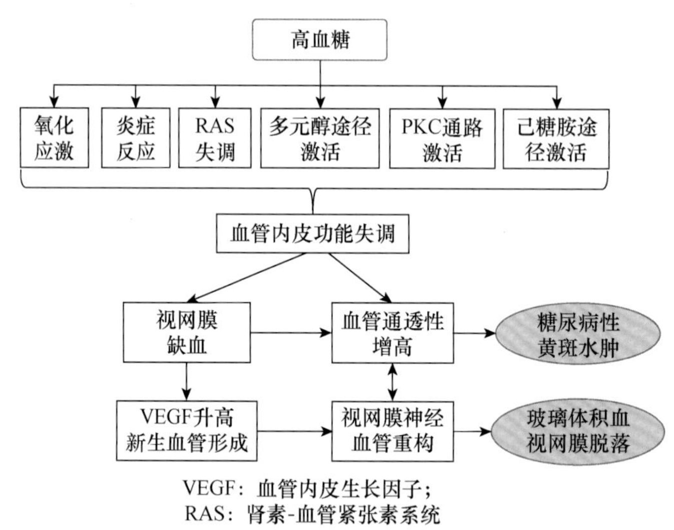

图12.3 DR病理过程及发病机制示意

虽然视网膜病变的神经和血管因素之间的相互作用、发病机制仍有待深入研究，但不妨碍关于糖尿病对视网膜神经病变影响的探讨，以及可能作为潜在治疗方式的视网膜神经病变保护剂的研发。

五、治疗药物

对于PDR和黄斑水肿，及时激光治疗能有效地保留视力，但其逆转视力丧失的能力较差。药物治疗将为糖尿病眼病带来新的希望，如眼内注射类固醇和抗血管内皮生长因子（VEGF）药物，对视网膜的破坏性较轻[1,7]。目前DR的治疗策略主要是处理微血管并发症[3,8]。

1. 抗VEGF药物

已经在临床试验中的抗VEGF药物包括FDA批准的PEGAPANTIB、兰比珠单抗、黄曲霉素和玻璃体腔注射贝伐单抗。其中，兰比珠单抗是糖尿病视网膜病变临床研究网络等临床试验中评价最全面的药物，与单一激光治疗相比，玻璃体腔注射兰比珠单抗可获得更大的增益，具有临床意义[9]。

2. 其他抗血管生成药物

目前，除了抗 VEGF 药物外，还有几种抗血管生成药物正在进行临床研究。黄斑水肿患者应用角鲨胺治疗显示出比对照组患者更好的视力恢复，这与角鲨胺抑制多种血管生成因子（VEGF、PDGF、b-FGF）的机制相关[10]。

3. 类固醇类抗炎疗法

玻璃体腔内皮质类固醇在黄斑水肿的治疗中变得越来越重要，尤其是在难治性黄斑水肿和对抗血管内皮生长因子治疗无效的病例中[11]。糖皮质激素作为一种有效的抗炎药，作用于黄斑水肿发病机制中的多种介质，包括 VEGF、TNF-α、趋化因子、白细胞稳定和紧连接蛋白的磷酸化。目前，玻璃体腔内皮质类固醇用于黄斑水肿的临床试验治疗包括曲安奈德、FDA 批准的地塞米松玻璃体腔内植入物和氟西诺酮。

4. 非类固醇类抗炎剂

抗白细胞介素 -6（EBI-031）和白细胞介素 -6 受体（tocilizumab）的抗体已被开发出来，已经进行了临床试验的有 EBI-031（ID:NCT02842541①）和托西立单抗（ID:NCT02511067①）。Luminate（ALG-1001）是一种阻断多种整合素受体的整合素抑制剂，在减轻黄斑肿胀和提高视力方面有很好的效果。

5. 其他治疗剂

（1）心磷脂靶向肽（MTP-131）：

MTP-131 是一种选择性心磷脂靶向肽，通过减轻线粒体氧化应激，对糖尿病小鼠模型的视觉功能显示出保护作用[12]。临床试验（SPIOC-101，ID:NCT02314299①）已确定 MTP-131（Ocuvia）的疗效，可成为 DME 患者的眼外用药物。

（2）α- 硫辛酸（alpha lipoic acid，ALA）：

ALA 是一种线粒体特异性抗氧化剂，在链脲佐菌素（streptozotocin, STZ）诱导的糖尿病模型中，它成功地防止了视网膜神经节细胞丢失和神经纤维层（NFL）变薄，补充 ALA 可提高 1 型和 2 型糖尿病患者的视力[13]。

（3）叶黄素：

叶黄素是类胡萝卜素家族的一员，是一种有效的抗氧化剂，在人类视网膜中积累，具有抗氧化、抗炎和神经保护的特性。在糖尿病小鼠中，叶黄素治疗可有效防止视网膜改变[14]。

（4）阿拉斯（ARA 290）：

ARA290 是一种促红细胞生成素衍生物，作为红细胞生成素 /CD131 特异性激动剂，用于神经疾病治疗。在糖尿病大鼠中，ARA290 通过预防糖尿病神经胶质细胞和血管变性在治疗 DR 方面显示出良好的疗效[15]。目前，ARA290 治疗 DME 的有效性正在 2 期临床试验中评估。

（5）达普拉缔（Darapladib）：

脂蛋白相关磷脂酶 A2（lipoprotein-associated phospholipase a2，Lp-PLA2）参

---

① 来自临床试验网站：https://classic.clinicaltrials.gov。

与糖尿病大鼠 DR 过程中血 - 视网膜屏障（BRB）的损伤，抑制 Lp-PLA2 可显著抑制 BRB 的降解。达普拉缔是一种特异性的 Lp-PLA2 抑制剂，在治疗 DME 的为期三个月的 2a 期研究中，它能显著改善糖尿病黄斑水肿 [16]。

第二节 动物模型和药效评价

一、DR 动物模型

目前，DR 动物模型建立主要通过手术切除胰腺、给予药物铝氧烷、给予药物链脲佐菌素、给予高半乳糖饮食、激光或化学方法损伤眼睛五种方法来建立，但仍缺乏能够完全模拟糖尿病视网膜病变各个阶段发生的神经元和血管病理生理学改变的动物模型，目前最常用的 DR 模型是通过 STZ 诱导法建立的 [6,17]。

1. 动物

雄性 SD 大鼠。

2. STZ 诱导糖尿病的原理

STZ 是由链球菌产生的亚硝脲类抗生素，对大鼠、小鼠等动物的胰岛 β 细胞有选择性破坏作用，是一种动物糖尿病诱发剂，被用于建立糖尿病动物模型。STZ 通过葡萄糖转运蛋白 GLUT2 被胰腺 β 细胞摄取，导致胰岛 β 细胞 DNA 烷基化、DNA 链损伤及细胞凋亡，进而破化葡萄糖的氧化并减少胰岛素的生物合成和分泌（图 12.4）。

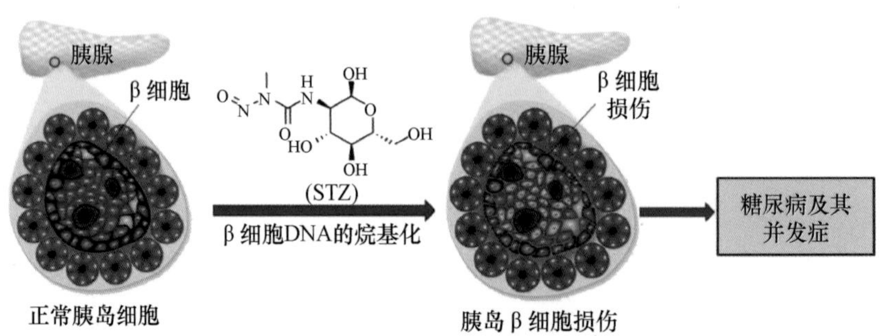

图 12.4 STZ 诱导糖尿病及其并发症原理

3. DR 大鼠模型制备方法

大鼠 250±50 g，适应性喂养 1 ～ 2 周后，空腹注射 STZ 65 mg/kg（pH4.5 柠檬酸钠缓冲液现用现配，注意避光）。注射 STZ 后 24 h、72 h、1 周，尾静脉取血检测血糖，连续 3 次检测血糖值≥ 16.7 mmol/L 的动物用于 DR 动物模型构建。随后，每月监测血糖和体重，血糖值≥ 16.7 mmol/L 并且出现体重下降者，确定为糖尿病大鼠 [18]。STZ 注射 6 个月后应用荧光素钠眼底造影拍摄眼底情况（实验流程如图 12.5 所示），观察血管充盈状态及有无荧光渗漏以确定DR大鼠模型制备是否成功。DR大鼠和年龄匹配的非DR大鼠对照组随机分组进行药效评价。

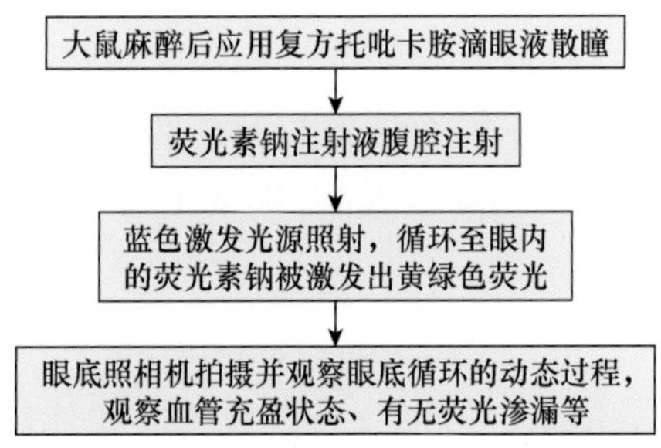

图12.5 荧光素钠眼底造影实验流程

二、药效评价

应用举例：促红细胞生成素衍生肽（pHBSP）干预对糖尿病视网膜病变期间神经胶质和血管变性的保护作用[19]。

（一）动物造模、分组及给药处理

STZ注射6个月后，糖尿病大鼠和年龄匹配的非糖尿病大鼠对照组被随机分组（每组6只）：非糖尿病大鼠对照组[Cntl+无活性肽(Sc)]、非糖尿病大鼠pHBSP组（Cntl+pHBSP）、糖尿病大鼠对照组（Db+Sc）、糖尿病大鼠pHBSP组（Db+pHBSP）。每天腹腔注射治疗药物或溶剂对照，连续注射28天，每天1次。实验流程如图12.6所示。

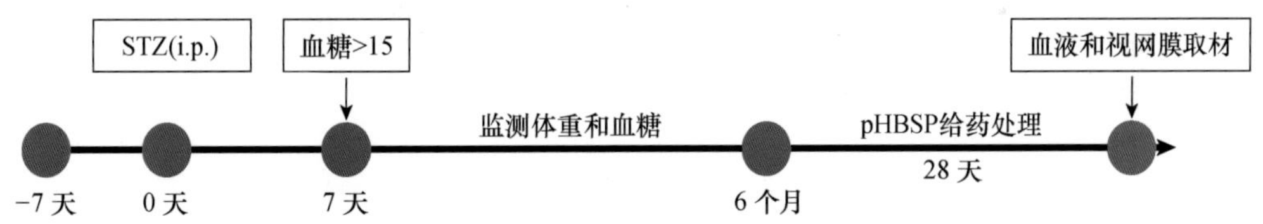

图12.6 pHBSP对糖尿病视网膜病变大鼠的作用的实验流程

（二）检测指标

（1）体重变化、糖化血红蛋白（HbA1c）、红细胞压积和网织红细胞计数检测。

（2）大鼠视网膜固定及免疫荧光染色：

给药后处理大鼠，取眼组织（各组n=6）浸泡在新鲜制备的4%多聚甲醛中，4℃固定1h，然后用PBS缓冲液清洗。冷冻切片进行免疫荧光染色，通过荧光共聚焦系统检测视网膜各层厚度，对胶质纤维酸性蛋白（GFAP）进行免疫反应性检测。

（3）视网膜DNA损伤检测：

通过转移酶介导的dUTP缺口末端标记（TUNEL）分析检测视网膜中的DNA损伤。用荧光显微镜进行定性观察，并使用ImageJ进行分析。

（4）视网膜小胶质细胞分析：

用CD11b抗体对视网膜冰冻切片进行小胶质细胞染色72 h，然后加入偶联

Alexa-Fluor 488 的 CD11b 二抗，并用 PI 染色。荧光显微镜下，细胞核呈红色，CD11b 阳性细胞呈绿色，可进行细胞计数。根据细胞是否呈现树突状或变形虫状对小胶质细胞形态进行分析。

（5）视网膜毛细血管定量分析：

用Ⅳ型胶原抗体进行染色，使用合适的配体（链霉亲和素 Alexa Fluor 488）和二级抗体（Alexa fluor 568 山羊抗兔 IgG）染色，荧光共聚焦系统对染色视网膜进行成像，观察Ⅳ型胶原和凝集素表达和分布。

（三）结果

1. pHBSP 对糖尿病大鼠体重、HbA1c、红细胞压积计数、红细胞数量的影响

与年龄匹配的非糖尿病大鼠对照组相比，糖尿病大鼠组的体重减少了 50%（图 12.7a），HbA1c 增加了 2.5 倍（图 12.7b）。与糖尿病大鼠对照组比较，pHBSP 没有改变这些糖尿病参数，也没有改变红细胞压积计数（图 12.7c），而是阻止了糖尿病所致的网织红细胞数量的显著增加（图 12.7d）[19]。

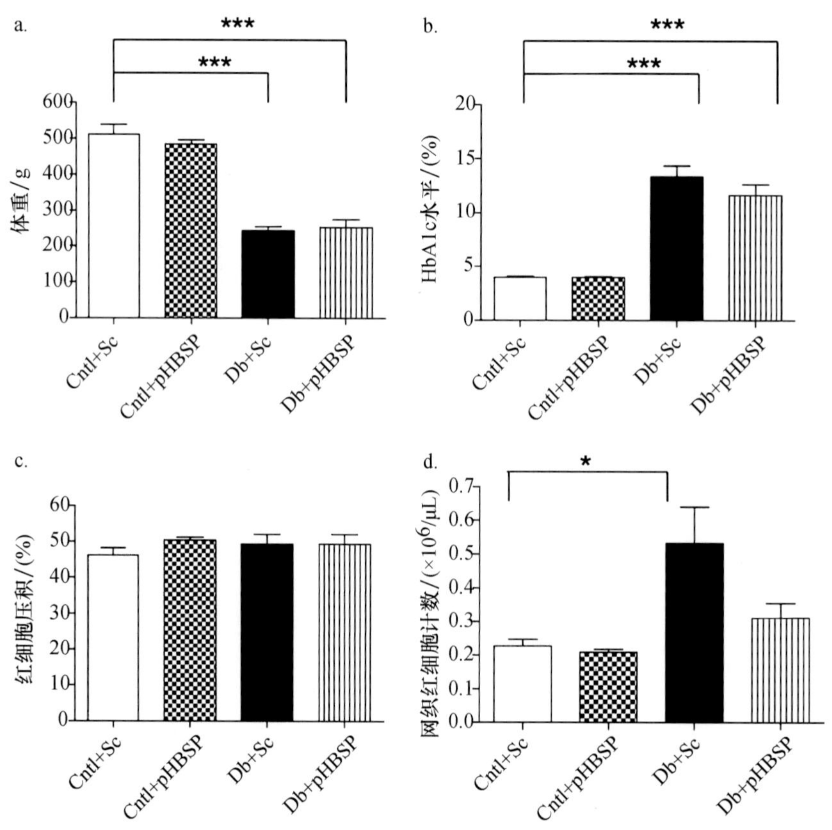

图 12.7 pHBSP 对 STZ 诱导的糖尿病大鼠体重、HbA1c、红细胞压积和网织红细胞计数的影响。a. 体重；b. HbA1c 水平；c. 红细胞压积；d. 网织红细胞计数。Cntl+Sc，非糖尿病大鼠对照组；Cntl+pHBSP，非糖尿病大鼠 pHBSP 组；Db+Sc，糖尿病大鼠对照组；Db+pHBSP，糖尿病大鼠 pHBSP 组。本章后各图同。数据表示为 $\bar{x}\pm s_{\bar{x}}$，n=6。与 Cntl+Sc 组比较：*，$P<0.05$；***，$P<0.001$

2. pHBSP 减轻糖尿病相关的神经胶质和神经元功能障碍

GFAP 定位于星形胶质细胞和视网膜米勒（Müller）细胞。与非糖尿病大鼠对照组比较，糖尿病大鼠组视网膜米勒细胞 GFAP 表达显著增高（图 12.8a ~ c）；与糖尿病大鼠对照组比较，pHBSP 可显著抑制米勒细胞，使视网膜最内层 GFAP 染色强度降低，内核层（inner nuclear layer, INL）内 GFAP 阳性纤维数量减少（图 12.8d）[19]。

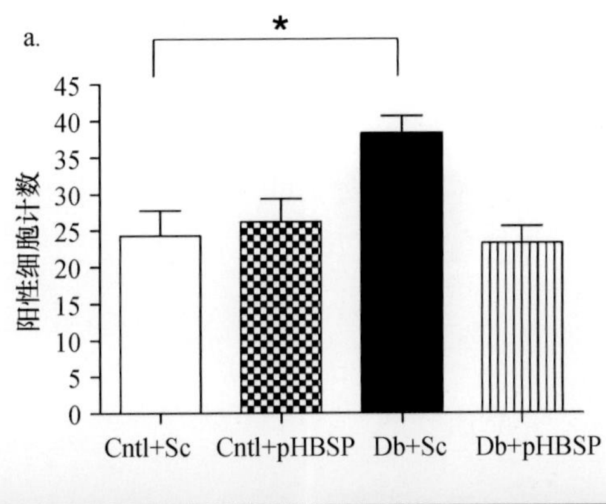

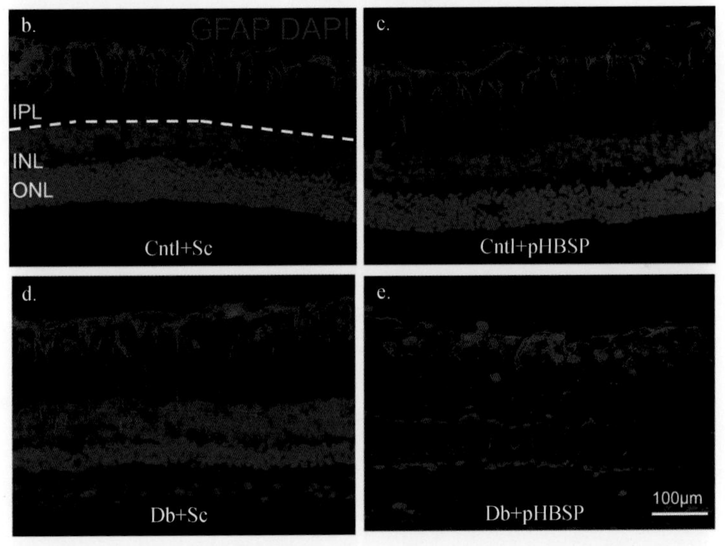

IPL：内丛状层；INL：内核层；ONL：外核层

图 12.8 pHBSP 可抑制糖尿病相关 GFAP 在米勒细胞中的表达。视网膜切片进行 GFAP 免疫荧光染色，然后应用共聚焦显微镜拍照评估。a. GFAP 阳性细胞计数；b. 非糖尿病大鼠对照组 GFAP 染色影像；c. 非糖尿病大鼠 pHBSP 组 GFAP 染色影像；d. 糖尿病大鼠对照组 GFAP 染色影像；e. 糖尿病大鼠 pHBSP 组 GFAP 染色影像。数据表示为 $\bar{x}\pm s_{\bar{x}}$，n=6。与 Cntl+Sc 组比较：*，P<0.05

3. pHBSP 对糖尿病视网膜损伤的影响

与非糖尿病大鼠对照组比较，糖尿病大鼠组视网膜中 TUNEL 阳性细胞显著增加（图 12.9a、b）。TUNEL 阳性细胞在神经节细胞层（ganglion cell laye, GCL）、内核层和外核层（out nuclear layer, ONL）中明显可见。与糖尿病大鼠对照组相比，用

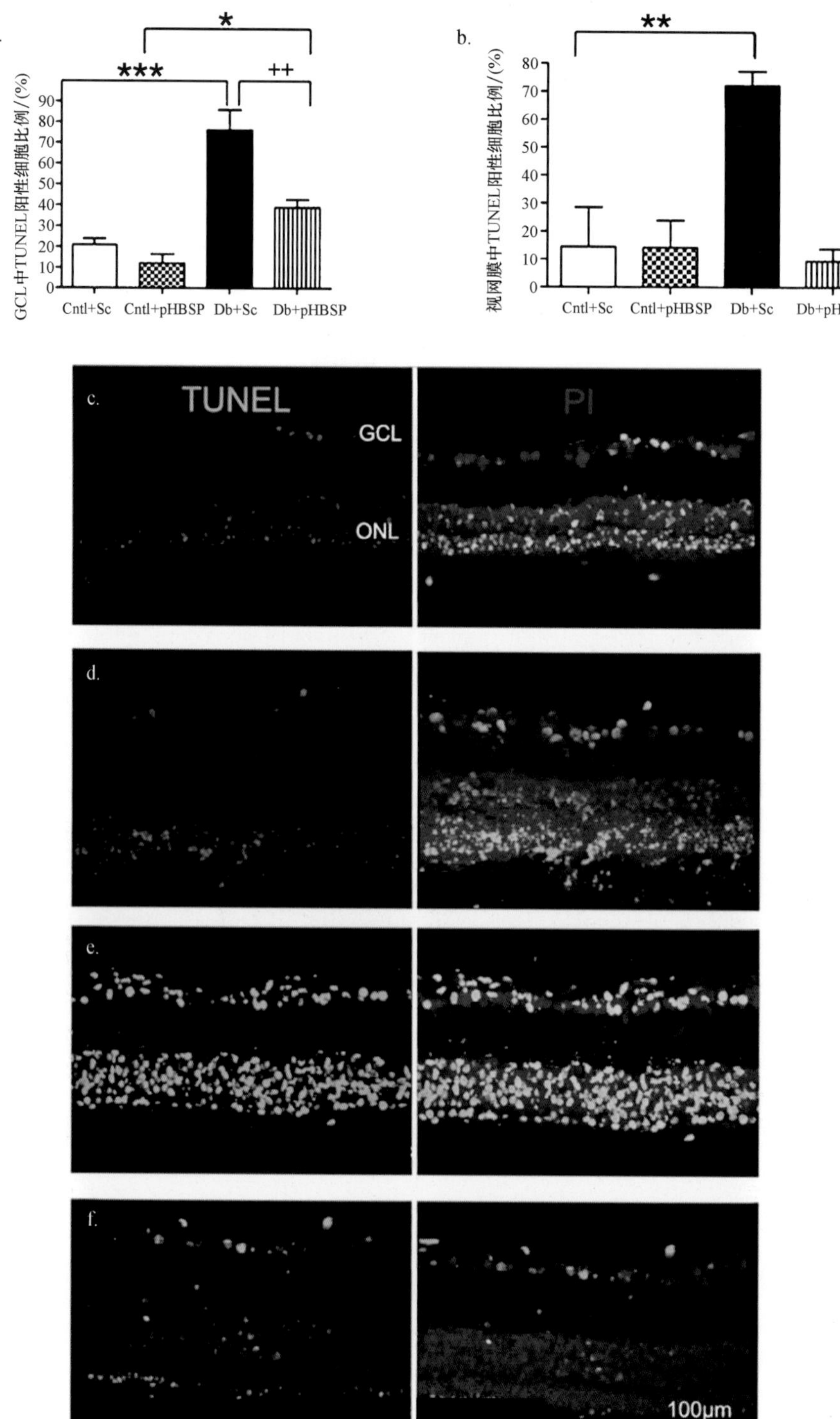

图 12.9 pHBSP 保护糖尿病视网膜免受 DNA 损伤。a. GCL 中 TUNEL 阳性细胞比例；b. 视网膜中 TUNEL 阳性细胞比例，以 TUNEL 阳性细胞数与存在的细胞总数之比来评估；c. 非糖尿病大鼠对照组 TUNEL 染色影像；d. 非糖尿病大鼠 pHBSP 组 TUNEL 染色影像；e. 糖尿病大鼠对照组 TUNEL 染色影像；f. 糖尿病大鼠 pHBSP 组 TUNEL 染色影像。数据表示为 $\bar{x}\pm s_{\bar{x}}$，n=6。与 Cntl+Sc 组比较：*，P<0.05；**，P<0.01；***，P<0.001。与 Db+Sc 组比较：++，P<0.01

pHBSP 治疗使 GCL 中 TUNEL 阳性率降低 49%（图 12.9b）。基于视网膜中糖尿病相关细胞 TUNEL 染色整体阳性，与糖尿病大鼠对照组比较，pHBSP 提供了显著的保护作用（图 12.9c ～ f）[19]。

4. pHBSP 调节糖尿病视网膜小胶质细胞的活化

与非糖尿病大鼠对照组比较，糖尿病大鼠组视网膜，尤其是内丛状层（IPL）内 CD11b 阳性小胶质细胞数显著增加（图 12.10a、b），向活化的变形细胞转变的表型增加（图 12.10c ～ f）。与糖尿病大鼠对照组比较，pHBSP 给药对整个小胶质细胞数量没有影响，但显著增加树突状细胞的比例（图 12.10a、b）[19]。

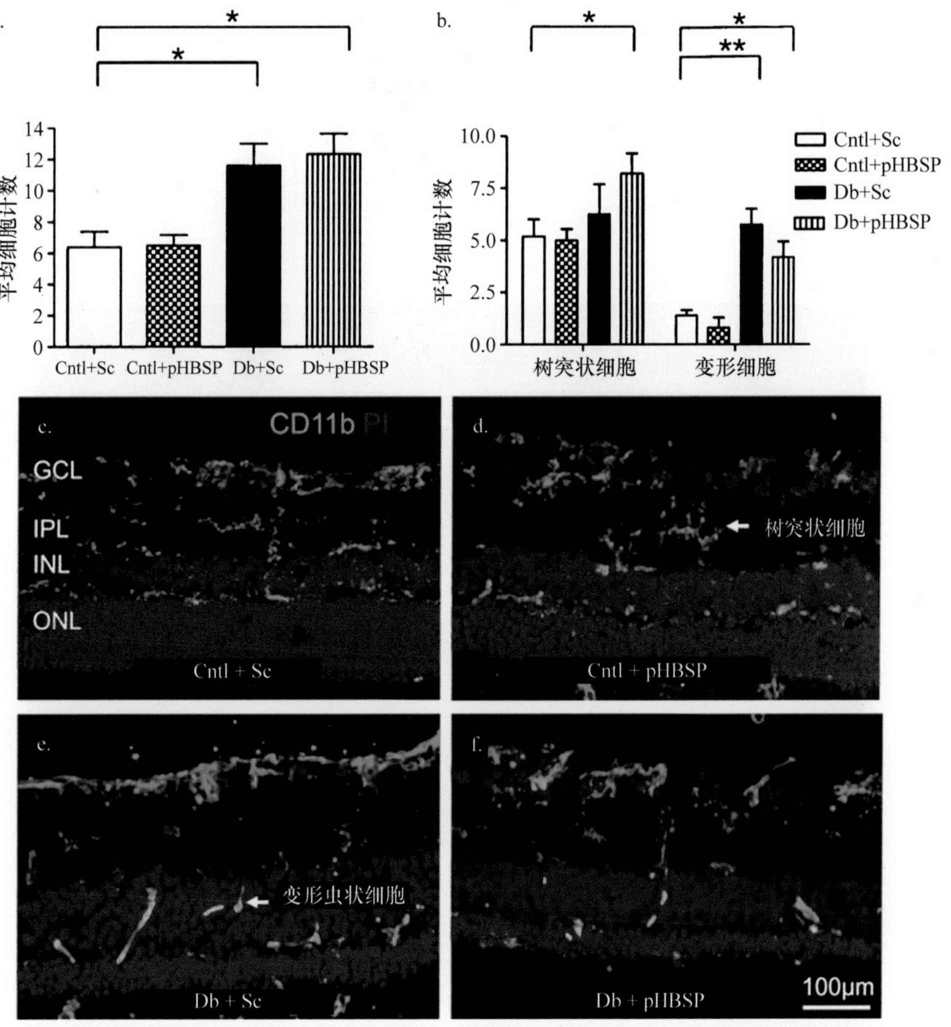

图 12.10　糖尿病视网膜中 pHBSP 对小胶质细胞的影响。视网膜切片用 CD11b 免疫荧光染色标记小胶质细胞，共聚焦显微镜观察。a. CD11b 阳性细胞的平均细胞计数；b. 树突状细胞（未激活）和变形细胞（激活）的平均细胞计数；c. 非糖尿病大鼠对照组 CD11b 阳性细胞影像；d. 非糖尿病大鼠 pHBSP 组 CD11b 阳性细胞影像；e. 糖尿病大鼠对照组 CD11b 阳性细胞影像；f. 糖尿病大鼠 pHBSP 组 CD11b 阳性细胞影像。数据表示为 $\bar{x}\pm s_{\bar{x}}$，n=6。与 Cntl+Sc 组比较：*，P<0.05；**，P<0.01

5. pHBSP 保护糖尿病视网膜毛细血管

与非糖尿病大鼠对照组视网膜相比，糖尿病大鼠组视网膜含有大约 4 倍数量的无细胞毛细血管（图 12.11a、b）。pHBSP 治疗 1 个月后，视网膜中的无细胞毛细血管显著减少，与非糖尿病对照组相比，这些治疗的糖尿病大鼠无细胞毛细血管数量之间没有差异（图 12.11c）[19]。

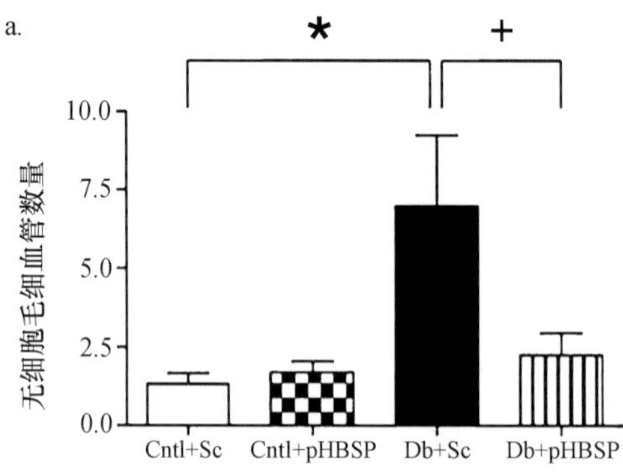

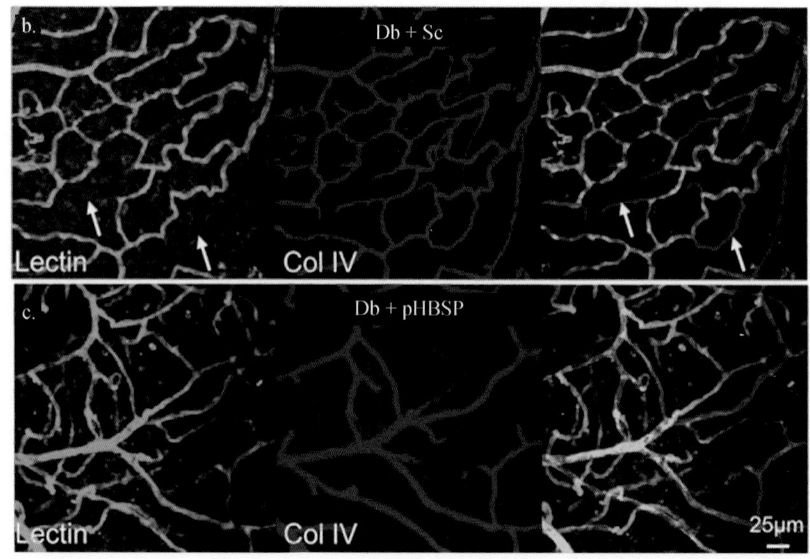

图 12.11 pHBSP 对糖尿病视网膜毛细血管变性的影响。a. 视网膜周边和中央无细胞毛细血管数量；b. 糖尿病大鼠对照组毛细血管影像；c. 糖尿病大鼠 pHBSP 组毛细血管影像。数据表示为 $\bar{x} \pm s_{\bar{x}}$，n=6。与 Cntl+Sc 组比较：*，P<0.05。与 Db+Sc 组比较：+，P<0.05

（四）结论

以上研究表明，由于对视网膜组织保护和抗炎作用，pHBSP 将是一种治疗糖尿病视网膜病变等神经血管退行性疾病的重要药物。

一、名词解释

（1）非增生型糖尿病病变（NPDR）：是DR的早期阶段，病人可能是无症状的，血管通透性增加和毛细血管阻塞是视网膜血管系统的两个主要观察指标，微动脉瘤、出血和硬渗出物可以通过眼底摄影发现。

（2）增生型视网膜病变（PDR）：是DR的较晚期，以新生血管为特征，此阶段可能会出现玻璃体积血或视网膜脱落，患者可能会经历严重的视力损害。

二、小知识

（1）STZ不稳定，易失活，需要−20℃避光保存。

（2）STZ需要用pH4.5柠檬酸钠缓冲液现配现用。建议根据操作熟练度和分组小鼠数量溶解STZ。

（3）1型糖尿病模型通常在大鼠普通饲料适应性喂养2周后即可开始造模；2型糖尿病模型采用高脂饮食诱导加小剂量STZ造模。

三、技术难点汇总

（1）DR是一个慢性过程，维持模型稳定性是成功建立DR大鼠模型的重要因素。雄性大鼠模型具有较好的模型稳定性，造模时动物相对成熟（体重250±50g）可有效降低动物的死亡率。

（2）DR造模过程中，动物呈现毛色稀疏、极度消瘦、衰弱以及饮水量和尿量明显增多、多脏器功能损伤的现象，应及时补充饮水，保持饲养条件清洁，可有效提高DR大鼠生存率。

（3）DR造模过程及药效评价中采用荧光素钠眼底造影观察眼底血管状态。实验中确保实验动物荧光素钠眼底造影的可行性、准确性和可重复性，荧光素钠尾静脉注射难以把握注射的准确性，腹腔注射可以减少人为操作对动态观察时间的影响。

参考文献

[1] VUJOSEVIC S, ALDINGTON S J, SILVA P, et al. Screening for diabetic retinopathy: new perspectives and challenges[J]. The lancet diabetes & endocrinology, 2020, 8(4): 337-347.

[2] TEO Z L, THAM Y C, YU M, et al. Global prevalence of diabetic retinopathy and projection of burden through 2045: systematic review and meta-analysis[J]. Ophthalmology, 2021, 128(11): 1580-1591.

[3] WANG W, LO A C Y. Diabetic retinopathy: pathophysiology and treatments[J]. International journal of molecular sciences, 2018, 19(6): 1816.

[4] ANTONETTI D A, SILVA P S, STITT A W. Current understanding of the molecular and cellular pathology of diabetic retinopathy[J]. Nature reviews endocrinology, 2021, 17(4): 195-206.

[5] WHITEHEAD M, WICKREMASINGHE S, OSBORNE A, et al. Diabetic retinopathy: a complex pathophysiology requiring novel therapeutic strategies[J]. Expert opinion on biological therapy, 2018, 18(12): 1257-1270.

[6] OLIVARES A M, ALTHOFF K, CHEN G F, et al. Animal models of diabetic retinopathy[J]. Current diabetes reports, 2017, 17: 1-17.

[7] ZHANG W, LIU Y, SANG A. Efficacy and effectiveness of anti-VEGF or steroids monotherapy versus combination treatment for macular edema secondary to retinal vein occlusion: a systematic review and meta-analysis[J]. BMC Ophthalmol, 2022, 22(1): 472.

[8] STRIGLIA E, CACCIOPPO A, CASTELLINO N, et al. Emerging drugs for the treatment of diabetic retinopathy[J]. Expert opinion on emerging drugs, 2020, 25(3): 261-271.

[9] MITCHELL P, BANDELLO F, SCHMIDT-ERFURTH U, et al. The RESTORE study: ranibizumab monotherapy or combined with laser versus laser monotherapy for diabetic macular edema[J]. Ophthalmology, 2011, 118(4): 615-625.

[10] WROBLEWSKI J J, HU A Y. Topical squalamine 0.2% and intravitreal ranibizumab 0.5 mg as combination therapy for macular edema due to branch and central retinal vein occlusion: an open-label, randomized study[J]. Ophthalmic surgery, lasers and imaging retina, 2016, 47(10): 914-923.

[11] LATTANZIO R, CICINELLI M V, BANDELLO F. Intravitreal steroids in diabetic macular edema[J]. Management of diabetic retinopathy, 2017, 60: 78-90.

[12] ALAM N M, MILLS IV W C, WONG A A, et al. A mitochondrial therapeutic reverses visual decline in mouse models of diabetes[J]. Disease models & mechanisms, 2015, 8(7): 701-710.

[13] GĘBKA A, SERKIES-MINUTH E, RACZYŃSKA D. Effect of the administration of alpha-lipoic acid on contrast sensitivity in patients with type 1 and type 2 diabetes[J]. Mediators of inflammation, 2014, 2014: 131538.

[14] MURIACH M, BOSCH-MORELL F, ALEXANDER G, et al. Lutein effect on retina and hippocampus of diabetic mice[J]. Free radical biology and medicine, 2006, 41(6): 979-984.

[15] LOIS N, GARDNER E, MCFARLAND M, et al. A phase 2 clinical trial on the use of cibinetide for the treatment of diabetic macular edema[J]. Journal of clinical medicine, 2020, 9(7): 2225.

[16] STAURENGHI G, YE L, MAGEE M H, et al. Darapladib, a lipoprotein-associated phospholipase A2 inhibitor, in diabetic macular edema: a 3-month placebo-controlled study[J]. Ophthalmology, 2015, 122(5): 990-996.

[17] LOISEAU A, RAICHE-MMRCOUX G, MARANDA C, et al. Animal models in eye research: focus on corneal pathologies[J]. Int j mol sci, 2023, 24(23): 16661.

[18] 陈向东，孙淑铭，聂辅娇，等 . 链脲佐菌素诱导 Brown Norway 大鼠糖尿病视网膜病变模型的建立 [J]. 中医药导报 , 2018, 24(18): 15-19.

[19] MCVICAR C M, HAMILTON R, COLHOUN L M, et al. Intervention with an erythropoietin-derived peptide protects against neuroglial and vascular degeneration during diabetic retinopathy[J]. Diabetes, 2011, 60(11): 2995-3005.

（中国医学科学院药物研究所　王月华，北京大学医学部药学院　蒲小平）

第十三章 生长激素缺乏症动物模型和药效评价

第一节 概　述

一、患病率

儿童生长激素缺乏症（growth hormone deficiency，GHD）是指下丘脑－垂体前叶功能障碍造成生长激素（growth hormone，GH）分泌不足引起的生长障碍，是常见的儿童内分泌疾病之一。根据下丘脑－生长激素－胰岛素样生长因子（IGF）轴功能缺陷，可分为原发性或继发性GHD[1]，临床表现为单纯性GHD或多种垂体激素缺乏。GHD患病率达22.2%[2]（图13.1）。

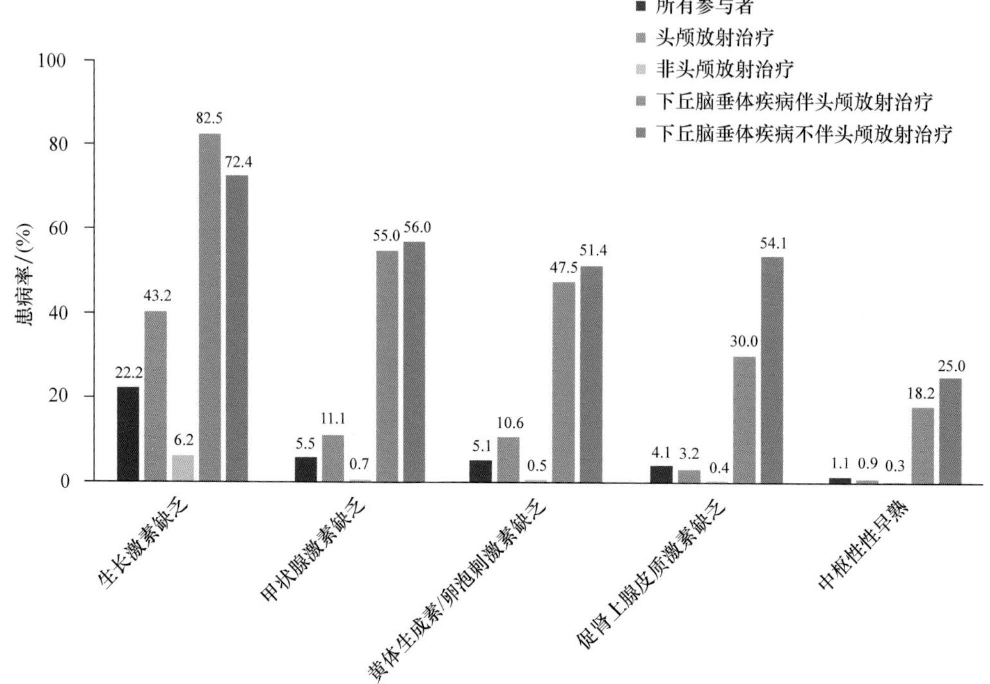

图13.1　下丘脑垂体疾病的患病率[2]

二、临床表现

GHD 的临床表现是出生时身高体重正常，出生后 5 个月生长减慢，1～2 岁时症状明显，随着年龄的增长，生长发育缓慢程度增加，身高落后更为严重（图 13.2）。身高低于同年龄同性别正常健康儿童生长曲线第 3 百分位数，或低于 2 个标准差。患儿身材比例匀称，智力发育正常，头颅呈圆形，面容幼稚，脸圆胖，皮肤细腻，头发纤细，下颌和颏部发育不良，牙齿萌出延迟且排列不整齐。骨骼发育落后，骨龄落后于实际年龄 2 岁以上，但与其身高年龄相仿，骨骺融合较晚。多数青春期发育延迟，代谢紊乱、神经精神功能紊乱、心血管功能紊乱[3]。

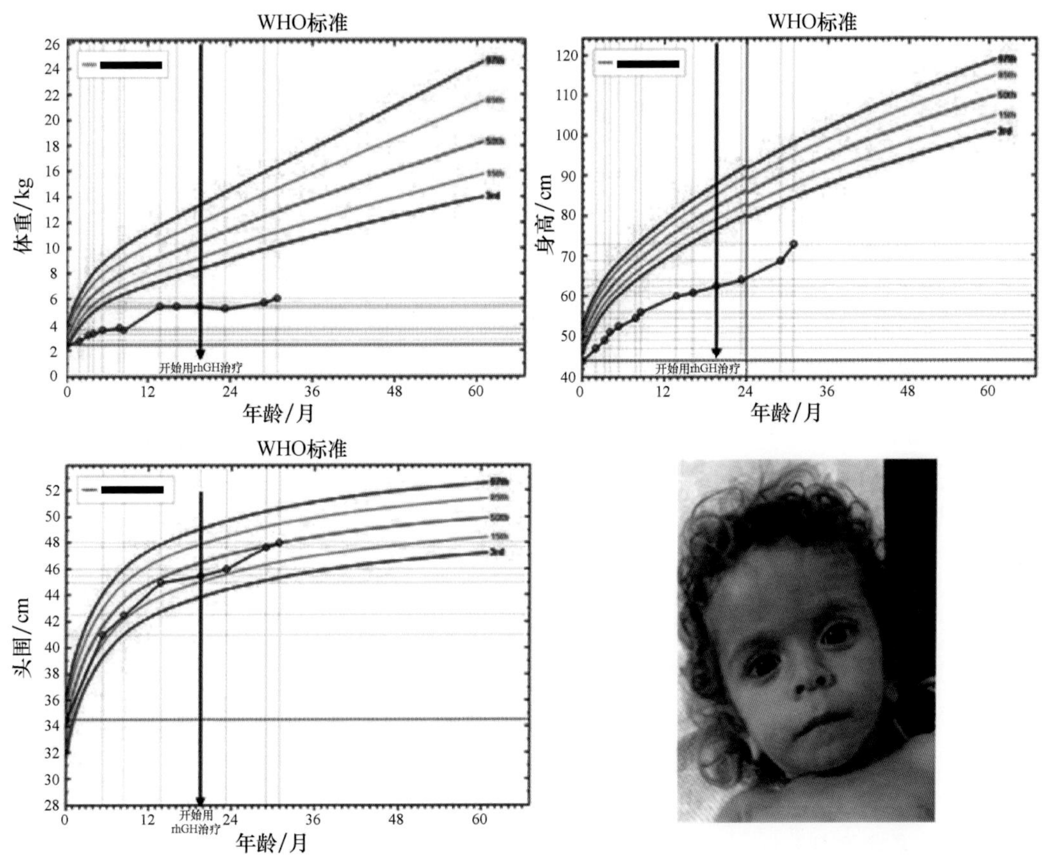

图 13.2 根据 WHO 标准绘制的 GHD 患儿体重 - 年龄、身高 - 年龄、头围 - 年龄关系图以及 15 个月大 GHD 患儿外貌[4]。rhGH，重组人生长激素

三、诊断

GHD 是第一个被美国 FDA 批准可用重组人生长激素（rhGH）治疗的疾病。因 GHD 的诊断缺乏金标准，在诊断过程中，应综合分析患儿生长发育指标及生化检测结果。GHD 诊断依据：① 身高落后于同年龄、同性别正常健康儿童身高的第 3 百分位数 [减 1.88 个标准差（−1.88S）] 或减 2 个标准差（−2S）；② 年生长速率 <7 cm/ 年（3 岁以下）、<5 cm/ 年（3 岁—青春期前）、<6 cm/ 年（青春期）；③ 匀称性矮小、

面容幼稚；④ 智力发育正常；⑤ 骨龄落后于实际年龄；⑥ 两项生长激素药物激发试验的生长激素峰值均 <10 μg/L；⑦ 血清胰岛素样生长因子 1（IGF-1）水平低于正常值 [5]。

四、发病机制

下丘脑分泌促生长激素释放激素和生长抑素调控垂体分泌生长激素。生长激素作用于肝脏，促进肝脏分泌 IGF-1，IGF-1 作用于骨骼，发挥促生长作用。生长激素也可以直接与骨骼细胞膜上的生长激素受体结合，发挥促生长作用。大脑皮质、下丘脑和垂体功能障碍可以导致 GHD 的发生 [6]，下丘脑 – 垂体 –GH 轴如图 13.3 所示。

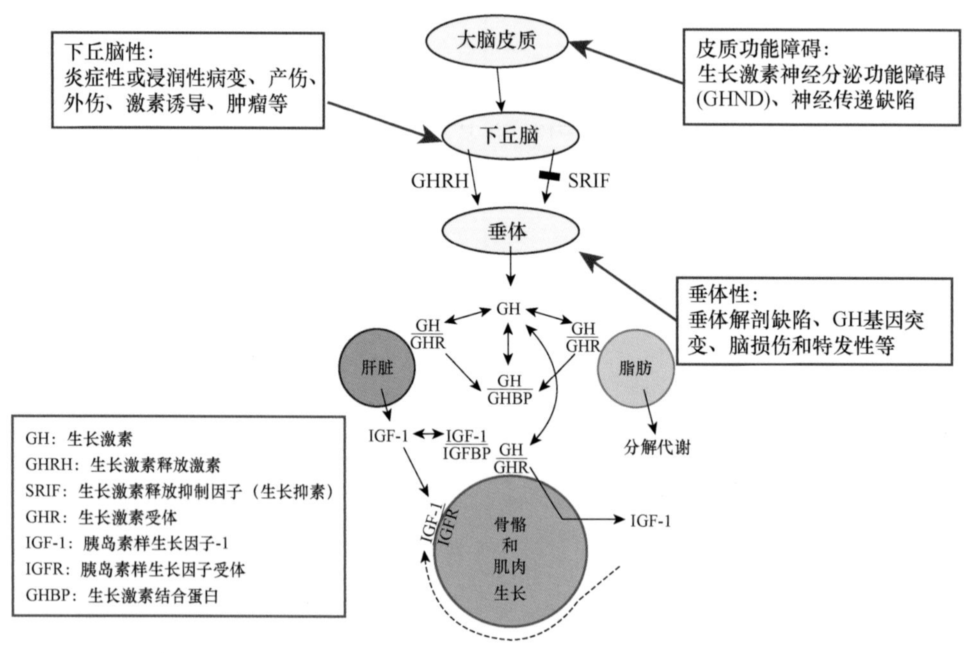

图 13.3 下丘脑 – 垂体 –GH 轴

五、治疗

生长激素（图 13.4）是垂体前叶分泌的一种蛋白激素，分子量是 22 000，由 191 个氨基酸组成，具有促进骨骼生长、蛋白质合成和脂肪降解的生理功能。用 rhGH 治疗 GHD 可有效提高身材矮小患儿的生长速率，最终达到成人身高。

rhGH 目前有三种剂型，分别是需要每天注射的短效粉针剂生长激素、短效水针剂生长激素和每周注射 1 次的长效生长激素。治疗效果具有剂量依赖效应，且存在个体差异。另外疗效也与产品的比活性相关，产品比活性越高，疗效越好。一般儿童期的短效生长激素治疗剂量是 0.075 ～ 0.15 IU/（kg · d），青春期的是 0.15 ～ 0.20 IU/（kg · d）。长效生长激素治疗剂量是 0.2 mg/（kg · w）。在治疗过程中，宜根据生长情况以及生化检测结果等适时进行剂量调整 [5]。30% ～ 50% 的 GHD 患儿成人后生长激素缺乏状态仍持续存在，发展为成人 GHD，一旦成人 GHD 诊断确立，为改善脂代谢紊乱、骨代谢异常、心功能等，应继续 rhGH 治疗 [7]。

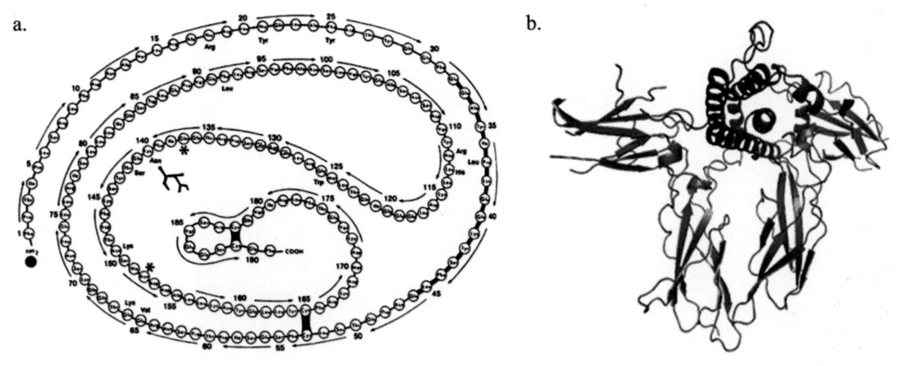

图 13.4　生长激素的结构。a. 一级结构，由 191 个氨基酸组成 [8]；b. 蛋白质结构飘带图

第二节　动物模型和药效评价

一、模型

以《中国药典》生长激素生物测定法，即去垂体大鼠体重法和去垂体大鼠胫骨法为实验依据 [9]。

1. 动物

SD 大鼠，Wistar 种，SPF 级，雄性，出生 26 ～ 28 天，体重 60 ～ 80 g，实验动物室为无菌空气二级过滤，人工日光灯 12 h 自动照明，恒温、恒湿送风，温度 22 ～ 24℃，相对湿度 40% ～ 45%。

2. 模型制备

（1）药品：赛增 rhGH 注射液（rhGh-1，30 IU/ 支）；赛增 rhGH 冻干粉剂（rhGH-2，10 IU/ 支）；rhGH-3（4 IU/ 支）、rhGH-4（10 IU/ 支）、rhGH-5（4 IU/ 支）为选自另外 3 个厂家的 rhGH 冻干粉剂 [10]。

（2）大鼠垂体切除术：取 SD 大鼠，试验前 2 ～ 3 周手术摘除垂体（图 13.5）。大鼠麻醉后固定于立体定向垂体切除仪，门齿钩刻度预设为 +3.9（门齿平面低于耳间线 1 mm），参考体重 – 深度和体重 – 角度相关曲线选择进针深度和角度，调整两侧耳杆角度为 19°，取 8 号注射器针头（10 mL 注射器的标准配置，直径 0.8 mm）经右侧中空耳杆进针至完全插入，此时进针深度约 39.8 mm, 针尖斜面向尾侧，吸引器抽吸至微红色垂体组织被吸出，检查以保证垂体三叶全切，如图 13.6 所示。

术后饲养于二级实验室，大鼠饮用 5% 葡萄糖溶液至少 3 天，然后喂饲标准饲料，使其恢复备用。

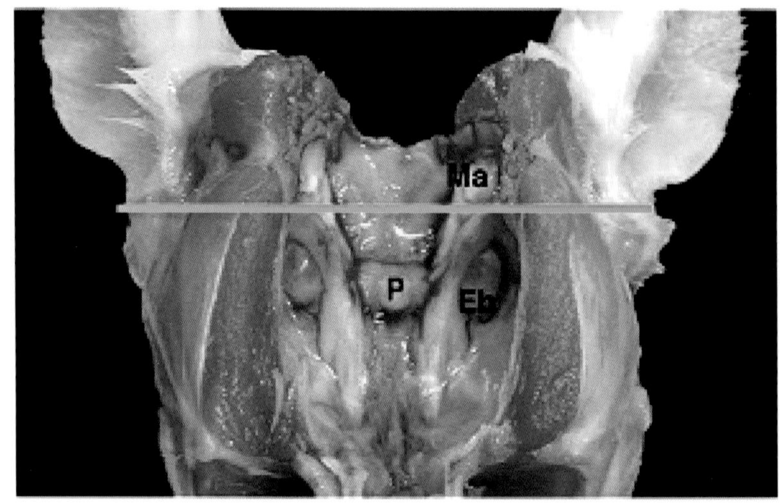

Ma：外耳道，绿线以下；
P：垂体；Eb：筛大泡

图 13.5 移除大鼠头盖骨显示脑后头部、背侧区域 [11]

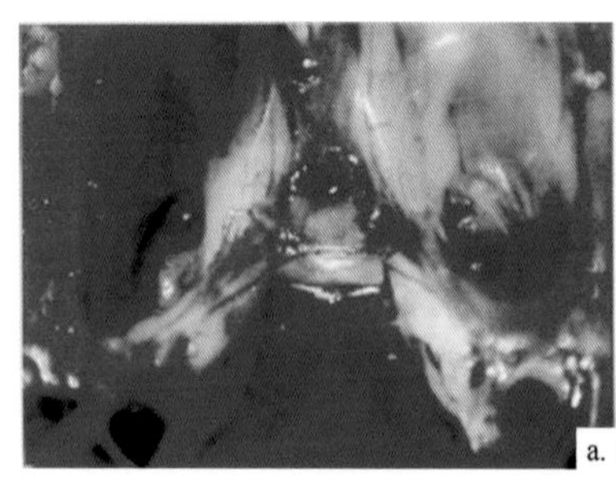

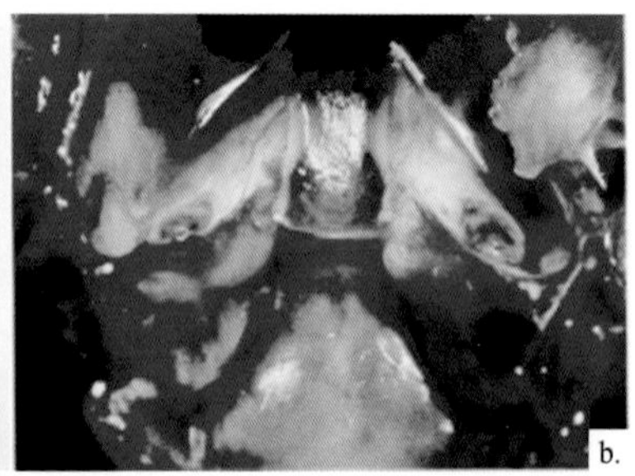

图 13.6 立体定向垂体切除术前后垂体窝解剖比较。a. 术前，正常垂体窝饱满；b. 术后，垂体窝已清空 [12]

二、药效评价

（一）方法

1. 筛选合格动物

去垂体手术后 2 ～ 3 周，筛选出体重变化小于手术前 ±10% 的大鼠进行后续分组和给药操作。

2. 动物分组

按体重将大鼠随机等分成假手术组，模型组（去脑垂体），生长激素给药组（rhGH-1 组、rhGH-2 组、rhGH-3 组、rhGH-4 组和 rhGH-5 组）。将同批次 10 只大鼠设为假手术组，假手术组大鼠开颅操作方法与模型组相同，但不切除垂体。模型组和生长激素给药组每组 20 只。每只大鼠编号并记录体重。

3. 给药

分别自颈部皮下注射给药（图 13.7），每日 1 次，连续 14 日。各给药组大鼠给药剂量均为 50 μg/ 只，给药体积为 0.5 mL。假手术组与模型组通过相同途径给予相同体积的注射用溶剂。

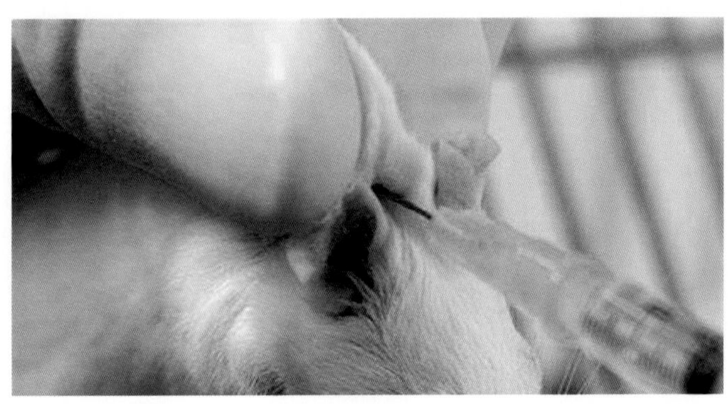

图 13.7　大鼠颈部皮下注射

4. 检测指标

（1）体重：

于最后 1 次给药后 24 h，处死大鼠，称体重，与给药前体重比较。

（2）骨骺板宽度 [9]：

待体重法实验结束后，取下两腿胫骨，置 10% 甲醛溶液保存，从胫骨近心端顶部中间沿矢状面切开，随后 EDTA 脱钙，逐级用乙醇、二甲苯脱水，石蜡包埋，椎体矢状面切片 5 ～ 7 μm，H-E 染色，光学显微镜下观察增殖层软骨细胞层数，并将切片摄入电脑，通过 BI-2000 医学图像分析系统定量测量胫骨骨骺板宽度。在显微镜下分别于两侧胫骨下端的骨骺板软骨处摄片 1 张，包括骨骺板软骨全层。

5. 数据处理

采用 DAS2.0 软件进行分析。数据表示为 $\bar{x}\pm s$；组间计量资料比较采用方差分析。$P<0.05$ 表示差异有统计学意义。

（二）结果

1. 5 种 rhGH 对去垂体大鼠体重的影响 [10]

造模后大鼠体重显著下降，给药前假手术组与模型组比较有显著性差异（$P<0.01$）（表 13.1）；rhGH 给药后，大鼠体重逐渐上升，给药 2 周后与模型组比较，各给药组均有显著性差异（$P<0.01$），rhGH-1 组大鼠体重增加值明显大于 rhGH-2、rhGH-3、rhGH-4 和 rhGH-5 组（$P<0.05$，或者 $P<0.01$），说明生长激素可以显著恢复去垂体大鼠的体重，且 rhGH-1 组效果最好（表 13.2）。

表 13.1　5 种 rhGH 对去垂体大鼠体重的影响

组别	n	给药前	给药后不同时间大鼠体重 /g						
			第 1 天	第 2 天	第 3 天	第 4 天	第 5 天	第 6 天	第 7 天
假手术组	10	190 ± 9^#	198 ± 11^#	195 ± 13^#	202 ± 11^#	209 ± 13^#	210 ± 14^#	213 ± 15^#	214 ± 15^#
模型组	20	81 ± 6	82 ± 8	82 ± 8	82 ± 7	82 ± 7	82 ± 7	82 ± 7	82 ± 7
rhGH-1 组	20	80 ± 5	85 ± 7	88 ± 6^*	91 ± 7^#	94 ± 7^#	98 ± 8^#	100 ± 8^#	106 ± 6^#
rhGH-2 组	20	80 ± 7	85 ± 9	87 ± 9	89 ± 10^#	91 ± 10^#	94 ± 10^#	97 ± 10^#	102 ± 10^#
rhGH-3 组	20	81 ± 7	86 ± 7	86 ± 8	92 ± 12^#	93 ± 11^#	96 ± 11^#	99 ± 11^#	103 ± 9^#
rhGH-4 组	20	79 ± 6	83 ± 8	85 ± 9	87 ± 8^*	90 ± 9^#	96 ± 10^#	96 ± 9^#	99 ± 9^#○
rhGH-5 组	20	81 ± 8	85 ± 8	86 ± 7	90 ± 8^#	93 ± 9^#	94 ± 9^#	95 ± 10^#	101 ± 6^#△

注：与模型组比较，*，P<0.05；#，P<0.01。与 rhGH-1 组比较，△，P<0.05；○，P<0.01。

表 13.2　5 种 rhGH 对去垂体大鼠体重增长的影响

组别	n	给药 1 周体重增长 /g	给药 2 周体重增长 /g
假手术组	10	24 ± 12^*	62 ± 13^*
模型组	20	0 ± 2	0 ± 4
rhGH-1 组	20	26 ± 8^*	42 ± 13^*
rhGH-2 组	20	23 ± 8^*	35 ± 10^*#
rhGH-3 组	20	22 ± 8^*	35 ± 11^*#
rhGH-4 组	20	20 ± 9^*#	30 ± 10^#△
rhGH-5 组	20	20 ± 7^*#	33 ± 10^*#

注：与模型组比较，*，P<0.01。与 rhGH-1 组比较，#，P<0.05；△，P<0.01。

2. 5 种 rhGH 对去垂体大鼠骨骺板宽度的影响 [10]

以骨骺板软骨细胞厚度作为评价骨骺板宽度的指标，造模后模型组大鼠骨骺板宽度显著下降，骨骺板软骨细胞层数亦显著下降，与假手术组比较均有显著性差异（P<0.01）；采用 rhGH 给药后，大鼠骨骺板宽度显著增加，骨骺板软骨细胞层数亦显著增加，给药 14 天后与模型组比较均有显著性差异（P<0.01）。说明生长激素可以显著恢复去垂体大鼠的骨骺板宽度和骨骺板细胞层数。rhGH-1 组大鼠胫骨骨骺板宽度明显大于 rhGH-3 和 rhGH-4 组（P<0.01，P<0.05）。综合各项指标结果可以看出，rhGH-1 组效果最好（图 13.8，表 13.3）。

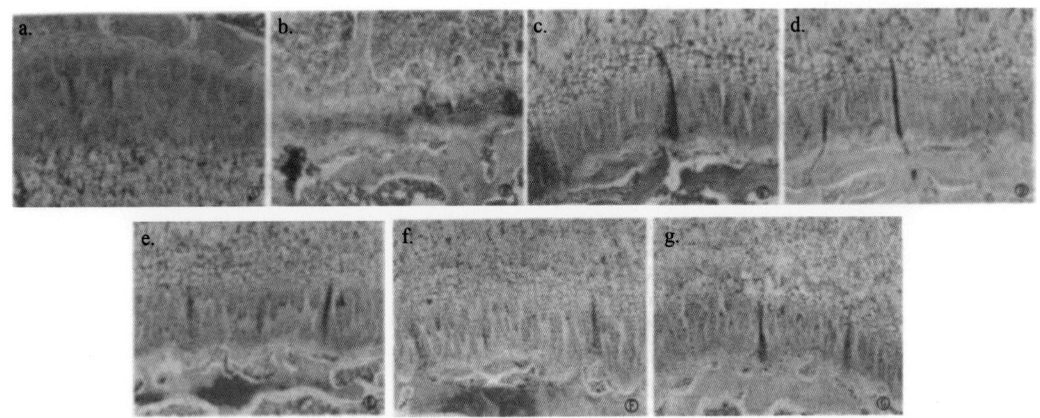

图 13.8　各组去垂体大鼠胫骨骨骺板软骨病理图片（H-E 染色，×400）。a. 假手术组；b. 模型组；c. rhGH-1 组；d. rhGH-2 组；e. rhGH-3 组；f. rhGH-4 组；g. rhGH-5 组

表 13.3　5 种 rhGH 对去垂体大鼠骨骺板软骨细胞层数和骨骺板软骨细胞厚度的影响

组别	*n*	骨骺板软骨细胞层数	骨骺板软骨细胞厚度 / μm
假手术组	10	21 ± 3*	45 ± 6*
模型组	20	14 ± 2	27 ± 5
rhGH-1 组	20	21 ± 4*	38 ± 7*
rhGH-2 组	20	20 ± 3*	36 ± 5*
rhGH-3 组	20	19 ± 2*#	34 ± 4*△
rhGH-4 组	20	19 ± 4*#	35 ± 5*#
rhGH-5 组	20	20 ± 4*	39 ± 5*

注：与模型组比较，*，P<0.01。与 rhGH-1 组比较，#，P_a<0.05；△，P<0.01。

（三）讨论

去垂体大鼠体重法和去垂体大鼠胫骨法是在体生物测定的 2 种经典实验方法，可直接反映 rhGH 在大鼠体内产生的生物活性，研究 rhGH 促进生长发育的作用。皮下注射给药 14 天后，5 种 rhGH 给药组大鼠体重增加及胫骨骨骺板宽度均明显高于模型组；rhGH-1 组大鼠体重增加值明显大于 rhGH-2、rhGH-3、rhGH-4 和 rhGH-5 组，且胫骨骨骺板宽度也明显大于 rhGH-3、rhGH-4 组。

（四）结论

本实验所用 5 种 rhGH 对去垂体大鼠模型均具有明显的促进生长发育的作用。根据综合评价，rhGH-1 组注射液作用要明显优于其他 4 种。

一、名词解释

（1）比活性：单位毫克蛋白质的生物学活性单位，这是重组蛋白质药物不同于化学药的一项重要指标。进行比活性项目的检测，不仅可以反映产品生产工艺的稳定情况，而且可以比较不同表达体系、不同生产厂家生产同一产品的质量情况。比活性高说明产品的生产工艺更先进、纯度更高、质量更优。

（2）骨龄：骨骼年龄的简称，需要借助骨骼在X线摄像中的特定图像来确定。通常要拍摄左手手腕部位的X线片，医生通过X线片观察左手掌指骨、腕骨及桡尺骨下端骨化中心的发育程度来确定骨龄。

（3）生长激素药物激发试验：人为给机体注射促进生长激素分泌或抑制生长抑素释放的药物，来判断生长激素储备功能是否正常的方法。由于任何一种刺激实验都有15%的假阳性率（指生长激素分泌低下），因此，必须在两项刺激实验结果都不正常时，方能确诊GHD。激发试验药物在胰岛素、可乐定、精氨酸、左旋多巴、吡啶斯的明、GHRH等药物中选两种。

二、小知识

（1）大鼠去除垂体的操作需要非常仔细，以免破坏周围其他组织，影响模型的成功。

（2）必要时在实验结束后可进行尸检，切开蝶鞍区，肉眼检查有无垂体残留，需要剔除有垂体残留的大鼠。

（3）根据《中国药典》生长激素生物测定法的标准，给药周期至少需要在6天以上[9]。

三、技术难点汇总

（1）大鼠脑垂体切除术需要仔细小心操作。大鼠脑垂体位于间脑腹面，颅底蝶骨的垂体窝内，其背面紧贴在脑桥前方的横沟内，与丘脑下部相连，故摘丘脑时容易将垂体剥离。从矢状切面观察，大鼠脑垂体大致呈三角形。使用连接到1/8马力吸引器的玻璃管可吸出垂体。若手术中有出血情况，可使用沾有肾上腺素的小棉球压迫止血。手术完毕，缝合伤口。

（2）本实验骨骺板宽度通过病理切片测量得到，并且计数出骨骺板软骨细胞层数，更能准确地反映骨骺板软骨的增殖情况，要比硝酸银法测大鼠胫骨骨骺板软骨宽度精确。从胫骨近心端顶部中间沿矢状面切开时需要小心操作，以防止胫骨断裂。

参考文献

[1] COLLETT-SOLBERG P F，FERREZ P, JORGE A A L, et al. Growth hormone therapy in children; research and practice—a review[J], Growth horm igf res, 2019,44:20-32.

[2] VAN IERSEL L, LI Z, SRIVASTAVA D K，et al. Hypothalamic-pituitary disorders in childhood cancer survivors: prevalence, risk factors and long-term health outcomes[J]. J clin endocrinol metab. 2019，104(12): 6101–6115.

[3] 中华医学会儿科学分会内分泌遗传代谢学组 . 中国儿童生长激素缺乏症诊治指南 [J]. 中华儿科杂志，2024，62(1)：5-11.

[4] GALLI-TSINOPOULOU A，KOTANIDOU E P，KLEISARCHAKI A N，et al. A novel variant c.97C>T of the growth hormone releasing hormone receptor gene causes isolated growth hormone deficiency type Ib[J]. J clin res pediatr endocrinol, 2018，10(3): 284–288.

[5] 梁雁 . 基因重组人生长激素儿科临床规范应用的建议 [J]. 中华儿科杂志，2013（6）：426-432.

[6] 颜纯，王幕逖 . 小儿内分泌学 [M]. 2 版 . 北京：人民卫生出版社，2006.

[7] 中华医学会内分泌学分会 . 成人生长激素缺乏症诊治专家共识（2020 版)[J]. 中华内分泌代谢杂志，2020，36(12):995-1002.

[8] REH C S，GEFFNER M E, et al. Somatotropin in the treatment of growth hormone deficiency and Turner syndrome in pediatric patients: a review[J]. Clin pharmacol. 2010，2: 111–122.

[9] 国家药典委员会 . 中华人民共和国药典：二部 [M]. 北京：中国医药科技出版社，2005.

[10] 丁云录，陈声武 , 孙庆录，等 . 五种重组人生长激素促生长作用比较 [J]. 实用儿科临床杂志 , 2008, 23（20）:1619-1620.

[11] RUEHL-FEHLERT C, KITTEL B, MORAWIETZ G, et al. Revised guides for organ sampling and trimming in rats and mice – Part 1. A joint publication of the RITA and NACAD groups[J]. Exp toxic pathol，2003, 55: 91–106.

[12] 王益华 , 漆松涛 , 潘军，等 . 大鼠立体定向垂体切除术及生物学特征观察 [J]. 中国神经精神疾病杂志，2005，31(6)：453-455.

（北京大学医学部药学院 张 珂）

第三篇

其他动物模型和药效评价

第十四章　原发免疫性血小板减少症动物模型和药效评价
第十五章　二甲基亚硝胺致肝纤维化动物模型和药效评价
第十六章　臭氧诱导气道高反应性动物模型和药效评价
第十七章　弱精症动物模型及弱精症发病机制
第十八章　勃起功能障碍动物模型和药效评价
第十九章　感染性休克动物模型和药效评价
第二十章　新型冠状病毒感染动物模型和药效评价

第十四章 原发免疫性血小板减少症动物模型和药效评价

第一节 概 述

一、发病率

原发免疫性血小板减少症（primary immune thrombocytopenia），也称为特发性血小板减少性紫癜（idiopathic thrombocytopenic purpura，ITP）或自身免疫性血小板减少性紫癜（autoimmune thrombocytopenic purpura，AITP），是一种获得性自身免疫性疾病，发病率约占出血性疾病的 1/3，为临床上最常见的出血性疾病之一。目前国内尚无基于人口数的 ITP 流行病学数据，国外报道的成人 ITP 年发病率为（2 ～ 10）例/10 万人，60 岁以上老年人是高发群体，育龄期女性略高于同年龄组男性（图 14.1）[1,2]。

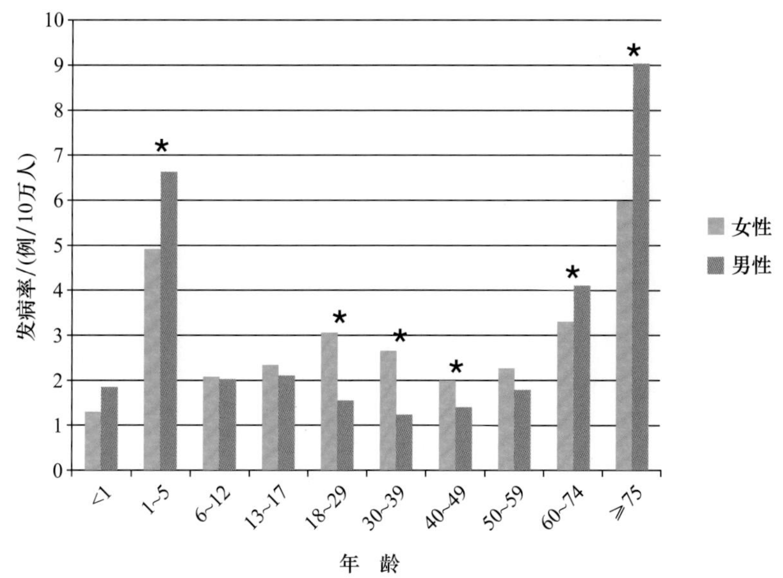

图 14.1 2009—2011 年按年龄和性别分布的 ITP 发病率。* 表示男性和女性发病率有统计学差异（$P<0.05$）[2]

二、临床表现

ITP 的临床表现主要为出血，从无症状血小板减少或皮肤黏膜出血，到严重内脏出血，甚至致命的颅内出血。年老患者发生致命性出血的风险明显高于年轻患者。除了出血，部分患者还有乏力、焦虑等表现。根据病程长短，ITP 可分为新诊断 ITP、持续性 ITP 和慢性 ITP 三种类型。30% 的儿童 ITP 患者和 50% 的成人 ITP 患者呈疾病慢性化。ITP 患者的出血风险除了与年龄相关，还与血小板计数呈显著负相关（图 14.2）。当血小板计数＜ 20×10^9/L 时，患者的出血程度显著加重 [3]。

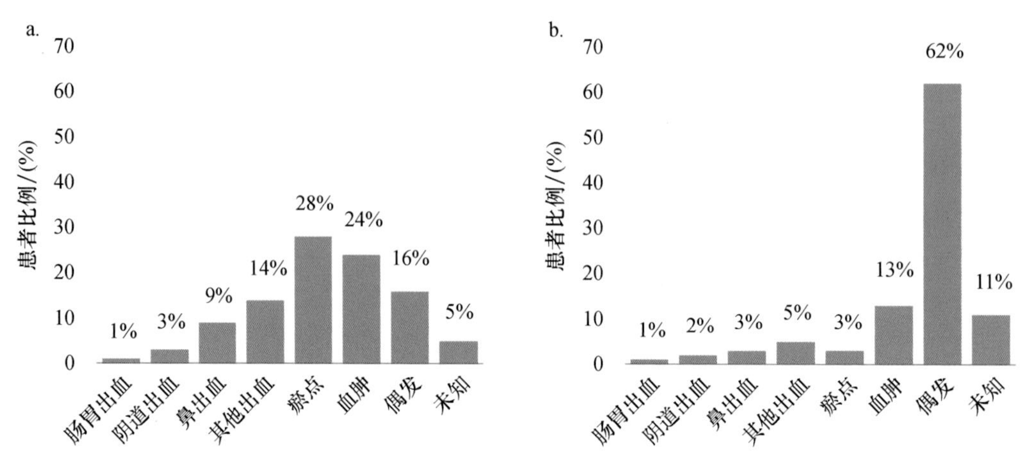

图 14.2 根据血小板计数的疾病表现。a. 血小板计数为（0 ～ 10）$\times10^9$/L（n=192）；b. 血小板计数为（51 ～ 100）$\times10^9$/L（n=537）[4]

三、诊断

目前 ITP 的诊断仍然基于临床排除法，须排除其他原因所致血小板减少。除详细询问病史及细致体检外，其余诊断要点包括 [1]：

（1）至少连续 2 次血常规检查显示血小板计数减少，外周血涂片镜检血细胞形态无明显异常。

（2）脾脏一般不增大。

（3）骨髓检查：ITP 患者骨髓细胞学特点为巨核细胞增多或正常，伴成熟障碍。

（4）须排除其他继发性血小板减少症：如自身免疫性疾病、甲状腺疾病、淋巴系统增殖性疾病、骨髓增生异常综合征（MDS）、再生障碍性贫血（AA）、恶性血液病等。

（5）诊断 ITP 的特殊实验室检查：① 血小板糖蛋白特异性自身抗体检测；② 血清血小板生成素（TPO）水平测定。

（6）出血程度分级：应用出血评分系统（表 14.1）量化 ITP 患者出血情况及风险评估。

表 14.1 成人原发免疫性血小板减少症出血评分系统 [1]

分值	年龄 / 岁		皮下出血（瘀点 / 瘀斑 / 血肿）		黏膜出血（鼻腔 / 齿龈 / 口腔血疱 / 结膜）			深部器官出血			
								内脏（肺、胃肠道、泌尿生殖系统）			中枢神经系统
	≥65	≥75	头面部	其他部位	偶发、可自止	多发、难止	伴贫血	无贫血	伴贫血	危及生命	
1	√			√							
2		√	√		√						
3						√		√			
5							√		√		
8										√	√

四、发病机制

ITP 主要发病机制是血小板自身抗原免疫耐受性丢失，导致体液免疫和细胞免疫异常活化，共同导致血小板破坏加速及巨核细胞产生血小板不足。其中血小板膜糖蛋白（glycoprotein，GP）特异性自身抗体介导的体液免疫和 T 细胞亚群失调介导的细胞免疫共同导致血小板破坏增多。如图 14.3 所示：a. 自身抗体与血小板上的抗原（主要是 GPⅡb/ Ⅲa 和 GPⅠb/ Ⅸ）结合。b. 表达 FcγR 的脾巨噬细胞内化、降解抗体包被的血小板，并将血小板糖蛋白衍生肽呈递给自身反应性 $CD4^+$ T 细胞。$CD4^+$ T 细胞激活时，通过 CD40R 与 CD40L 的相互作用以及与 B 细胞的相互作用，导致体细胞超突变和类别转换。 自身反应性 B 细胞分化为产生抗血小板抗体的浆细胞。这些浆细胞要么留在脾脏中，要么迁移到血液和骨髓中。c. 骨髓中的巨核细胞表达血小板糖蛋白，如 GPⅡb/ Ⅲa 和 GPⅠb/ Ⅸ，针对这些抗原的自身抗体会损害血小板生成并导致巨核细胞凋亡。

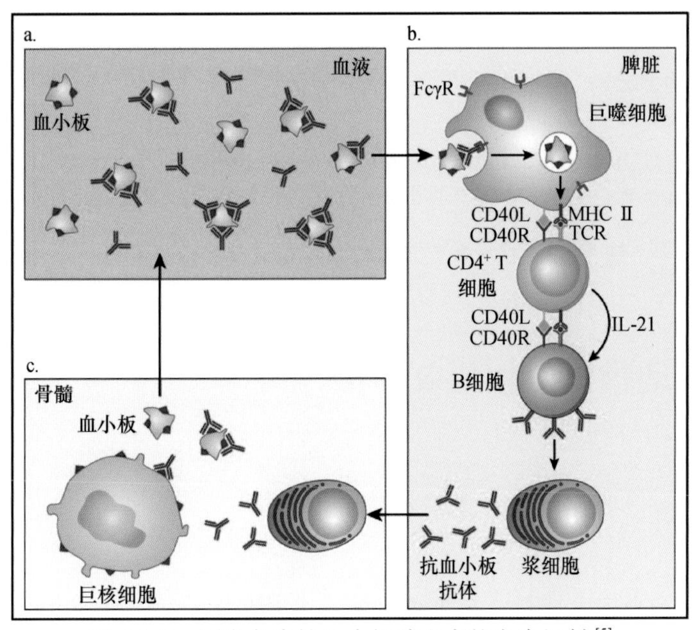

图 14.3 原发免疫性血小板减少症的发病机制 [5]

五、治疗

ITP 的治疗遵循个体化原则（图 14.4），鼓励患者参与治疗决策，兼顾患者意愿，在治疗不良反应最小化基础上提升血小板计数至安全水平，减少出血事件，关注患者健康相关生活质量（HRQoL）。

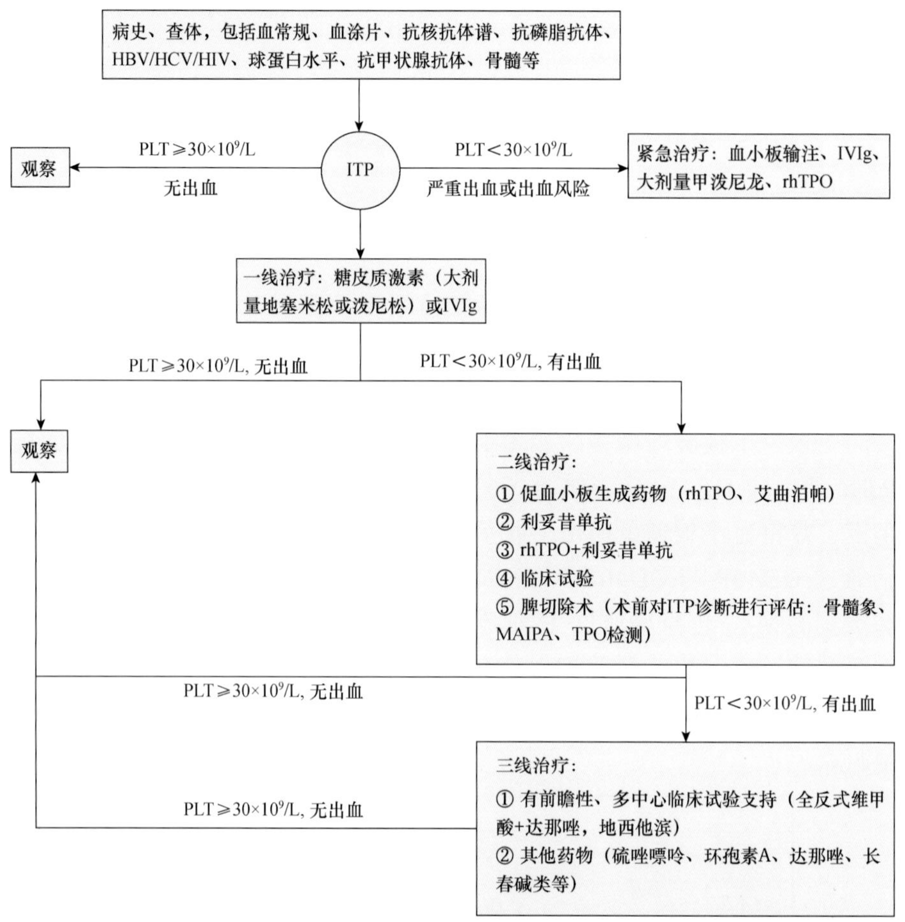

HBV：乙型肝炎病毒；HCV：丙型肝炎病毒；HIV：人类免疫缺陷病毒；IVIg：静脉注射免疫球蛋白；TPO：血小板生成素；rhTPO：重组人血小板生成素；MAIPA：单克隆抗体俘获血小板抗原技术

图 14.4 成人原发免疫性血小板减少症诊治流程 [1]

第二节 动物模型和药效评价

一、模型 [6]

（一）动物

（1）BALB/c 小鼠，雄性，SPF 级，7 ～ 8 周龄，体重 19 ～ 24 g。

（2）Hartley Guinea Pig 豚鼠，雄性，SPF 级，6 周龄，体重 300 ～ 400 g。

（二）原发免疫性血小板减少症小鼠模型制备

1. BALB/c 小鼠血小板悬液、红细胞悬液的制备

小鼠麻醉后心脏取血（图 14.5），加 15 mg/mL EDTA-K_2 生理盐水溶液，混匀抗凝（血：抗凝剂 = 9:1）。以 1000 r/min 离心 10 min，取上清液（富含血小板血浆）以 3000 r/min 离心 10 min，弃上清液，沉淀即血小板。加 PBS 缓冲液洗涤沉淀 3 次，弃上清液，用生理盐水配制成浓度为 $1×10^9$ 个 /mL 的血小板悬液。血小板悬液加等体积完全弗氏佐剂或不完全弗氏佐剂，超声混匀。

小鼠麻醉后心脏取血，加 15 mg/mL EDTA- K_2 生理盐水溶液，混匀抗凝（血：抗凝剂 =9:1）。以 800 r/min 离心 10 min，弃上清液，沉淀即红细胞。加生理盐水配制成体积分数为 5% 的红细胞悬液，现配现用。

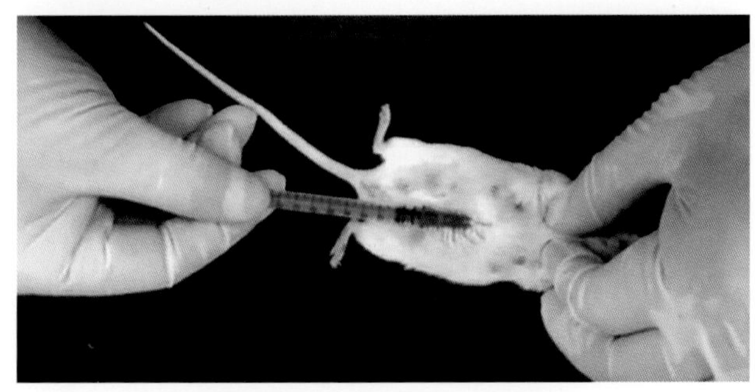

图 14.5 小鼠心脏取血示意

2. 豚鼠抗 BALB/c 小鼠血小板血清（antiplatelet serum of guinea pig, GP-APS）的制备

取含完全弗氏佐剂血小板悬液于第 1 周皮下注射豚鼠足掌、背及腹部至少 4 个部位；取含不完全弗氏佐剂血小板悬液，分别于第 2、3、4、5 周皮下注射于豚鼠足掌、背部（图 14.6）及腹部，每次至少 4 个部位。每次注射量为 1 mL/ 只。第 6 周从豚鼠心脏取非抗凝全血，以 6000 r/min 离心 10 min 后取上层血清，即为 GP-APS。储存于 −20℃冰箱待用。

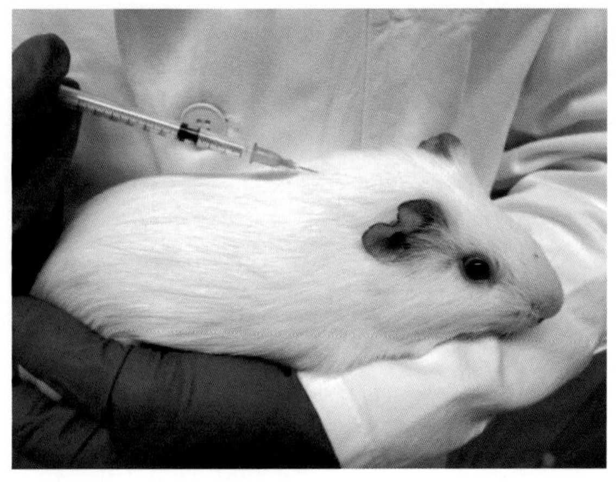

图 14.6 皮下注射血小板悬液于豚鼠背部示意

3. GP-APS 的处理

取 GP-APS 放至常温，56℃水浴 30 min 灭活补体。加等量 5% BALB/c 小鼠红细胞悬液，37 ℃培养 1 h，以 3000 r/min 离心 10 min，弃沉淀。取上清液再次加等量 5% BALB/c 小鼠红细胞悬液，37 ℃培养 1 h，以 3000 r/min 离心 10 min，弃沉淀，即制备成 1:4 的 GP-APS[7]。分装后 −20℃保存。

4. 原发免疫性血小板减少症小鼠模型制备

取 GP-APS 放至常温，于第 1、3、5、7、9、11、13 天腹腔注射（100 μL/ 只）至 BALB/c 小鼠体内。

豚鼠抗小鼠血小板血清的制备流程如图 14.7 所示。

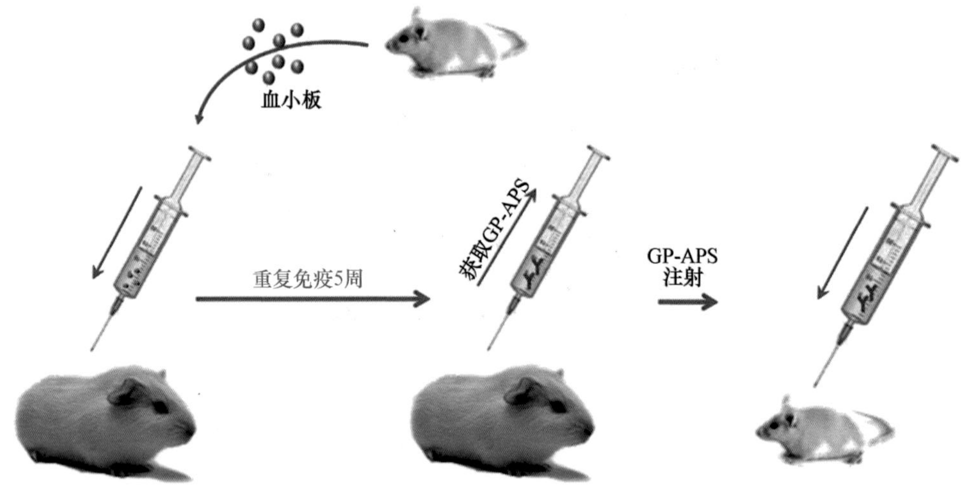

图 14.7 豚鼠抗小鼠血小板血清的制备流程

二、药效评价[8]

（一）基本信息

（1）动物：BALB/c 小鼠，雄性，SPF 级，7 ～ 8 周龄，体重 19 ～ 24 g。

（2）受试物：取淫羊藿苷元（Y003）纳米制剂（18.90 mg/mL），加生理盐水稀释 10 倍，配制成 1.890 mg/mL，作为高剂量（Y003-H）；将高剂量与生理盐水等体积混合，配制成 0.945 mg/mL，作为中剂量（Y003-M）；再将中剂量与生理盐水等体积混合，配制成 0.473 mg/mL，作为低剂量（Y003-L）。rhTPO 用生理盐水稀释至 3000 U/mL。

（3）样本量：每组一般不少于 10 只。

（4）动物分组：空白对照组（C），给予等体积的生理盐水；模型组（M），给予等体积的生理盐水；阳性药组（rhTPO），给予重组人血小板生成素 30000 U/（kg·d）；受试药组。

受试药组：淫羊藿苷元低剂量组（Y003-L），剂量为 4.73 mg/（kg · d）；淫羊藿苷元中剂量组（Y003-M），剂量为 9.45 mg/（kg · d）；淫羊藿苷元高剂量组

（Y003-H），剂量为 18.90 mg/（kg·d）。

（5）给药途径：rhTPO 组皮下注射，其余各组均灌胃给药。

（6）给药次数：模型制备当天开始给药，每天给药 1 次，连续给药 2 周。

（7）观察时间：每日观察并记录小鼠的出血症状、精神状态、毛发、步态、饮食、饮水、活动量和大便情况。

（二）方法

1. 血小板参数的测定

血小板参数采用 MEK-6318K 型血细胞分析仪测定。实验第 15 天小鼠眼眶静脉窦取血，取 20 μL 与抗凝稀释液混匀，2 h 内上机检测血常规，分析各组外周血中血小板参数及其他血细胞的变化[9]。

2. 样本的收集与保存

血常规测定后，小鼠麻醉，摘眼球取血，然后开胸剪开右心耳，从左心室插管至主动脉，采用生理盐水快速灌注，取小鼠脾脏和左侧股骨（图 14.8）。全血室温静置 1 h，3000 r / min 离心 15 min，取上清液，继续以 3000 r / min 离心 15 min，取上清液得血清。分装后 −80℃冰箱保存。脾脏称重后，立即将脾脏和股骨固定于 4% 多聚甲醛中 24 h，脱水包埋制备成蜡块。将蜡块切成 4 μm 的切片进行后续的 H-E 染色和免疫组化实验。

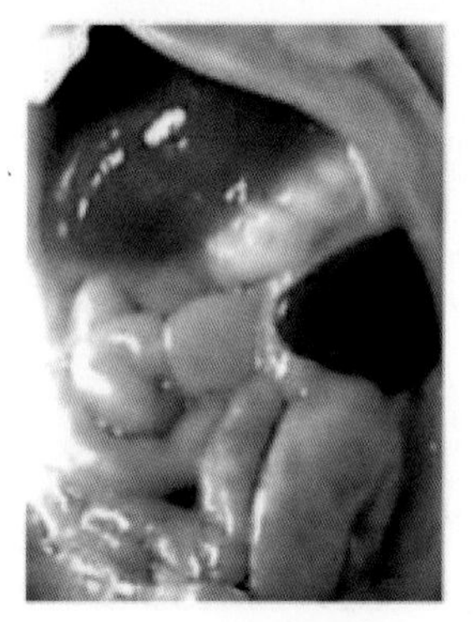
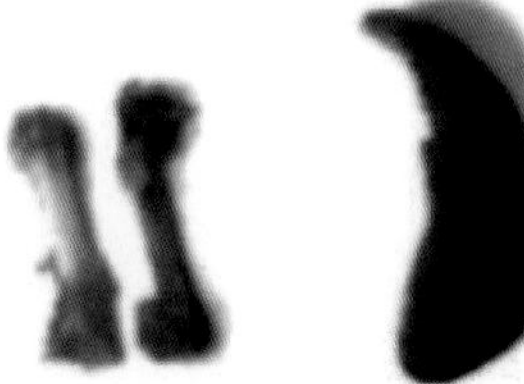

图 14.8　小鼠脾脏和股骨示意

3. 酶联免疫吸附法（ELISA）测定血清中 TPO 含量

用纯化的小鼠 TPO 抗体包被微孔板制成固相抗体；向微孔中加入标准品、阴性对照品和样品，所有样品中小鼠血清 TPO 都会与其抗体结合；洗去未结合的 TPO，加入小鼠 TPO 特异性酶联多克隆抗体；洗去未结合的多克隆抗体，加入显色剂；酶联免疫反应显示蓝色，加入终止液后变为黄色。颜色的深浅和样品中 TPO 含量呈正相关。用酶标仪测定各孔在 450 nm 下的吸光值，用 540 nm 处吸光值校准，结合标准曲线测定样品中 TPO 含量，并分析各组血清中 TPO 含量的差异。

4. 脾脏系数计算

实验结束，小鼠称重后处死，立即摘取脾脏称重。观察脾脏外观、形态、有无淤血情况。按照公式：

$$脾脏系数 = \frac{脾脏湿重}{体重} \times 100\%,$$

计算各组小鼠的脾脏系数并进行统计学分析。

5. 脾脏和股骨病理学 H-E 染色

石蜡切片制备步骤如下：各组小鼠经 0.9% NaCl 溶液灌流后，分别取脾脏和股骨固定于 4% 多聚甲醛 24 h 以上。然后将组织从固定液中取出，在通风橱内，用手术刀将目的部位组织修平整，将修切好的组织和对应的标签放于脱水盒内，脱水，包埋，切片。切片厚 4 μm。切片漂浮于摊片机 40℃ 温水中，将组织展平，用载玻片将其捞起，并放进 60℃ 烘箱内烤片。待水烤干、蜡烤化后取出常温保存备用。

H-E 染色步骤包括脱蜡、水化、PBS 缓冲液漂洗、苏木素染细胞核、伊红染细胞质、脱水封片。H-E 染色后镜下观察脾脏组织，细胞核呈蓝色，细胞质呈红色，对巨核细胞进行计数。H-E 染色方法详见第四章。

6. 脾脏和股骨免疫组化检测 TPO 的表达

石蜡切片脱蜡，水化；PBS 缓冲液漂洗，抗原修复；3% 双氧水溶液阻断内源性过氧化物酶活性；3% BSA 血清封闭；加入一抗 TPO 兔源多克隆抗体（1:200 稀释），切片平放于湿盒内 4℃孵育过夜（湿盒内加少量水防止抗体蒸发）；吸去一抗，PBS 缓冲液漂洗 4 次，每次 5 min；以 HRP 标记的山羊抗兔的二抗（1:200 稀释）覆盖切片，室温孵育 50 min；吸去二抗，PBS 缓冲液漂洗 4 次，每次 5 min；用新鲜配制的 DAB 显色液，显微镜下控制显色时间，出现棕黄色阳性结果即用自来水冲洗切片终止显色；苏木素复染细胞核，脱水后中性树胶封片；显微镜镜检，图像采集分析。苏木素染细胞核为蓝色，DAB 显色阳性为棕黄色[10]。

7. 脾脏和股骨免疫组化检测血小板生成素受体（MPL）的表达

操作步骤同“6. 脾脏和股骨免疫组化检测 TPO 的表达”，选取的一抗为 MPL 兔源多克隆抗体（1:200）[11,12]。

8. 股骨免疫组化检测 JAK2/Stat3 通路 p-Stat3 蛋白的表达

操作步骤同“6. 脾脏和股骨免疫组化检测 TPO 的表达”，选取的一抗为 p-Stat3 兔源多克隆抗体（1:200）[13]。

以上免疫组化染色方法可参见第四章第三节。

9. 统计学分析

外周血常规统计数据表示为 $\bar{x}\pm s$，其余数据均表示为 $\bar{x}\pm s_{\bar{x}}$。数据采用方差分析，$P<0.05$ 认为差异具有统计学意义。

（三）结果

1. GP-APS 造模稀释比例的确认

GP-APS 以 1:4 稀释后，注射到 BALB/c 小鼠，于造模后 48 h 测定小鼠血常规。注射 GP-APS 的实验组小鼠血小板数显著下降（$P<0.001$）（图 14.9），故选用 1:4 稀释的 GP-APS 用于后续实验造模。

2. 小鼠一般体征观察

观察小鼠在腹腔注射 GP-APS 造模后的一般体征，记录是否出现异常反应，比较分析各组小鼠之间的差异。实验期间，空白对照组小鼠反应灵活，皮毛光滑，行动灵敏，主动觅食、饮水，大便呈条状；注射 GP-APS 24 h 后，各组小鼠皮下开始出现散在的出血点，颜色鲜红（图 14.10）；至第 3 天，出血点最密集，在腹部注射部位周围出血尤为明显，模型组小鼠在造模后逐渐出现大便稀溏、竖毛、毛不光洁等现象。淫羊藿苷元给药组和 rhTPO 组皮下出血点明显减少，大便正常，毛发光滑。ITP 造模及淫羊藿苷元给药对小鼠体重无显著影响。

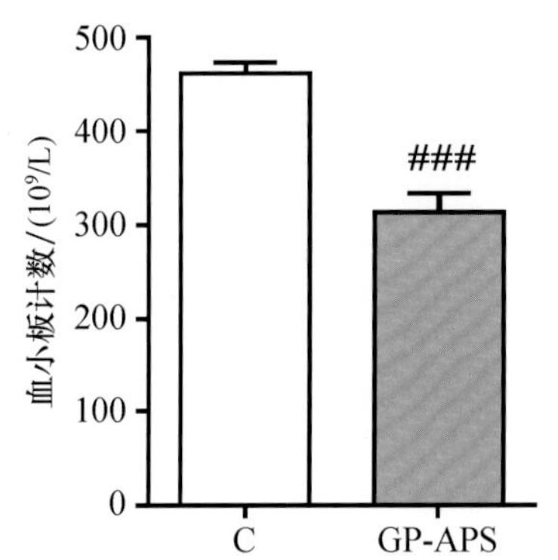

图 14.9　100 μL GP-APS（1:4）用来制备 ITP 小鼠模型。测定并统计空白对照组（C）和 GP-APS 组外周血小板数。数据表示为 $\bar{x}\pm s_{\bar{x}}$，n=10。与空白对照组比较：###，P<0.001

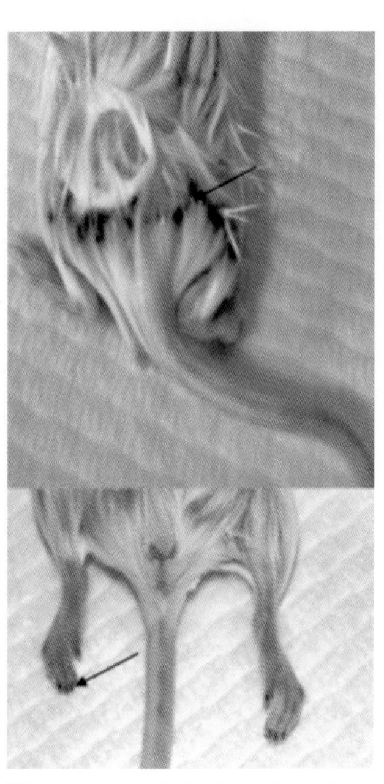

图14.10　小鼠皮下出血点，如箭头所指 [14]

3. 外周血常规分析

外周血常规统计结果如表 14.2 所示。模型组和空白对照组比较，外周血血小板数（PLT）（P<0.001）和血小板压积（PCT）（P<0.001）均显著降低。阳性药 rhTPO 组和模型组比较，PLT（P<0.001）和 PCT（P<0.05）显著升高。淫羊藿苷元低、中、高三个剂量组和模型组比较，PLT（三组 P<0.001）和 PCT （三组 P<0.001）均显著升高。说明淫羊藿苷元能显著升高 ITP 小鼠外周血中血小板数。本研究连续注射 GP-APS 导致外周血中血小板受到较大程度的破坏，平均血小板体积（MPV）显著增加（P<0.001），而淫羊藿苷元低剂量组可以降低 MPV（P<0.05）。

表 14.2　各实验组的外周血常规

组别	C	M	rhTPO	Y003–L	Y003–M	Y003–H
PLT	465.0 ± 23.2	$293.9 \pm 61.7^{\#\#\#}$	$645.1 \pm 106.7^{***}$	$555.2 \pm 45.1^{***}$	$536.8 \pm 49.1^{***}$	$568.8 \pm 94.3^{***}$
PCT	0.166 ± 0.009	$0.126 \pm 0.020^{\#\#\#}$	$0.191 \pm 0.064^{*}$	$0.226 \pm 0.022^{***}$	$0.231 \pm 0.021^{***}$	$0.254 \pm 0.047^{***}$
PDW	13.85 ± 0.40	13.78 ± 1.05	14.15 ± 0.54	13.88 ± 0.47	13.84 ± 0.15	14.11 ± 0.55
MPV	3.75 ± 0.07	$4.56 \pm 0.34^{\#\#\#}$	4.30 ± 0.25	$4.19 \pm 0.15^{*}$	4.38 ± 0.16	4.56 ± 0.17
WBC	5.79 ± 1.95	7.50 ± 1.19	8.16 ± 1.61	8.61 ± 2.41	7.25 ± 1.36	6.18 ± 1.93
RBC	8.98 ± 0.52	8.74 ± 0.38	8.57 ± 0.53	8.84 ± 0.27	8.52 ± 0.61	8.65 ± 0.53
HGB	141.0 ± 9.62	137.9 ± 5.77	133.3 ± 7.30	138.2 ± 4.23	135.0 ± 10.24	134.5 ± 8.18
HCT	39.59 ± 2.22	40.23 ± 1.91	39.26 ± 2.20	40.06 ± 1.44	38.75 ± 2.88	39.25 ± 2.45
MCV	44.11 ± 0.50	$46.00 \pm 0.81^{\#\#\#}$	45.88 ± 0.67	45.34 ± 1.03	45.48 ± 0.55	45.36 ± 0.44
MCH	15.70 ± 0.32	15.77 ± 0.31	15.56 ± 0.21	15.67 ± 0.45	15.85 ± 0.24	15.53 ± 0.23
MCHC	356.1 ± 7.0	$342.8 \pm 7.4^{\#\#}$	339.5 ± 6.0	345.4 ± 13.3	348.4 ± 8.8	342.9 ± 5.8
RDW	12.94 ± 0.35	14.32 ± 1.90	13.45 ± 0.41	13.68 ± 0.25	13.51 ± 0.30	13.52 ± 0.21
LYM	3.24 ± 1.81	3.54 ± 0.56	3.50 ± 1.24	4.40 ± 1.54	3.93 ± 0.84	2.75 ± 1.50
MID	0.66 ± 0.31	$1.89 \pm 0.68^{\#\#\#}$	2.27 ± 0.49	2.39 ± 1.38	1.91 ± 0.36	2.39 ± 0.55
GRN	1.89 ± 0.39	2.08 ± 0.69	2.09 ± 0.72	1.83 ± 0.91	1.41 ± 0.59	$1.04 \pm 0.53^{**}$

注：PLT，血小板；PCT，血小板压积；PDW，血小板分布宽度；MPV，平均血小板体积；WBC，白细胞；RBC，红细胞；HGB，血红蛋白；HCT，红细胞比积；MCV，平均红细胞体积；MCH，平均红细胞血红蛋白量；MCHC，平均红细胞血红蛋白浓度；RDW，红细胞分布宽度；LYM，淋巴细胞；MID，中间细胞；GRN，粒细胞。C，空白对照组；M，模型组；rhTPO，阳性药组；Y003-L，淫羊藿苷元低剂量组；Y003-M，淫羊藿苷元中剂量组；Y003-H，淫羊藿苷元高剂量组。本章后各图同。

与空白对照组比较：#，$P<0.05$；##，$P<0.01$；###，$P<0.001$。与模型组比较：*，$P<0.05$；**，$P<0.01$；***，$P<0.001$。

4. ELISA 测定小鼠血清中 TPO 含量

根据血清中 TPO 含量分析结果（图 14.11）：模型组与空白对照组比较，血清中 TPO 含量显著降低（$P<0.05$）；淫羊藿苷元中、高两个剂量组和模型组比较，血清 TPO 含量均显著升高（二组 $P<0.01$）。说明淫羊藿苷元能促进 ITP 小鼠血清 TPO 的表达。

5. 脾脏系数

根据脾脏系数统计结果（图 14.12）：模型组和空白对照组比较，脾脏明显肥大，脾脏系数明显升高（$P<0.001$）；阳性药 rhTPO 组和模型组比较，脾脏系数显著降低（$P<0.001$）；淫羊藿苷元低、中、高三个剂量组和模型组比较，脾脏系数均显著降低（三组 $P<0.001$）。说明淫羊藿苷元能显著改善 ITP 小鼠脾脏肥大的症状。

6. 脾脏病理学染色

（1）脾脏病理学 H-E 染色：

脾脏 H-E 染色结果显示（图 14.13a）：模型组和空白对照组比较，巨核细胞数显著增多（$P<0.001$）；阳性药 rhTPO 组和模型组比较，巨核细胞数显著降低（$P<0.001$）；淫羊藿苷元低、中、高三个剂量组和模型组比较，巨核细胞数均显著降低（三者

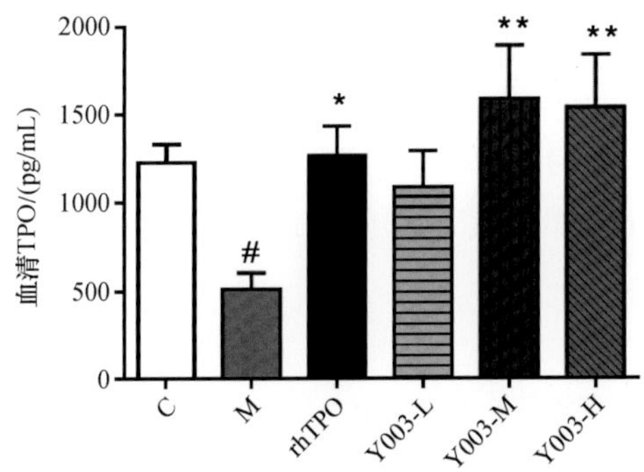

图 14.11　淫羊藿苷元促进 ITP 小鼠血清中 TPO 的表达。数据表示为 $\bar{x}\pm s_{\bar{x}}$，n=6。与空白对照组比较：#，P<0.05。与模型组比较：*，P<0.05；**，P<0.01

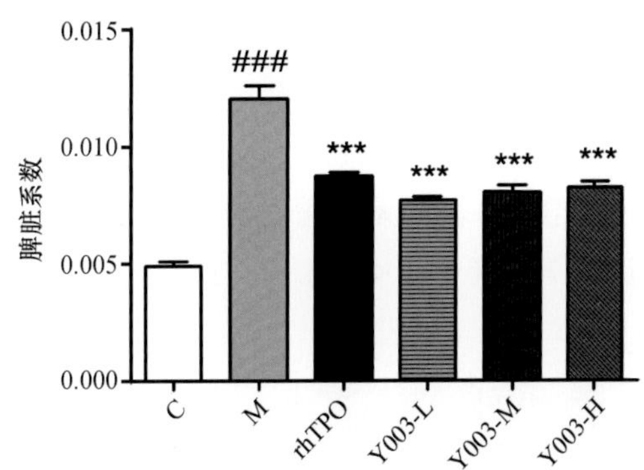

图 14.12　淫羊藿苷元改善 ITP 小鼠脾脏肿大。数据表示为 $\bar{x}\pm s_{\bar{x}}$，n=10。与空白对照组比较：###，P<0.001。与模型组比较：***，P<0.001

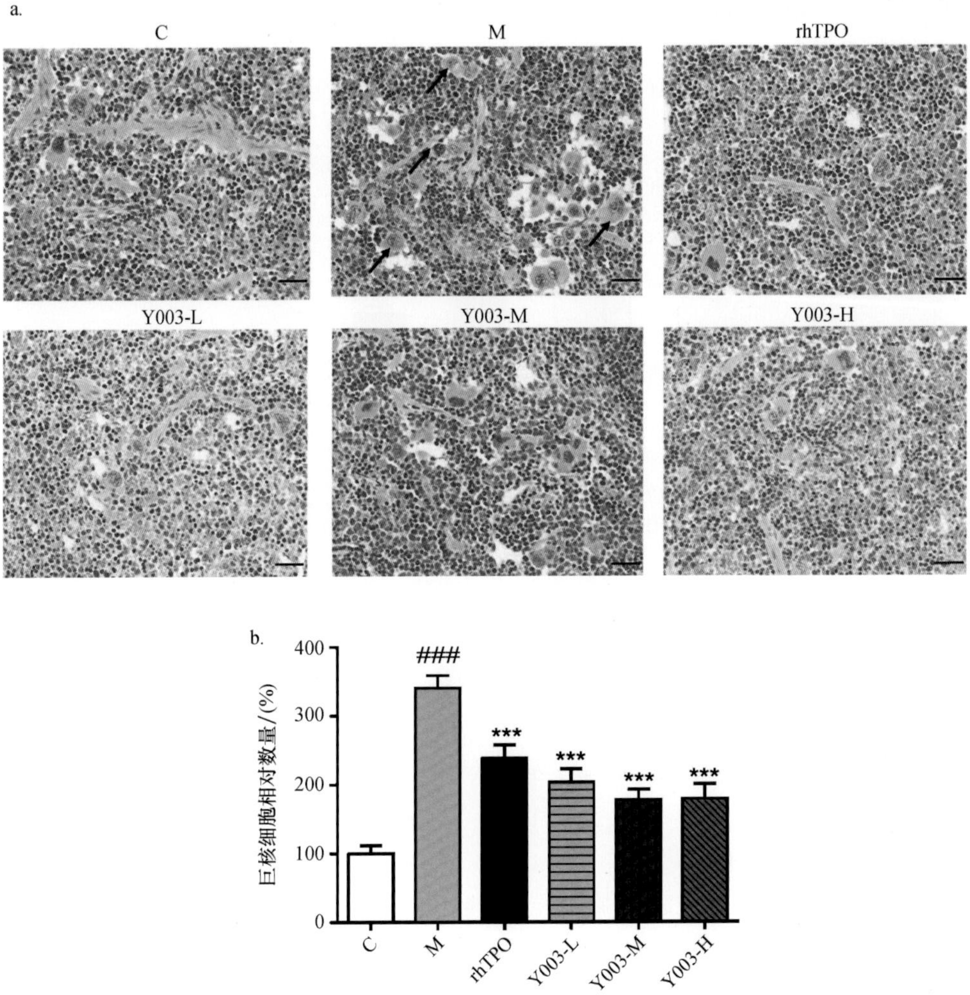

图 14.13　淫羊藿苷元降低 ITP 小鼠脾脏巨核细胞增生。a. 脾脏 H-E 染色。黑色箭头示巨核细胞；标尺为 50 μm，200×。b. 淫羊藿苷元降低 ITP 小鼠脾脏巨核细胞数，巨核细胞相对数量为与空白对照组比较的相对值。数据表示为 $\bar{x}\pm s_{\bar{x}}$，n=5 。与空白对照组比较：###，P<0.001。与模型组比较：***，P<0.001

P<0.001）（图 14.14b）。说明淫羊藿苷元能够显著降低 ITP 小鼠脾脏巨核细胞增生。

（2）脾脏免疫组化检测 TPO 的表达：

脾脏石蜡切片 TPO 免疫组化结果显示（图 14.14a）：模型组和空白对照组比较，骨髓中 TPO 表达无显著性差异（P > 0.05）。淫羊藿苷元组和模型组比较，脾脏 TPO 表达显著降低（P<0.01）（14.14b）。

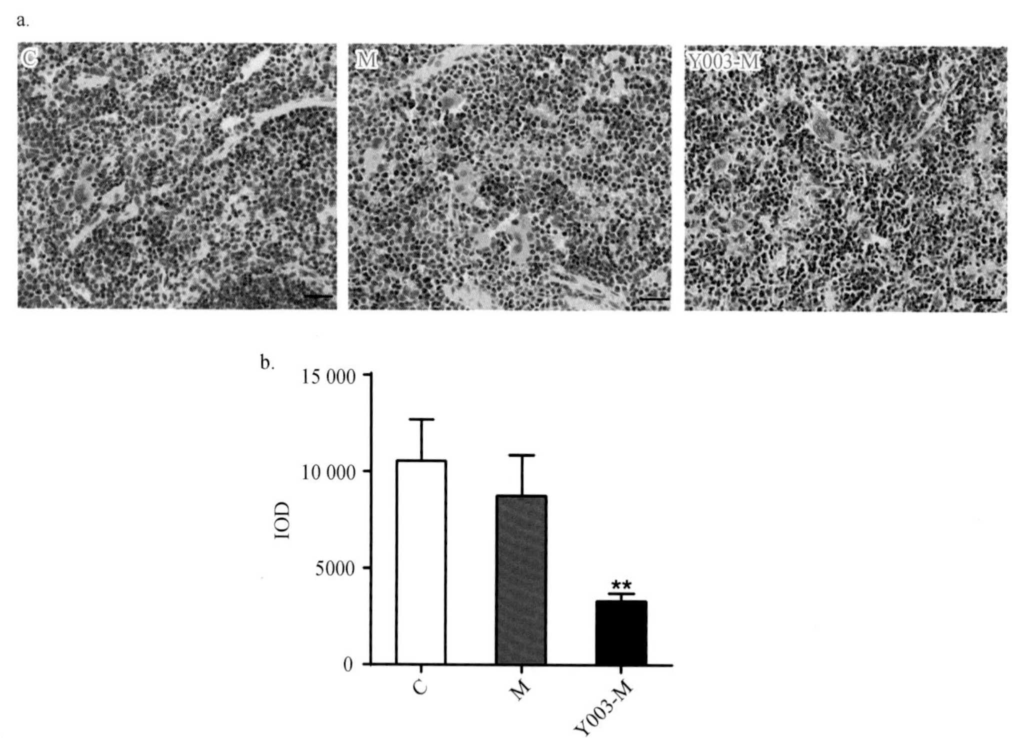

图 14.14 淫羊藿苷元下调 ITP 小鼠脾脏 TPO。a. 脾脏 TPO 免疫组化染色；标尺为 50 μm，200×。b. 淫羊藿苷元降低 ITP 小鼠脾脏 TPO 的表达。纵坐标为累积吸光值（IOD），数据表示为 $\bar{x}\pm s_{\bar{x}}$，n=3。与模型组比较：**，P<0.01

（3）脾脏免疫组化检测 MPL 的表达：

脾脏石蜡切片 MPL 免疫组化结果显示（图 14.15）：模型组和空白对照组比较，脾脏中 MPL 阳性巨核细胞数量无显著性差异（P>0.05）。淫羊藿苷元组和模型组比较，脾脏 MPL 阳性巨核细胞数量无显著性差异（P>0.05）

7. 股骨病理学染色

（1）股骨病理学 H-E 染色：

股骨石蜡切片 H-E 染色结果显示（图 14.16）：模型组和空白对照组比较，骨髓巨核细胞数量显著增多（P<0.001）。阳性药 rhTPO 组和模型组比较，骨髓巨核细胞数显著降低（P<0.001）。淫羊藿苷元低、中、高三个剂量组和模型组比较，骨髓巨核细胞数均显著降低（三组 P<0.001）。说明淫羊藿苷元能显著减低 ITP 模型小鼠骨髓巨核细胞数量，改善骨髓巨核细胞增生。

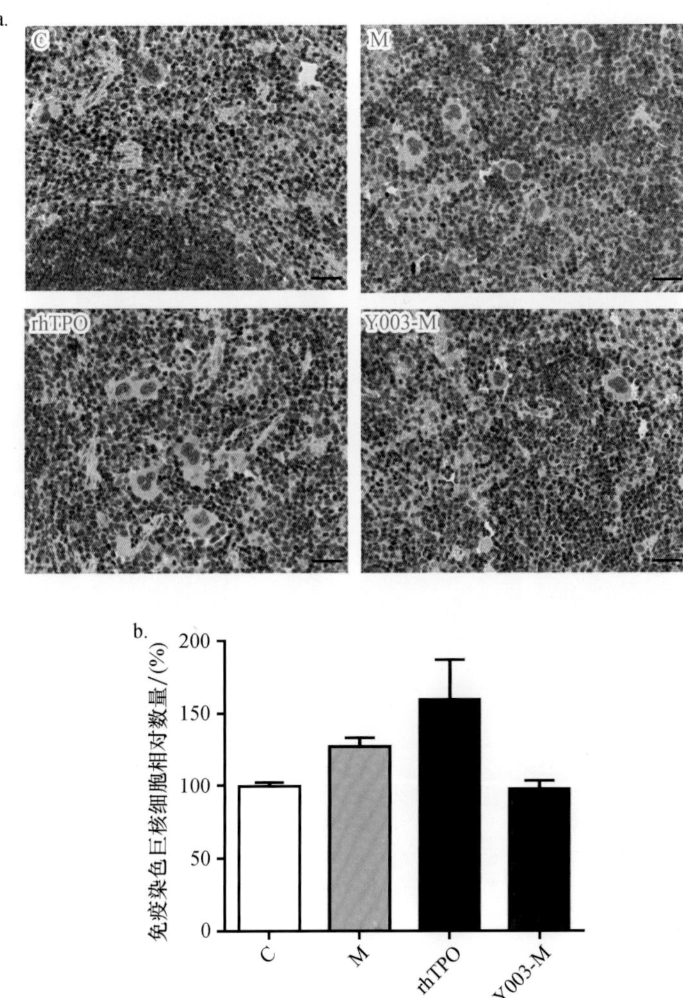

图 14.15　淫羊藿苷元对脾脏 MPL 的表达无明显作用。a. 脾脏 MPL 免疫组化染色；标尺为 50 μm，200×。 b. 各组间小鼠脾脏巨核细胞 MPL 表达无明显差异，免疫染色巨核细胞相对数量为与空白对照组比较的相对值。数据表示为 $\bar{x}\pm s_{\bar{x}}$，$n=3\sim4$

（2）股骨免疫组化检测 TPO 的表达：

股骨石蜡切片 TPO 免疫组化结果显示（图 14.17）：模型组和空白对照组比较，骨髓中 TPO 表达显著增多（$P<0.01$）。淫羊藿苷元组和模型组比较，骨髓 TPO 表达显著降低（$P<0.05$）。说明淫羊藿苷元能够显著降低 ITP 小鼠骨髓 TPO 的表达。

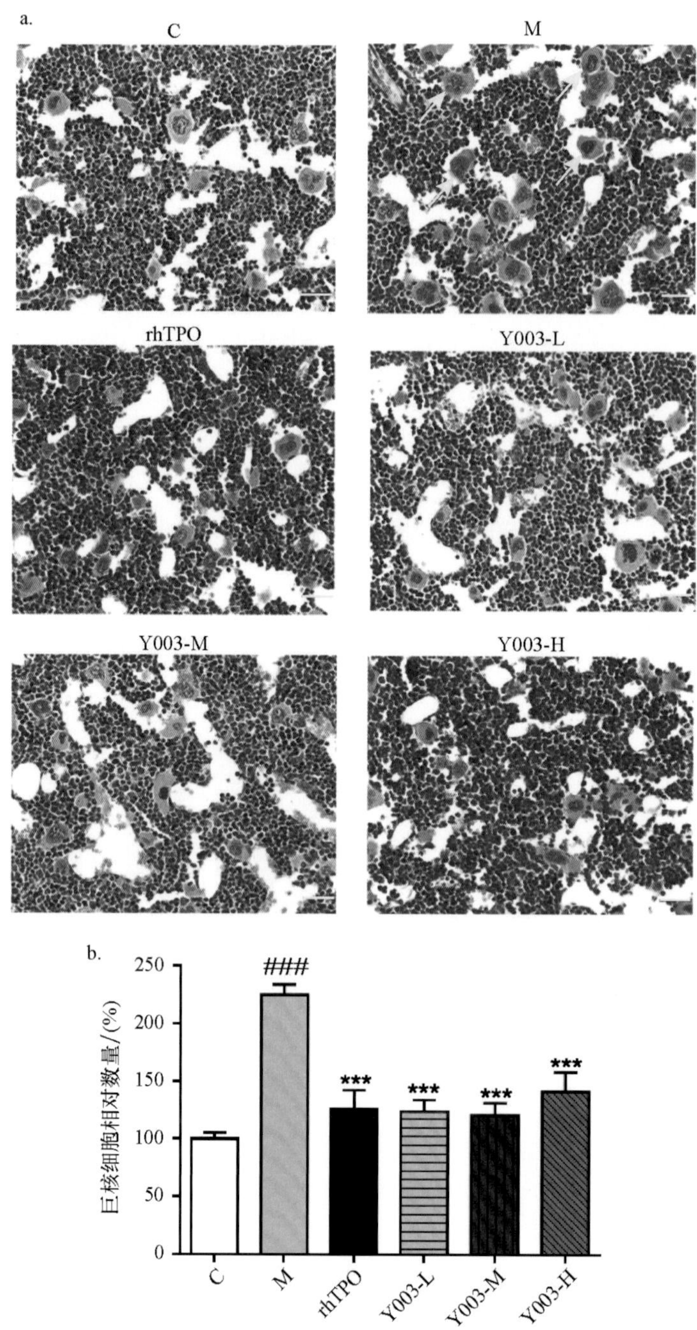

图 14.16 淫羊藿苷元改善 ITP 小鼠骨髓巨核细胞增生。a. 骨髓 H-E 染色。箭头显示巨核细胞；标尺为 50 μm，200×。b. 淫羊藿苷元减少 ITP 小鼠骨髓巨核细胞数，巨核细胞相对数量为与空白对照组比较的相对值。数据表示为 $\bar{x}\pm s_{\bar{x}}$，n=4 ～ 5。与空白对照组比较：###，P<0.001。与模型组比较：**，P<0.01；***，P<0.001

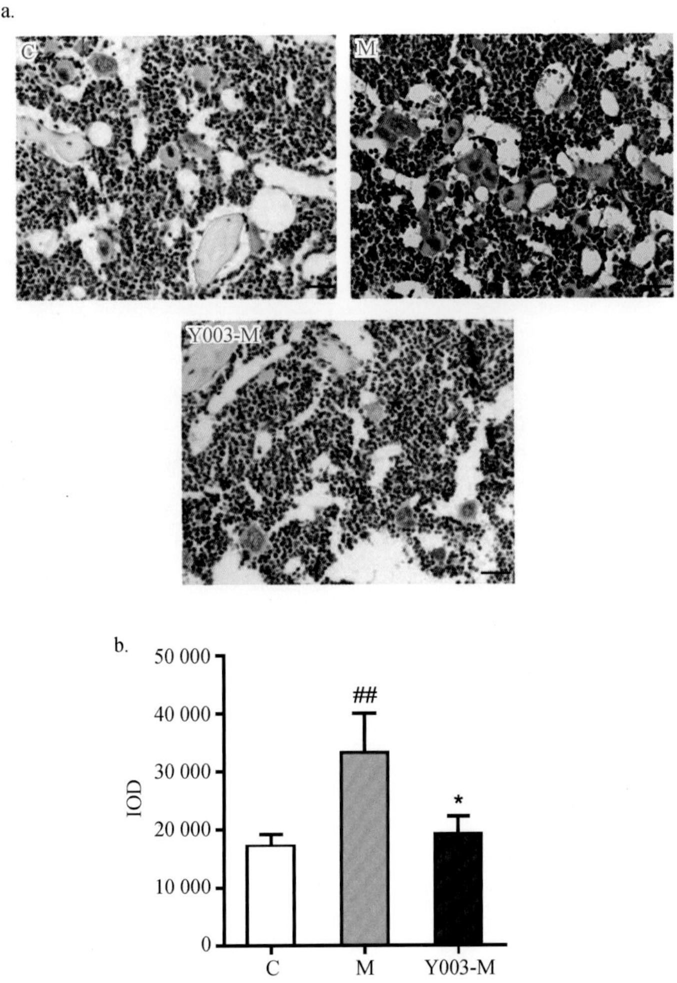

图 14.17　淫羊藿苷元下调 ITP 小鼠骨髓 TPO 的表达。a. 骨髓 TPO 免疫组化染色；标尺为 50 μm，200×。 b. 淫羊藿苷元减少 ITP 小鼠骨髓 TPO 的表达。纵坐标为累积吸光值（IOD），数据表示为 $\bar{x}\pm s_{\bar{x}}$，n=4 ～ 5。与空白对照组比较：##，P<0.01。与模型组比较：*，P<0.05

（3）股骨免疫组化检测 MPL 的表达：

股骨石蜡切片 MPL 免疫组化结果显示（图 14.18）：模型组和空白对照组比较，骨髓中 MPL 阳性巨核细胞数量显著增多（P<0.001）。淫羊藿苷元组（Y003-M）和模型组比较，骨髓 MPL 阳性巨核细胞数量显著降低（P<0.01）。说明淫羊藿苷元能够显著降低 ITP 小鼠骨髓巨核细胞 MPL 的表达。

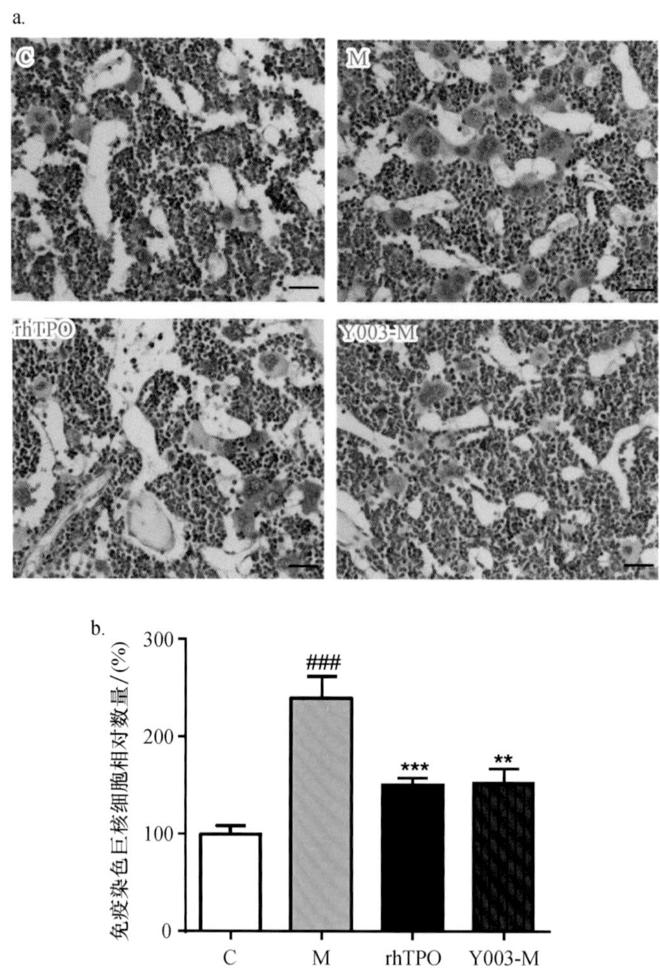

图 14.18 淫羊藿苷元抑制 ITP 小鼠骨髓巨核细胞上 MPL 的表达。a. 骨髓 MPL 免疫组化染色；标尺为 50 μm，200×。b. 各组间小鼠骨髓巨核细胞 MPL 的表达。免疫染色巨核细胞相对数量为与空白对照组比较的相对值，数据表示为 $\bar{x}\pm s_{\bar{x}}$，n=3 ～ 4。与空白对照组比较：###，P<0.001。与模型组比较：**，P<0.01；***，P<0.001

（4）股骨免疫组化检测 p-Stat3 的表达：

骨髓石蜡切片 p-Stat3 免疫组化结果显示（图 14.19）：模型组和空白对照组比较，骨髓中 p-Stat3 阳性巨核细胞数量显著增多（P<0.001）；淫羊藿苷元组和模型组比较，骨髓 p-Stat3 阳性巨核细胞数量显著降低（P<0.05）。说明淫羊藿苷元能显著减少 ITP 模型小鼠骨髓巨核细胞数量，改善骨髓巨核细胞增生，下调 TPO 和 MPL 的表达，抑制 JAK/Stat3 信号通路 p-Stat3 的表达。

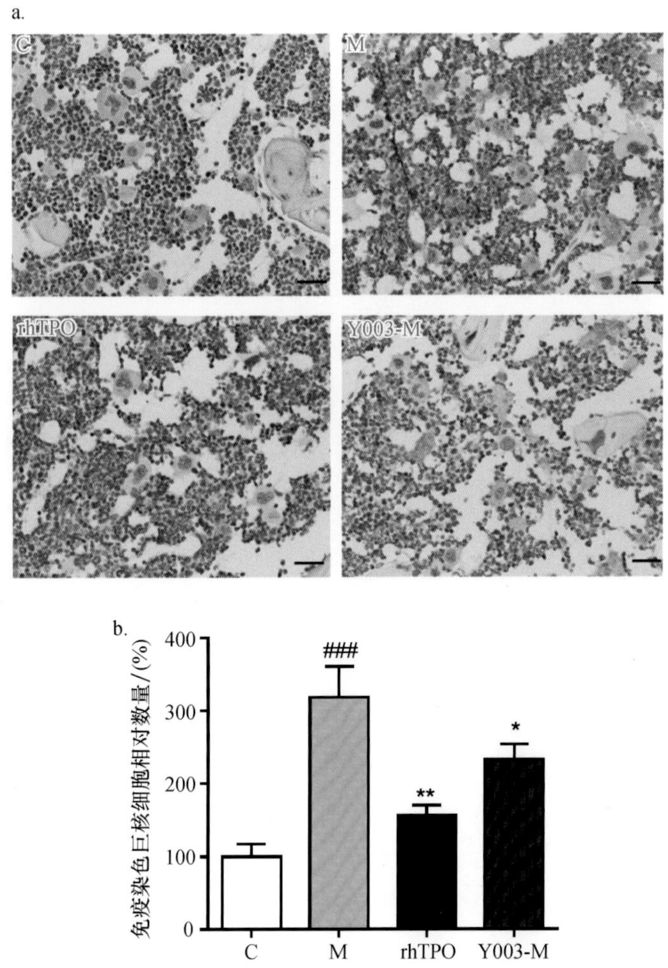

图 14.19　淫羊藿苷元抑制骨髓巨核细胞 p-Stat3 的表达。a. 骨髓 p-Stat3 免疫组化染色；标尺为 50 μm，200×。b. 淫羊藿苷元减少骨髓 p-Stat3 阳性巨核细胞数量。免疫染色巨核细胞相对数量为与空白对照组比较的相对值，数据表示为 $\bar{x}\pm s_{\bar{x}}$，n=3。与空白对照组比较：###，P<0.001。与模型组比较：*，P<0.05；**，P<0.01

（四）结论

（1）本研究首次发现淫羊藿苷元可以升高 ITP 模型小鼠外周血血小板数、血小板压积，升高血清中 TPO 含量，降低脾脏和骨髓巨核细胞异常增殖，促进产板型巨核细胞的生成，改善 ITP 巨核细胞增殖成熟障碍。进一步证实淫羊藿苷元可以显著改善 ITP 血小板减少的症状，改善脾脏和骨髓巨核细胞增生，促进造血系统血小板和巨核细胞的恢复。

（2）本研究首次检测脾脏和骨髓 TPO、MPL 以及 JAK2/Stat3 信号通路的 p-Stat3

的表达，发现淫羊藿苷元可以下调 ITP 小鼠骨髓 TPO、MPL 的表达，其作用可能与下调 JAK2/Stat3 磷酸化信号通路的 p-Stat3 表达有关，而对脾脏 TPO/MPL 代谢无明显作用，说明淫羊藿苷元作用的靶器官在骨髓，而不是脾脏，且其通过调节 TPO/MPL 代谢发挥促进血小板生成的作用。

一、名词解释

（1）免疫耐受（immune tolerance）：指免疫系统对特定抗原的特异性无应答状态。免疫耐受包括天然免疫耐受与诱导免疫耐受。

（2）血小板膜糖蛋白（GP）：血小板膜含有多种蛋白质，这些蛋白质往往连接大量糖链而成为糖蛋白，GP 是胶原、凝血酶、血管性假性血友病因子、纤维蛋白原和 ADP 等受体的成分，参与血小板黏附、聚集和活化反应，是生理性止血和病理性血栓形成的始动环节。

（3）被动免疫（passive immunity）：机体被动接受抗体、致敏淋巴细胞或其产物所获得的特异性免疫能力。

二、小知识

（1）将小鼠心脏取血、离心、取上清液时需要小心操作，避免晃荡，以防止吸入下层红细胞等其他成分。

（2）将小鼠血小板注射到豚鼠体内，在5周的重复免疫期间需要更换注射部位，防止反复使用同一个注射部位而造成结痂感染。

（3）GP-APS 稀释倍数据实际情况而定，稀释所至浓度以和空白对照组血小板有显著性差异为佳，建议梯度稀释，选择最合适的浓度。

三、技术难点汇总

（1）免疫法中被动免疫模型是国内外使用较为广泛的 ITP 动物模型，造模原理是给实验动物注射抗血小板血清或抗体，动物体内产生抗原－抗体免疫反应，使血小板水平下降，骨髓巨核细胞数量代偿性增加。这种免疫法制备的动物模型能够较为完整地模拟 ITP 的临床特征，模型稳定。反复注射 APS 造模是较为成熟的被动免疫造模方法。隔天注射外源性抗血小板血清作为抗体，以内源性血小板为抗原，抗原、抗体结合破坏外周血小板，造成实验动物出现持续性外周血小板数下降，骨髓巨核细胞代偿性增生，巨核细胞发育、分化异常。表现为幼稚型和颗粒型巨核细胞数增多，产板型巨核细胞数减少，脾脏肿大，脾脏巨核细胞异常增生。这些表现与人类大部分 ITP 的临床特征相符合，故该模型适用于药物作用及机制的深入研究。但制备 APS 周期较长，且提取血小板的纯度有待提高，后期仍需不断提纯抗体的浓度。

（2）本研究采用免疫组化染色法检测骨髓和脾脏中 TPO 的表达。骨髓切片操作存在较大难度。

（3）本研究需要保留小鼠股骨进行后续研究。股骨的分离和收集需要非常细致，不能破坏骨骺端以防止骨髓液流出，影响后续实验结果，另外需要将股骨上的杂质分离干净，也存在一定的实验难度。

参考文献

[1] 中华医学会血液学分会血栓与止血学组．成人原发免疫性血小板减少症诊断与治疗中国指南（2020 年版）[J]. 中华血液学杂志，2020，41（8）：617-623.

[2] MOULIS G, PALMARO A, MONTASTRUC J L, et al. Epidemiology of incident immune thrombocytopenia: a nationwide population-based study in France[J]. Blood, 2014, 124(22): 3308-3315.

[3] PIEL-JULIANM-L, MAHÉVAS M, GERMAIN J, et al. Tors for bleeding, including platelet count threshold, in newly diagnosed immune thrombocytopenia adults[J]. J thrombhaemost, 2018, 16(9): 1830-1842.

[4] KUBASCH A S, KISRO J, HEBLING J, et al. Disease management of patients with immune thrombocytopenia—results of a representative retrospective survey in Germany[J]. Annals of hematology, 2020, 99: 2085-2093.

[5] CHATURVEDI S, ARNOLD D M, MCCRAE K R. Splenectomy for immune thrombocytopenia: down but not out[J]. Blood, 2018, 131(11): 1172-1182.

[6] 王辰，张珂，李婉，等．淫羊藿苷元微乳制剂对小鼠免疫性血小板减少性紫癜模型的治疗作用 [J]. 中国新药杂志，2017, 26(5)：555-561.

[7] ZHANG L, CHEN K, LI T, et al. Prednison provokes serum and vasoactive substances in a mice model of immune thrombocytopenia[J]. Iranian journal of basic medical sciences, 2016, 19(9): 1010-1015.

[8] ZHANG K, DAI Z, LIU R, et al. Icaritin provokes serum thrombopoietin and downregulates thrombopoietin/MPL of the bone marrow in a mouse model of immune thrombocytopenia[J]. Mediators of inflammation, 2018, 2018：7235639.

[9] 谢军，刘彦慧．特发性血小板减少性紫癜患者巨核细胞和血小板参数的探讨 [J]. 中国实验血液学杂志，2015, 23(5): 1397-1399.

[10] SUNGARAN R, MARKOVIC B, CHONG B H. Localization and regulation of thrombopoietin mRNA expression in human kidney, liver, bone marrow, and spleen using in situ hybridization[J]. Blood, 1997, 89(1): 101-107.

[11] ZINGARIELLO M, SANCILLO L, MARTELLI F, et al. The thrombopoietin/MPL axis is activated in the Gata1(low) mouse model of myelofibrosis and is associated with a defective RPS14 signature[J]. Blood cancer J, 2017, 7(6): e572.

[12] ASLAM R, KAPUR R, SEGEL G B, et al. The spleen dictates platelet destruction,

anti-platelet antibody production, and lymphocyte distribution patterns in a murine model of immune thrombocytopenia[J]. Exp hematol, 2016, 44(10): 924-930.

[13] GONZALEZ-VILLALVA A, PINON-ZARATE G, FALCON-RODRIGUEZ C, et al. Activation of Janus kinase/signal transducers and activators of transcription pathway involved in megakaryocyte proliferation induced by vanadium resembles some aspects of essential thrombocythemia[J]. Toxicolind health, 2016, 32(5): 908-918.

[14] SCHNELL F J, SUNDHOLM S, CRUMLEY S, et al. Lymphocytic choriomeningitis virus infection in FVB mouse produces hemorrhagic disease[J]. Plos pathogens, 2012, 8(12): e1003073.

（北京大学医学部药学院　张　珂）

第十五章 二甲基亚硝胺致肝纤维化动物模型和药效评价

第一节 概　述

一、发病率及现状

据估计，全球约有 3.5 亿人患有慢性肝损伤，仅中国就有 1.2 亿人 [1]，且中国肝细胞癌发病率在全球亦居前列（图 15.1）。肝纤维化是以下多种原因引起的慢性肝损伤持续伤口愈合反应的结果：病毒、自身免疫、药物、胆汁淤积、乙醇和代谢疾病 [2]。肝纤维化若得不到及时治疗，将会发展为肝硬化甚至肝细胞癌，严重危害人类健康。

根据美国疾病控制与预防中心 2017 年的《国家生命统计报告》，大约有 450 万成年人患有肝纤维化和肝硬化，占成年人口的 1.8%。有 41 473 人死于肝纤维化和肝硬化（每 10 万人中有 12.8 人死亡）[3]。在过去的 40 年中，美国肝细胞癌的发病率增加了两倍，且发病人数从 2012 年的 1400 万人预计增加到 2032 年的 2200 万人 [4]。

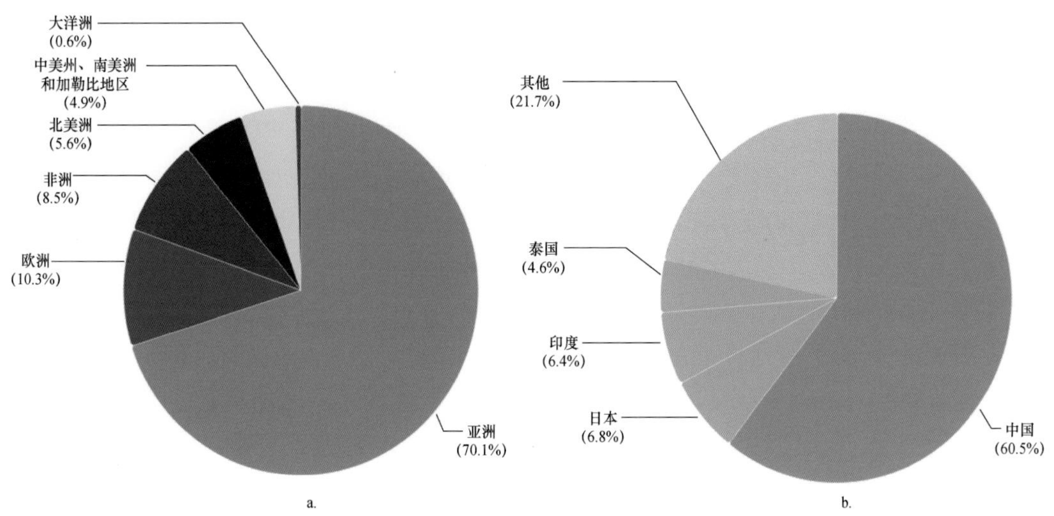

图 15.1　2020 年全球肝细胞癌预估年龄标准化发病率（改自文献 [5]）。a. 全球发病率；b. 亚洲发病率

二、临床表现

肝纤维化临床症状无特异性，可无症状或体征。除原发疾病临床表现外，可有疲倦乏力、食欲缺乏、肝区不适或胀或痛、大便异常、舌质暗红或暗淡、舌下静脉曲张、脉弦细等[6]。

三、诊断

目前，肝活组织检查（以下简称“肝活检”）仍然是肝纤维化诊断的金标准，临床上慢性肝病史患者如经肝活检确定纤维化程度为显著纤维化，即肝纤维化分期评分为 F2（汇管区纤维性扩大，少数纤维间隔形成）以上，即可确诊为肝纤维化；未行肝活检的患者，可用无创伤诊断方法如血清无创伤诊断模型、瞬时弹性成像（transient elastography, TE）、磁共振弹性成像（magnetic resonance elastography, MRE）、二维剪切波弹性成像（2D-shear wave elastography, 2D-SWE）或声辐射力脉冲成像（acoustic radiation force impulse, ARFI）进行肝硬度测定（liver stiffness measurement, LSM），若指标达到肝脏纤维化硬度值，可确诊为肝纤维化。如不具备以上检查条件，肝脏二维超声检查见肝包膜粗糙以及回声增密、增粗不均匀或呈网络状，血管显示欠清晰、门脉内径增宽、脾脏增厚等；肝功能生化检查正常或长期不稳定；血清纤维化标志物值异常升高等，高度怀疑肝纤维化[6]。

四、发病机制

引起肝纤维化的刺激因素有物理、化学和生物因素等，近年来的研究认为，肝星状细胞（hepatic stellate cell，HSC）在这些刺激因素作用下引起的激活，是肝纤维化发生、发展的中心环节[7]。HSC 的激活可分为启动（initiation）和持久化（perpetuation）两个阶段。在启动阶段，肝细胞受损后释放丝裂原蛋白，旁分泌作用于 HSC，引起 HSC 的增殖，并使肝细胞生长丧失接触抑制，随后活化的库普弗（Kupffer）细胞[8]、内皮细胞及血小板释放细胞因子，如转化生长因子（transforming growth factor, TGF）、血小板衍生生长因子（platelet derived growth factor, PDGF）等，促进 HSC 激活，转化为肌成纤维细胞（myofibroblast, MFB），继而进入激活的持久化阶段；在持久化阶段，HSC 维持激活状态并产生纤维化，此时，MFB 分泌的 TGF β 和 TGF α 作用于其自身，并促使未转化的 HSC 向肝肌成纤维细胞转化。肝肌成纤维细胞除来源于传统的静息肝星状细胞（quiet hepatic stellate cell, Q-HSC）的分化转化外，还来自门静脉血管周围的成纤维细胞[9]、血流中吸收的骨髓来源的纤维细胞、上皮－间质转化过程（epithelial-to-mesenchymal transition, EMT）中的肝脏固有上皮细胞等[10]。一方面，激活的肝肌成纤维细胞表现为增殖、迁移和收缩能力增强，以及对凋亡的相对抑制，造成细胞外基质（extracellular matrix, ECM）成分（如胶原）合成增加，进而导致胶原过度形成和沉积，基质重构，引起肝小叶破坏。另一方面，胶原的溶解主要通过减少基质金属蛋白酶（matrix metalloproteinase, MMP）的产生及增加基质金属蛋白酶抑制剂-1(tissue inhibitor of metalloproteinase-1, TIMP-1)的合成[11]来完成。肝纤维化形成过程如图 15.2 所示。

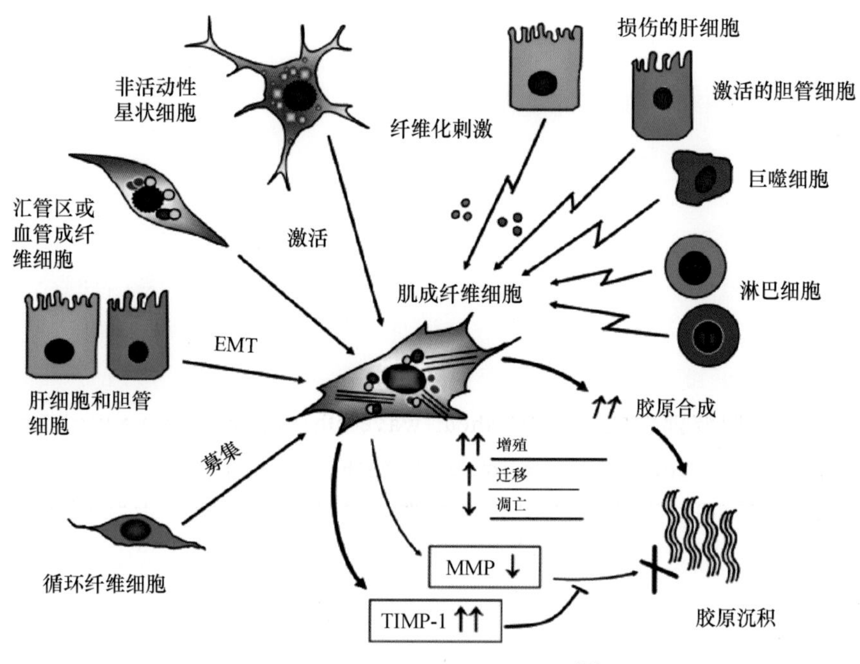

图 15.2　肝纤维化形成过程[12]

五、治疗

药物治疗策略旨在最大限度地减少由主要病因引起的慢性实质损伤，以潜在地预防炎症和纤维化进展。根据在进展性慢性肝病（chronic liver diseases, CLD）中有细胞内活性氧和氧化应激参与，报道显示，几种抗氧化剂和保肝剂（有些也充当抗氧化剂）在啮齿动物模型中可显著预防肝细胞损伤和死亡和（或）限制炎症甚至纤维化。所涉及的抗氧化剂和保肝剂包括维生素 E、谷胱甘肽、半胱胺、*N*-乙酰半胱氨酸、*S*-腺苷甲硫氨酸、白藜芦醇、姜黄素、草药补充剂（小柴胡汤、水飞蓟素、丹参等）、NADPH 氧化酶同工型抑制剂等。不幸的是，在人类患者中使用这些分子要么无效，要么与非常有限或短暂的疗效相关，很少有例外。例如，长期服用维生素 E（96 周）在对非糖尿病非酒精性脂肪性肝炎患者进行的多中心、随机、安慰剂对照研究中是有益的，该研究可导致组织学消退，肝损伤和炎症减轻，但对肝纤维化无济于事。非酒精性脂肪性肝病儿童长期服用半胱胺（52 周）导致血清转氨酶水平和肝小叶炎症显著降低，但组织学标志物没有改善[13]。

也有一些报道称某些药物对于临床治疗肝纤维化有效，例如，研究表明日本 GNI 集团小分子化合物 F351（羟尼酮）可抑制 HSC 增殖及 TGF-β 信号通路活化而起到抗肝纤维化作用，中国Ⅱ期临床研究在主要终点分析中获得了阳性结果[14]。

此外，国内已有一些中成药显示有一定的抗肝纤维化作用，并用于临床治疗。一些研究结果显示可改善肝组织病理学、减少肝硬化静脉曲张出血发生率等。临床上广泛使用的主要有扶正化瘀胶囊（片）、安络化纤丸、复方鳖甲软肝片等[15]。

第二节 动物模型和药效评价

一、二甲基亚硝胺模型

二甲基亚硝胺（dimethylnitrosamine，以下简称“DMN”）是一种致癌物，大剂量使用可引发肝坏死和肝纤维化。其造模原理是，DMN 进入肝细胞经微粒体代谢生成乙醛，后者引起肝细胞损害，同时产生活化的甲基，使核酸、蛋白质甲基化，导致肝细胞凋亡坏死与肝脏脂质过氧化，刺激 HSC 活化与胶原基因表达，肝纤维化以出血性病变为病理特征。肝脏出血性病变和炎性浸润的持续存在，加上肝细胞外基质进行性增加，数周后在肝内形成中心 – 中心性和（或）中心 – 门脉性纤维间隔。

DMN 通过腹腔注射（图 15.3）诱导肝纤维化是经典方法，其中大鼠或小鼠腹腔注射操作方法为：单手抓取大鼠或小鼠，提尾，固定头背尾，选择下腹部，最佳部位为下腹部腹白线稍偏左，从下腹部朝头的方向平行刺入皮肤。针头到达皮下后，向前进针 3 ～ 5 mm，再把针竖起，使针头与皮肤呈 45°刺入腹腔。针尖穿过腹肌进入腹腔后有抵抗突然消失感。回抽针栓，如无血液或异常液体，即可缓慢注入[18]。

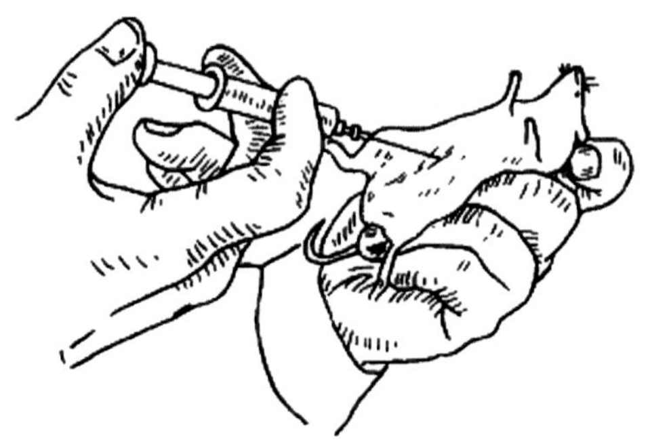

图 15.3 小鼠腹腔注射法[16,17]

此方法造模形成的肝纤维化相对稳定，造模时间短，病理表现为肝脏因充血而萎缩且颜色变暗（图 15.4）。由于该模型肝纤维化的病理改变与人类肝病早期病理改变及肝内胶原纤维沉积类似，其出血性病变特征与人类慢性肝病尤其是慢性活动性肝炎、活动性肝硬化多有凝血障碍和（或）纤溶亢进相近似，且模型成功率高，肝纤维化形成相对比较稳定，所以尤其适用于慢性肝病所致的肝纤维化的研究[20]。

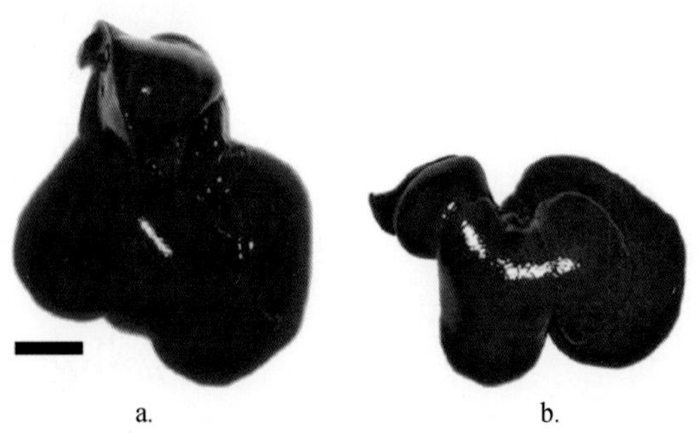

图 15.4 在 DMN 损伤模型中的肝脏外观[19]。a. 正常肝组织；b. DMN 损伤模型肝组织

二、药效评价

（一）基本信息

（1）动物：雄性 Wistar 大鼠。

（2）受试药物：1,7- 二羟基 -3,4,8- 三甲氧基呫酮（1,7-dihydroxy-3,4,8- trimethoxyxanthone，本章简称“呫酮”）（图 15.5）。

（3）动物分组：分为空白对照组（对照组）、模型组、阳性药 IFN-α2b 治疗组（IFN-α2b 组）、呫酮治疗组（呫酮组）。

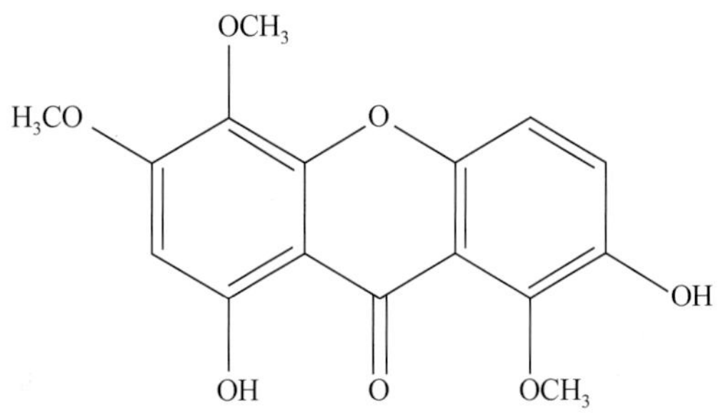

图 15.5 1,7- 二羟基 -3,4,8- 三甲氧基呫酮结构式

（二）造模和给药方法

DMN 造模及治疗实验流程如图 15.6 所示。

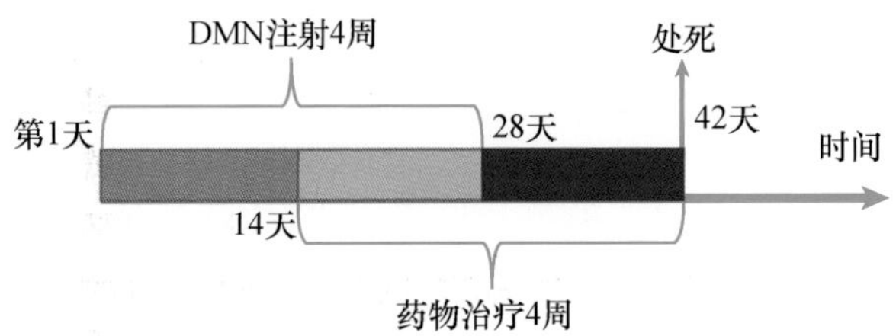

图 15.6 DMN 造模及治疗实验流程

雄性 Wistar 大鼠 34 只，按照随机数字表法分成 4 组。

（1）空白对照组：大鼠 10 只，用生理盐水以 2 mL/kg 的剂量予以腹腔注射，隔天 1 次，每周 3 次，共 4 周，第 1 周注射 2/3 剂量。从第 3 周开始用超纯水按照 10 mL/kg 剂量进行灌胃，每天 1 次，每周连续 6 天，共 4 周。

（2）模型组：大鼠 10 只，用生理盐水将 DMN 稀释成体积分数为 0.5 的溶液，按 2 mL/kg（即 10 μg/kg）的剂量行腹腔注射，隔天 1 次，每周 3 次，共 4 周，第 1 周注射 2/3 剂量 [21]。从造模第 3 周开始用超纯水按照 10 mL/kg 剂量进行灌胃，每天 1 次，每周连续 6 天，共 4 周。

（3）阳性药 IFN-α2b 治疗组：大鼠 10 只，造模方法与模型组相同。从造模第 3 周开始用阳性药 IFN-α2b 溶液按照 8×10^5 IU/kg 剂量进行肌肉注射，每天 1 次，每周连续 6 天，共 4 周。

（4）吡酮治疗组：大鼠 4 只，造模方法与模型组相同。从造模第 3 周开始，用 0.5 mg/mL 吡酮溶液按照 10 mL/kg 剂量灌胃，每天 1 次，每周连续 6 天，共 4 周。

治疗结束后，将大鼠称重，用 2% 戊巴比妥钠以 2 mL/kg 剂量腹腔注射麻醉，眼眶采血。采集的全血静置于 4℃冰箱 2 h，4000 r/min 离心 10 min，收集血清，进行血清学指标检测及代谢组学研究；断颈处死后，打开腹腔，摘取肝脏；取各大鼠大小为 1.0 cm×0.8 cm×0.3 cm 的肝右叶相同部位组织，以 10% 甲醛固定，24 h 后逐级乙醇脱水、二甲苯透明、60℃石蜡包埋，用于普通病理及免疫组化分析；各大鼠剩余肝组织切碎后入液氮速冻，−70℃保存，用于蛋白质组学及蛋白印迹实验。

（三）分析方法

1. 病理切片

将修整好的蜡块置于石蜡切片机上切片，片厚 4 μm。石蜡包埋方法参见第四章第三节。

（1）H-E 染色：

① 预处理。即将石磕切片脱蜡至水。石蜡切片 58℃烘箱放置 30 min，二甲苯处理 2 次，每次 10 min；无水乙醇处理 2 次，每次 10 min；然后依次 95% 乙醇 2 min、80% 乙醇 2 min、70% 乙醇 2 min、超纯水洗净乙醇。

② 染色。苏木素染液染色 5 ～ 10 min, 自来水迅速洗去浮色，超纯水稍洗，75% 盐酸分化 30s，自来水冲洗切片至返蓝，超纯水稍洗，伊红染液染色 1 ～ 2 min。

③ 脱水、透明和封固。95% 乙醇处理 2 次，每次 1 min；100% 乙醇处理 2 次，每次 1 min；二甲苯处理 2 次 ，每次 1 min；中性树脂封片。

H-E 方法参见第四章第三节。

（2）天狼猩红（Sirius Red）染色 [22]：取石蜡切片脱蜡至水；0.1% 苦味酸天狼猩红染色 1 h，0.5% 苦味酸天狼猩红染色 30 s；流水冲洗 30 s，洗去浮色，苏木素复染 3 min; 流水冲洗 30 s , 1% 盐酸乙醇分化 10 s , 流水冲洗 5 ～ 10 min , 至细胞核变蓝; 经梯度乙醇脱水、纯乙醇脱水、二甲苯透明，中性树胶封片。天狼猩红染色后在偏振光下观察，可以看到鲜亮红色的胶原纤维。

（3）Masson 染色：取石蜡切片脱蜡至水；Masson 复合染液染色 10 s，2% 醋酸水溶液稍洗；浸入 1% 磷钼酸 40 ～ 60 min，2% 醋酸水溶液稍洗；亮绿染色液染色 60 ～ 100 min，2% 醋酸水溶液洗 2 次；无水乙醇脱水，二甲苯透明，中性树胶封片。

2. 免疫组化染色

石蜡切片常规脱蜡至水；2%H_2O_2- 甲醇液室温 20 min，超纯水洗 3 次，每次 5 min；0.1% 胰蛋白酶消化；0.5% 小牛血清白蛋白室温封闭 30 min；滴加一抗（TGF-β1，sc-146，1:50 稀释；α-SMA，ab5694，1:100 稀释）[23]，37℃温育 1 h，PBS 缓冲液洗 3 次，每次 5 min；滴加二抗，37℃温育 40 min，PBS 洗 3 次，每次 5 min；DAB 显色 3 ～ 5 min，水洗；苏木素复染 5 min，水洗；二甲苯透明，中性树胶封片。空白对照以 PBS 缓冲液代替特异性抗体。

免疫组化染色方法参见第四章第三节。

3. 透射电子显微镜观察

样本制备方法：取 1 mm^3 大小相同部位的肝组织数块，2% 戊二醛固定液固定 2 h，0.1 mol/L 二甲砷酸钠磷酸缓冲液（pH7.4）充分洗涤，1% 锇酸固定 2 h，磷酸缓冲液清洗 30 min，饱和醋酸铀染色，梯度乙醇脱水，环氧树脂 618 包埋。半薄切片定位，超薄切片，每组切 2 个平行样，柠檬酸铅染色，透射电子显微镜观察。

4. 蛋白质组学 [24]

（1）肝脏总蛋白的提取：

① 称取肝组织，按照 1:10（g/mL）的比例加入组织蛋白抽提试剂（含终浓度为 1 mmol/L DTT 和 1 mmol/L PMSF），匀浆处理；

② 冰上孵育 20 min；

③ 10 000 *g* 离心 15 ～ 20 min；

④ 收集上清液，进行下游分析。

（2）BCA 法测定蛋白浓度：

操作方法参见第二章。

（3）配胶：

SDS-PAGE 单面凝胶配方参见第二章。

配胶时最后加入 AP，颠倒混匀后灌胶，立即加入高度为 1 cm 的超纯水压平胶面，待分离胶凝固后（约 30 min），用注射器小心吸弃上层超纯水；配制浓缩胶，灌胶后插入梳子，注意避免出现气泡，浓缩胶凝固后（约 1 h），小心拔出梳子。

（4）蛋白样品制备：

按照 BCA 法蛋白定量结果，各组分别取相当于 200 μg 蛋白的样品，加入 1/4 体积的 5 × 上样缓冲液，100℃沸水煮 5 min，使蛋白变性。冷却后 3000 r/min 离心 2 min。

（5）SDS-PAGE 电泳：

电泳槽内加入适量电泳缓冲液，按蛋白定量结果上样，50 V 恒压电泳 0.5 h，使样品进入分离胶，改变电压，100 V 恒压电泳 2 h，至样品中溴酚蓝指示剂到达分离胶底部边缘，停止电泳。

（6）固定、染色和脱色：

用固定液固定 1h 后，用考马斯亮蓝染色液染色 1h，最后用脱色液脱色至背景为浅蓝色，能看见清晰条带为止。

（7）LC-MS/MS 分析条件：

SDS-PAGE 胶平均切成 *n* 份，经常规烷基化、胰酶消化、冻干后，用 0.1% 甲酸水溶液溶解。酶解的肽段用 Easy-NanoLC 毛细管高效液相色谱系统分析。流动相：A 为 0.1% 甲酸水溶液；B 为 0.1% 甲酸乙腈溶液。洗脱程序：0 ～ 70 min，流动相比例由 2% B 线性升至 40% B；70 ～ 75 min，流动相比例由 40% B 线性升至 95% B；维持 95% B 5 min，流动相流速为 300 μL/min。从反相柱流出的洗脱组分由纳升级电喷雾接口喷出，电喷雾电压 2.2 kV，离子传输毛细管温度为 250℃。质谱采用全扫描（质量范围 *m*/*z*：350 ～ 2000）一级质谱数据依赖的二级质谱扫描模式（Data Dependent MS/MS Scan），依次选取一级质谱中离子强度最大的 15 个离子进行 CID 串联质谱，归一化碰撞能量为 35%。采用串联质谱扫描的动态排除功能（dynamic exclusion），设置排除时间为 30 s。

（8）数据库检索：

进行数据库检索和非标记定量分析，具体方法和条件设置如下：检索软件为 Maxquant(version 1.2.2.5)，数据库为 Swiss-prot rat proteome database，肽段（母离子）误差为 10 ppm[①]，二级误差为 0.8，酶切特性为胰蛋白酶，最多允许漏切 2 个，固定修饰：carbamidomethylation（Cys）（+57.021），可变修饰：oxidation（Met）（+15.995），假阳性率（FDR）控制在 0.01 以内，LFQ minimum ratio count 设为 2。

5. 凋亡相关蛋白印迹实验

（1）肝脏总蛋白按照“4. 蛋白质组学”中的方法提取并行 SDS-PAGE 电泳。

（2）转膜：

电泳结束后将样品蛋白转移到 PVDF 膜上。

（3）封闭、免疫反应及自显影：

① 转膜结束后将 PVDF 膜置于 5% 脱脂奶中，摇床上室温封闭 2 h。

② 将 PVDF 膜置于封口袋中，分别加入适量不同的一抗：鼠抗 Bcl-2（1:50 稀释）、Bax（1:200 稀释）以及胱天蛋白酶 -3（1:100 稀释）单克隆抗体；兔抗胱天蛋白酶 -9（1:1000 稀释）、AIF（1:1000 稀释）以及 GAPDH（1:1500 稀释）多克隆抗体，4℃冰箱摇床内孵育过夜。

③ 次日，弃一抗，用 TBST 缓冲液漂洗 3 次，每次 10 min。

④ 分别加入 HRP 标记的山羊抗鼠 IgG（1:2000 稀释）、山羊抗兔 IgG（1:2000 稀释），37℃孵育 2 h。

⑤ 弃二抗，再用 TBST 缓冲液漂洗 3 次，每次 10 min。

① 1 ppm=1×10^{-6}。

⑥ 加入 ECL 发光液，反应 3 min，X 线片显影、定影。之后用 TBST 缓冲液漂洗 PVDF 膜 3 次，每次 10 min。

⑦ 加入兔抗 β- 肌动蛋白多克隆抗体（1:500 稀释），4 ℃摇床内孵育过夜。

⑧ 用 TBST 缓冲液漂洗 3 次，每次 10 min，加入 HRP 标记的山羊抗兔 IgG（1:1000 稀释），37℃孵育 2 h。再用 TBST 缓冲液漂洗 3 次，每次 10 min，加入 ECL 发光液，反应 5 min，X 线片显影、定影。

（4）结果处理：

拍照，采用 Quantity One 分析软件对蛋白条带进行光吸收分析。

6. 超高效液相色谱 – 质谱分析血清中氨基酸含量 [25]

（1）氨基酸标准品和样品制备：

① 样品处理：取血清样品 200 μL，加甲醇 600 μL 沉淀蛋白，加内标溶液 10 μL，涡旋振荡后 4℃离心 10 min（20 000 *g*），取上清液 40 μL，加 40 μL 初始流动相［5 mmol/L 醋酸铵，含 0.1% 甲酸 : 乙腈（30:70，*V*/*V*）］复溶，涡旋振荡后 4℃ 20 000 *g* 离心 10 min，取上清液进样测定。

② 标准品制备：将氨基酸混合标准品用甲醇逐级稀释并定容至 2、1、0.5、0.2、0.1、0.05、0.02 μg/mL。Phe-D5、Ala-D4 各 200 μL，加水 800 μL，配成 0.83 mg/mL 内标溶液。

（2）氨基酸检测色谱和质谱条件：

液相色谱柱：TSK-GEL AMIDE-80 色谱柱（50 mm×2.0 mm，内径 3 μm）；柱温：45℃；流动相：A 为含 0.1% 甲酸的 5 mmol/L 醋酸铵溶液，B 为乙腈；梯度洗脱程序：0 ～ 3 min（70% B），3 ～ 5.5 min（70% ～ 50% B），5.5 ～ 8.0 min（50% B）；流速：0.15 mL/min；自动进样器温度：4℃；进样量：2 μL。电喷雾离子化（ESI）源；正离子检测；离子源温度：120℃；脱溶剂温度：300℃；脱溶剂气（N_2）流速：600 L/h；锥孔气（N_2）流速：50 L/h；毛细管电压：3.2 kV；锥孔电压：20 V；碰撞气：氩气（Ar）；碰撞能：15eV；扫描模式：MRM。内标为丙氨酸 -2, 3, 3, 3- D4（alanine-2, 3, 3, 3-D4）和苯丙氨酸 -D5（phenylalanine-ring-D5）。通过 Masslynx 4.1 软件采集数据和输出数据。

（四）结果

1. 病理切片结果

肝纤维化是肝脏对各种原因所致肝损伤的创伤愈合反应，以肝内细胞外基质过度沉积为特征。胶原纤维为细胞外基质的主要成分之一，观察胶原纤维沉积程度是研究肝纤维化的主要方法之一。本实验中通过 H-E 染色、天狼猩红染色和 Masson 染色，观察了呲酮对肝纤维化大鼠肝组织病理学的影响。

H-E 染色结果显示：正常大鼠肝小叶结构清晰，肝细胞索由中央静脉向四周呈放射状排列，可见少许窦旁细胞，汇管区可见极少量纤维结缔组织，肝细胞形态完整（图 15.7a）。模型大鼠染毒 4 周时可见肝组织内广泛出血灶，肝细胞大量坏死，并被宽大的纤维化间隔取代，坏死灶内大量炎性细胞浸润，肝窦扭曲变形（图 15.7b）。经药物呲酮（图 15.7c）或阳性药 IFN-α2b（图 15.7d）治疗后，大鼠肝细胞变性、坏死，肝内出血都有不同程度的改善。

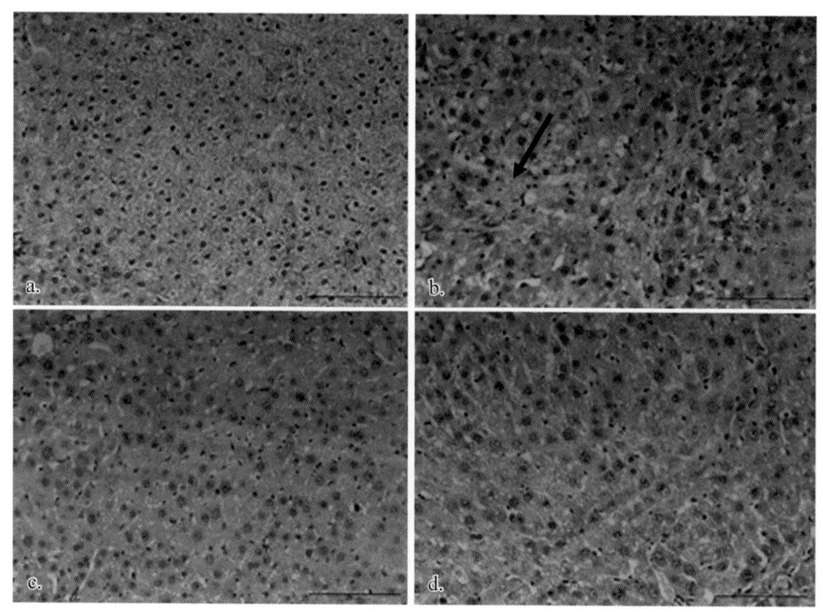

图 15.7 大鼠肝组织切片 H-E 染色结果，评价呲酮对 DMN 大鼠病理变化的影响。a. 正常肝组织结构。b. 模型组大鼠肝组织切片观察到出血性坏死和扭曲的组织结构。c，d. 呲酮（c）或 IFN-α2b（d）治疗后，出血性坏死很少被观察到，同时组织架构类似于正常大鼠。标尺为 200 μm

天狼猩红染色和 Masson 染色结果显示：正常大鼠肝脏内仅在汇管区和中央静脉壁见到少量胶原纤维（图 15.8a、图 15.9a）。模型大鼠肝脏纤维组织弥漫性增生严重，大多数形成较厚的完全间隔，向肝小叶组织内伸展，分割包绕肝组织，形成宽大致密的汇管区 – 中央静脉纤维间隔及假小叶（图 15.8b、图 15.9b）。经药物呲酮（图 15.8c、图 15.9c）或阳性药 IFN-α2b（图 15.8d、图 15.9d）治疗后，大鼠肝脏弥漫性纤维组织增生程度减轻。

2. 免疫组化结果

肝纤维化形成的本质是肝脏内细胞外基质形成和降解失衡，表现为细胞外基质大量沉积。其中，胶原是细胞外基质的主要组成成分，肝脏组织胶原主要有Ⅰ、Ⅲ、Ⅳ、Ⅴ、Ⅵ型，以Ⅰ、Ⅲ型为主。HSC 是Ⅰ、Ⅲ型胶原的主要来源细胞，而且 HSC 表达 α-SMA 是细胞由静止型转变为肌成纤维细胞并合成和释放多种细胞外基质的重要标志。TGF-β1 为现已知最强力的肝纤维化促进因子，可直接刺激 HSC 对胶原的合成。

α-SMA 在各实验组肝组织表达及定位情况：空白对照组大鼠肝组织中，α-SMA 仅在血管壁平滑肌细胞（中央静脉及汇管区的小叶间动脉、小叶间静脉的血管壁）表达（图 15.10a）。模型组 α-SMA 阳性表达量均明显增加，α-SMA 表达除分布于血管壁外，在汇管区的胆管壁、纤维间隔区、内皮细胞、肝窦内活化的星状细胞、小叶内及汇管区周围炎性坏死区均有表达（图 15.10b）。呲酮（图 15.10c）及 IFN-α2b（图 15.10d）干预能降低 α-SMA 表达，α-SMA 阳性面积比模型组明显下降。

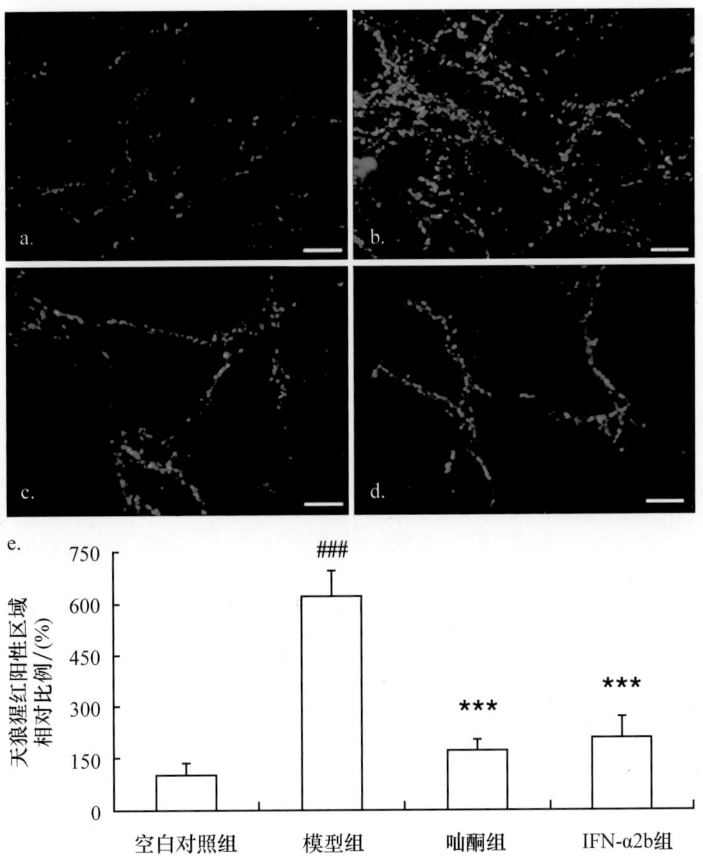

图 15.8　大鼠肝组织切片天狼猩红染色结果，评价屾酮对 DMN 大鼠病理变化的影响。a. 正常肝组织结构。b. 模型组观察到厚的纤维间隔。c，d. 屾酮组（c）或 IFN-α2b 组（d）治疗后，仅有少量的不完整纤维间隔被观察到。标尺为 50 μm。e. 各组天狼猩红阳性区域相对比例（与空白对照组比较），数据表示为 $\bar{x}\pm s$，n=3。与空白对照组比较：###，$P<0.001$。与模型组比较：***，$P<0.001$

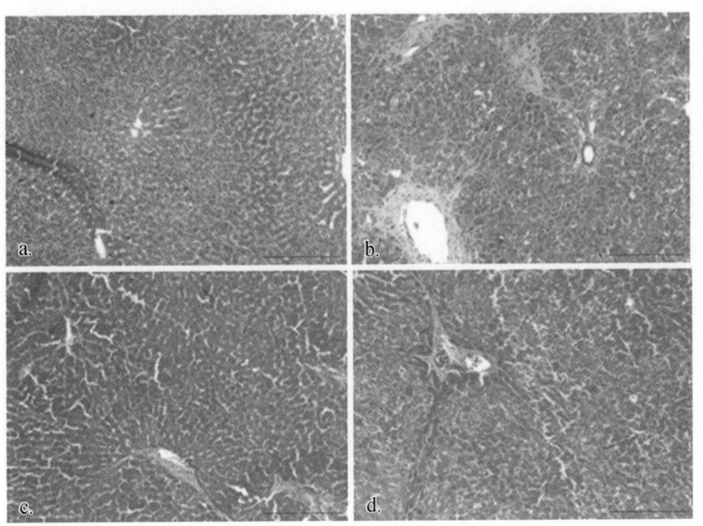

图 15.9　大鼠肝组织切片 Masson 染色结果，评价屾酮对 DMN 大鼠病理变化的影响。a. 正常肝组织结构。b. 模型组大鼠肝门静脉周围观察到严重的肝纤维化和气球样变性。c，d. 经屾酮（c）或 IFN-α2b（d）治疗后，肝门静脉周围炎性细胞浸润和肝细胞坏死得到有效改善。胶原纤维被染成蓝色（Masson 三色染色）。标尺为 200 μm

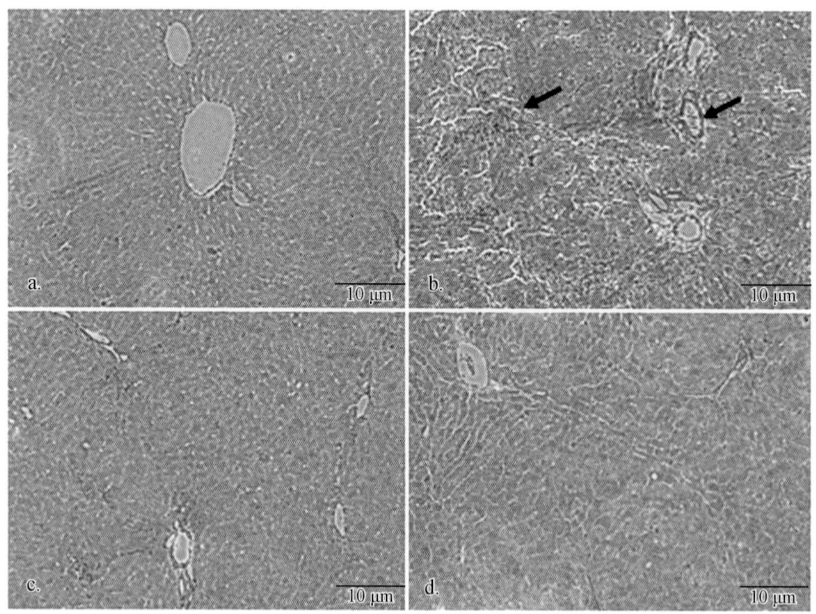

图 15.10 呫酮对 DMN 诱导肝纤维化大鼠肝脏 α-SMA 水平的影响。采用免疫组化检测 α-SMA 蛋白表达，a. 空白对照组；b. 模型组；c. 呫酮组；d. IFN-α2b 组。标尺为 100μm

TGF-β1 在各实验组肝组织表达及定位情况：空白对照组大鼠肝组织中，TGF-β1 仅在肝窦内皮细胞少量表达（图 15.11a）。模型组 TGF-β1 阳性表达量均明显增加，TGF-β1 主要分布于肝窦内活化的星状细胞、窦周库普弗细胞、纤维隔、汇管区及坏死炎性浸润灶，偶见邻近肝细胞有阳性表达（图 5.11b）。呫酮（图 5.11c）及 IFN-α2b（图 5.11d）干预能降低 TGF-β1 表达，TGF-β1 阳性面积比模型组明显下降。

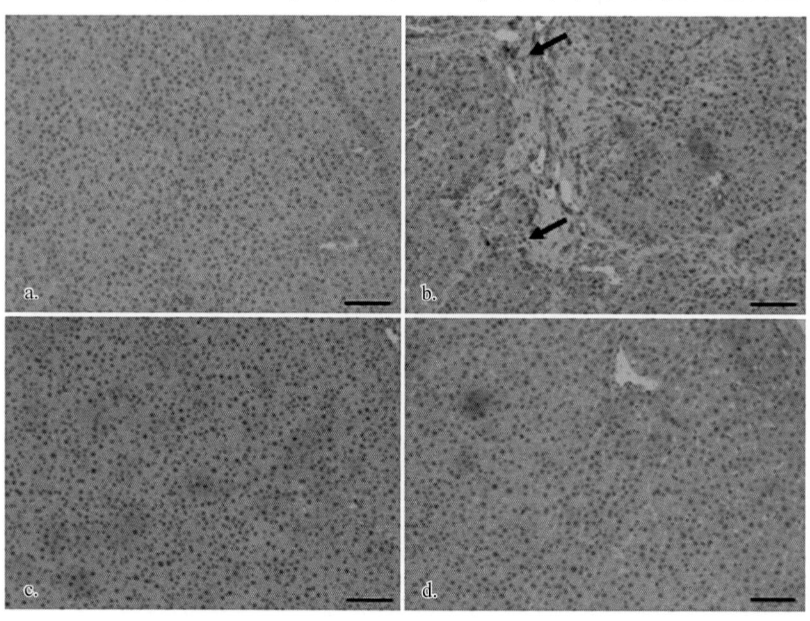

图 15.11 采用免疫组化检测呫酮对 DMN 诱导肝纤维化大鼠肝脏 TGF-β1 水平的影响。a. 空白对照组；b. 模型组；c. 呫酮组；d. IFN-α2b 组。标尺为 100 μm

3. 透射电子显微镜观察结果

在细胞凋亡过程中，细胞核的变化是凋亡最早的变化。与其他细胞凋亡一样，肝细胞凋亡时首先出现的是常染色质的超微结构特征消失，缺乏弥漫分布形式，凝聚呈块状，类似异染色质结构，但其电子密度比异染色质要高得多。

在透射电子显微镜下观察，空白对照组肝细胞细胞膜和核膜完整，染色质分布均匀，核大，核膜清晰，线粒体丰富（图 15.12a）。而模型组肝纤维化大鼠中，观察到凋亡肝细胞核膜间隙扩大，核被膜两层明显分离，核内染色质与基质均有凝聚，核膜上核孔消失，核膜呈波纹状皱缩（图 15.12b）。经吡酮（图 15.12c）或 IFN-α2b（图 15.12d）治疗后，上述病变情况明显较模型组减轻，肝细胞膜和核膜较完整，呈椭圆形，核内染色质与基质未见明显凝聚。

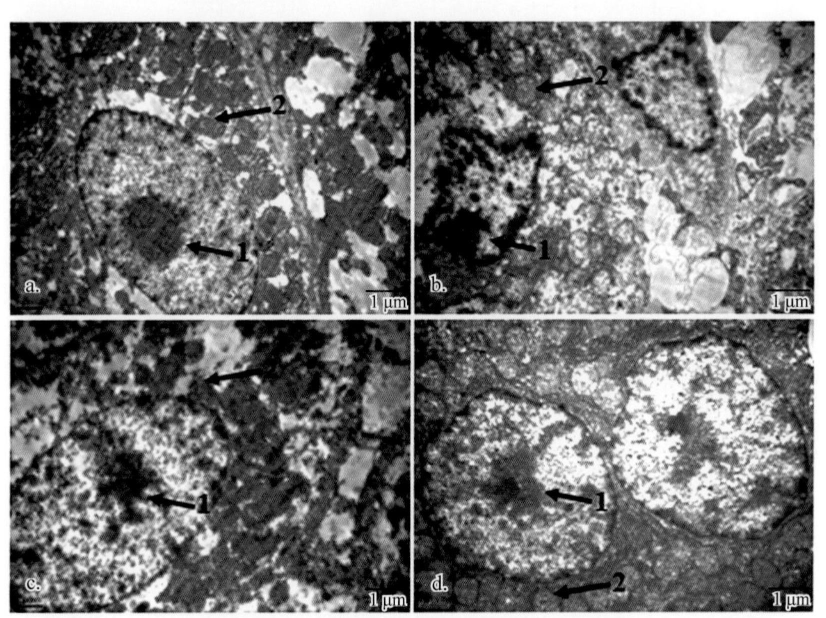

图 15.12　采用透射电子显微镜观察肝细胞凋亡。a. 空白对照组；b. 模型组；c. 吡酮组；d. IFN-α2b 组。图像中显示细胞核（箭头 1）和线粒体（箭头 2）的形态变化。标尺为 1 μm

4. 蛋白质组学结果

蛋白质组学电泳图谱如图 15.13a 所示。通过 Swiss-prot rat proteome database 数据库检索，对肝脏内蛋白表达的影响进行了非标记定量分析，总共鉴定到 2131 种蛋白。设定蛋白丰度差异大于 2 倍（上调）或小于 0.5 倍（下调），且经统计检验其 $P<0.05$ 的为差异蛋白。三次重复均鉴定到的差异蛋白为 42 个。模型组大鼠肝组织蛋白与空白对照组大鼠肝组织蛋白相比，上调的蛋白有 25 个，下调的蛋白有 17 个。经吡酮治疗后，上述上调的 25 个蛋白出现显著下降，下调的 17 个蛋白出现显著上升。这 42 种蛋白涉及多个生物过程（BP）（图 15.13b）和分子功能（MF）（图 15.13c）。在这 42 种蛋白中，酰基辅酶 A 氧化酶、谷胱甘肽过氧化物酶 -3 和谷胱甘肽 -*S*- 转移酶

α-5 与氧化应激有关；热休克蛋白 β-1 通过阻止胱天蛋白酶的激活与细胞凋亡有关；羟酸氧化酶 2、苯丙氨酸 -4- 羟化酶和鸟氨酸转氨酶与氨基酸代谢有关。根据蛋白质组学分析结果，呫酮可能通过氧化应激途径、线粒体介导的细胞凋亡通路以及调节氨基酸平衡发挥其抗纤维化作用。

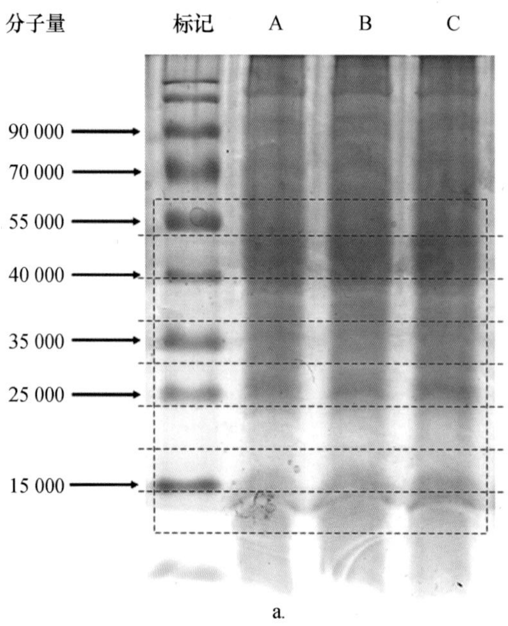

a.

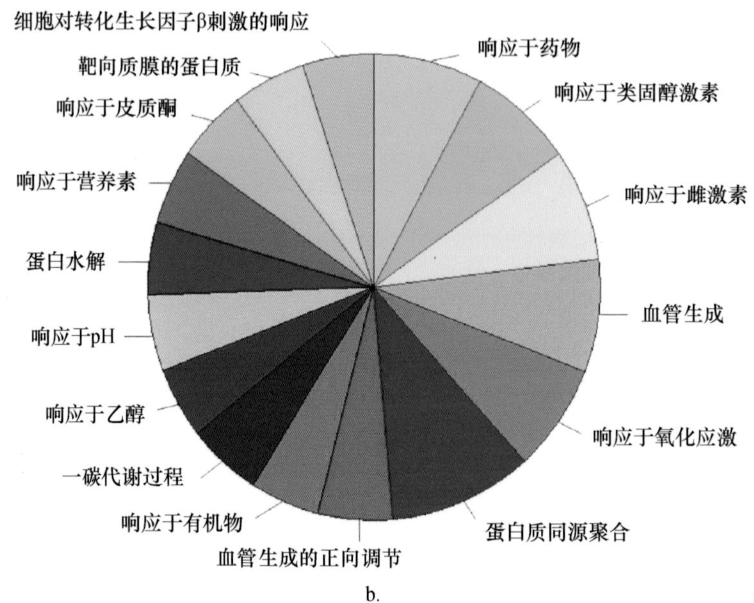

b.

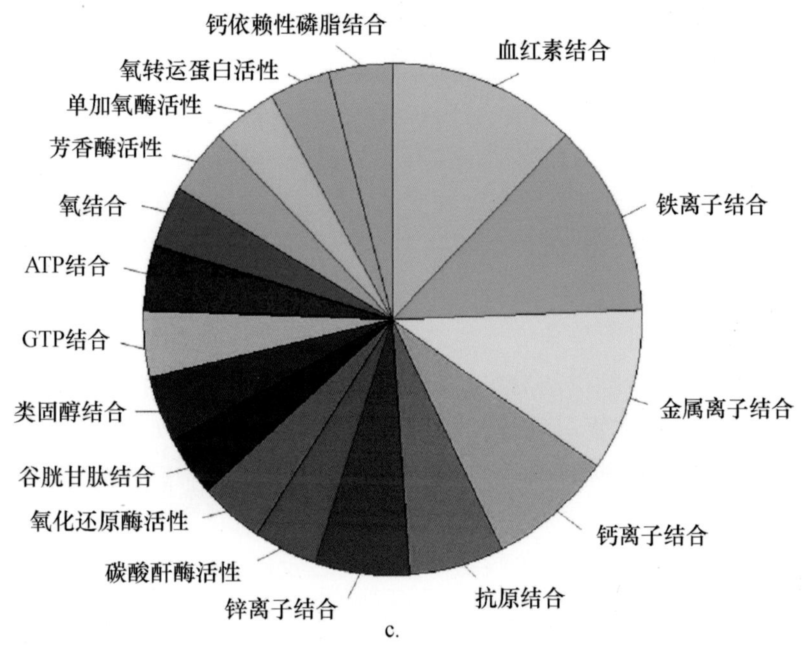

图 15.13　不同研究组大鼠肝脏差异表达蛋白的蛋白质组学分析。a. 空白对照组（A）（n=3）、模型组（B）（n=3）和吡酮组（C）（n=3）的总蛋白电泳图谱。差异表达蛋白的功能分析通过数据库检索进行。b. 42 种蛋白涉及的生物过程；c. 42 种蛋白涉及的分子功能

5. 凋亡相关蛋白的蛋白印迹实验结果

细胞凋亡是程序性细胞死亡，它是一种主动的、耗能的过程。肝纤维化等肝脏疾病都存在细胞凋亡机制。在细胞凋亡过程中存在一些关键点，所以可以通过干预凋亡通路、抑制凋亡相关蛋白来达到控制或延缓疾病的目的。同时，也可以根据这些作用模式的有效性来判断新化合物或药物的作用靶点。

凋亡是细胞在生理或病理信号刺激下启动自身凋亡基因发生的主动自杀行为，目前被认为是保持组织自稳态的一个基本过程，但是过度凋亡则会引起组织损伤，进而导致功能障碍。细胞凋亡受促进凋亡因子和抑制凋亡因子的共同调节，其中发挥最主要作用的是 Bcl-2 家族和胱天蛋白酶家族。

凋亡蛋白 Bax 空白对照组条带颜色较浅，蛋白表达量较少。模型组条带颜色较空白对照组变深，蛋白表达量明显增多。给予吡酮和 IFN-α2b 治疗后，Bax 条带颜色均较模型组不同程度地变浅，蛋白表达量减少，结果如图 15.14a 所示。采用 Quantity One 软件进行光吸收分析，结果如图 15.14b 所示，与模型组比较，差异均具有统计学意义。

凋亡蛋白 Bcl-2 空白对照组条带颜色较深，蛋白表达量较多。经 DMN 处理的模型组大鼠空白条带颜色较对照组深，蛋白表达量明显增多。给予吡酮和 IFN-α2b 治疗后，条带颜色均较模型组无明显变化，结果如图 15.14a 所示。采用 Quantity One 软件进行光吸收分析，结果如图 15.14c 所示，模型组与空白对照组相比较，药物组与模

型组相比较，差异均无统计学意义。

胱天蛋白酶 -3 是线粒体介导的细胞凋亡相关蛋白，其激活可产生相应活化片段（胱天蛋白酶 -3 片段），促进细胞凋亡。空白对照组条带颜色较浅，胱天蛋白酶 -3 蛋白表达较少；经模型组条带颜色较空白对照组变深，蛋白表达明显增加；给予呲酮和 IFN-α2b 治疗后，条带颜色较模型组有不同程度的变浅，其蛋白表达较模型组明显减少，结果如图 15.14a 所示。采用 Quantity One 软件进行光吸收分析，结果如图 15.14d 所示，与模型组比较，差异均具有统计学意义。

胱天蛋白酶 -9 空白对照组条带较细，蛋白表达较少；模型组条带较空白对照组粗，蛋白表达明显增加；给予呲酮和 IFN-α2b 治疗后，其相应蛋白条带较模型组有不同程度的变细，胱天蛋白酶 -9 蛋白表达较模型组明显减少，结果如图 15.14a 所示。采用 Quantity One 软件进行光吸收分析，结果如图 15.14e 所示，与模型组比较，差异均具有统计学意义。

AIF 蛋白空白对照组条带颜色较粗，蛋白表达较多；模型组条带颜色较空白对照组略浅，蛋白表达量明显略少。给予呲酮和 IFN-α2b 治疗后，AIF 条带颜色均较模型组无明显变化，结果如图 15.14a 所示。采用 Quantity One 软件进行光吸收分析，结果如图 15.14f 所示，模型组与空白对照组比较，药物组与模型组比较，差异均无统计学意义。

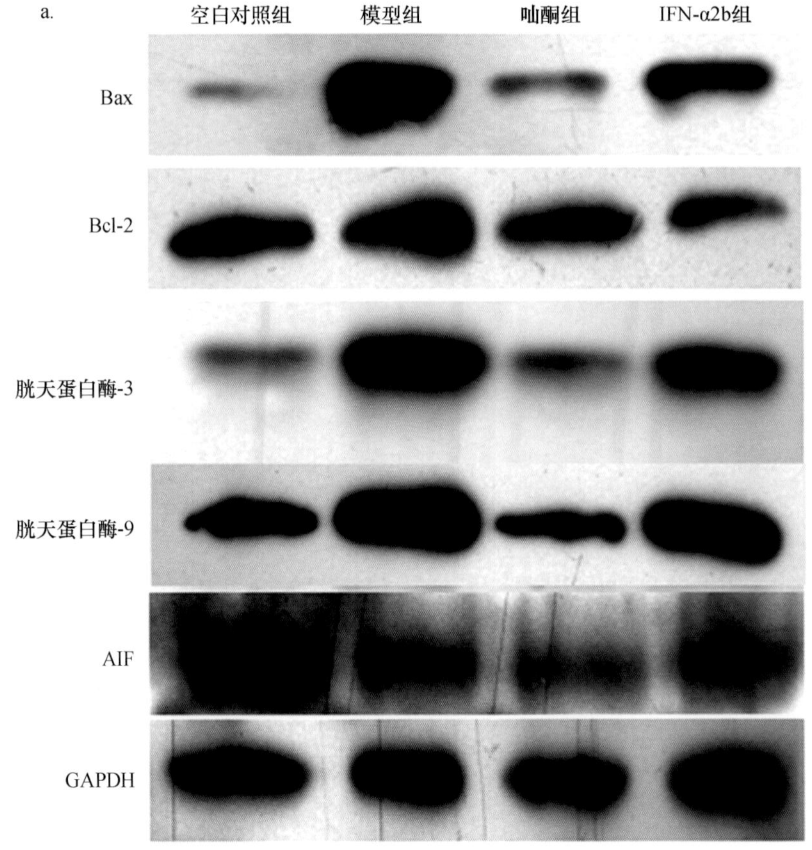

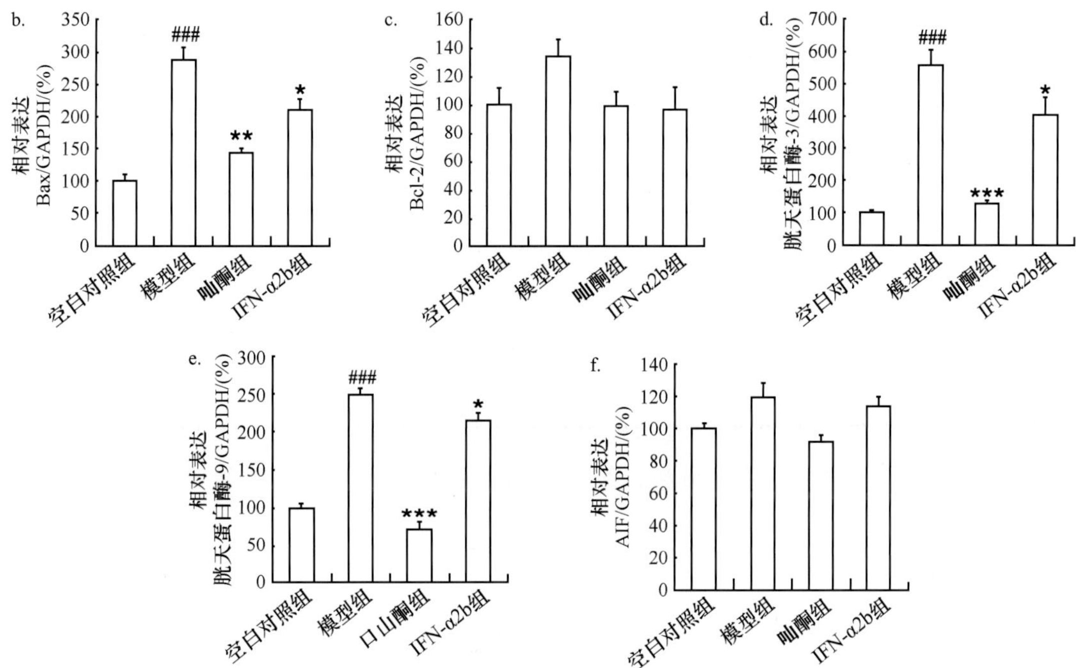

图 15.14 采用蛋白印迹实验检测吡酮对 DMN 诱导肝纤维化大鼠肝脏 Bcl-2、Bax、胱天蛋白酶 -3、胱天蛋白酶 -9 和 AIF 水平的影响。a. 采用蛋白印迹实验检测 Bcl-2、Bax、胱天蛋白酶 -3、胱天蛋白酶 -9 和 AIF 蛋白表达。b ～ f. Quantity One 软件光吸收分析结果。采用 3 次独立实验进行统计，数据表示为 $\bar{x}\pm s$，n=3。与空白对照组比较：###，P<0.001。与模型组比较：*，P<0.05；**，P<0.01；***，P<0.001

6. 氨基酸代谢结果

将空白对照组、模型组、吡酮组和 IFN-α2b 组作 PCA 分析，以氨基酸浓度作为 x 变量，得到如图 15.15 所示的分析结果（黑色区域范围内的点代表空白对照组，红色区域范围内的点代表模型组，蓝色区域范围内的点代表吡酮组，绿色区域范围内的点代表 IFN-α2b 组）。在 PCA 模型中，空白对照组、模型组、吡酮组和 IFN-α2b 组样本都能够区分，说明 DMN 处理前后、药物治疗前后大鼠体内的氨基酸浓度发生了显著变化。在散点图中空白对照组的数据集中在一个较小的区域内，模型组虽然数据较为离散，但都跟空白对照组分开，而且两个药物治疗组与空白对照组相比其矢量方向一致（空白对照组、吡酮组和 IFN-α2b 组分布在二维空间下方，模型组分布在上方），表明相比空白对照组，DMN 对胆汁酸有明显影响，可造成大鼠肝毒性；同时发现吡酮组和 IFN-α2b 组之间存在一定距离，提示两者在治疗效果上存在显著性差异，而且吡酮组所在区域更加靠近空白对照组，表明吡酮相对于阳性对照药，能更加有效地调节 DMN 诱导的肝纤维化大鼠氨基酸失衡。

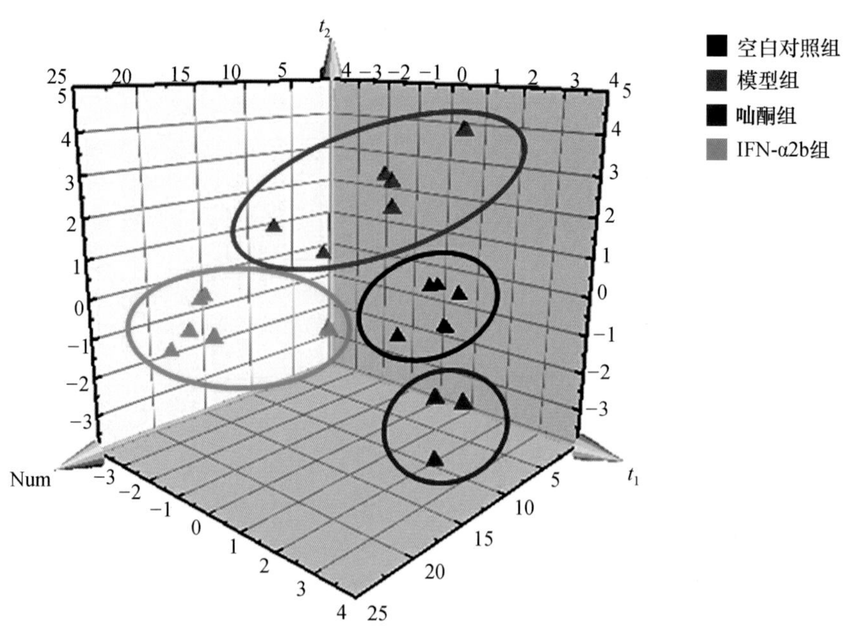

图 15.15 氨基酸 PCA 分析结果。t_1 和 t_2 是原始数据的两个特征向量

（五）结论[26]

咖酮对于DMN诱导的肝纤维化大鼠具有明显的治疗作用，表现在显著降低α-SMA和 TGF-β1 表达，抑制大鼠肝细胞凋亡，使大鼠肝细胞变性、坏死以及肝内出血均有不同程度的改善，肝脏弥漫性纤维组织增生程度减轻。通过使用 LC-MS/MS 蛋白质组学方法分离和鉴定不同组之间的 42 种差异表达蛋白，其中模型组大鼠与空白对照组大鼠相比，肝组织蛋白上调的有 25 个，下调的有 17 个；经咖酮治疗后，上调的 25 个蛋白出现显著下降，下调的 17 个蛋白出现显著上升。根据蛋白质组学分析结果、凋亡相关蛋白的蛋白印迹实验结果以及氨基酸代谢分析结果可以看出，咖酮主要通过氧化应激途径、线粒体介导的细胞凋亡途径以及调节氨基酸平衡发挥其抗纤维化作用（图 15.16）。上述实验结果表明，咖酮具有抗 DMN 诱导的肝纤维化药理活性，具有制备成防治肝纤维化和肝硬化的药物并应用于临床的潜力。

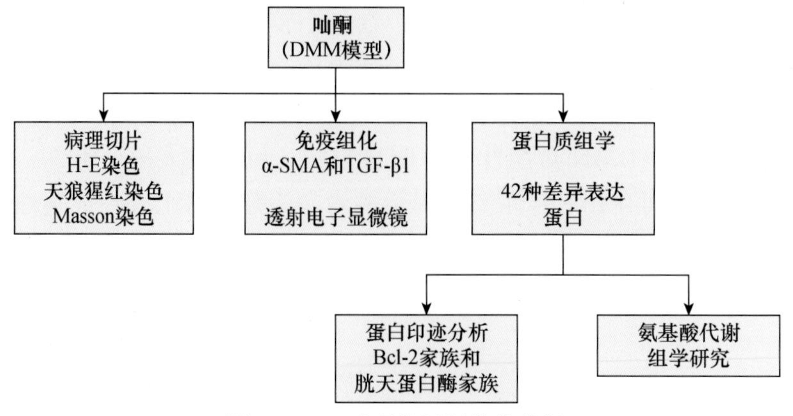

图 15.16 咖酮抗肝纤维化分析

一、名词解释

（1）肝星状细胞[27]：肝星状细胞又称为贮脂细胞、肝窦周细胞、伊藤细胞（Ito cell），位于肝脏的洞样血管和肝细胞之间的细缝中。肝星状细胞的转分化（或"激活"）是分泌基质蛋白的肌成纤维细胞的主要来源，是肝纤维化的主要驱动因素。来自受损上皮细胞、纤维化组织微环境、免疫和全身代谢失调、肠道菌群失调和肝炎病毒产物的旁泌性信号可以直接或间接诱导肝星状细胞活化。

（2）细胞外基质[28]：细胞外基质是一种高度动态的结构，存在于所有组织中，并不断进行受控重塑。该过程涉及细胞外基质的数量和质量变化，由负责细胞外基质降解的特定酶（例如，金属蛋白酶）介导。细胞外基质与细胞相互作用以调节多种功能，包括增殖、迁移和分化。细胞外基质重塑对于调节肠道、肺、乳腺和下颌下腺的形态发生至关重要。细胞外基质组成、结构、刚度和丰度的失调会导致多种病理状况，例如纤维化和浸润性癌症。

（3）肝硬化[29]：肝硬化是各种慢性肝病的最终病理结果，肝纤维化是肝硬化的前兆。肝窦内皮细胞的窗孔减小和毛细血管化是导致肝硬化肝功能障碍的主要因素。活化的库普弗细胞会破坏肝细胞并刺激肝星状细胞的活化。肝硬化致多种病理状况，例如纤维化和浸润性癌症。

（4）氨基酸代谢[30]：蛋白质水解生成的氨基酸在体内的代谢包括两个方面，一方面，主要用以合成机体自身所特有的蛋白质、多肽及其他含氮物质。另一方面，可通过脱氨作用、转氨作用、联合脱氨或脱羧作用，分解成 α-酮酸、胺类及二氧化碳。氨基酸分解所生成的 α-酮酸可以转变成糖、脂类或再合成某些非必需氨基酸，也可以经过三羧酸循环氧化成二氧化碳和水，并放出能量。

（5）氧化应激[31]：机体或细胞内活性氧过度产生，内源性抗氧化防御功能减弱，致使两者之间不平衡，引起组织或细胞损伤的状态。活性氧主要是在线粒体及微粒体的氧化还原反应电子传递过程中，丢失电子而产生的含氧功能基团的化合物，包括氧自由基、脂质过氧化物及其歧化产物等。

二、小知识

（1）细胞凋亡[32]：细胞凋亡或程序性细胞死亡的过程通常以不同的形态和能量依赖的生化机制为特征。细胞凋亡被认为是以下各种过程的重要组成部分，包括正常细胞更新、免疫系统的正常发育和功能、激素依赖性萎缩、胚胎发育和化学诱导的细胞死亡。

（2）透射电子显微镜[33]：透射电子显微镜可以看到在光学显微镜下无法看清的小于 0.2 μm 的细微结构，这些结构称为亚显微结构或超微结构。要想看清这些结构，就必须选择波长更短的光源，以提高显微镜的分辨率。1932 年，Ruska 发明了以电子束为光源的透射电子显微镜，电子束的波长要比可见光和紫外光短得多，并且电子束的波长与发射电子束的电压平方根成反比，也就是说电压越高，波长越短。目前透射电子显微镜的分辨力可达 0.2 nm。

（3）线粒体[34]：线粒体是一种存在于大多数细胞中的由两层膜包被的细胞器，是细胞中制造能量的结构，是细胞进行有氧呼吸的主要场所。线粒体执行多种相互关联的功能，产生 ATP 和许多生物合成中间体，同时也有助于细胞应激反应诸如自噬和细胞凋亡。线粒体形成一个动态的、相互关联的网络，与其他细胞区室紧密结合。此外，线粒体功能超出了细胞的边界，并通过调节细胞和组织之间的通信来影响生物体的生理机能。

三、技术难点汇总

（1）DMN 诱导的肝纤维化模型肝损伤严重，动物死亡率较高，不适合于周期较长的实验研究。

（2）肝组织切片制作时，注意动物肝脏选取部位的同一性。

（3）蛋白质组学实验时，SDS-PAGE 结束后所形成的胶平均切割成 *n* 份，重复 3 次实验，每次实验需注意切割位置同一性。

参考文献

[1] FRIEDMAN S L. Hepatic fibrosis—overview[J]. Toxicology, 2008, 254(3): 120-129.

[2] BATALLER R, BRENNER D A. Liver fibrosis[J]. The journal of clinical investigation, 2005, 115(2): 209-218.

[3] SHARMA A, NAGALLI S. Chronic liver disease[M]. Treasure Island (FL): StatPearls Publishing, 2022.

[4] UDOH U A, SANABRIA J D, RAJAN P K, et al. Non-alcoholic fatty liver disease progression to non-alcoholic steatohepatitis-related primary liver cancer[J]. Exon publications, 2021: 55-76.

[5] World Health Organization. Dataviz[DB/OL]. [2023-10-20]. https://gco.iarc.fr/today/en/dataviz.

[6] 徐列明，刘平，沈锡中，等 . 肝纤维化中西医结合诊疗指南 (2019 年版)[J]. 中国中西医结合杂志，2019, 39(11)：1286-1295.

[7] PROSSER C C, YEN R D, WU J. Molecular therapy for hepatic injury and fibrosis: where are we?[J]. World journal of gastroenterology: WJG, 2006, 12(4): 509-515.

[8] KRENKEL O, TACKE F. Liver macrophages in tissue homeostasis and disease[J]. Nature reviews immunology, 2017, 17(5): 306-321.

[9] BATALLER R, BRENNER D A. Liver fibrosis[J]. J clin invest, 2005, 115: 209-218.

[10] POPOV Y, SCHUPPAN D. Targeting liver fibrosis: strategies for development and validation of antifibrotic therapies[J]. Hepatology, 2009, 50(4): 1294-1306.

[11] CAMPANA L, IREDALE J P. Regression of liver fibrosis[C]//Seminars in liver disease. Noida: Thieme Medical Publishers, 2017, 58(01): 1-10.

[12] ZEISBERG M, YANG C, MARTINO M, et al. Fibroblasts derive from hepatocytes in liver fibrosis via epithelial to mesenchymal transition[J]. Journal of biological chemistry, 2007, 282(32): 23337-23347.

[13] PAROLA M, PINZANI M. Liver fibrosis: pathophysiology, pathogenetic targets and clinical issues[J]. Molecular aspects of medicine, 2019, 65: 37-55.

[14] GNI Group Ltd announces positive results from the phase II study of f351 as therapy for HBV-related liver fibrosis in China[EB/OL].（2020-08-17）[2021-05-30]. https://www.businesswire.com/news/home/20200817005246/en/GNI-Group-Ltd.-Announces-Positive-Results-From-the-Phase-II-Study-of-F351-as-Therapy-for-HBV-related-Liver-Fibrosis-in-China.

[15] 陆伦根，尤红，谢渭芬，等 . 肝纤维化诊断及治疗共识 (2019 年)[J]. 实用肝脏病杂志，2019, 22(06): 793-803.

[16] 傅建华 . 人体解剖生理学实验 [M]. 北京：中国医药科技出版社，1999: 24.

[17] 中国实验动物学会 . 小鼠腹腔注射 [Z/OL].（2018-05-28）[2021-07-31].http://www.calas-edu.org.cn/front/course/details?id=6afc6a09-42de-48a9-bc7c-61a849c620dc.

[18] 李才 . 疾病模型与实验病理学实验指导 [M]. 长春：吉林大学出版社，2005: 39.

[19] NISHIKAWA Y, OHI N, YAGISAWA A, et al. Suppressive effect of orthovanadate on hepatic stellate cell activation and liver fibrosis in rats[J]. The American journal of pathology, 2009, 174(3): 881-890.

[20] 周光兴，高诚，徐平，等 . 人类疾病动物模型复制方法学 [M]. 上海：上海科学技术文献出版社，2008: 87.

[21] ALA-KOKKO L, PIHLAJANIEMI T, MYERS J C, et al. Gene expression of type I, III and IV collagens in hepatic fibrosis induced by dimethylnitrosamine in the rat[J]. Biochemical journal, 1987, 244(1): 75-79.

[22] JUNQUEIRA L C U, BIGNOLAS G, BRENTANI R R. Picrosirius staining plus polarization microscopy, a specific method for collagen detection in tissue sections[J]. The histochemical journal, 1979, 11: 447-455.

[23] WANG B, LI W, CHEN Y, et al. Coexpression of Smad7 and UPA attenuates carbon tetrachloride-induced rat liver fibrosis[J]. Medical science monitor: international medical journal of experimental and clinical Research, 2012, 18(10): BR394-401.

[24] LUBER C A, COX J, LAUTERBACH H, et al. Quantitative proteomics reveals subset-specific viral recognition in dendritic cells[J]. Immunity, 2010, 32(2): 279-289.

[25] XU Y, YANG L, YANG F, et al. Metabolic profiling of fifteen amino acids in serum of chemical-induced liver injured rats by hydrophilic interaction liquid chromatography coupled with tandem mass spectrometry[J]. Metabolomics, 2012, 8: 475-483.

[26] ZHENG X Y, ZHAO X, YANG Y F, et al. Antioxidant, antiapoptotic and amino acid balance regulating activities of 1, 7-dihydroxy-3, 4, 8-trimethoxyxanthone against dimethylnitrosamine-induced liver fibrosis[J]. Plos one, 2017, 12(12): e0189344.

[27] HIGASHI T, FRIEDMAN S L, HOSHIDA Y. Hepatic stellate cells as key target in liver fibrosis[J]. Advanced drug delivery reviews, 2017, 121: 27-42.

[28] BONNANS C, CHOU J, WERB Z. Remodelling the extracellular matrix in

development and disease[J]. Nature reviews molecular cell biology, 2014, 15(12): 786-801.

[29] ZHOU W C, ZHANG Q B, QIAO L. Pathogenesis of liver cirrhosis[J]. World journal of gastroenterology: WJG, 2014, 20(23): 7312-7324.

[30] 科普中国 . 氨基酸代谢 [EB/OL]. [2021-05-30].https://baike.baidu.com/item/%E6%B0%A8%E5%9F%BA%E9%85%B8%E4%BB%A3%E8%B0%A2/3761246?fr=aladdin.

[31] SÁNCHEZ-VALLE V, C CHAVEZ-TAPIA N, URIBE M, et al. Role of oxidative stress and molecular changes in liver fibrosis: a review[J]. Current medicinal chemistry, 2012, 19(28): 4850-4860.

[32] ELMORE S. Apoptosis: a review of programmed cell death[J]. Toxicologic pathology, 2007, 35(4): 495-516.

[33] 科普中国 . 透射电子显微镜 [EB/OL]. [2021-05-30]. https://baike.baidu.com/item/%E9%80%8F%E5%B0%84%E7%94%B5%E5%AD%90%E6%98%BE%E5%BE%AE%E9%95%9C/5626370?fromtitle=%E9%80%8F%E5%B0%84%E7%94%B5%E9%95%9C&fromid=11038636&fr=aladdin.

[34] NUNNARI J, SUOMALAINEN A. Mitochondria: in sickness and in health[J]. Cell, 2012, 148(6): 1145-1159.

（北京大学医学部药学院　郑希元）

第十六章 臭氧诱导气道高反应性动物模型和药效评价

第一节 概　述

一、发病率及现状

哮喘是由多种炎症细胞与上皮细胞参与的以气道慢性炎症为特征的异质性疾病，这种气道炎症与气道高反应性（airway hyperresponsiveness, AHR）相关，通常出现广泛而多变的可逆性呼气气流受限，导致反复发作喘息、气促、胸闷和（或）咳嗽等症状。我国成年人哮喘的发病率大约是 4.2%，也就是说我国成年哮喘患者高达 4500 万人[1]。儿童哮喘的发病率较低一点，大约为 2.1%[2]。在全球范围内，哮喘的发病率大约是 3.6%（图 16.1），现有哮喘患者 2.7 亿人，每年新增哮喘患者 4300 万人，每年因哮喘死亡人数高达 49 万人[3]。

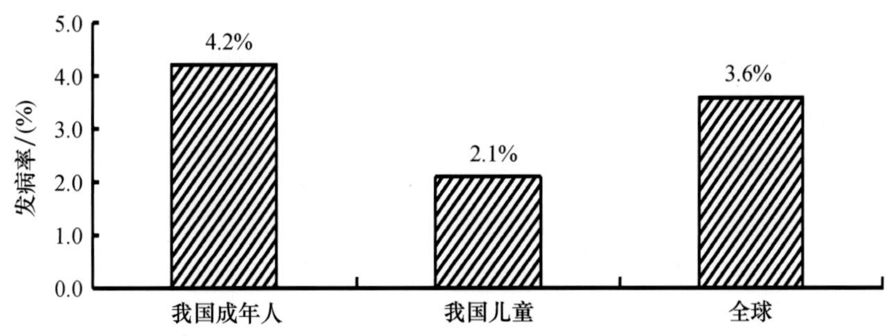

图 16.1　哮喘发病率[1-3]

二、临床表现

哮喘的临床表现因人而异（图 16.2），有部分人很少出现哮喘症状，有部分人只有在一定情况下才出现哮喘症状（如运动时、接触化学刺激物、接触过敏原等），还有一部分人常年具有哮喘症状。这些哮喘症状包括呼吸困难，胸闷，呼气时出现喘息 / 哮鸣音（儿童哮喘的一个常见症状），咳嗽，因呼吸困难、咳嗽或喘息导致的睡眠障碍，可因呼吸道病毒感染而导致咳嗽与喘息症状加重。哮喘加重的标志包括哮喘症状更加频繁、呼吸更加困难、需要更加频繁地使用吸入性平喘药物。

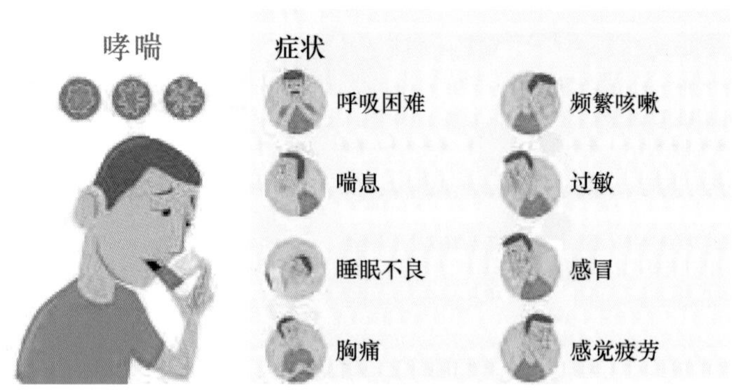

图 16.2 哮喘的常见临床表现

（引自 http://www.pharmacyplanet.com、[2023-08-10]）

三、诊断

哮喘的诊断需要医生结合患者个人病史、症状与体征，排除其他疾病，并完成相关检查后得出。这些检查包括：体格检查、胸部 X 线检查、血常规与痰液涂片检查、过敏原检测与肺功能检查（包括支气管激发实验等）。

四、发病机制

总的来说，哮喘的发病机制复杂多样，气道慢性炎症及其引起的气道重塑是其共同特征。一般可以根据炎症类型将哮喘的发病机制分为以下四种 [4]：

（1）过敏性嗜酸性粒细胞型炎症：典型哮喘，常由过敏原诱发，伴有特应性疾病。过敏原被树突状细胞摄取，将抗原提呈给 Th2 细胞，募集嗜酸粒细胞与肥大细胞，导致肺部炎症反应与气道高反应性。

（2）非过敏性嗜酸性粒细胞型炎症：常由空气污染物、病原微生物引起气道上皮细胞损伤，释放 IL-25、IL-33 与胸腺基质淋巴生成素（TSLP）等细胞因子，刺激 2 型内在淋巴细胞（ILC2）与 Th2 细胞分泌 IL-4、IL-5 与 IL-13 等细胞因子，募集嗜酸粒细胞与肥大细胞，导致肺部炎症反应与气道高反应。

（3）中性粒细胞型炎症：常由空气污染物、氧化应激与病原微生物引起气道上皮细胞损伤、胞内抗原提呈给 Th1 与 Th17 细胞（通过树突状细胞），同时释放 CXCL8 等细胞因子，募集中性粒细胞，协同引起肺部炎症反应与气道高反应。

（4）混合粒细胞型炎症：多见于严重哮喘发作、难治性哮喘。

（5）少粒细胞型炎症：常由空气污染物、氧化应激引起，多见于控制良好或间歇性发作的哮喘（图 16.3）。

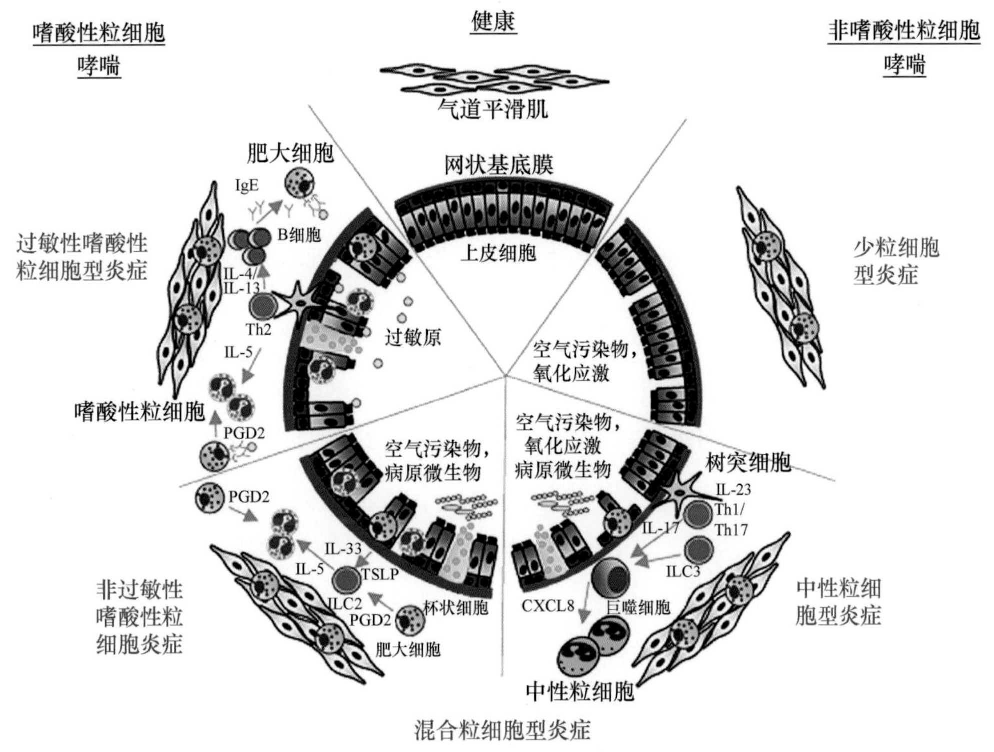

图 16.3　哮喘的分类及发病机制 [4]

五、治疗

目前临床上常用的治疗哮喘的药物主要包括非特异性抗炎症药物、支气管舒张剂和其他治疗药物。其中非特异性抗炎症药物包含糖皮质激素与非类固醇抗炎药物；支气管舒张剂包括 β2 受体激动剂、抗胆碱能与茶碱类药物。但这些药物仍远远不能满足临床需要，每年因哮喘死亡人数高达 49 万；重症哮喘比例占 10% ～ 20%，具有很高的住院率及病死率，严重影响患者的生活质量，造成巨大的社会负担。新药研发是人类提高治病能力的重要手段，可靠的动物模型及药效评价方法又是新药研发的重要依靠。

六、臭氧诱导 AHR 小鼠模型

气道高反应性是指气管、支气管本身对各种刺激，包括特异性抗原刺激和非特异性刺激（如物理、化学刺激），呈现过度反应。它常见于多种呼吸系统疾病。在这些疾病当中，AHR 最常见于哮喘（60% ～ 70%），其次是慢性阻塞性肺疾病（chronic obstructive pulmonary disease, COPD）（约 15%）与支气管扩张症（约 10%）。如今最常用的 AHR 动物模型为变应原致敏的小鼠 AHR 模型，但这类模型的不足之处是显而易见的，包括周期长、造模成功率较低以及操作复杂。由于工业和汽车排放物的影响，尤其在大城市及周围地区，地表臭氧会形成和聚集，已成为一种重要的空气污染物。地表臭氧对人体，尤其是对眼睛、呼吸道等有侵蚀和损害作用。国内外有很多研究者从对人与动物的损害及环境保护角度对臭氧进行了研究，发现臭氧暴露不仅加重哮喘发作，还可以直接导致呼吸系统疾病 [5-9]，因而研究者对臭氧在呼吸系统疾病动物模型中的应用产生了兴趣。据报道，臭氧吸入能恶化变应原致敏动物模型的气道炎症与 AHR 症状 [10]。之前的研究还发现臭氧吸入能单独引起鼠类出现肺部损伤与炎症，使之成为 AHR 动物模型 [11,12]。早在 2001 年，国内就有研究者利用臭氧攻击原代培养的兔支气管上皮细胞，观察支气管上皮细胞的抗氧化活性 [13]。湖南师范大学的张坚松等 [14] 利用臭氧制作气道高反应性大鼠模型，并与卵蛋白（ovum albumin, OVA）致敏的大鼠模型比较，发现臭氧吸入制备非变异性气道高反应性大鼠模型的方法简易可行。臭氧导致的氧化应激也是非嗜酸性粒细胞型哮喘的一个重要发病原因 [4]。然而，还是少有研究者应用臭氧诱导的 AHR 动物模型来评价药物，并用之研究新药。

第二节 动物模型和药效评价

一、模型

1. 动物

昆明种小鼠（图 16.4），是我国生产量、使用量最大的远交群小鼠。远交群小鼠是来自随机交配亲本、个体间遗传背景各异的小鼠；基因库大，基因杂合率高。白色，具有低细胞免疫敏感性、抗病力和适应力强、繁殖率和成活率高的特点。我们在该动物模型中一般使用体重 30 ～ 35 g 的成年雄性小鼠。

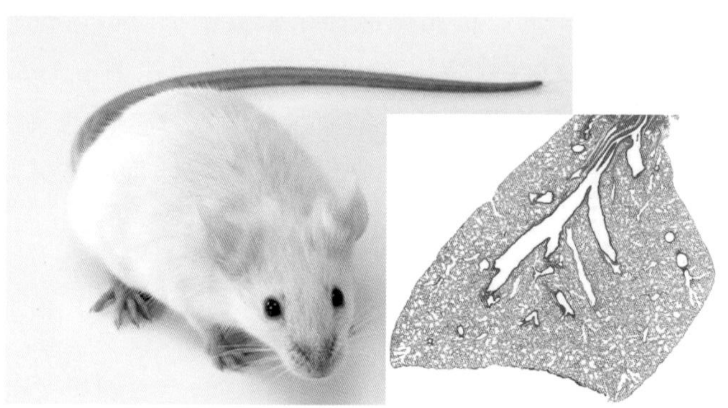

图 16.4 昆明种小鼠及肺叶 H-E 染色照

2. 模型制备

将小鼠置于塑料笼具中（40 cm×30 cm×25 cm），经管道通入由臭氧发生器产生的臭氧（图 16.5）。每天 14:00—16:00 持续通入臭氧（浓度约 4.0 ppm）10 min，连续 5 天即可。第 6 天测定相关数据，采集样本，即收集小鼠支气管肺泡灌洗液并获取小鼠肺组织（造模成功率接近 100%）。

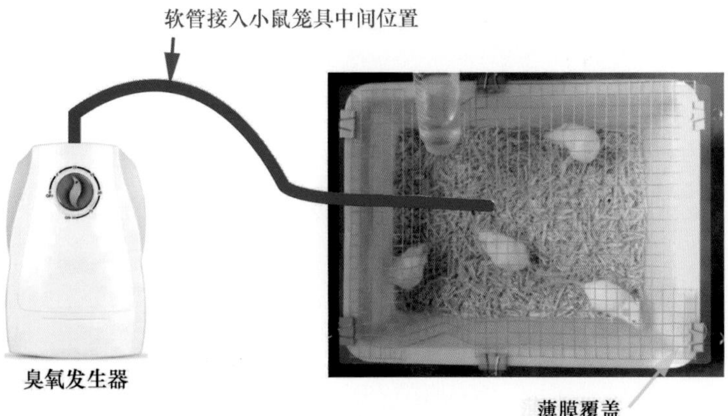

图 16.5　臭氧造模示意

臭氧造模成功的主要参考指标：与正常对照组比较，在乙酰甲胆碱（methacholine, Mch）激发下小鼠气道阻力增高；小鼠支气管肺泡灌洗液中白细胞总数增多、总蛋白含量增高、氧化应激水平增高；小鼠肺病理切片炎症水平增高（图 16.6）。

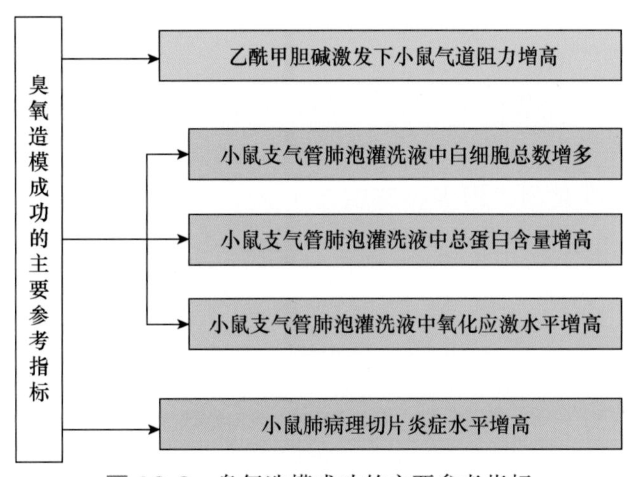

图 16.6　臭氧造模成功的主要参考指标

二、药效评价方法

（一）基本信息

（1） 动物：昆明小鼠 60 余只，雄性，体重 30 ～ 35 g，由北大医学部实验动物科学部提供，动物合格证号：SCXK[京]2006-0008；置于室温 22±2 ℃，湿度 55%±5%，12 h 自动照明下生活，自由饮水、饮食。

（2）受试物：

阳性对照药物：盐酸丙卡特罗片。

受试化合物：化合物 T——5-（3- 苯基丙酰氨基）-*N*-（4- 乙氧羰基苯基）-1- 氢 -3- 吲哚甲酰胺（图 16.7），由北大药学院张亮仁教授实验室制备，纯度 >98%，淡黄色粉末，是良好的 CD38 酶抑制剂。

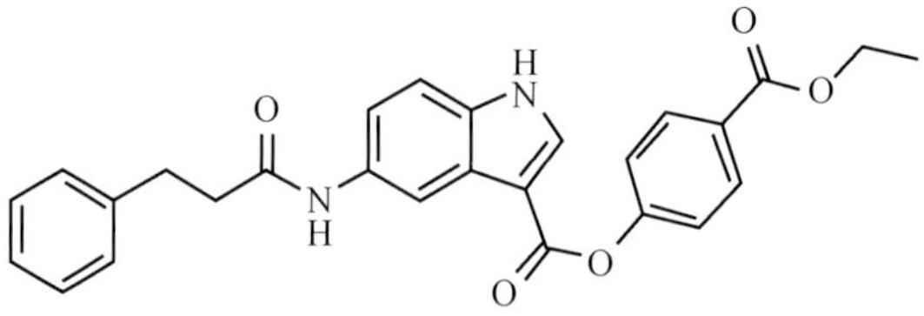

图 16.7 化合物 T 的化学结构

制备乳化剂型：称取适量药物（药物载体中不加药物）于烧杯中，加入质量分数为 6% 的植物油，置于 75℃水浴锅中，不断搅拌使其充分溶化待用，此为油相。另取一只干净烧杯，加入质量分数为 0.5% 的羧甲基纤维素钠，加适量蒸馏水，于 95℃水浴锅中搅拌 20 min，冷却至 70℃待用，此为水相。将油相和水相混合，用乳钵研磨至无大颗粒状态，再加超纯水调至所需体积，超声波粉碎 5 min。置于玻璃瓶中冷藏待用。

（3）动物分组：体重 30 g 左右成年雄性昆明小鼠 60 余只，造模前一天称重，除去体重过轻或过重小鼠，只保留 60 只，随机分成 6 组，即正常对照组，模型组，丙卡特罗组，化合物 T 低、中、高剂量组。

除正常对照组外，各组需臭氧造模，方法为每天下午臭氧攻击 10 min，连续 5 天，第 6 天测定相关数据、采集样本（实验前后称取小鼠体重，计算体重变化）。

（4）给药方法（表 16.1）：正常对照组与模型组给予含羧甲基纤维素钠（0.5%）与植物油（6%）的乳化剂；丙卡特罗组给予含 7.5 μg/mL 丙卡特罗的乳化剂；化合物 T 低、中、高剂量组分别给予含 1.5、3、6 mg/mL 化合物 T 的乳化剂；每天上午、晚上灌胃给药，每只小鼠每次给予 0.2 mL，连续 5 天；第 6 天早上追加灌胃 1 次（图 16.8）。

表 16.1 实验动物分组和给药方法

组别	臭氧造模	给药方法（给药量按小鼠体重换算）
正常对照组	否	药物载体，含羧甲基纤维素钠（33.3 mg/kg）与植物油（400 mg/kg）的乳化剂
模型组	是	药物载体（同上）
丙卡特罗组	是	含丙卡特罗的乳化剂（剂量为 50 μg/kg）
化合物 T 低剂量组	是	含化合物 T 的乳化剂（剂量为 12.5 mg/kg）
化合物 T 中剂量组	是	含化合物 T 的乳化剂（剂量为 25 mg/kg）
化合物 T 高剂量组	是	含化合物 T 的乳化剂（剂量为 50 mg/kg）

8:30—10:30 灌胃

改良　14:00—16:00 臭氧攻击，4.0 ppm, 10 min/天

20:30—22:30 灌胃

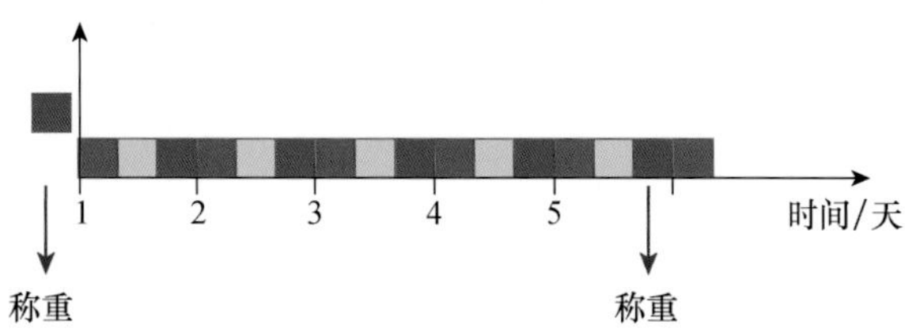

图 16.8　小鼠造模及给药流程

（二）评价方法

1. 测量小鼠体重变化及气道反应性

所有小鼠均在臭氧给药前一天晚上（22:00—22:30）、第五天晚上（22:00—22:30）测量体重。二者差值即为体重变化值。

第六天用 1% 戊巴比妥钠麻醉小鼠（约 40 mg/kg），然后进行气管插管（图 16.9）与左侧颈静脉插管。连接 AniRes2005 动物肺功能分析系统，测量小鼠气道功能(图 16.10)，测量指标为气道阻力(airway resistance，RL)与肺动态顺应性(dynamic pulmonary compliance，Cdyn）。首先测得基础状态下的值，然后大约每隔 5 min 通过颈静脉注射 0.1 mL Mch，浓度梯度为 0.12、0.24、0.48、0.96、1.92 mg/mL；并测量在各浓度 Mch 激发下的 RL 值与 Cdyn 值（Mch 不稳定，需要 4℃保存），用于反映小鼠气道反应性。

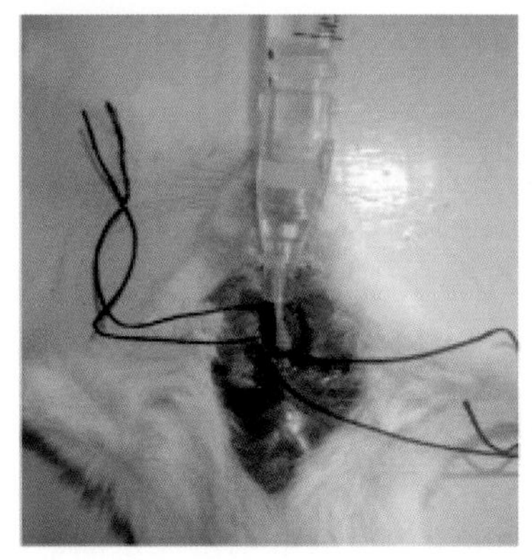

图 16.9　小鼠气管插管、结扎示意

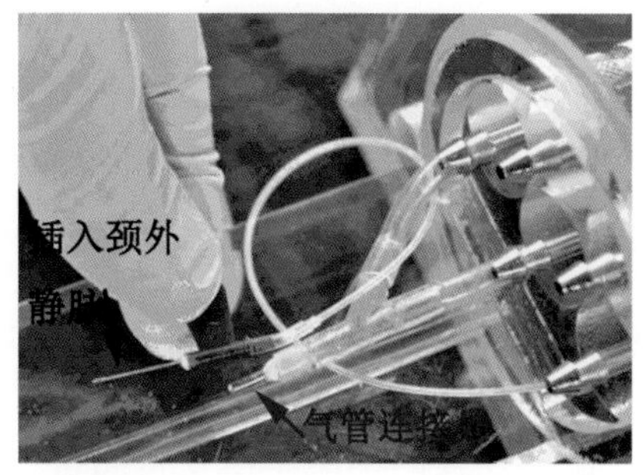

图 16.10　AniRes2005 动物肺功能分析系统连接小鼠气管与颈外静脉处（引自 AniRes2005 动物肺功能分析系统产品说明书）

2. 收集血液、支气管肺泡灌洗液（bronchoalveolar lavage fluid, BALF）及肺组织

测量完毕，于小鼠眼眶取血（视频 16.1），抗凝保存（血液与抗凝缓冲液体积比为 1:9）。将小鼠右侧肺主支气管结扎，左侧肺用 PBS 缓冲液灌洗回收 BALF（0.5 mL/ 次 × 3 次）（视频 16.2）。收集的全部 BALF 1500 r/min 离心 5 min，上清液用于测量丙二醛（MDA）含量与超氧化物歧化酶（SOD）含量；沉淀用 500 μL 白细胞计数液稀释，在显微镜下用计数板计数。然后剪取右侧肺，每组前 5 只用 4% 多聚甲醛保存（用于肺病理切片），后 5 只于 −80℃冷冻保存（用于蛋白印迹实验）。

3. H-E 染色

BALF 做细胞涂片并做 H-E 染色流程：① BALF 离心沉淀（800 *g*，5 min, 4℃）用 PBS 缓冲液 200 μL 重新悬浮，充分混匀后取 50 μL 涂片；② 涂片烘干后置于 4% 多聚甲醛中固定（至少 4 h）；③ 涂片从 4% 多聚甲醛取出后，流水冲洗 5 min；④ 甩干液体后，苏木素染液染色 45 s，流水冲洗 5 min；⑤ 甩干液体后，盐酸乙醇分化 2 ～ 4 s，流水冲洗 5 min，镜下观察细胞核染色情况。⑥ 伊红染液染色 25 s，流水冲洗 3 ～ 5 min，镜下观察胞质染色情况；⑦ 烘干，树脂封片，分类计数。

4. 病理切片分析

将 4% 多聚甲醛固定的右肺下叶剪下，于中间部位切片（厚度约 4 μm），进行 H-E 染色与过碘酸 - 希夫（periodic acid-schiff，PAS）染色。在显微镜下分析图像并拍照。然后根据整体图像中气道内黏液分泌量、肺组织水肿及炎细胞渗出情况三个指标对肺组织病变程度评分：0，无病变；1 分，轻微病变；2 分，温和病变；3 分，中等病变；4 分，严重病变。这三个指标评分之和为总体肺组织病变评分 [15]。

5. 统计学处理

实验数据均表示为 $\bar{x}\pm s$，采用 SPSS16.0 统计软件进行分析，所有定量数据先进行正态性检验和方差齐性检验，凡符合正态分布和方差齐性的数据，采用完全随机设计资料的方差分析方法分析，组内两两比较采用 LSD 检验。若不服从正态分布或方差不齐时，采用近似 *t* 检验。$P<0.05$ 为差异有统计学意义。所有定性资料先采用 Kruskal-Wallis H 检验来判断多个独立样本的总体分布是否有差别，然后再采用 Wilcoxon 秩和检验做两组之间的对照。$P<0.05$ 为差异有统计学意义。

三、结果

（一）小鼠体重变化

如图 16.11 所示，只有正常对照组小鼠在给药或造模 5 天内体重明显增加；丙卡特罗组与 T 低剂量组体重无明显变化；其他 3 组小鼠在这 5 天内体重有不同程度的下降。就给药或造模 5 天内小鼠体重变化而言，与正常对照组相比，模型组小鼠体重明显减轻（$P<0.05$）；其他各组与模型组相比，体重变化没有统计学意义。说明臭氧造模引起小鼠体重降低，而丙卡特罗与 T 化合物治疗未引起明显体重改变。

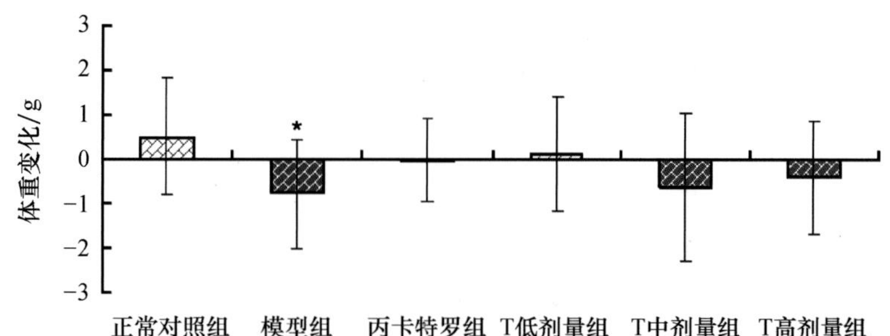

图 16.11　小鼠体重变化。大于 0 表示体重增加，小于 0 表示体重减轻。与正常对照组比较：*，P<0.05

（二）外周血细胞分析

从血液中白细胞与红细胞计数来看，各组之间比较均没有统计学意义。药物治疗没有改变白细胞或红细胞数量（图 16.12）。

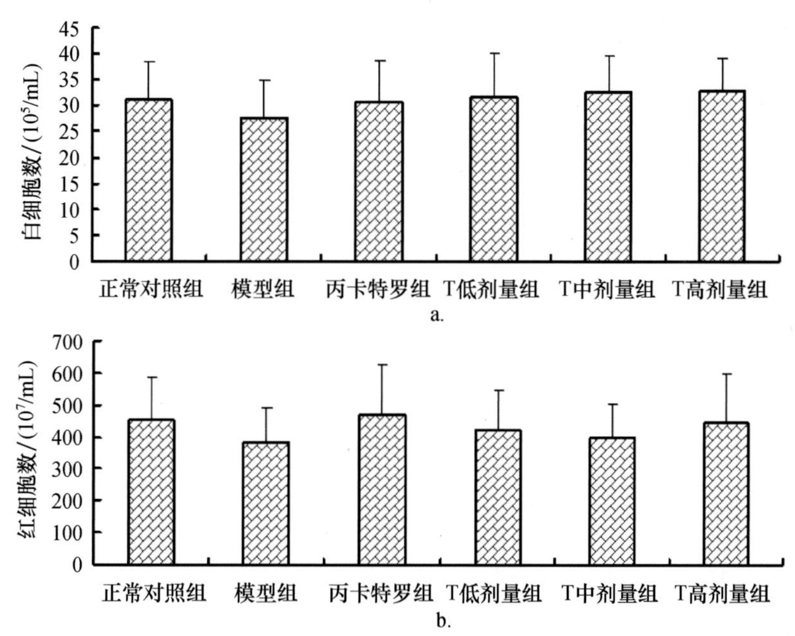

图 16.12　外周血细胞分析。a. 白细胞数（n=10）；b. 红细胞数（n=10）

（三）气道反应性分析

首先由 AniRes2005 动物肺功能分析系统产生 6 种不同状态下（基础状态，0.12、0.24、0.48、0.96、1.92 mg/mL Mch 激发状态）各组小鼠的 RL 曲线与 Cdyn 曲线（图 16.13）。

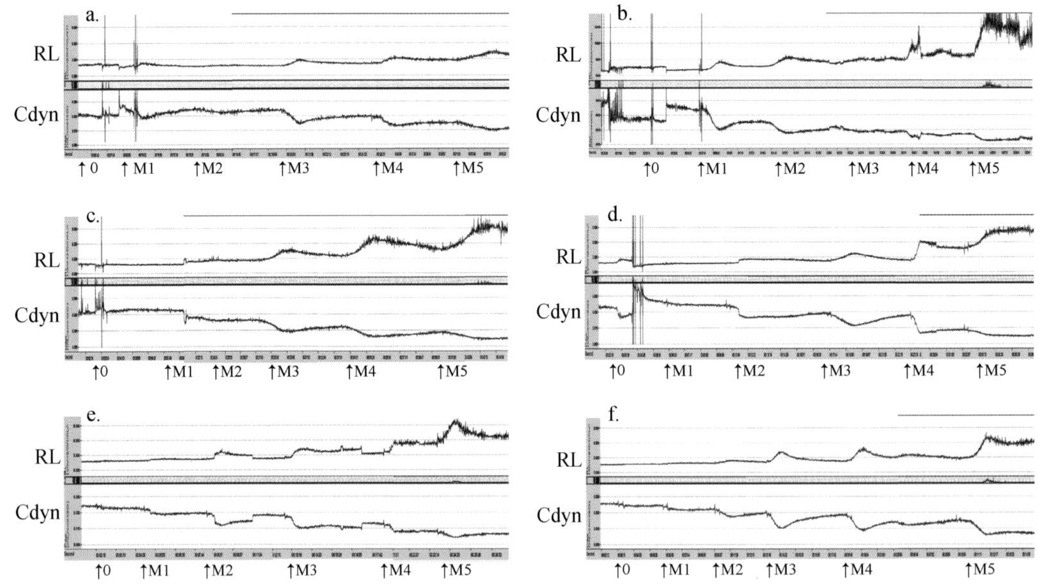

图 16.13 由 AniRes2005 动物肺功能分析系统生成的 RL 曲线与 Cdyn 曲线。每一幅曲线图代表同组 8 ～ 10 只小鼠。a. 正常对照组；b. 模型组；c. 丙卡特罗组；d. T 低剂量组；e. T 中剂量组；f. T 高剂量组。“0”代表基础状态气道功能值；“M1 ～ M5” 代表以下 5 种不同浓度 Mch 激发状态：0.12、0.24、0.48、0.96、1.92 mg/mL

1. 气道阻力

测得每只小鼠在 6 种不同状态下（基础状态，0.12、0.24、0.48、0.96、1.92 mg/mL Mch 激发状态）的 RL 值（分别设为 X_0、X_1、X_2、X_3、X_4 与 X_5），然后将 5 种 Mch 激发状态与基础状态的 RL 值比较，得到 RL 相对值，即 RL 比值；计算各组小鼠的 RL 比值的平均值与标准差，并进行比较。RL 比值越大，表示小鼠对 Mch 的反应越明显，气道反应性越高。结果如表 16.2 所示，与正常对照组相比，模型组呈现明显的气道高反应性；其他各组与模型组比较，丙卡特罗组与各 T 治疗组均能降低气道阻力，且与化合物 T 治疗有一定的量效关系。

表 16.2 各组小鼠在不同浓度 Mch 激发状态下的 RL 比值 （$\bar{x}\pm s$）

组别	*n*	Mch 浓度 /（mg/mL）				
		0.12	0.24	0.48	0.96	1.92
正常对照组	10	1.14±0.11	1.31±0.23	1.81±0.35	2.09±0.30	2.79±0.67
模型组	9	1.25±0.20	1.91±0.68*	2.95±1.16*	4.47±1.57*	7.43±3.14*
丙卡特罗组	9	1.25±0.19	1.42±0.22#	2.28±0.73	2.72±0.86#	3.89±1.13#
T 低剂量组	10	1.18±0.16	1.61±0.56	2.54±0.86	3.44±0.63#	5.16±1.77#
T 中剂量组	10	1.13±0.11	1.57±0.55	1.93±0.92#	2.88±1.21#	4.87±2.27#
T 高剂量组	8	1.16±0.20	1.41±0.32#	2.31±0.95	2.87±1.08#	4.46±1.65#

注：与正常对照组比较：*，$P<0.05$；与模型组比较：#，$P<0.05$。

2. 动态肺顺应性

同样测得每只小鼠在 6 种不同状态下的 Cdyn 值，然后将 5 种 Mch 激发状态与基础状态的 Cdyn 值比较，得到 Cdyn 相对值，即 Cdyn 比值；计算各组小鼠的 Cdyn 比值的平均值与标准差，并进行比较。Cdyn 比值越小，表示小鼠对 Mch 的反应越明显，气道反应性越高。结果如表 16.3 所示，与正常对照组相比，模型组小鼠的 Cdyn 比值明显降低；其他各组与模型组比较，丙卡特罗组与各 T 治疗组均能增加动态肺顺应性，且与化合物 T 治疗有一定的量效关系。

表 16.3 各组小鼠在不同浓度 Mch 激发状态下的 Cdyn 比值（$\bar{x}\pm s$）

组别	*n*	Mch 浓度 /（mg/mL）				
		0.12	0.24	0.48	0.96	1.92
正常对照组	10	0.88±0.087	0.76±0.12	0.57±0.10	0.49±0.078	0.42±0.094
模型组	9	0.82±0.12	0.57±0.16*	0.38±0.13*	0.25±0.08*	0.14±0.042*
丙卡特罗组	9	0.81±0.11	0.72±0.11#	0.48±0.15	0.40±0.12#	0.28±0.090#
T 低剂量组	10	0.87±0.10	0.66±0.16	0.42±0.12	0.31±0.054	0.24±0.049#
T 中剂量组	10	0.89±0.079	0.68±0.15	0.58±0.17#	0.38±0.12#	0.27±0.18#
T 高剂量组	8	0.88±0.12	0.74±0.14#	0.49±0.20	0.40±0.18#	0.25±0.085#

注：与正常对照组比较：*，$P<0.05$。与模型组比较：#，$P<0.05$。

（四）BALF 分析

1. 白细胞计数

分析 BALF 的白细胞数发现（图 16.14），臭氧造模能明显增加 BALF 中白细胞数，说明臭氧造模引起了小鼠气管与肺部局部炎症反应；其他各组与模型组相比，T 高剂量组 BALF 中白细胞数明显降低，丙卡特罗组与 T 低、中剂量组的白细胞数也有降低的趋势。

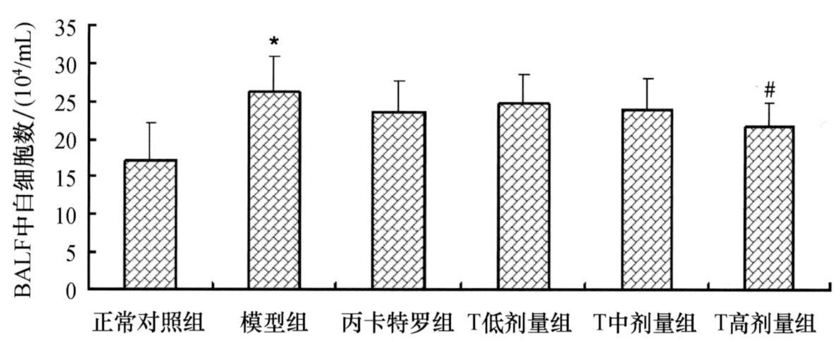

图 16.14 BALF 中白细胞数。$n=9\sim10$。与正常对照组比较：*，$P<0.05$。与模型组比较：#，$P<0.05$

2. MDA 与 SOD 含量

分析 BALF 上清液中 MDA 与 SOD 的含量，结果如图 16.15、图 16.16 所示。臭氧造模能明显增加 BALF 中的 MDA 含量，明显降低 SOD 含量；与模型组相比，丙卡特罗与 T 高剂量治疗明显降低 BALF 中的 MDA 含量，明显升高 SOD 含量；T 低、中剂量治疗也能在一定程度上降低 MDA 含量，升高 SOD 含量。另外，小鼠肺部微小血管由于炎症扩张可以增加 BALF 的总蛋白含量，因此，测量 BALF 上清液中的总蛋白含量可以间接反映小鼠肺部炎症程度，是一种简便可靠的方法[16]。检测 BALF 上清液中各种炎症因子含量还可以反映炎症类型。

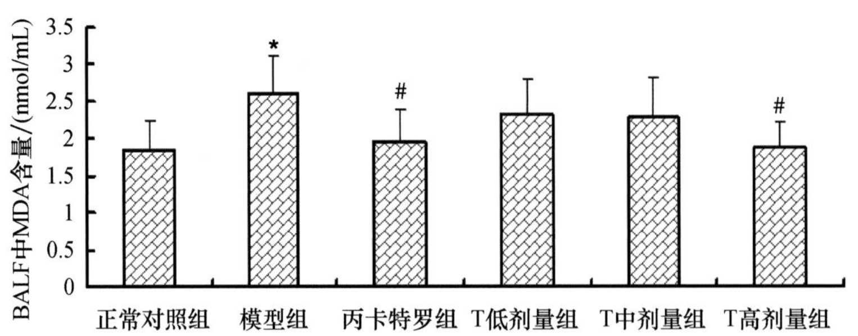

图 16.15 BALF 中 MDA 含量。n= 8 ～ 10。与正常对照组比较：*，P<0.05。与模型组比较：#，P<0.05

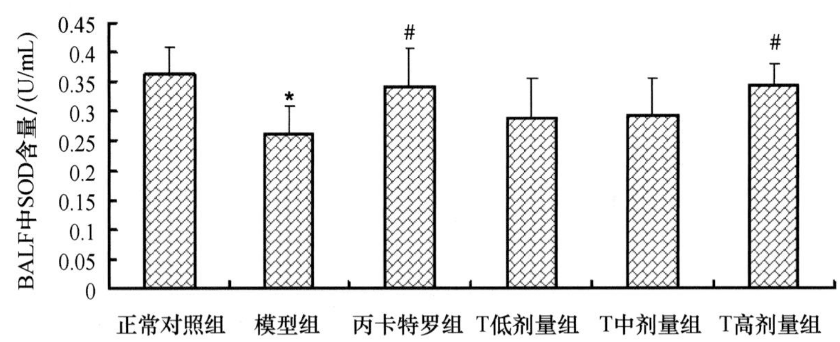

图 16.16 BALF 中 SOD 含量。n= 8 ～ 10。与正常对照组比较：*，P<0.05。与模型组比较：#，P<0.05

3. H-E 染色

小鼠 BALF 中主要含有巨噬细胞、中性粒细胞、淋巴细胞与嗜酸性粒细胞四种细胞类型，通过 H-E 染色可以清晰鉴别。关于小鼠 BALF 的 H-E 染色图参见文献[17,18]。

（五）肺组织病理变化分析

观察 H-E 染色与 PAS 染色的各组小鼠肺组织病理切片，结果显示（图 16.17、图 16.18），臭氧造模导致肺组织出现典型的气道炎症的病理改变：气道内黏液过分泌、肺水肿、大量炎症细胞渗透聚集于终末细支气管及其周围肺组织病灶处。模型组的肺组织病变程度比正常对照组大；与模型组比较，丙卡特罗组与 T 中、高剂量组的肺病变程度明显小于模型组，T 低剂量组的肺病变程度虽有一定程度减轻，但不明显。表明臭氧攻击能够造成小鼠气道上皮和肺泡结构改变，周围血管及支气管炎症细胞渗出；丙卡特罗与化合物 T 治疗能够减轻臭氧攻击所造成的气道与肺泡病理改变，且化合物 T 治疗有一定的量效关系（图 16.19）。

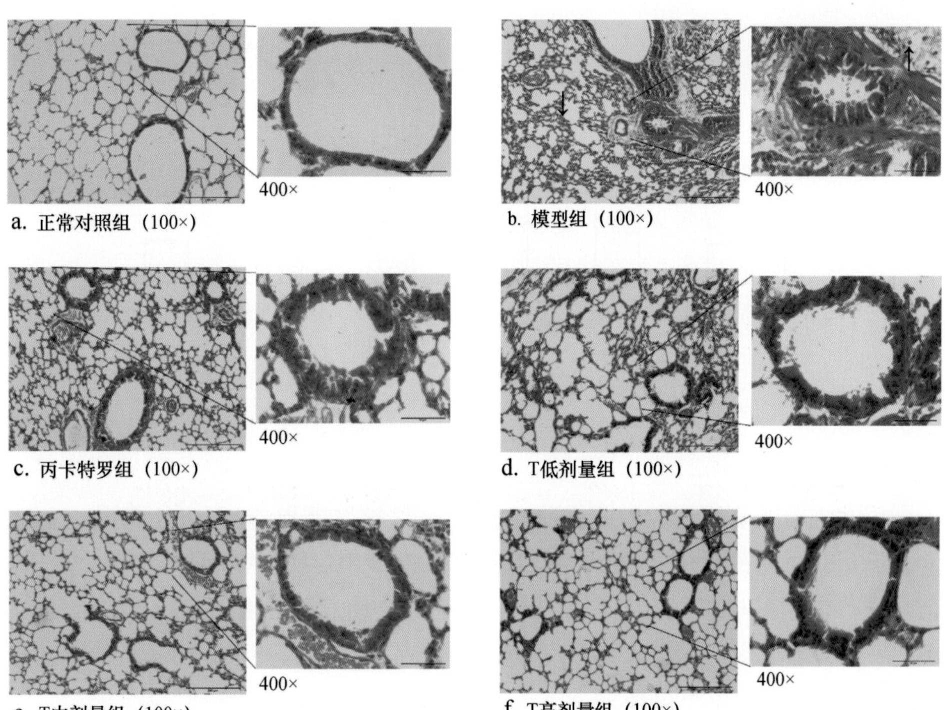

图 16.17　各组小鼠肺病理切片 H-E 染色图像。模型组的终末细支气管及周围肺组织可见明显气道炎症特征。↓示水肿，↑示炎细胞渗出

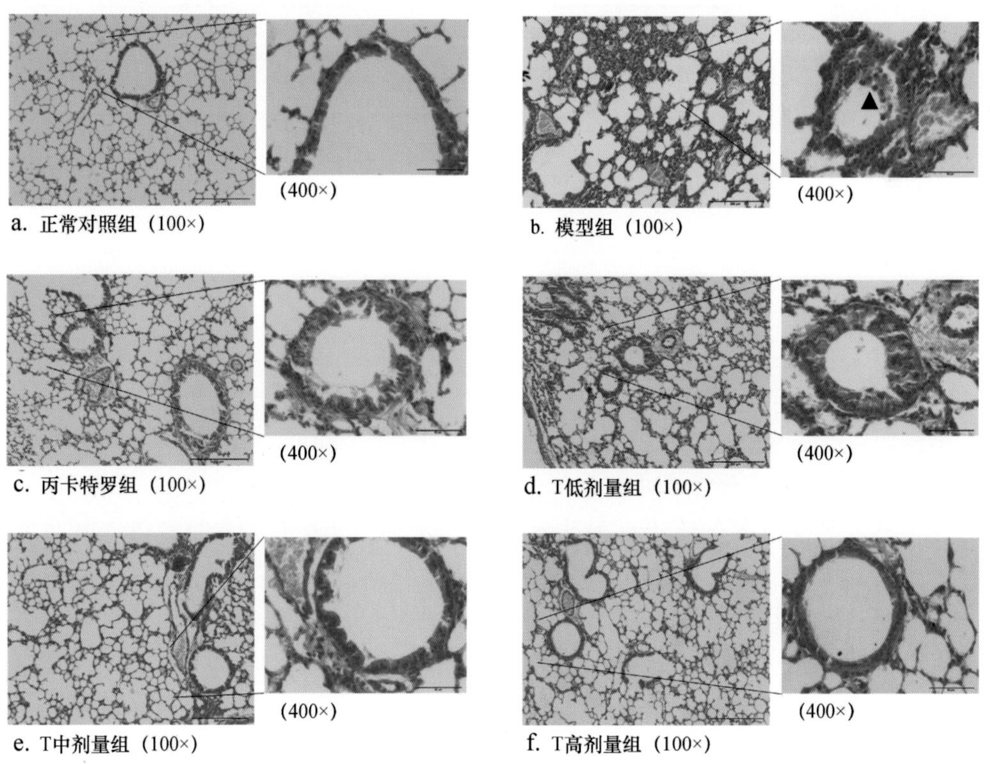

图 16.18　各组小鼠肺病理切片 PAS 染色图像。模型组的终末细支气管及周围肺组织可见明显气道炎症特征。▲示黏液渗出

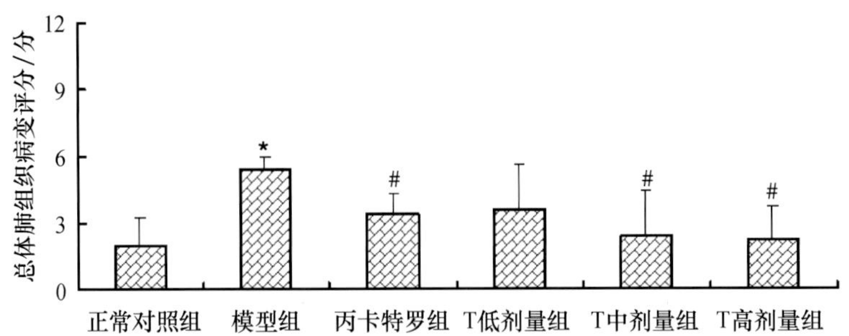

图 16.19 肺组织病变评分。3 分，轻微；6 分，温和；9 分，中等；12 分，严重。n=5。与正常对照组比较：*，P<0.05。与模型组比较：#，P<0.05

四、结论

以上实验结果提示改良的臭氧造模方法能够诱导气道炎症与 AHR 症状。如表 16.4 所示，本研究建立的改良的臭氧诱导 AHR 小鼠模型中，阳性药丙卡特罗（50 μg/kg）对治疗有效；该小鼠模型可用于新药研究。本研究使用的一种 CD38 酶抑制剂（化合物 T）的浓度对小鼠没有明显毒性。化合物 T（12.5、25、50 mg/kg）能够剂量依赖性治疗臭氧诱导的 AHR 小鼠模型。

表 16.4　化合物 T 及丙卡特罗的治疗效果汇总

	BALF 分析	AHR 症状	肺组织病变程度
丙卡特罗	+	++	+
T 低剂量	–	+	–
T 中剂量	–	++	+
T 高剂量	++	++	+

注：–，治疗无效；+，治疗有效；++，治疗效果明显。

小知识

（1）氧化应激导致哮喘的可能机制：

氧化应激可能引起气道上皮细胞损伤，一方面，释放 IL-25、IL-33 与胸腺基质淋巴生成素（TSLP）等细胞因子，刺激 2 型内在淋巴细胞（ILC2）与 Th2 细胞分泌 IL-4、IL-5 与 IL-13 等细胞因子，募集嗜酸性粒细胞与肥大细胞，导致肺部炎症反应与气道高反应，从而导致哮喘；另一方面，胞内抗原提呈给 Th1 与 Th17 细胞（通过树突状细胞），同时释放 CXCL8 等细胞因子募集中性粒细胞，协同引起肺部炎症反应与气道高反应，从而导致哮喘。总的来说，氧化应激可能通过气道上皮损伤导致哮喘，可以表现为嗜酸性粒细胞型哮喘、中性粒细胞型哮喘或少粒细胞型哮喘。

（2）检测小鼠 BALF 上清液中总蛋白含量的意义：

小鼠肺部微小血管由于炎症扩张增加了血管通透性，可以导致血液内蛋白渗出至气管内，从而增加 BALF 的总蛋白含量，因此，测量 BALF 上清液的总蛋白含量可以间接反映小鼠肺部炎症程度，是一种简便可靠的方法。

（3）描述小鼠 BALF 中各种炎症细胞的形态学特征：

小鼠 BALF 内常见的炎症细胞包括巨噬细胞、淋巴细胞、中性粒细胞与嗜酸性粒细胞。巨噬细胞形态多样，因其功能状态不同而变化，一般为圆形或椭圆形，并有短小突起，功能活跃者常伸出较长伪足而呈不规则形，胞核较小，呈圆形或椭圆形，着色较深。淋巴细胞胞体为圆形、类圆形，胞核类圆形或圆形，核染色质聚集，呈大块状，副染色质不明显，无核仁，胞浆极少（类似裸核），常呈淡蓝色（有时呈深蓝色），常无颗粒。中性粒细胞具有分叶形或杆状的核，胞浆内含有大量既不嗜碱也不嗜酸的中性细颗粒。嗜酸性粒细胞呈圆形，核分叶，或呈 S 形、不规则形，着色较浅，胞质内含有嗜酸性颗粒，大小胞不等，分布不均，染成橘红色，不可将核掩盖。

参考文献

[1] HUANG K, YANG T, XU J, et al. Prevalence, risk factors, and management of asthma in China: a national cross-sectional study [J]. Lancet, 2019, 394(10196): 407-418.

[2] GUO X, LI Z, LING W, et al. Epidemiology of childhood asthma in mainland China (1988-2014): a meta-analysis [J]. Allergy asthma proc, 2018, 39(3): 15-29.

[3] MATTIUZZI C, LIPPI G. Worldwide asthma epidemiology: insights from the Global Health Data Exchange database [J]. Int forum allergy rhinol, 2020, 10(1): 75-80.

[4] RUSSELL R J, BRIGHTLING C. Pathogenesis of asthma: implications for precision medicine [J]. Clin sci (Lond), 2017, 131(14): 1723-1735.

[5] SCHELEGLE E S, WALBY W F. Vagal afferents contribute to exacerbated airway responses following ozone and allergen challenge [J]. Respir physiol neurobiol, 2012, 181(3): 277-285.

[6] GLAD J A, BRINK L L, TALBOTT E O, et al. The relationship of ambient ozone and PM(2.5) levels and asthma emergency department visits: possible influence of gender and ethnicity [J]. Arch environ occup health, 2012, 67(2): 103-108.

[7] SHEFFIELD P E, KNOWLTON K, CARR J L, et al. Modeling of regional climate change effects on ground-level ozone and childhood asthma[J]. American journal of preventive medicine, 2011, 41(3): 251-257.

[8] KESIC M J, MEYER M, BAUER R, et al. Exposure to ozone modulates human airway protease/antiprotease balance contributing to increased influenza A infection [J]. Plos one, 2012,

7(4): e35108.

[9] LIN S, LIU X, LE L H, et al. Chronic exposure to ambient ozone and asthma hospital admissions among children [J]. Environ health perspect, 2008, 116(12): 1725-1730.

[10] KIERSTEIN S, KRYTSKA K, SHARMA S, et al. Ozone inhalation induces exacerbation of eosinophilic airway inflammation and hyperresponsiveness in allergen-sensitized mice [J]. Allergy, 2008, 63(4): 438-446.

[11] GARANTZIOTIS S, LI Z, POTTS E N, et al. Hyaluronan mediates ozone-induced airway hyperresponsiveness in mice [J]. J biol chem, 2009, 284(17):11309-11317.

[12] LI Z, POTTS-KANT EN, GARANTZIOTIS S, et al. Hyaluronan signaling during ozone-induced lung injury requires TLR4, MyD88, and TIRAP [J]. Plos one, 2011, 6(11): e27137.

[13] 秦晓群，向阳，管茶香，等．整合素配体结合反应上调兔支气管上皮细胞抗氧化能力 [J]. 生理学报，2001, 53(1): 41-44.

[14] 李翔，王笑梅，张坚松．两种气道高反应大鼠模型的建立与比较 [J]. 湖南师范大学学报（医学版）, 2009, 6(1): 17-22.

[15] 邓政，葛辉起，张亮仁，等．一种新合成化合物对臭氧诱导气道高反应小鼠肺部损伤的保护作用 [J]. 中国新药杂志，2014, 23(9): 1004-1011.

[16] AHMAD T B, RUDD D, BENKENDORFF K, et al. Brominated indoles from a marine mollusc inhibit inflammation in a murine model of acute lung injury [J]. Plos one, 2017, 12(10): e0186904.

[17] SUN F, QU Z, XIAO Y, et al. NF-kappaB1 p105 suppresses lung tumorigenesis through the Tpl2 kinase but independently of its NF-kappaB function [J]. Oncogene, 2016, 35(18): 2299-2310.

[18] WU W, XU Y, HE X, et al. IL-33 promotes mouse keratinocyte-derived chemokine, an IL-8 homologue, expression in airway smooth muscle cells in ovalbumin-sensitized mice [J]. Asian pac j allergy immunol, 2014, 32(4): 337-344.

（广州医科大学附属第一医院　邓　政）

第十七章 弱精症动物模型及弱精症发病机制

第一节 概 述

一、发病率

不育症是指同居的夫妇在不采取避孕措施规律性交的情况下，12 个月以上的时间无法实现妊娠[1]。据统计，全球 8% ～ 12% 的夫妇患有不育症，不育症已经成为一个世界性的健康问题[2]。有研究表明，我国不育症现况和发病率呈现增高趋势，据文献报道，2015 年以后的不育症患病率 / 发病率大多介于 10% ～ 20% 之间[3]。在不育症患者中，大约 50% 的案例是由男性导致的。男性不育的主要表现是精子质量差，包括低精子活力（弱精症）、异常精子形态（畸形精子症）和精子数量减少（少精症）[4]。弱精症是男性不育的一种常见原因，约 19% 的男性不育是单纯由弱精症造成的，63% 的男性不育患者合并有精子活力下降的临床表现[5]（图 17.1）。

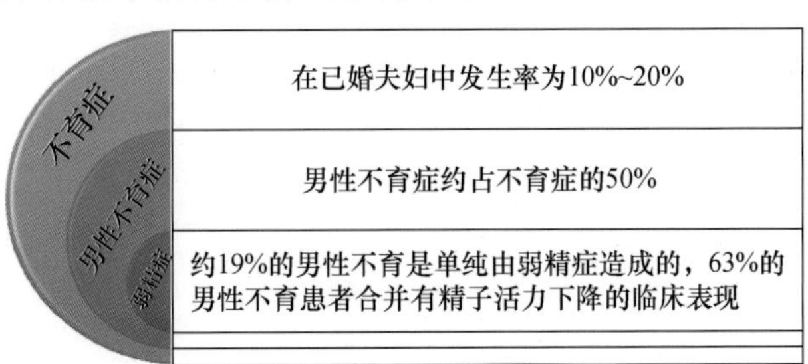

图 17.1 不育症、男性不育症和弱精症发病率[5]

二、临床表现

弱精症是一种以精子前向运动（progressive motility）能力低下为特征的男性不育症，临床表现为前向运动精子的比例小于 32%[6]。精子根据活力分为前向运动、非前向运动和不活动三类。前向运动是指精子主动地呈直线或大圆周运动，不管其速度如何。非前向运动指所有其他非前向运动的形式，如以小圆周泳动，尾部动力几乎不能驱使头部移动，或者只能观察到尾部摆动。不活动是指完全没有运动[7]。

三、诊断

弱精症的诊断主要包括病史采集、体格检查、实验室检查和特殊检查等。男性不育症病史要全面了解患者家族史、婚育史、性生活史和其他可能对生育造成影响的因素（腮腺炎、泌尿生殖器官感染、药物应用、环境与职业因素、生活习性、手术外伤以及内分泌疾病），还要简要了解女方的病史（年龄、月经史、生育史、避孕史、妇科病史等）和可能影响生育的生活工作因素。体格检查包括一般检查和专科检查，应重点检查患者泌尿生殖器官的发育情况，如阴毛的发育和分布情况，阴茎有无异常，睾丸和附睾的大小、质地、位置等有无异常，阴囊是否空虚，精索静脉有无曲张，输精管有无缺如或形态改变等。实验室检查包括精液分析、前列腺液检查、内分泌检查等。特殊检查有遗传学检查、有创诊断检查和影像学检查等[8]。

四、发病机制

精子是雄性生殖细胞成熟的形态。人类精子全长约 60 μm，呈蝌蚪状，由头、尾两部分组成。精子头部由细胞核和顶体组成，核内含有遗传物质，帽状顶体位于核前方。顶体内含黏多糖，与精子顶体反应有关。精子尾部呈鞭毛状形态，分为颈段、中段、主段和末段，精子运动能力与鞭毛结构密切相关。正常人类精子在透射电子显微镜下的结构如图 17.2 所示。精子射出后需要经长距离游动才能遇到卵子并完成受精。因此，精子质量，尤其是精子的活力对于正常的受精活动是非常必要的，与自然怀孕率呈正相关。

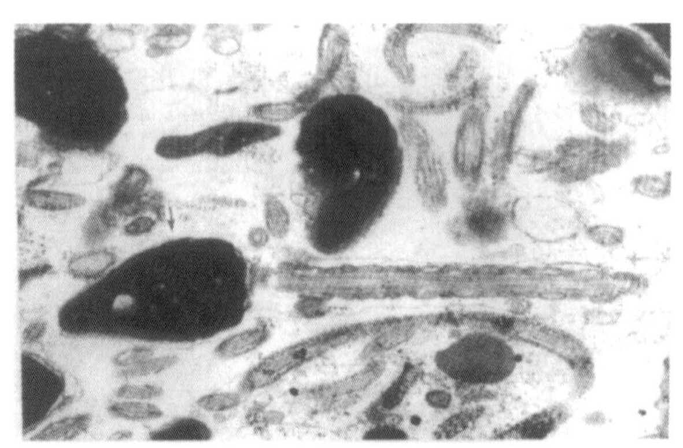

图 17.2 人类精子透射电子显微镜图像（EM×12 000）[9]

体内有一类氧的单电子还原产物被称为活性氧，细胞在代谢过程中产生一系列活性氧簇。活性氧在组织细胞内发生电子反应，进而诱使细胞内的其他分子产生自由基，破坏细胞正常结构[10]。氧化应激是指活性氧的产生和被抗氧化剂清除之间的不平衡[11]。氧化应激反应可由多种因素引发，比如氧化剂（例如，活性氧、活性氮）的增加或者抗氧化剂的不足。虽然维持正常细胞功能需要一定量的活性氧，但过量产生活性氧则会导致机体受损并引发多种疾病，其中包括男性不育[12]。氧化应激已被确定为精子功能受损的主要原因之一。有研究显示，和精子在体外与活性氧孵育 15 min 相比（图 17.3a），孵育 60 min 后表现为不同程度的膜损伤，主要表现为精子尾部质膜连续性中断，膜断裂、脱落及鞭毛暴露（图 17.3b）[13]。精子中高浓度的活性氧和抗氧化酶活性的抑制会导致精浆和精子中蛋白质和脂质的损伤[14]。线粒体内氧化磷酸化反应会产生精子射出后快速运动所需的能量，在这一过程中，形成活性氧和自由基等副产物。而精子细胞中内源性抗氧化物质的活性与其他组织细胞相比表现出一定的劣势，这导致精子细胞更容易受到氧化应激的损伤[15]。许多男性生育并发症的出现均与活性氧的过量产生相关，比如精索静脉曲张、白细胞精液症、特发性不孕症和弱精症等。精子的氧化损伤表现为能量代谢不足、脂质过氧化和 DNA 损伤，可导致精子活力下降甚至死亡[16]。目前的研究对于氧化应激导致精子运动能力丧失的具体机制尚未有定论，但已有研究证明精子鞭毛中轴突的氧化损伤和精子细胞内 ATP 的不足与之相关[17]。

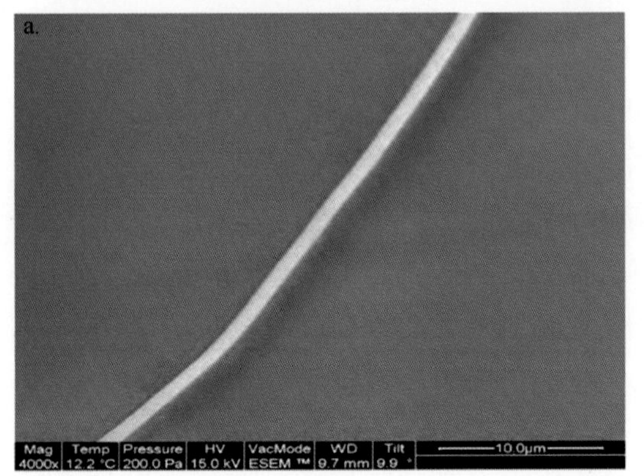

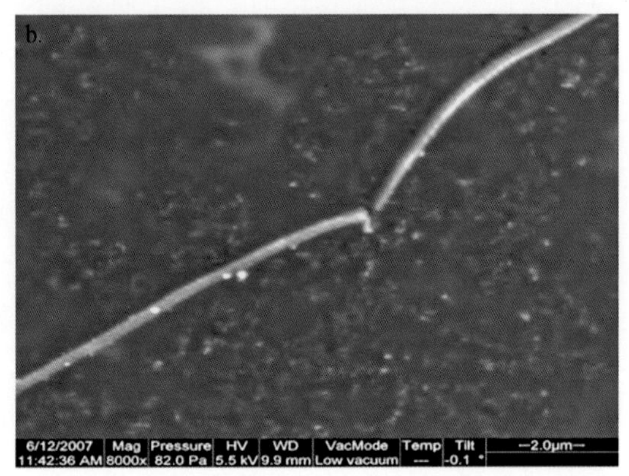

图 17.3　活性氧对精子的影响[13]。a. 活性氧与精子孵育 15 min（4000×）；b. 活性氧与精子孵育 60 min （8000×）

精液是从前列腺、精囊、考珀氏腺和睾丸分泌出的一种输送精子的介质，精子在从附睾迁移到女性生殖道期间都是在精液中被滋养的。健康的精液中不仅包含必要的营养素，还包含许多细胞，包括白细胞、未成熟的生殖细胞和支持细胞[18]。

白细胞能够被多种因素激活，比如炎症和感染，而白细胞活化后能产生大量的活性氧，其中嗜中性粒细胞和巨噬细胞是活性氧中间体（氧和过氧化氢）的主要贡献者。精液中活性氧的一个重要来源途径是精浆中白细胞产生的大部分内源性活性氧。已有许多研究证实男性不育与精液白细胞之间存在一定的相关性，并且有研究表明高水平的白细胞与精子参数和功能异常存在一定联系。研究证明，精液质量低下的男性不育患者，其精液的白细胞水平明显升高[19]。另有研究发现，活性氧的过量产生和精子细胞内 DNA 碎片的增加引发白细胞数目的异常升高[20]。白细胞介导的精子细胞氧化应激可能由两方面因素导致：一是通过精子与白细胞之间直接的细胞接触；二是通过白细胞分泌的生物因子作用于精子细胞，最终导致精子质量不佳[21]。未成熟精子的分泌是精液中活性氧的另一种重要来源途径，这些未成熟精子的显著特点主要表现为细胞质滞留和头部形态异常。在对射出精子进行密度梯度分离的相关研究中发现，未成熟精子层中活性氧的水平最高 [22]。这是由于未成熟精子未能在精子分化和成熟期间挤出过量的细胞质，致使这些精子中的酶含量过剩，残留的酶通过形成 NADPH 产生自由基 [23]。除此之外，正常精子也可以从线粒体中的 NADH 氧化还原酶与质膜中的 NADPH 氧化酶这两种途径产生活性氧，但是正常精子对活性氧的贡献比例是非常低的 [24]。

现有研究发现，弱精症患者具有高水平的活性氧，这会导致线粒体和精浆中的精子 DNA、蛋白质和脂质的化学结构、生理功能异常。精子细胞内含有多种抗氧化酶及相关调控基因，用于调节精子内的活性氧水平，使之维持在正常生理水平，从而保证精子的正常功能和维持快速运动活力。已有研究显示，抗氧化酶可清除精子和精液中的活性氧，而当抗氧化酶如超氧化物歧化酶（SOD）、过氧化氢酶和谷胱甘肽 -*S*-转移酶低水平异常表达时，精子质量会明显下降 [25]。核因子 E2 相关因子 2（Nrf2）是一种转录调节因子，通过直接与这些抗氧化酶相关基因的启动子结合，调节这些基因的表达来促进抗氧化酶的表达。因此，Nrf2 的表达水平和生理活性对防止细胞氧化损伤起到至关重要的作用。临床研究显示，在少精症、弱精症患者的精子中，Nrf2 表达水平明显低于正常精子 [26]。同源异形盒基因转录的反义 RNA（HOTAIR）是一种长链非编码 RNA，最早是在人成纤维细胞中被发现并命名的，它具有调节肿瘤细胞和正常干细胞分化和发育的作用 [27]。最近，研究者在弱精症患者的精子中发现 HOTAIR 的表达降低，由于 HOTAIR 的下调具有增强氧化应激的作用，因此，有研究人员认为异常的 HOTAIR 表达下降导致产生过量活性氧，最终致使精子功能出现缺陷 [28]。另外，曾有一项研究评估了 50 名正常男性与 50 名弱精症患者的精液样本，评估结果显示：与对照组男性相比，过氧化还原酶 2（PRDX2）基因编码的泛素化 PRDX2 的表达在弱精症患者的精子和精浆中显著降低，弱精症患者精液样品中丙二醛和 DNA 损伤的水平显著升高；在体外通过给无精症患者的精子悬浮液补充 PRDX2 类似物，能够实现精子中活性氧水平的降低，并有效改善精子活力和精子 DNA 的完整性 [29]。在一项研究精子质量与吸烟相关性的实验中，发现活性氧与核因子 κB（NF-κB）通路在调控精子发生过程中存在相互作用，与精子质量之间存在关联。因此，NF-κB 通路被认为与吸烟相关的男性不育症的机制有关 [30]。

精子细胞在受精过程中为实现鞭毛运动、进行受精活动需要大量的能量。在精子鞭毛内各区域的氧化磷酸化和糖酵解产生精子运动所需的能量。这些反应均与线粒体有着紧密联系，因此精子活力需要正常的线粒体功能，线粒体损伤有可能导致弱精症的发生。精子中的线粒体在生物化学与形态学方面与体细胞中的线粒体都表现出较大的差异。在精子发生过程中，精子细胞不断成熟，细胞质被压缩，一些不必要的细胞成分被完全去除，形成鞭毛。这一过程中，线粒体被不断修饰，它的定位、结构和功能都发生了重大变化，线粒体嵴的数量、大小以及线粒体呼吸活性都有了明显增加。成年男性精子中段约有 100 个线粒体，这些线粒体通过快速、有效地提供能量，促进精子鞭毛活力[31,32]。精子中线粒体的主要功能就是产生 ATP 形式的化学能来维持精子活力，这一功能是决定男性生育力的重要因素之一。另外，精子能够使用不同的底物来激活不同的代谢途径，这种多底物性的存在也对于受精能否成功有着至关重要的作用[33]。总而言之，线粒体提供充足的 ATP，通过鞭毛实现正常的精子运动。而在弱精症患者精子内发现的线粒体结构和功能的改变，证实了线粒体在维持精子活力中发挥着重要的作用。

弱精症患者精子运动活力降低的原因有精子鞭毛结构的改变，通过对精液样品的电镜分析检测到这种超微结构的复杂变化，例如，可以检测到异常精子中轴突微管的结构和数量变化，也可以检测到线粒体螺旋和纤维鞘成分中的缺陷。在弱精症患者精子中，可以发现两种类型的线粒体异常：表型异常和基因型改变[34]。表型异常的线粒体出现在低精子活力样品中的异常鞭毛内。在人类精子中，线粒体包被于线粒体鞘中。线粒体鞘围绕精子中段的轴丝组装，由 13 个螺旋组成，每个螺旋内有两个线粒体。已在精子中发现的严重线粒体异常改变包括：线粒体完全缺失、缺少中间片段；线粒体在线粒体鞘内组装、聚集异常；线粒体鞘中段缩短、螺旋减少等。线粒体超微结构的改变包括线粒体膜增厚、基质增加等。这些异常改变是由于精子退化而引发的缺陷，其原因有精索静脉曲张、微生物感染和激素失衡等病理变化。这些病症可以使用手术治疗和药物治疗来逆转，从而实现生育力的恢复[35,36]。线粒体基因型的改变会影响所有精子的质量，这一改变是单型和原发性的。纤维鞘的发育不良甚至缺失是遗传相关性弱精症患者精子线粒体内超微结构改变的主要表现。线粒体和纤维鞘的明显肥大和增生是基因型改变所导致的精子缺陷的显著特征，这些异常纤维鞘排列在短而厚的精子尾部。由于纤维鞘发育异常，线粒体在线粒体鞘正常组装受阻。这些结构异常会导致精子完全缺乏运动性或精子鞭毛只能形成微小运动[37,38]。一项研究的电子显微镜检测结果显示（图 17.4），在不同程度的弱精症患者的精子中，线粒体的形态、数量及分布存在明显变化。具体表现为：正常对照组中可见线粒体位于精子尾部中段，线粒体与精子尾轴呈平行规则排列，相邻的线粒体分界清晰。线粒体双层膜结构清晰，嵴膜和嵴间隙结构较完整，内有或无颗粒（图 17.4a 箭头所示）。轻度弱精症患者精子线粒体数量较正常对照组减少，形态不规则，趋于圆形，双侧膜结构尚存在，内部可出现空泡化，线粒体旁可见自噬小泡形成（图 17.4b 箭头所示）。中度弱精症患者精子线粒体数量进一步减少，分布不均匀，主要集中在头颈部，可出现双重或三层重叠线粒体围绕于轴丝，部分脱鞘，形态明显不规则，线粒体嵴消失，肿胀明显，伴有内部明显空泡化，可形成微囊状结构。肿胀的线粒体周围可见大量自噬小泡形成（图 17.4c 箭头所示）。重度弱精症患者精子线粒体排列紊乱，分布极不均匀，可沿尾部分散排列，伴有数量明显减少，体积减小，膜间隙消失，局部可见形似凋亡小体的不规则高密度结晶状物聚集（图 17.4d 箭头所示）。

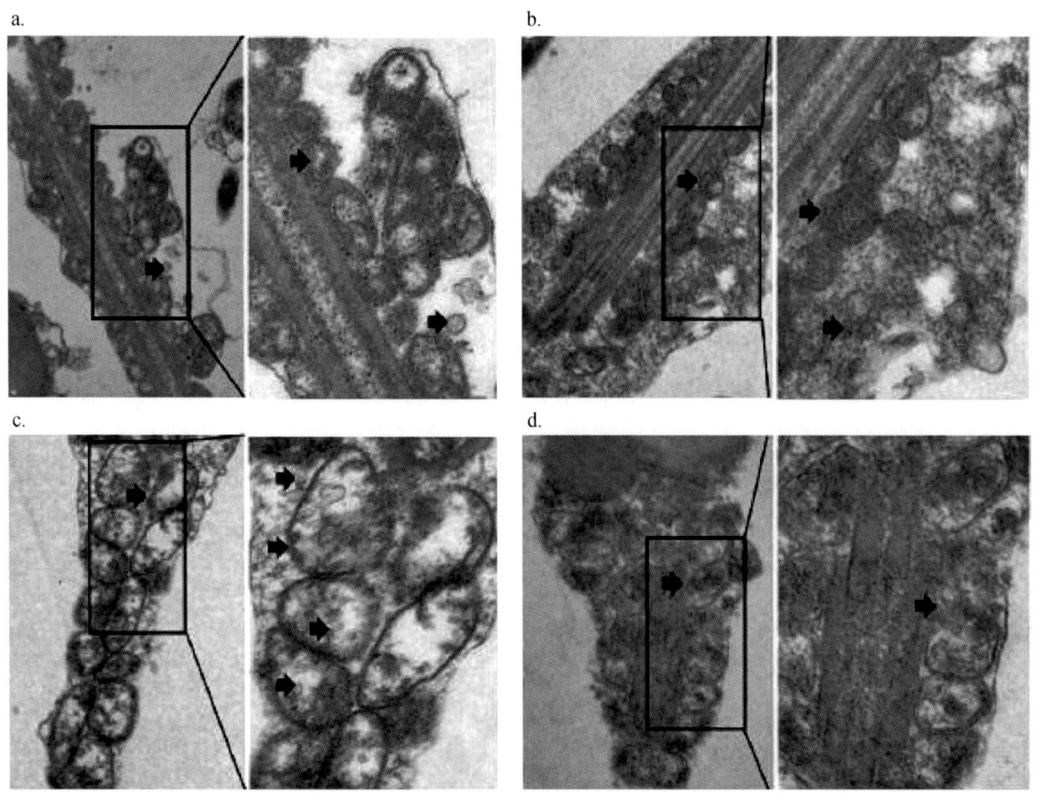

图 17.4 电子显微镜检测不同弱精症患者精子中线粒体结构（10 000×）。a. 正常活力精子；b. 轻度弱精症精子；c. 中度弱精症精子；d. 重度弱精症精子[39]

目前，线粒体功能缺陷在弱精症病因学中的作用尚不十分明朗。但已有研究发现，在特发性以及精索静脉曲张性弱精症病例中检测到线粒体呼吸链活性缺陷。线粒体膜电位（MMP）是代表线粒体功能的关键参数，其数值降低表明线粒体电子传递链的破坏，严重的将导致细胞功能障碍甚至细胞死亡[40]。最早将 MMP 与精子活力相关联的研究可追溯至近 30 年前[41]，研究者使用罗丹明 123 测量精子活力低下患者与正常男性精子的 MMP，发现精子运动性与 MMP 之间表现出一定的相关性。最近一项研究证实，具有低运动活力的精子表现出更低的 MMP 和更高活性氧，并且随着精子 MMP 增加，精子活力和生育能力也随之增加[42]。已经发现精子活力与一些线粒体酶活性（柠檬酸合酶和呼吸复合物Ⅰ、Ⅱ、Ⅰ+Ⅲ、Ⅱ+Ⅲ和Ⅳ）之间存在高度相关性[43]。此外，有研究表明，特发性弱精症患者精子中线粒体呼吸效率显著下降[44]。这些结果说明，由氧化应激等因素引起的线粒体功能性的改变参与了弱精症的发生。

由于线粒体呼吸复合物的许多亚基，包括复合物Ⅰ、Ⅲ和Ⅳ均由线粒体 DNA（mtDNA）编码，其他亚基成分由核 DNA 编码。线粒体能发挥正常功能的先决条件是 mtDNA 的完整性。曾有报道证实 mtDNA 突变能引起精子活力缺陷。精子与其他细胞相比含有比较少的线粒体，比如与卵母细胞对比，卵母细胞拥有的线粒体数量是精子细胞的 1000 倍。这导致即使精子内有少量的 mtDNA 突变也会对精子整体功能产生不利影响。由于精子中的 mtDNA 突变，ATP 产生减少，最终导致精子活力降低。精子细胞 mtDNA 突变和核苷酸缺失会导致精子的生长、发育和分化的异常改变[45]。mtDNA 的突变，比如单个或多个基因缺失及突变，也许会降低精子活力并导致生育力受损。有研究显示，人类精子内 mtDNA 变异会导致线粒体氧化磷酸化受损，从而导致精子活力下降[46]。相关分子研究表明，精子内 mtDNA 的表达水平显著影响成熟精子的形成和射精后精子的鞭毛快速运动[47]。已经有 100 多个大片段 mtDNA 缺失被证实与人类疾病具有相关性，其中一种常见的缺失为 4977-bp 缺失。 4977-bp 缺失是 mtDNA 损伤中的共同缺失，会由于机体细胞老化和环境因素的影响逐渐累积。4977-bp 缺失在人类中引起各种病理表型，被用作检测 mtDNA 损伤的指标。Kao 等人首先发现了 mtDNA 中的 4977-bp 缺失与人类精子运动能力不足之间的关联[48]。有研究证实，不育男性患者精子 mtDNA 中 4977-bp 的大量缺失会导致弱精症、少精症和畸精症[49,50]。

DJ-1 蛋白广泛存在于肝脏、骨骼肌、肾脏、大脑和睾丸中，于 1997 年被首次鉴定出来。研究者发现 DJ-1 可以通过激活 Ras 促进小鼠 NIH3T3 细胞转化，表明 DJ-1 在 Ras 相关信号转导途径中可能起到调控功能[51]，推定该蛋白为一种癌基因产物。此后的深入研究发现，DJ-1 蛋白具有 189 个高度保守的氨基酸序列，具有充当 Thi / PfpI 蛋白超家族伴侣蛋白、转录调节子、氧化还原传感器和抗氧化剂等功能。DJ-1 突变或缺失与许多疾病有关，包括男性不育症、帕金森病和癌症[52,53]。

五、治疗

针对弱精症的理想疗法尚未确定。目前药物治疗弱精症的主要手段为抗氧化治疗。精子内过量的活性氧产生的过氧化损伤是降低精子活力的原因之一，因此对弱精症患者施以适当的抗氧化治疗，能对改善病情起到一定的作用。目前已经有研究证明能够提升精子活力的药物有辅酶 Q10、左旋肉碱、姜黄素、维生素 C、维生素 E、锌、叶酸、硒和多不饱和脂肪酸等，它们可以降低弱精症发生的风险。另外，对生活方式与作息节奏的改善也被证实可以提高精子活力，比如进行有规律的运动、减肥和减少吸烟、饮酒的频率[54,55]。目前辅助生殖技术——卵胞浆内单精子注射（ICSI）在弱精症患者中也得到了广泛应用，可以解决多数弱精症患者的不育问题[56]。但是目前针对弱精症的治疗缺乏经济有效的药物，大多是价格昂贵且不方便的手术治疗策略。也正是如此，针对弱精症的病理生理机制进行研究，寻找潜在的药物治疗靶点是十分必要且有意义的。

第二节 动物模型及弱精症发病机制

一、奥硝唑致大鼠弱精症模型

（一）模型

对于弱精症的研究来说，建立具有良好稳定性、可靠性和科学性的弱精症动物模型是必不可少的。目前已经建立的弱精症动物模型多采用大鼠，其次为小鼠，亦有选用家兔及食蟹猴的报道[57]。接下来将对奥硝唑致大鼠弱精症模型的制备进行介绍。

1. 动物

SD 大鼠（图 17.5）是重要的实验大鼠品种之一。

主要特性：① 毛色白化。头部狭长，尾长接近身长，产仔多，生长发育较 Wistar 快。10 周龄时雄鼠体重可达 300 ～ 400 g，雌鼠达 180 ～ 270 g。② 性情比 Wistar 大鼠稍凶猛。③ 对疾病的抵抗力较强，尤其对呼吸道疾病的抵抗力很强。④ 自发性肿瘤的发生率较低。⑤ 对性激素敏感性高。

主要用途：该品系对性激素敏感，对呼吸道疾病有较强的抵抗力。常用作营养学及内分泌系统的研究，大多用于安全性试验及营养与生长发育有关的研究，广泛用于药理、毒理、药效及 GLP 实验[58]。

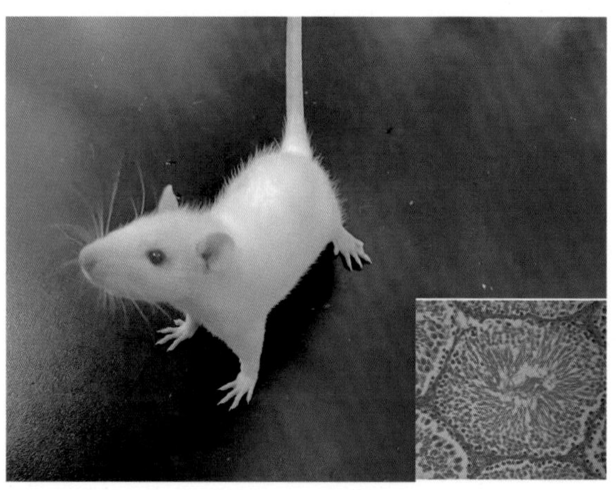

图 17.5 SD 大鼠及其生精小管 H-E 染色图像[59]

2. 模型制备损伤剂

以奥硝唑作为损伤剂。奥硝唑是一类硝基咪唑类衍生物，临床上用于治疗厌氧菌及阿米巴原虫、贾第虫、毛滴虫等感染引起的各种疾病[60]。附睾可能是奥硝唑降低精子活动力的作用部位。奥硝唑可使精子细胞膜受损，精子获取能量过程受阻，进而导致动物生殖功能降低。其作用机制主要分为两方面：一方面，干扰精子成熟过程中的能量转换酶的作用，降低精子活动力；另一方面，通过奥硝唑分子中的硝基在无氧环境中还原成氨基或通过形成的自由基与细胞成分相互作用，使得细胞处于氧化应激状态，从而导致精子细胞受损[60,61]。

3. 动物分组

选取雄性 SD 大鼠分为正常对照组、模型组。每组 6 只。

（二）模型制备

采用剂量为 400 mg/（kg · d）的奥硝唑对 SD 大鼠连续灌胃 14 天，即可建立弱精症大鼠模型[62,63]。由于奥硝唑水溶性较差，使用前需要用 1.0% 羧甲基纤维素钠（CMC-Na）通过分散法制成奥硝唑混悬剂。模型组给予奥硝唑混悬剂，正常对照组给予 1.0% CMC-Na 混悬剂，同样条件连续灌胃 14 天。实验动物饲养于 SPF 级环境中，每笼 3 只，使其处于 12 h 自动照明中，环境温度 24±2℃。在非手术期间给予动物自由饮水进食。模型制备流程如图 17.6 所示。

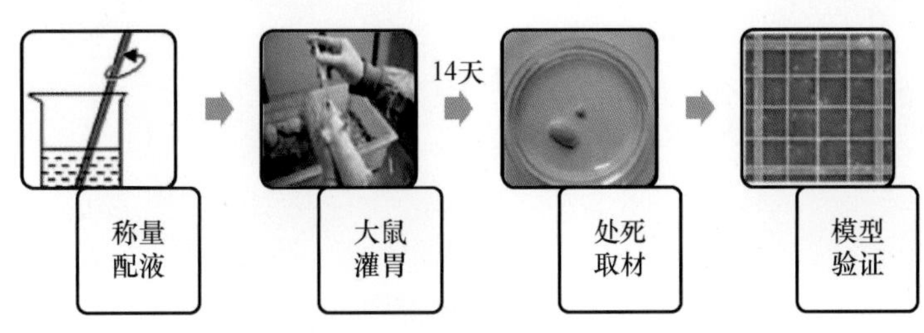

图 17.6　弱精症大鼠模型制备流程

（三）模型检验

造模第 14 天，将大鼠麻醉后手术取材，睾丸和附睾采集过程如图 17.7 所示。解剖要点：沿图 17.7b 所示解剖切口剪开大鼠阴囊皮肤，之后将图 17.7c 中肉膜剪开并掀起，暴露其下的睾丸及附睾，用手术镊如图 17.7d 所示钝性分离出附睾。

采集附睾尾部组织，将其置于 4 mL 37℃预热后的生理盐水中，用手术剪沿附睾尾纵切 4 ～ 5 刀，使精子扩散游出，制成精子混悬液。可采取计算机辅助精子分析系统（computer-aided sperm analysis，CASA）或血球计数板法两种方式验证模型是否成功。

（1）CASA 法：吸取上层精子混悬液 1∶20 稀释后，通过 CASA 对精子的前向运动、非前向运动和不活动三类运动参数进行检测，对精子数量进行检测。

（2）血球计数板法：吸取上层精子混悬液滴于血球计数板，在相差显微镜下顺序地选择评估精子活力的区域，借助实验室计数器记录每种活力级别的精子数目。统计模型组与正常对照组大鼠精液中精子数量、前向运动精子百分比有无统计学差异，验证大鼠弱精症模型是否建立成功。

一项采用奥硝唑致大鼠弱精症模型的研究中，作者及其团队采用本文所述方法，将动物分为模型组大鼠 10 只和正常对照组大鼠 10 只。对模型组大鼠和正常对照组大

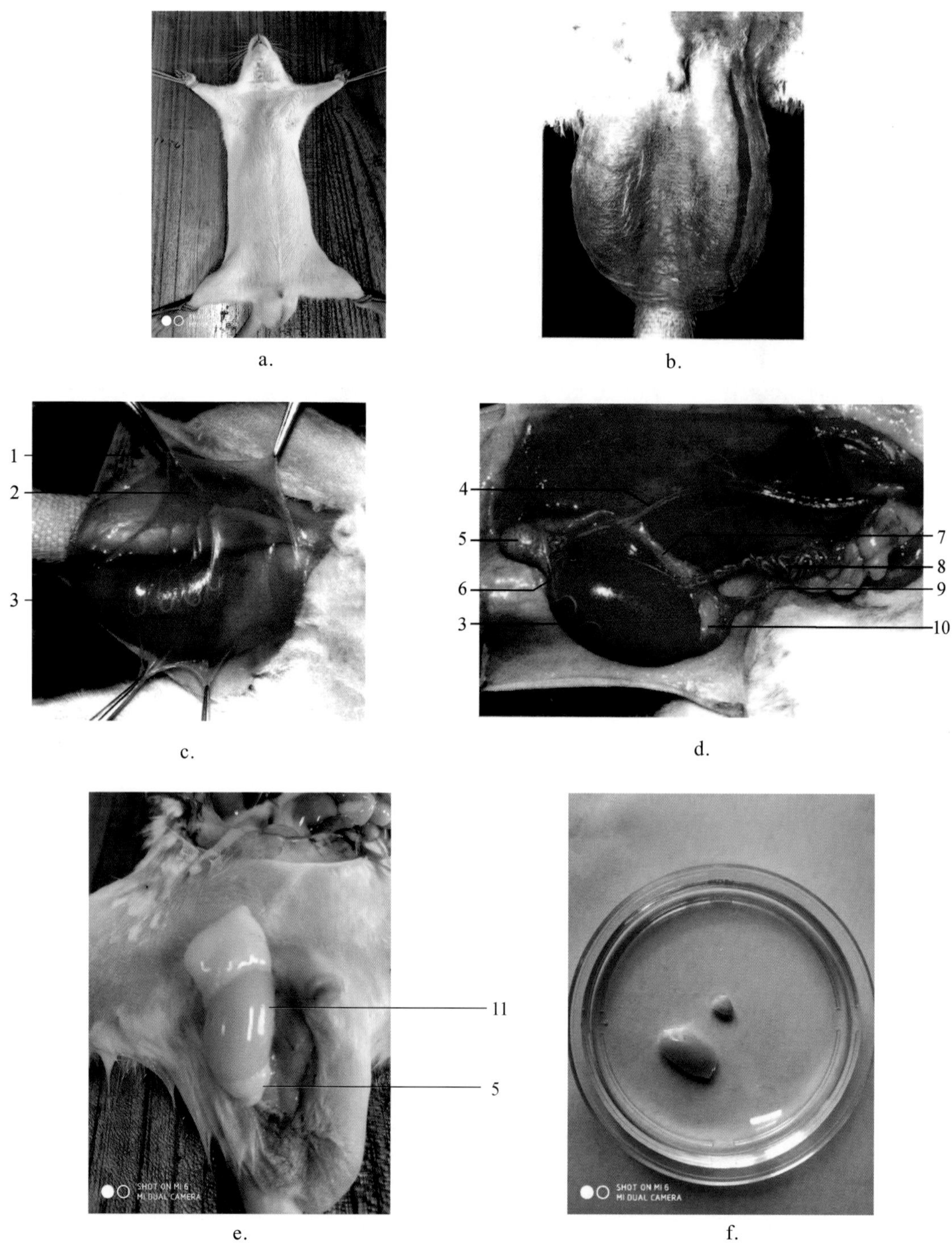

1. 皮肤；2. 肉膜；3. 睾丸动脉袢；4. 输精管；5. 附睾尾；6. 睾丸固有韧带；7. 附睾体；8. 睾丸动脉；9. 附睾动脉；10. 附睾头；11. 睾丸

图 17.7 大鼠睾丸和附睾采集过程。a. 将大鼠麻醉、固定；b. 将阴囊在所示部位做切口 [64]；c. 掀起肉膜，暴露睾丸和附睾 [64]；d. 钝性分离附睾 [64]；e. 摘取睾丸及附睾尾；f. 摘取下来的睾丸和附睾

鼠的精子活力、精子密度进行检测，实验结果如图 17.8 所示，模型组大鼠精子活力明显低于正常对照组（图 17.8a，P<0.001），而精子密度两组并无显著性差异（图 17.8b）。此实验结果证实，模型组大鼠精子活力低下，具备弱精症的基本病理表现，可以用于弱精症的相关实验研究[65]。

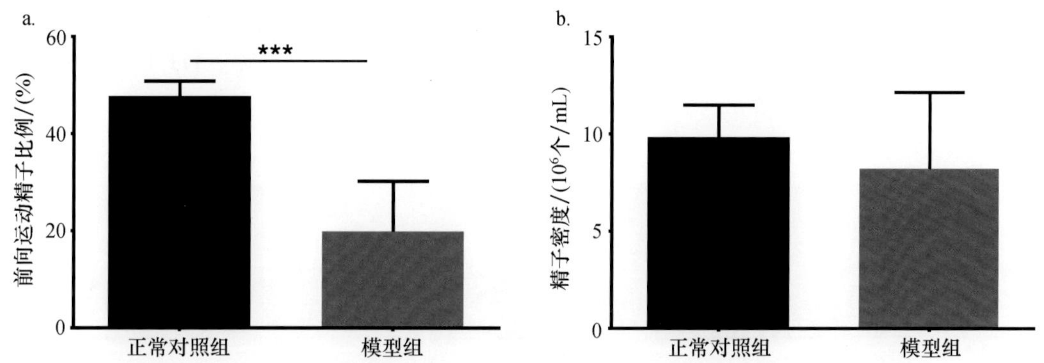

图 17.8　奥硝唑致大鼠弱精症模型精子活力与精子密度检测。a. 模型组大鼠与正常对照组前向运动精子比例。b. 模型组与正常对照组精子密度。数据使用单因素方差分析，n=10。***，P<0.001

（四）探究机制的方法及结果

作者及其团队发现弱精症模型大鼠精子线粒体膜电位（MMP）下降，在使用 MitoTracker 线粒体染料对大鼠精子进行染色后，免疫荧光方法见文献[65]。在荧光共聚焦显微镜下观察，可以看到位于大鼠精子尾部中段的线粒体出现红色荧光（图 17.9a），在模型组中具有正常强度 MMP 的精子比例明显低于正常对照组（图 17.9b）。说明弱精症模型大鼠精子中的线粒体功能受损[65]。

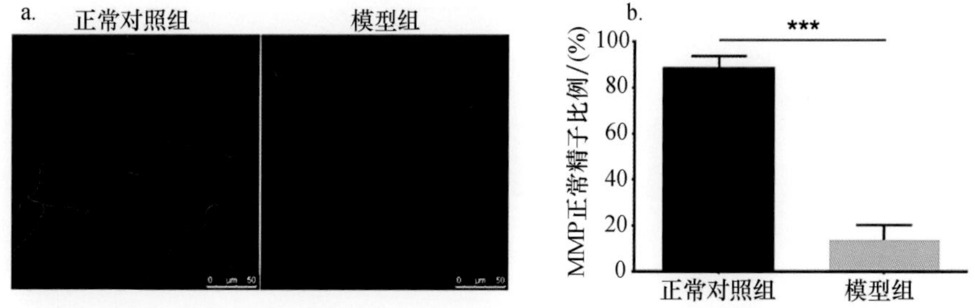

图 17.9　奥硝唑致弱精症大鼠模型精子中 MMP 降低。a. 大鼠精子 MMP 免疫荧光图像。精子中段的线粒体被线粒体膜电位依赖染料（MT-DR FM）染成红色，精子细胞核被染为蓝色。b. 模型组与正常对照组大鼠 MMP 正常精子比例。统计结果显示，模型组中 MMP 正常精子比例明显低于正常对照组。数据使用单因素方差分析，n=3。标尺为 50 μm。***，P<0.001

目前发现 DJ-1 蛋白对精子的内源性抗氧化作用与弱精症有关，可能成为弱精症治疗的潜在靶点[66]。已有研究证实，弱精症患者精子中 DJ-1 含量显著下降[67]。在弱精症模型大鼠睾丸组织蛋白中，作者及其团队进一步发现 DJ-1 和线粒体中的亚基 NDUFS3、NDUFA4 的表达水平异常，并且 DJ-1 与线粒体亚基的相互结合力显著下降[65, 68]。研究对弱精症患者和正常受试者的精子进行了免疫荧光实验，结果如图17.10所示，明场下的精子细胞结构完整清晰。DJ-1（绿色荧光）、NDUFS3（红色荧光）主要分布于精子的中段及尾部，精子细胞核（蓝色荧光）内几乎无分布。在Merge图中，我们可以发现DJ-1及NDUFS3的荧光分布区域存在大量共定位情况。正常对照组精子DJ-1和NDUFS3的荧光强度均强于弱精症患者组精子[65]。这提示弱精症的发病机制可能与DJ-1对线粒体中某些亚基的保护功能异常缺失相关。DJ-1与弱精症发病机制关系如图17.11所示。

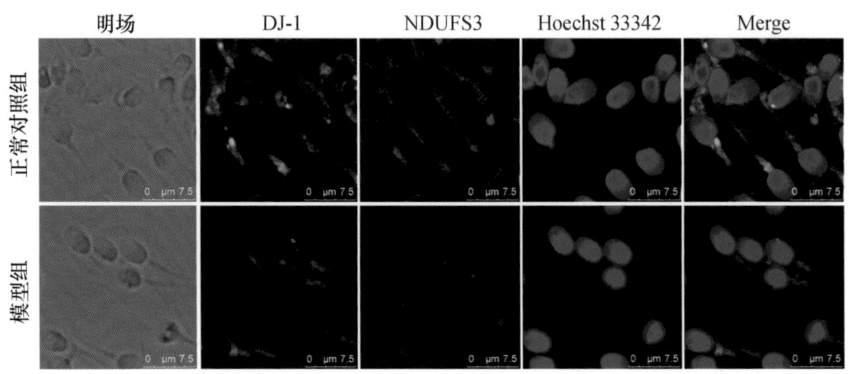

图 17.10 免疫荧光法定位弱精症患者精子中DJ-1和NDUFS3。绿色荧光表示用抗DJ-1抗体标记的DJ-1蛋白，红色荧光代表MT-DR FM标记的线粒体，蓝色荧光为Hoechst 33342标记的精子细胞核。在激光共聚焦显微镜下观察，最左侧为关闭荧光后明场下的图像，模型组的精子DJ-1与NDUFS3均存在于精子中段，存在共定位。标尺7.5 μm，n=10

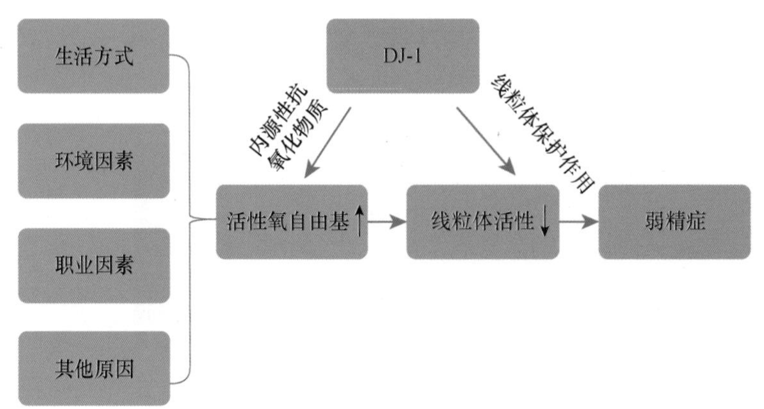

图 17.11 DJ-1与弱精症发病机制关系

二、弱精症发病机制新进展

近年来，随着对弱精症发病机制研究的不断深入，许多新的发病机制学说被提出。一项新的研究发现，高脂饮食引起的肠道菌群失调会影响男性精子的发生和运动。研究者将高脂饮食喂养的小鼠的肠道微生物移植到正常饮食小鼠体内后，发现小鼠的精子生成和运动能力显著下降。在少精症、弱精症、畸精症患者及健康人的粪便、血液样本中，也发现了拟杆菌属和普氏杆菌属的丰度与精子活力负相关，提示或许可以通过恢复肠道微生物生态系统治疗包括弱精症在内的男性不育症[69]。

BOULE 基因是导致男性不育的关键候选基因之一，它的缺失、突变或者 BOULE 蛋白表达异常都可能导致精子发生过程阻滞，造成精子生成障碍。有研究发现，*BOULE* 基因编码产生环 RNA，在构建的环 RNA 敲除的果蝇和小鼠中，它们的生育能力出现了显著下降。在弱精症患者精子中环 RNA 表达量也低于正常人群，这提示我们，环 RNA 可能与弱精症的发病机制相关[70]。精子成熟需要睾丸激素分泌信号途径的参与，这一信号途径运作的具体分子机制目前尚不明确。一项新的研究鉴定出睾丸生殖细胞分泌的表皮生长因子类似蛋白（NELL2）通过调节睾丸激素分泌信号，在精子成熟过程中发挥了关键的调节作用。研究者发现 *Nell2* 敲除小鼠的精子，只会停留在子宫中而不会进入输卵管内，并且这些精子不具备正常小鼠精子运动过程中的某些蛋白切割功能[71]。未来对睾丸激素分泌调节系统的进一步探究，或许可以从中发现治疗弱精症的潜在靶点。

研究人员对小鼠单个精子进行分析，发现具有快速直线前向运动能力的精子大多是 t- 单倍型“选手”，它们还为称为 RAC1 的蛋白提供能量。RAC1 是推动精子前向运动的分子开关，也就是说，它控制着雄性的生育能力。RAC1 活性的增强和降低均会损害精子的前向运动。在精子群体中，RAC1 活性平衡的精子在冲向卵细胞的竞争中具有优势。因此，RAC1 在控制精子的活性和竞争力中起着至关重要的作用，可以推测，异常的 RAC1 活性也可能是男性不育的潜在原因[72]。（视频 17.1）

一、名词解释

（1）卵胞浆内单精子注射 (intracytoplasmic sperm injection，ICSI)：精子形态异常是男性不育的重要原因之一，精子形态与功能密切相关。ICSI 被称为第二代试管婴儿技术，这项技术意义重大，它有利于解决由雄性因素导致的不孕，促成了克隆动物的成功，也为生殖基础研究提供了新的思路。有资料显示“ICSI 儿”和体外受精 – 胚胎移植之间的出生缺陷发生率并无显著性差异，“ICSI 儿”的智力发育也没有出现异常，自然流产、先天身体缺陷、出生体重过低等现象没有出现与其有关的增长。ICSI 目前已在全球许多国家获得广泛应用。然而，近年来国际学术界发布预警：ICSI 在治愈男性不育的同时，某些异常的染色体或突变的基因会随之遗传，很可能将更多的遗传缺陷传递给后代[56]。

（2）奥硝唑：也称为 1-（3- 氯 -2- 羟丙基）-2- 甲基 -5- 硝基咪唑，为白色至微黄色结晶性粉末，无臭，味苦；遇光色渐变黄。在乙醇中易溶，在水中微溶。奥硝唑是第三代硝基咪唑类衍生物，具有良好的抗厌氧菌及抗滴虫作用，且具有疗效高、疗程短、体内分布广、副作用较甲硝唑和替硝唑小等特点。其分子结构如图 17.12 所示。

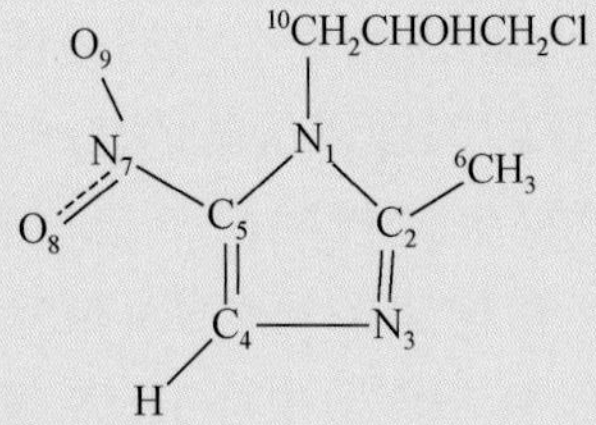

图 17.12 奥硝唑分子结构 [73]

（3）计算机辅助精子分析系统（computer-aided sperm analysis，CASA）是一种建立在显微摄像基础上的计算机精子运动图像处理自动分析系统，主要应用于临床男性不育患者的检测。目前也有很多应用于动物实验研究的报道。在使用 CASA 分析仪检测精子运动参数时，每份标本至少要分析 200 个活动精子的运动轨迹，这意味着需要检测更多的精子。如果要把精子按运动方式分类，或打算在一份标本中对结果变异性做其他分析时，至少需要 200 个，最好是 400 个活动精子的运动轨迹。每个标本中分析的精子数量应标准化 [7]。

二、小知识

（1） 弱精症疾病动物模型：除奥硝唑法致大鼠弱精症模型外，常见的弱精症模型还有环磷酰胺致大鼠弱精症模型、雷公藤多甙致大鼠弱精症模型、棉酚致食蟹猴弱精症模型、局部水浴法致食蟹猴弱精症模型、氢化可的松致大鼠弱精症模型、白消安致小鼠弱精症模型等 [62]。

（2） 精子的成熟过程：虽然精子由睾丸产生后，从其外在形态结构及染色质的角度来看已基本成熟，但是还缺乏运动能力和精 – 卵结合能力，其在附睾中的成熟受到精子自身因素及附睾微环境的双重影响，这是一个高度程序化的过程。研究发现，附睾内分泌蛋白、细胞因子、微量元素都参与精子成熟过程。精子在附睾移行过程中，各部分也在发生一系列变化，如精子胞质小滴的移行，胞浆、顶体等发生了进一步的变化；精子核染色质浓缩，对核酸酶的抵抗力增强；精子膜脂、膜蛋白、膜上糖基成分、膜电荷以及膜流动性与通透性的改变；精子运动能力、受精能力的获得；异常的精子逐渐被吞噬、吸收或降解等。精子从睾丸到附睾经历了一系列物理化学和形态的改变，从而最终完全成熟 [74]。

三、技术难点汇总

（1）精子温度控制：在采用扩散法从大鼠附睾尾部取精子时，要将温度控制在 34 ~ 37 ℃，尤其注意温度不能过高，以免损伤精子活力。在实际操作过程中，考虑到动物实验室与 CASA 实验室可能不在同一地点，当冬季等外界温度较低时，运送精子样品要注意保温。

（2）手术取大鼠附睾尾时，要尽量将附睾整体与睾丸完整剥离后再通过扩散法使精子游出。若不分离附睾和睾丸，直接剪下附睾尾部，易混入血细胞等杂质，并会造成精子数量损失。

（3）大鼠灌胃：灌胃是一种实验动物学的常用技术。本模型要在 14 天内连续灌胃而不能损伤大鼠口腔、咽部和消化道，需掌握正确的动物固定和灌胃操作方法。常用的大鼠灌胃技术：在抓取时，实验者先用右手轻轻抓住大鼠尾巴的中段向后拉，可以使大鼠的双前肢搭在鼠笼盖上，左手大拇指和食指抓住大鼠两耳和头部的皮肤，另外三指抓住鼠背部的皮肤，将鼠体握持在左手掌内，手臂稍向上后仰，使大鼠贴牢手心和腕部，嘴向上。固定好动物后，右手持有灌胃针的注射器使灌胃针头沿着大鼠左侧嘴角通过食道进入胃内，即可灌入[75]。此外，也可采用侧抓灌胃法，对于质量较大的大鼠，亦能做到固定良好，大鼠不挣扎，灌胃针插入容易，行长期灌胃，一般不会损伤口腔、咽部和消化道，更具优势[76]。

参考文献

[1] ZEGERS-HOCHSCHILD F, ADAMSON G D, DYER S, et al. The international glossary on infertility and fertility care, 2017[J]. Human reproduction, 2017, 32(9): 1786-1801.

[2] Agarwal A, Baskaran S, Parekh N, et al. Male infertility[J]. The lancet, 2021, 397(10271): 319-333.

[3] 谷翊群 . 男性生育力评价与中国不育症现况 [J]. 生殖医学杂志，2019，28(8): 851-852.

[4] AGARWAL A, NALLELLA K P, ALLAMANENI S S R, et al. Role of antioxidants in treatment of male infertility: an overview of the literature[J]. Reproductive biomedicine online, 2004, 8(6): 616-627.

[5] CURI S M, ARIAGNO J I, ChENLO P H, et al. Asthenozoospermia: analysis of a large population[J]. Archives of andrology, 2003, 49(5): 343-349.

[6] ZHANG B, MA H, KHAN T, et al. A DNAH17 missense variant causes flagella destabilization and asthenozoospermia[J]. Journal of experimental medicine, 2020, 217(2): 23-65.

[7] 世界卫生组织 . 世界卫生组织人类精液检查与处理实验室手册 [M]. 国家人口和计划生育委员会科学技术研究所，中华医学会男科学分会，中华医学会生殖医学分会精子库管理学组，译 . 北京：人民卫生出版社， 2011.

[8] 张敏建，郭军，陈磊，等 . 男性不育症中西医结合诊疗指南 (试行版)[J]. 中国中西医结合杂志，2015，35(9): 1034-1038.

[9] 印洪林，周晓军，黄宇烽，等 . 人类精子超微结构形态特征研究 [J]. 中华男科学，2000(2): 92-97.

[10] HALLIWELL B, GUTTERIDGE J M C. Oxygen free radicals and iron in relation to biology and medicine: some problems and concepts[J]. Archives of biochemistry and biophysics, 1986, 246(2): 501-514.

[11] FINKEL T, HOLBROOK N J. Oxidants, oxidative stress and the biology of ageing[J]. Nature, 2000, 408(6809): 239-247.

[12] BARATI E , NIKZAD H , KARIMIAN M .Oxidative stress and male infertility: current knowledge of pathophysiology and role of antioxidant therapy in disease management[J]. Cellular and molecular life sciences CMLS, 2019, 77(1): 93-113.

[13] 宋焱鑫，刘保兴，韩东，等 . 五子衍宗丸含药血清对活性氧致大鼠精子鞭毛超微结构损伤的保护作用 [J]. 中华中医药学刊，2010，28(6): 1293-1295.

[14] AGARWAL A, DURAIRAJANAYAGAM D, HALABI J, et al. Proteomics, oxidative stress and male infertility[J]. Reproductive biomedicine online, 2014, 29(1): 32-58.

[15] CUI H, KONG Y, ZHANG H. Oxidative stress, mitochondrial dysfunction, and aging[J]. Journal of signal transduction, 2012, 2012(2090): 54-63.

[16] MAJZOUB A, ARAFA M, MAHDI M, et al. Oxidation–reduction potential and sperm DNA fragmentation, and their associations with sperm morphological anomalies amongst fertile and infertile men[J]. Arab journal of urology, 2018, 16(1): 87-95.

[17] AITKEN R J, SMITH T B, JOBLING M S, et al. Oxidative stress and male reproductive health[J]. Asian journal of andrology, 2014, 16(1): 31-38.

[18] FISHER H M, AITKEN R J. Comparative analysis of the ability of precursor germ cells and epididymal spermatozoa to generate reactive oxygen metabolites[J]. Journal of experimental zoology, 1997, 277(5): 390–400.

[19] WOLFF H, POLITCH J A, MARTINEZ A, et al. Leukocytospermia is associated with poor semen quality[J]. Fertility and sterility, 1990, 53(3): 528-536.

[20] SHARMA R K, PASQUALOTTO A E, NELSON D R, et al. Relationship between seminal white blood cell counts and oxidative stress in men treated at an infertility clinic[J]. Journal of andrology, 2001, 22(4): 575-583.

[21] SALEH R A, AGARWAL A, KANDIRALI E, et al. Leukocytospermia is associated with increased reactive oxygen species production by human spermatozoa[J]. Fertility and sterility, 2002, 78(6): 1215-1224.

[22] GIL-GUZMAN E, OLLERO M, LOPEZ M C, et al. Differential production of reactive oxygen species by subsets of human spermatozoa at different stages of maturation[J]. Human reproduction (Oxford, England), 2001, 16(9): 1922-1930.

[23] AGARWAL A, MULGUND A, SHARMA R, et al. Mechanisms of oligozoospermia: an oxidative stress perspective[J]. Systems biology in reproductive medicine, 2014, 60(4): 206-216.

[24] KOPPERS A J, DE IULIIS G N, FINNIE J M, et al. Significance of mitochondrial reactive oxygen species in the generation of oxidative stress in spermatozoa[J]. The journal of clinical endocrinology & metabolism, 2008, 93(8): 3199-3207.

[25] MACANOVIC B, VUCETIC M, JANKOVIC A, et al. Correlation between sperm parameters and protein expression of antioxidative defense enzymes in seminal plasma: a pilot study[J]. Disease markers, 2015, 2015: 436236.

[26] CHEN K, MAI Z, ZHOU Y, et al. Low NRF2 mRNA expression in spermatozoa from men with low sperm motility[J]. The Tohoku journal of experimental medicine, 2012, 228(3): 259-266.

[27] 徐静，徐秋林，郭晓华 . 长链非编码 RNA 调控细胞凋亡及自噬的研究进展 [J]. 中国

病理生理杂志，2015，31(8):1525-1530.

[28] ZHANG L, LIU Z, LI X, et al. Low long non-coding RNA HOTAIR expression is associated with down-regulation of Nrf2 in the spermatozoa of patients with asthenozoospermia or oligoasthenozoospermia[J]. International journal of clinical and experimental pathology, 2015, 8(11): 14198.-14205.

[29] LIU J, ZHU P, WANG W T, et al. TAT-peroxiredoxin 2 fusion protein supplementation improves sperm motility and DNA integrity in sperm samples from asthenozoospermic men[J]. The journal of urology, 2016, 195(3): 706-712.

[30] YU B, DING Q, ZHENG T, et al. Smoking attenuated the association between IκBα rs696 polymorphism and defective spermatogenesis in humans[J]. Andrologia, 2015, 47(9):987-994.

[31] RAJENDER S, RAHUL P, MAHDI A A. Mitochondria, spermatogenesis and male infertility[J]. Mitochondrion, 2010, 10(5): 419-428.

[32] RUIZ-PESINI E, DÍEZ-SÁNCHEZ C, LÓPEZ-PÉREZ M J, et al. The role of the mitochondrion in sperm function: is there a place for oxidative phosphorylation or is this a purely glycolytic process?[J]. Current topics in developmental biology, 2007, 77: 3-19.

[33] PIOMBONI P, FOCARELLI R, STENDARDI A, et al. The role of mitochondria in energy production for human sperm motility[J]. International journal of andrology, 2012, 35(2): 109-124.

[34] BACCETTI B, BRUNI E, GAMBERA L, et al. An ultrastructural and immunocytochemical study of a rare genetic sperm tail defect that causes infertility in humans[J]. Fertility and sterility, 2004, 82(2): 463-468.

[35] GOPALKRISHNAN K, PADWAL V, D'SOUZA S, et al. Severe asthenozoospermia: a structural and functional study[J]. International journal of andrology, 1995, 18: 67-74.

[36] PIASECKA M, KAWIAK J. Sperm mitochondria of patients with normal sperm motility and with asthenozoospermia: morphological and functional study[J]. Folia Histochemica et Cytobiologica, 2003, 41(3): 125-139.

[37] RAWE V Y, GALAVERNA G D, ACOSTA A A, et al. Incidence of tail structure distortions associated with dysplasia of the fibrous sheath in human spermatozoa[J]. Human reproduction (Oxford, England), 2001, 16(5): 879-886.

[38] YANG S M, LI H B, WANG J X, et al. Morphological characteristics and initial genetic study of multiple morphological anomalies of the flagella in China[J]. Asian journal of andrology, 2015, 17(3): 513-515.

[39] 刘俊. 线粒体及其自噬在弱精子症中的作用及发病机制探讨[D]. 锦州: 锦州医科大学，2019:15-16.

[40] PELLICCIONE F, MICILLO A, CORDESCHI G, et al. Altered ultrastructure of mitochondrial membranes is strongly associated with unexplained asthenozoospermia[J]. Fertility and sterility, 2011, 95(2): 641-646.

[41] LI X, TIAN M, ZHANG G E, et al. Spatially dependent fluorescent probe for detecting different situations of mitochondrial membrane potential conveniently and efficiently[J]. Analytical chemistry, 2017, 89(6): 3335-3344.

[42] EVENSON D P, DARZYNKIEWICZ Z, MELAMED M R. Simultaneous measurement by flow cytometry of sperm cell viability and mitochondrial membrane potential related to cell motility[J]. Journal of histochemistry & cytochemistry, 1982, 30(3): 279-280.

[43] LUCIO C F, BRITO M M, ANGRIMANI D S R, et al. Lipid composition of the canine sperm plasma membrane as markers of sperm motility[J]. Reproduction in domestic animals, 2017, 52: 208-213.

[44] RUIZ-PESINI E, LAPEÑA A C, DÍEZ C, et al. Seminal quality correlates with mitochondrial functionality[J]. Clinica chimica acta, 2000, 300(1-2): 97-105.

[45] FERRAMOSCA A, FOCARELLI R, PIOMBONI P, et al. Oxygen uptake by mitochondria in demembranated human spermatozoa: a reliable tool for the evaluation of sperm respiratory efficiency[J]. International journal of andrology, 2008, 31(3): 337-345.

[46] KAO S H, CHAO H T, LIU H W, et al. Sperm mitochondrial DNA depletion in men with asthenospermia[J]. Fertility and sterility, 2004, 82(1): 66-73.

[47] MONTIEL-SOSA F, RUIZ-PESINI E, ENRÍQUEZ J A, et al. Differences of sperm motility in mitochondrial DNA haplogroup U sublineages[J]. Gene, 2006, 368: 21-27.

[48] NAKADA K, SATO A, YOSHIDA K, et al. Mitochondria-related male infertility[J]. Proceedings of the national academy of sciences, 2006, 103(41): 15148-15153.

[49] KAO S H, CHAO H T, WEI Y H. Mitochondrial deoxyribonucleic acid 4977-bp deletion is associated with diminished fertility and motility of human sperm[J]. Biology of reproduction, 1995, 52(4): 729-736.

[50] AMBULKAR S P, CHUADHARI R A, PAL K A. Association of large scale 4977-bp common deletions in sperm mitochondrial DNA with asthenozoospermia and oligoasthenoterato zoospermia[J]. Journal of human reproductive sciences, 2016, 9(1): 35-40.

[51] NAGAKUBO D, TAIRA T, KITAURA H, et al. DJ-1, a novel oncogene which transforms mouse NIH3T3 cells in cooperation with ras[J]. Biochemical and biophysical research communications, 1997, 231(2): 509-513.

[52] BONIFATI V, RIZZU P, VAN BAREN M J, et al. Mutations in the DJ-1 gene associated with autosomal recessive early-onset parkinsonism[J]. Science, 2003, 299(5604): 256-259.

[53] GIAIME E, SUNYACH C, DRUON C, et al. Loss of function of DJ-1 triggered by Parkinson's disease-associated mutation is due to proteolytic resistance to caspase-6[J]. Cell death & differentiation, 2010, 17(1): 158-169.

[54] SHAHROKHI S Z, SALEHI P, ALYASIN A, et al. Asthenozoospermia: cellular and molecular contributing factors and treatment strategies[J]. Andrologia, 2020, 52(2): e13463.

[55] ESLAMIAN G, AMIRJANNATI N, RASHIDKHANI B, et al. Nutrient patterns and asthenozoospermia: a case-control study[J]. Andrologia, 2017, 49(3): e12624.

[56] 李洁 . 人类辅助生殖技术及相关问题研究进展 [J]. 医学理论与实践，2016，29(24): 3338-3340.

[57] 孙晓梅，陈瑜，李春花，等 . 食蟹猴少精弱精动物模型建立的研究 [J]. 实验动物科学与管理，2006(2): 22-25.

[58] 清华大学实验动物中心 Wistar 大鼠和 SD 大鼠的区别 [EB/OL]. (2018-01-08)[2021-

05-12]. http://www.larc.tsinghua.edu.cn/post/334.

[59] 田硕，张宁，牛姝，等. *N*- 乙酰半胱氨酸对 $PM_{2.5}$ 致大鼠睾丸毒性的保护作用 [J]. 河北医科大学学报，2021，42(7): 754-758+778.

[60] ZHAO Y, CHEN Z, HUANG P, et al. Analysis of ornidazole injection in clinical use at post-marketing stage by centralized hospital monitoring system[J]. Current medical science, 2019, 39: 836-842.

[61] 庞雪冰，朱洋，李红钢，等. 奥硝唑对大鼠精子的影响及作用机制探讨 [J]. 中华男科学杂志，2005(1): 26-28.

[62] 张盼盼，刘凤霞，阿地力江·伊明. 少弱精症动物模型建立的研究进展 [J]. 新疆医科大学学报，2014，37(8):974-976+980.

[63] OBERLÄNDER G，YEUNG C H，COOPER T G. Induction of reversible infertility in male rats by oral ornidazole and its effects on sperm motility and epididymal secretions[J]. Journal of reproduction and fertility，1994，100(2): 551-559.

[64] 王增涛 . WISTAR 大鼠解剖图谱 [M]. 济南：山东科学技术出版社，2009.

[65] WANG Y, SUN Y, ZHAO X, et al. Downregulation of DJ-1 fails to protect mitochondrial complex I subunit NDUFS3 in the testes and contributes to the asthenozoospermia[J]. Mediators of inflammation, 2018, 2018: 6136075.

[66] WANG Y，SUN Y，PU X. Endogenous antioxidant DJ-1:A potential target for asthenozoospermia[J]. Journal of Chinese pharmaceutical sciences，2017，26(10): 697-708.

[67] AN C N, JIANG H, WANG Q, et al. Down-regulation of DJ-1 protein in the ejaculated spermatozoa from Chinese asthenozoospermia patients[J]. Fertility and sterility, 2011, 96(1): 19-23. e2.

[68] SUN Y, SUN X, ZHAO L, et al. DJ-1 deficiency causes metabolic abnormality in ornidazole-induced asthenozoospermia[J]. Reproduction, 2020, 160(6): 931-941.

[69] DING N, ZHANG X, DI ZHANG X, et al. Impairment of spermatogenesis and sperm motility by the high-fat diet-induced dysbiosis of gut microbes[J]. Gut, 2020, 69(9): 1608-1619.

[70] GAO L, CHANG S, XIA W, et al. Circular RNAs from BOULE play conserved roles in protection against stress-induced fertility decline[J]. Science advances, 2020, 6(46): eabb7426.

[71] KIYOZUMI D, NODA T, YAMAGUCHI R, et al. NELL2-mediated lumicrine signaling through OVCH2 is required for male fertility[J]. Science, 2020, 368(6495): 1132-1135.

[72] AMARAL A, HERRMANN B G. RAC1 controls progressive movement and competitiveness of mammalian spermatozoa[J]. Plos genetics, 2021, 17(2): e1009308.

[73] 凌智钢，唐延林，李涛，等 . 甲硝唑、替硝唑和奥硝唑的结构与光谱 [J]. 原子与分子物理学报，2013，30(4): 553-558.

[74] 龚坚，刘朝圣 . 附睾微环境对精子成熟影响的研究进展 [J]. 中国男科学杂志，2016，30(2): 69-72.

[75] 施新猷 . 现代医学实验动物学 [M]. 北京 : 人民军医出版社，2000.

[76] 姜骊，陈辉，何勇 . 一种新的大鼠灌胃方法——侧抓灌胃法 [J]. 实验动物科学，2011，28(6): 62-63.

（北京市大兴区中西医结合医院　王玉鹏）

第十八章 勃起功能障碍动物模型和药效评价

第一节 概　述

勃起功能障碍（erectile dysfunction，ED）是指阴茎持续不能达到或维持足够的勃起以完成满意的性生活，病程在 3 个月以上，俗称阳痿病[1]。阴茎勃起是一个复杂的生理过程，性冲动、性唤醒及性活动在神经内分泌系统、血管系统及正常生殖系统参与下完成，主要受大脑的控制和支配。其基本条件包括完整的神经传导通路、健全的阴茎结构与充足的动脉盈压，三者缺一不可。阴茎勃起是在激素的作用下，在性欲存在的基础上，内外刺激由感觉神经传入性中枢，中枢神经系统对这些信息进行综合分析之后做出判断，再由传出神经传至效应器官（即阴茎海绵体）做出的反应，其中任何一个过程出现了损伤或障碍都可能导致 ED 的发生。

依据病因，ED 分为器质性 ED、心理性 ED 及混合性 ED，按发病时间分为原发性 ED 和继发性 ED，按复杂程度分为单纯性 ED 和复合性 ED 等[2]。针对不同病因，已有多种动物模型应用于相关药物研究，主要分为两大类：器质性损伤模型和心理性损伤模型。

在人 ED 发病中，器质性 ED 主要有血管源性、神经源性、内分泌代谢性、解剖源性四种，研究者模拟这些病因，在实验动物上制备相应的各种动物模型：即血管损伤模型、神经损伤模型、内分泌代谢疾病性动物模型和解剖性动物模型。

心理压力与 ED 密切相关，工作压力、经济压力或者日常夫妻关系不和谐、性知识缺乏、不良的性经历以及对药物不良反应的恐惧等心理因素都可能导致 ED。因此，会诱发恐惧、焦虑等不良情绪的应激条件，在适当的频率下，即可用于制备心理性 ED 模型，例如，束缚应激模型、电击应激模型、冷水浸没应激模型以及复合应激模型等。

在筛选治疗 ED 的药物时，可以根据不同模型的特点、临床适应证及具体的病因等来选择合适的模型，以确定高效、便捷的方法，从而得到更加科学有效的结果。

此外，ED模型需要选择适宜的评价指标。目前常用的评价方法主要包括交配实验、阿扑吗啡试验、阴茎海绵体测压、肌电图图谱等。这些指标尚存在一定缺陷，如主观性影响较大、随机性较大、准确性不高等，随着分子生物学技术的发展，许多分子层面的指标，例如血清睾酮水平，能够提供较为准确的结果[3]。

第二节　动物模型和药效评价

一、动物模型

（一）氢化可的松致肾阳虚 ED 小鼠模型

氢化可的松，又称为皮质醇，属于糖皮质激素的一种，是从肾上腺皮质中提取出来的、对糖类代谢具有最强作用的肾上腺皮质激素。动物或人体内氢化可的松的分泌依赖于下丘脑 - 垂体 - 肾上腺（the hypothalamic-pituitary-adrenal，HPA）轴的调控，受垂体前叶促肾上腺皮质激素的控制，氢化可的松合成量不足或分泌过多均会导致体内糖代谢紊乱，通过皮下或肌肉注射氢化可的松可造成小鼠肾阳虚 ED，常用于肾阳虚 ED 小鼠模型的制备[4]，氢化可的松致肾阳虚 ED 小鼠模型属于内分泌代谢性 ED 模型。

参照文献中的方法构建氢化可的松致肾阳虚 ED 小鼠模型[5]，用来研究艾拉片对肾阳虚 ED 小鼠性能力的影响。

60 只 18～22 g 雄性昆明种小鼠适应性饲养 3 天后，称重、标记，并随机分为 6 组，每组 10 只。其中 5 组造模，具体方法为在每天上午以 25 mg/kg 的剂量皮下注射氢化可的松注射液，连续注射 7 天，同时，剩余的 1 组作为空白对照组，每天注射等体积生理盐水。

（二）重复束缚应激致 ED 小鼠模型

束缚应激是一种非损伤性刺激，能够较好地模拟人类生活中“无法控制”的拥挤、挫折等生活状态，能够模拟人类产生应激并导致心身性疾病的过程，又能够适应应激状态由急性转入慢性的发展趋势，因此，束缚应激作为一种良好的心理应激模型被广泛应用于各项研究中[6]。

根据束缚时间的长短可以将束缚应激分为急性和慢性（重复）束缚应激。急性束缚应激是指仅给予一次束缚刺激并且持续时间较短，慢性（重复）束缚应激则是指在一定时间内，进行连续重复的束缚刺激，每次束缚持续时间逐渐延长。重复束缚应激与单次束缚应激对动物产生的影响是不同的，动物行为和分子代谢上也会存在一定差异。

目前，最常用的束缚应激造模方式是将动物置于圆柱形筒内，在筒身上留有相对足够的呼吸孔，以便动物呼吸，筒底部有一个孔，足以使动物尾部伸出自由活动，这种方式既能将动物束缚于固定物中，产生束缚刺激的作用，同时也满足动物拥有一定的自由空间[7]。

在应激状态下，机体的适应性行为主要由神经、免疫、内分泌以及其他系统共同参与调节，机体通过适当调节体内各系统的代谢，从而有效地应对应激给机体造成的影响。前期的研究普遍认为 HPA 轴在机体应激反应中起着核心作用，而其作用又通过与神经、免疫、内分泌等各个系统之间的交互作用得以实现。

有研究表明，束缚应激对生殖系统有很大影响。雌性动物表现为卵母细胞发育能力降低，对卵母细胞的细胞核以及细胞质成熟都产生影响，影响动物体重的增加，导致发情周期紊乱、产仔数减少以及后代性别比例失衡等[8]。雄性动物表现为改变附睾组织结构，抑制生精过程，从而抑制生育功能。雌雄动物生殖系统上述变化的主要机制可能是受 HPA 轴功能与下丘脑 - 垂体 - 性腺（the hypothalamic-pituitary-gonadal，HPG）轴功能改变的影响。

参照文献中的方法构建重复束缚应激致 ED 小鼠模型[9]，用来研究艾拉片对心理性 ED 小鼠性能力的影响。

120 只 18～22 g 雄性昆明小鼠适应性饲养 3 天后，称重、标记，并随机分为 6 组，每组 20 只。其中 5 组造模，具体方法为每天上午将小鼠束缚于扎有透气孔的 50 mL 离心管中，第 1、2 天每天束缚 60 min，以后每两天增加 10 min，造模时间共 14 天。剩余的 1 组作为空白对照组，不作处理。

二、药效评价

（一）基本信息

（1）实验动物：雄性昆明种小鼠，18～22 g。

（2）受试药物：艾拉片源于维吾尔医学的传统经典验方 Majun Mupakhi Ela（MME），临床上一直作为壮阳药用于治疗 ED，这个方剂包含 9 种药材：阿纳其根、中亚白及、淫羊藿、枸杞子、菟丝子、红景天、肉桂、玉竹、西红花（图 18.1），其中，阿纳其根是维吾尔医药中最常使用的 10 种药材之一，在维吾尔医学理论中被认为具有壮阳作用。此外，中亚白及、淫羊藿、枸杞子、玉竹都是在传统医学理论中被认可的壮阳药，且已用一些现代医学技术对其药效进行了验证。

艾拉片源于 MME 方的提取，提取方法采用 Box-Behnken 设计的响应面法优化，产物具有最大 PDE5 活性抑制作用[10]。PDE5 是勃起功能障碍研究的一个经典靶点，其活性的抑制有助于血管平滑肌的松弛，从而使阴茎勃起。艾拉片由中国科学院新疆理化技术研究所提供。

（3）动物分组：空白对照组（C）、模型组（Mo）、枸橼酸西地那非（sildenafil）给药组（10 mg/kg）（S）、艾拉片低剂量给药组（0.13 g/kg）（L）、艾拉片中剂量给药组（0.26 g/kg）（M）、艾拉片高剂量给药组（0.52 g/kg）（H）。

（4）对照：选用枸橼酸西地那非作为阳性对照药，规格为 0.1 g，用时研磨成粉，生理盐水配制，给药剂量 10 mg/kg；空白对照组和模型组均给予等体积的生理盐水。

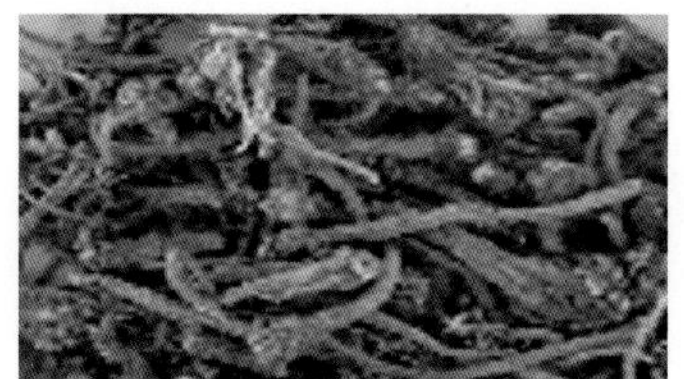
阿纳其根*Anacyclus pyrethrum*

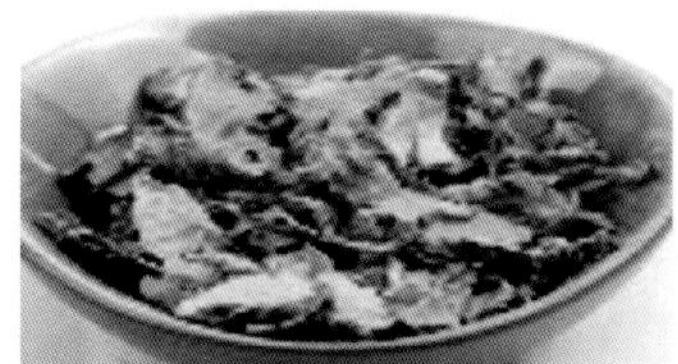
中亚白及*Orchis mascula* (L.)

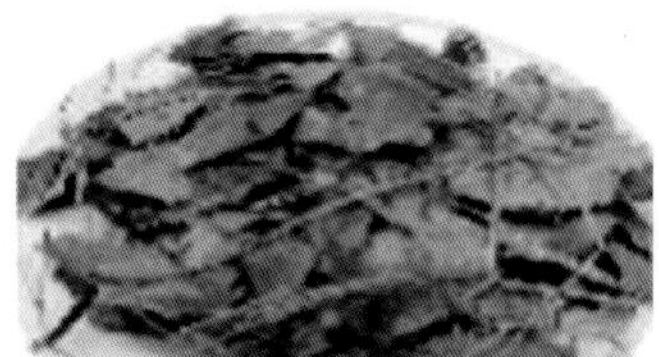
淫羊藿*Epimedium pubescens*

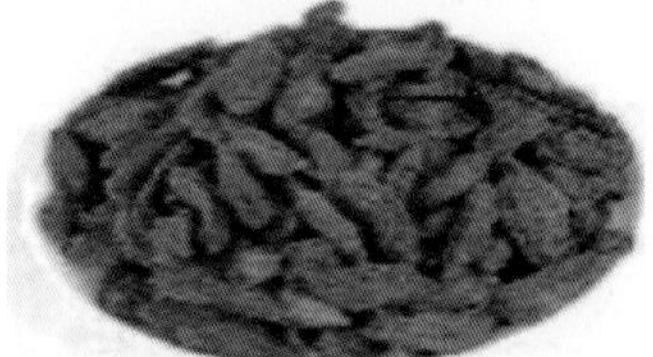
枸杞子*Lycium barbarum* L.

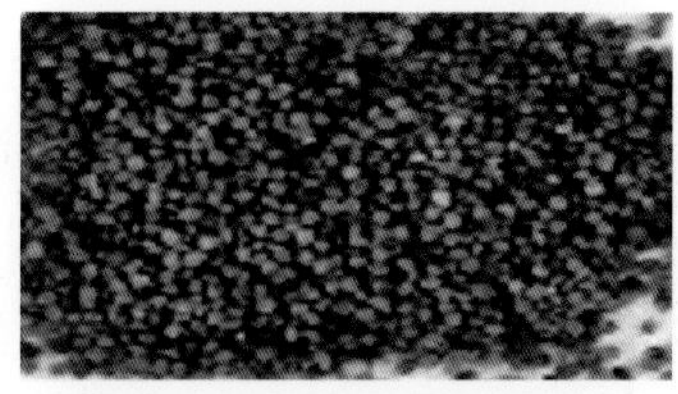
菟丝子*Cuscuta chinensis* Lam.

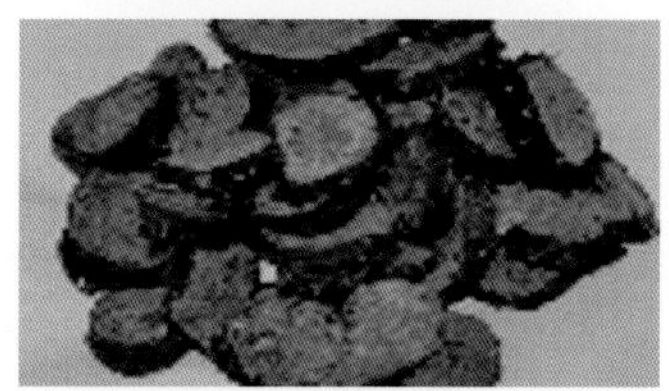
红景天
Rhodiola crenulata (HK. f. Thoms.) H.Ohba

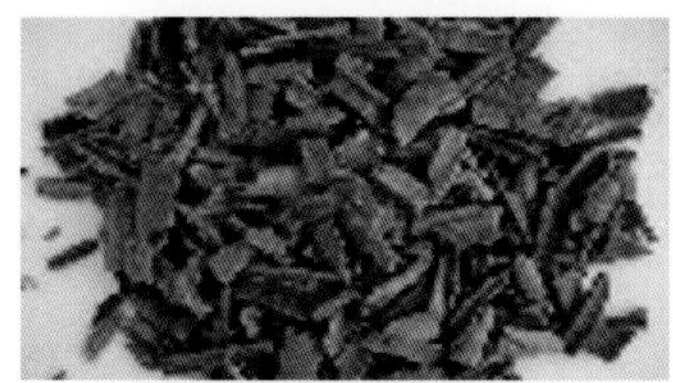
肉桂
Cinnamomum cassia (L.) J.Presl.

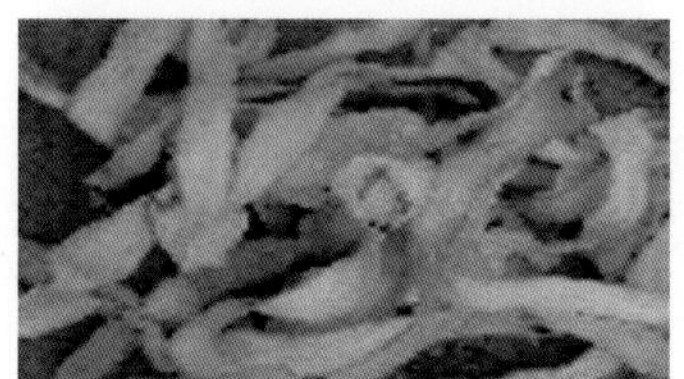
玉竹*Polygonatum acuminatifolium* Kom.

西红花*Crocus sativus* L.

图 18.1　组成 MME 方的 9 种药材

（5）给药途径：两个模型均为灌胃给药。

（6）给药次数：完成动物造模后每天给药 1 次，氢化可的松致肾阳虚 ED 小鼠模型给药周期是 21 天，重复束缚应激致 ED 小鼠模型给药周期是 14 天。

（7）观察指标时间：氢化可的松致肾阳虚 ED 小鼠模型和重复束缚应激致 ED 小鼠模型在最后 1 次给药结束后 1h，即可开始行为学测试，次日处死取组织进行生化检测。

（二）方法

两种模型小鼠所进行的测试和检测的指标均采用以下方法。

1. 雌性小鼠发情方法

由于小鼠的交配行为是由雌性主导的，为了从行为学角度通过交配实验对药效进行评价，需要首先制备发情雌性小鼠，在交配实验前 6 天，购买体重 18 ～ 22 g 雌性昆明小鼠，适应性饲养 3 天，于交配实验进行前 72、48 h 按 0.14 mg/kg 剂量给予每只雌性小鼠皮下注射苯甲酸雌二醇，并于交配前 5 h 按 0.72 mg/kg 剂量皮下注射安宫黄体酮，使其发情时间与交配实验进行时间同步[11]。

2. 交配实验

于给药第 14 或 21 天，各组小鼠最后 1 次给药（或给生理盐水）1 h 后，开始交配实验。依据文献所述的方法，先将每只雄鼠分别置于鼠笼中熟悉环境 10 min，之后放入发情雌鼠，整个过程通过红外摄像头监控、观察（视频 18.1）。

将发情雌鼠放入雄鼠的笼子后，其交配过程可以概括为以下阶段：

（1）雄鼠主动嗅闻雌鼠肛门生殖器区，追逐雌鼠。

（2）雄鼠两个后肢着地，爬背、骑跨雌鼠（又称为扑捉），此时，发情状态良好的雌鼠会有“弓背”的动作，即脊柱部分向下弯曲，形成弓形，同时尾巴会偏向一侧，使阴部正好暴露于正后方。

（3）之后，雄鼠的阴茎会插入雌鼠阴道，同时两个前肢紧紧抱住雌鼠的背部，后肢与骨盆快速地向前推动几次，然后放开雌鼠，拔出阴茎，并低头舔舐自己的阴茎。

（4）经过多次插入后，雄鼠在某次插入时会出现剧烈的颤动且阴茎插入会加深，同时前肢紧抱雌鼠背部，持续数秒，达到射精，射精之后会进入数分钟的不应期。

实验结束后，观看录像，分别记录每只雄鼠自投入雌鼠后第一次出现扑捉的时间，即扑捉潜伏期；第一次出现插入的时间，即插入潜伏期（30 min 内未出现扑捉 / 插入的，记潜伏期为 1800 s），以及 30 min 内出现扑捉和插入的次数。

3. 样本收集与保存

行为学测定结束后，第二天早上，称体重，在将小鼠麻醉后，使用毛细管从其眼眶静脉窦取血，每只约取 2 mL，4℃放置 2 h，3000 r/min 离心 15 min，取上清液即为血清，−80℃保存备用。

眼眶静脉窦取血后的小鼠，立即脱颈处死，打开胸腔，剪开右心耳，用针头尖端被剪平的 20 mL 规格注射器抽取 20 mL 生理盐水，从左心室插入至主动脉，快速灌流，针头固定不拔出，取下针管，继续抽取生理盐水，重复灌流 1 次，使小鼠血液被冲洗干净，可将小鼠肝脏变白作为灌流成功的标志。

灌流结束后，用眼科镊夹起小鼠包皮，用眼科剪从阴茎头开始剪开包皮、筋膜，剪去与阴茎相连的韧带，将阴茎完整分离至阴茎脚，剪下称湿重并放入液氮速冻 10 s，之后转移至 −80℃保存备用；剪开阴囊，完整分离双侧睾丸，称湿重，浸泡于 4% 多聚甲醛中过夜，4℃冰箱保存，供 H-E 染色用，同时收集肾上腺、精囊、附睾和包皮腺组织，称湿重。

4. H-E 染色和各级生精细胞计数

（1）固定后的睾丸石蜡包埋，切片，之后参照第四章方法及文献方法 [10] 进行 H-E 染色，主要观察睾丸组织形态的变化。

（2）显微镜镜检，图像采集分析：

每只小鼠随机选取一张 200 倍视野下的 H-E 染色照片，随机对其中一条生精小管中的各级生精细胞进行计数，统计。在睾丸 H-E 染色照片中，可以看到许多生精小管，每条生精小管中分层排列着很多细胞：① 精原细胞贴近生精小管基膜分布，细胞呈圆形，核大而圆，染色深。② 初级精母细胞在精原细胞内侧，有 2 ～ 3 层，多为圆形大细胞，常有分裂相。③ 次级精母细胞比初级精母细胞小，胞核呈圆形。④ 精子细胞更靠近管腔，细胞体积更小，核圆形，染色深；细胞变长，核变长，形成精子头部，胞质后移等；精子头部深染，尾细如丝。头部朝向管壁或位于管腔中。

5. 血清睾酮含量检测

（1）采用睾酮 ELISA 试剂盒，检测范围为 0.0 ～ 16.0 ng/mL，使用的是竞争性酶联免疫吸附法。正式实验开始之前，先采集正常小鼠血清样品进行预实验，以确定达到试剂盒最佳检测范围的待测样品的合理稀释倍数。接下来按试剂盒说明书操作。

（2） 睾酮浓度计算：将所有数值减去空白孔吸光值后，得到各孔的实际吸光值；用 CurveExpert 1.3 软件，得到睾酮浓度与吸光值关系的标准曲线；根据标准曲线，计算出各样品孔的睾酮浓度。

6. PDE5 表达水平检测

（1）阴茎总蛋白提取：

剪取适当的阴茎海绵体组织（约 0.05 g），置于液氮中研磨后，转移至 1.5 mL EP 管中，称重，冰上进行后续操作。将 RIPA 细胞裂解液与蛋白酶抑制剂以 100∶1 的比例混合均匀，之后，按照 9 mL/（g 组织）的比例，向装有海绵体组织的 EP 管中加入该混合溶液。用超声波裂解细胞，每次超声处理 5 s，间隔 10 s，共 6 次。于冰上孵育 1 h（每隔 20 min 涡旋振荡 10 s），然后 4 ℃ 12 000 *g* 离心 30 min，吸出上清液，每管 50 μL 分装，保存于 −80℃。

（2）蛋白定量及样品处理：

按照 BCA 蛋白定量试剂盒说明书进行蛋白定量测定。根据蛋白定量结果计算各样品上样体积，使各样品蛋白上样量均为 30 μg。

（3）蛋白印迹实验：

根据实验所测蛋白，即 PDE5 的分子量，选择 SDS-PAGE 分离胶的浓度为 8%，之后，参照第二章方法及文献方法 [10] 进行相关实验。

7. 统计学分析

采用 Graphpad Prism 统计软件进行统计学分析并作图，数据均表示为 $\bar{x}\pm s_{\bar{x}}$。两组数据的比较均采用学生 *t* 检验分析；三组数据比较采用单因素方差分析，伴随 Tukey 校准，$P<0.05$ 为组间差异具有统计学意义。

（三）结果

1. 氢化可的松致肾阳虚 ED 小鼠模型

（1） 小鼠体重的变化：

用氢化可的松造模后，模型组活动减少，反应迟钝，毛发稀疏并脱发；体重增加减慢，21 天时体重增加明显低于空白对照组。西地那非组和艾拉片高剂量组上述症状均有所缓解，体重增加均高于模型组。高剂量组与模型组有显著性差异（$P=0.049$），说明艾拉片可以改善氢化可的松引起的“耗竭”现象。总之，与空白对照组比较，模型组体重下降明显（$P<0.01$），与模型组比较，艾拉片高剂量组具有增加体重的作用（$P<0.05$）（图 18.2）。

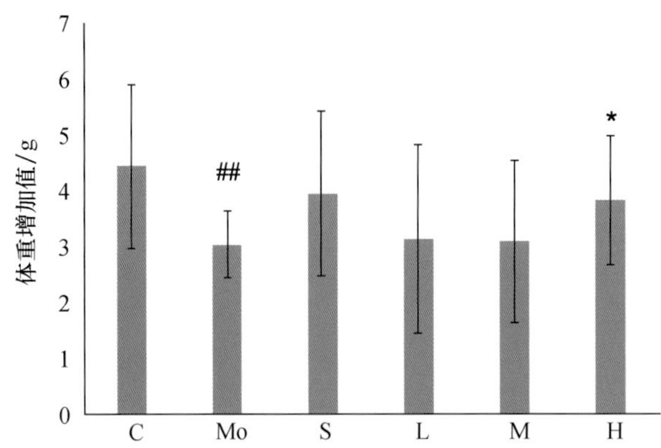

图 18.2 艾拉片对肾阳虚 ED 小鼠体重的影响。C，空白对照组；Mo，模型组；S，西地那非组；L、M、H，艾拉片 0.13、0.26、0.52 g/kg 组。本章后各图同。数据表示为 $\bar{x}\pm s_{\bar{x}}$，$n=7\sim10$。与空白对照组比较：##，$P<0.01$。与模型组比较：*，$P<0.05$

（2）小鼠交配能力的变化：

行为学实验能最直观地反映该药物的药效。给药 3 周后，对各组小鼠在交配实验中的几个指标进行统计，结果如图 18.3 所示。由图中结果可发现，在造模后，小鼠扑捉潜伏期延长 204.64%（$P<0.01$）（图 18.3a），30 min 内扑捉次数减少 83.48%（$P<0.001$）（图 18.3b）；插入潜伏期延长 28.03%（图 18.3c），30 min 内插入次数减少 88.89%，但无显著性差异（图 18.3d）。给予艾拉片后，与模型组比较，低剂量组扑捉潜伏期缩短 59.71%（$P<0.05$）（图 18.3a），西地那非组和艾拉片低、高剂量组 30 min 内扑捉次数分别增加 291.81%、373.68%、486.47%（前者 $P<0.05$，后二者 $P<0.01$）（图 18.3b），低剂量组插入潜伏期缩短 28.24%（$P<0.05$）（图 18.3c），低剂量组 30 min 内插入次数增加 598.41%（$P<0.05$）（图 18.3d）。

（3）小鼠脏器质量指数和睾丸组织形态及各级生精细胞数量变化：

造模后精液质量指数显著降低（$P=0.017$），肾上腺、附睾、包皮腺和阴茎质量指数降低，但差异无统计学意义。单就肾上腺质量指数而言，艾拉片低剂量组比模型组升高，中、高剂量组比模型组显著升高（中剂量组 $P=0.047$，高剂量组 $P=0.008$）。

相对于模型组，艾拉片低、中剂量对小鼠精囊质量指数有积极影响，但无显著性差异，高剂量组小鼠精囊质量指数显著增加（$P=0.045$）；低剂量组包皮腺质量指数显著升高（$P=0.049$）；高剂量组阴茎质量指数显著增加（$P<0.01$）（表 18.1）。这些结果表明，艾拉片对生殖器官有一定的积极作用（$P<0.05$，$P<0.01$），对氢化可的松所致的精囊损害有一定的积极作用。

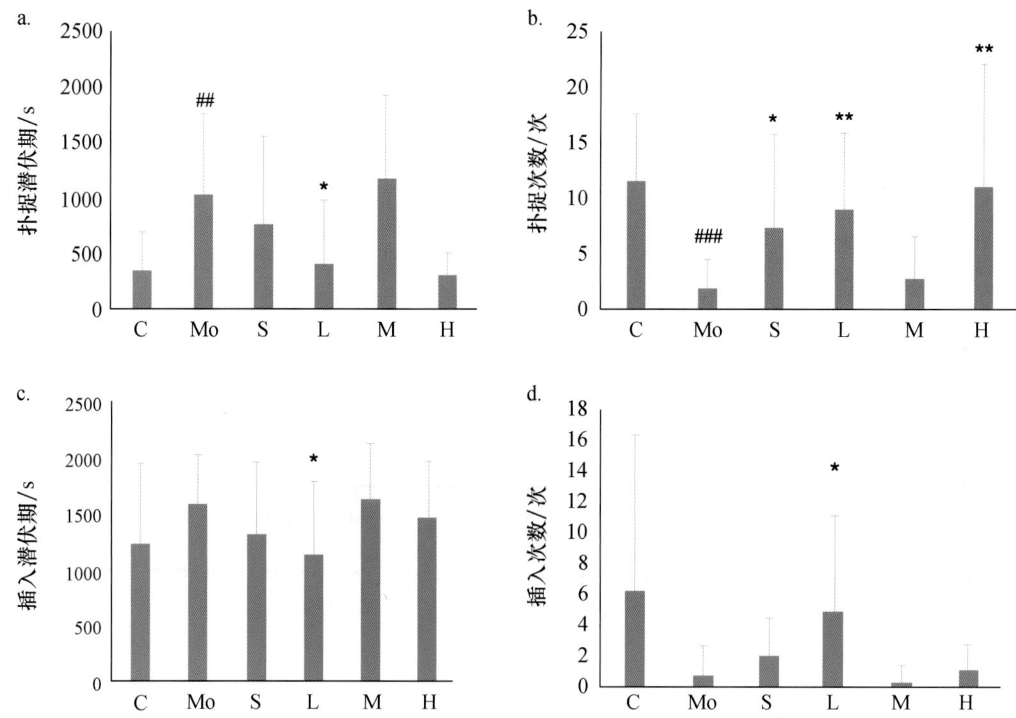

图 18.3 艾拉片对肾阳虚 ED 小鼠扑捉及插入能力的影响。a. 扑捉潜伏期；b. 30 min 内扑捉次数；c. 插入潜伏期；d. 30 min 内插入次数。数据表示为 $\bar{x}\pm s_{\bar{x}}$，n=7 ～ 10。与空白对照组比较：##，P<0.01；###，P<0.001。与模型组比较：*，P<0.05；**，P<0.01

表 18.1 艾拉片对肾阳虚 ED 小鼠脏器质量指数的影响（$\bar{x}\pm s_{\bar{x}}$）

组别	样本量	脏器质量指数 /（mg/g 体重）					
		肾上腺	精囊	睾丸	附睾	包皮腺	阴茎
空白对照组	10	0.17 ± 0.07	5.99 ± 1.57	6.82 ± 1.09	2.79 ± 0.39	3.26±0.77	1.38±0.14
模型组	10	0.15±0.06	4.27±1.48#	7.62±1.05	2.57 ± 0.40	2.99±0.58	1.28±0.23
西地那非组	9	0.18 ± 0.08	5.66±2.13	7.24±1.54	2.49 ± 0.52	2.93±0.83	1.37±0.34
艾拉片低剂量组	9	0.20 ± 0.12	5.40±1.44	7.27±1.63	2.70 ± 0.40	3.68 ± 0.96*	1.40 ± 0.30
艾拉片中剂量组	9	0.23 ± 0.10*	5.02±1.31	8.14 ± 1.35	2.88±0.45	3.13±0.49	1.35±0.20
艾拉片高剂量组	7	0.25 ± 0.07**	5.69 ± 1.50*	7.74±0.83	2.69 ± 0.43	3.36±0.45	1.58 ± 0.12**

注：与空白对照组比较：#，P<0.05。与模型组比较：*，P<0.05；**，P<0.01。

图 18.4a 中，睾丸石蜡包埋切片 H-E 染色结果显示，空白对照组小鼠睾丸组织生精小管呈规则圆形，排列整齐，结构紧密，层次分明；精原细胞大而圆，紧贴生精小管基底膜，向内侧接着排列着初级精母细胞、次级精母细胞和精子细胞。模型组睾丸组织生精小管管腔内空隙增大，结构稀疏。低、中、高剂量艾拉片对此现象有一定改善作用。

每只小鼠随机选取一个视野中的一条生精小管，对其中的各类生精细胞进行计数，得到的结果如图 18.4b 所示，从图中可以发现，在造模后，各类生精细胞数量显著减少（初级精母细胞和次级精母细胞 $P<0.05$，精原细胞及精子细胞 $P<0.01$），给药后，各组生精细胞数量有所增加，且低剂量组精子细胞数量与模型组比较有显著性差异（$P<0.01$），中剂量组各类生精细胞数量与模型组比较均有显著性差异（精原细胞、初级精母细胞和次级精母细胞 $P<0.05$，精子细胞 $P<0.01$），高剂量组精原细胞及精子细胞数量与模型组比较有显著性差异（前者 $P<0.05$，后者 $P<0.01$）。

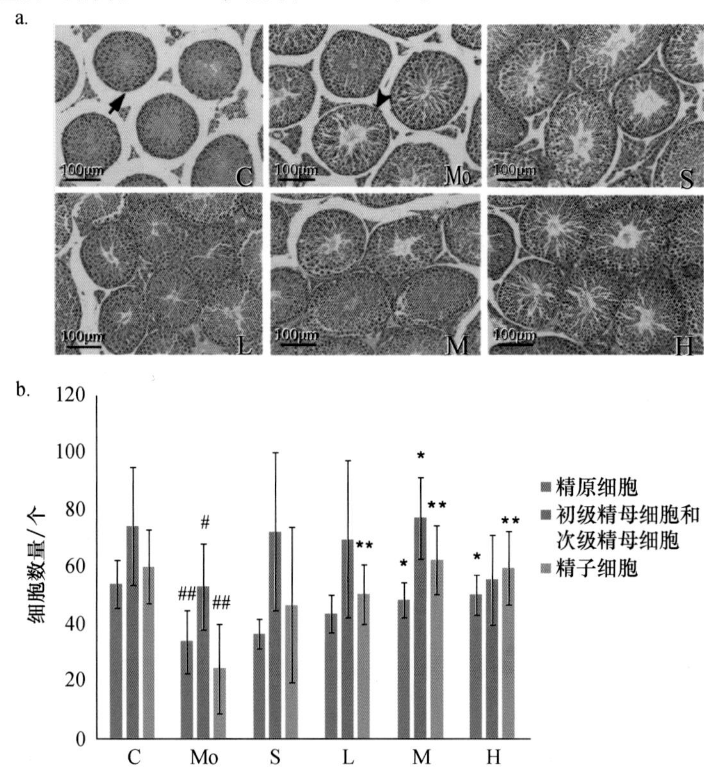

图 18.4 艾拉片对肾阳虚 ED 小鼠睾丸组织形态及各类生精细胞的影响。a. 小鼠睾丸 H-E 染色结果，200×。➚，正常形态生精小管；➘，异常形态生精小管。b. 对各类生精细胞的影响。数据表示为 $\bar{x}\pm s_{\bar{x}}$，$n=5$。与空白对照组比较：#，$P<0.05$；##，$P<0.01$。与模型组比较：*，$P<0.05$；**，$P<0.01$

（4）小鼠血清睾酮含量的变化：

由图 18.5 可知，模型组与空白对照组比较，血清睾酮含量显著降低（$P<0.05$）；在给药后，艾拉片中、高剂量组与模型组比较，小鼠血清睾酮含量均显著升高（前者 $P<0.05$，后者 $P<0.001$）。

（5）小鼠阴茎海绵体中 PDE5 表达水平的变化：

我们采用经典的免疫印迹实验来研究艾拉片对肾阳虚 ED 小鼠阴茎海绵体组织中 PDE5 表达水平的影响，结果如图 18.6 所示，模型组与空白对照组比较，小鼠阴茎组织 PDE5 表达水平无显著变化，但在给药后，艾拉片中、高剂量组与模型组比较，小鼠阴茎组织 PDE5 表达水平分别降低 67.22%（$P<0.01$）、74.69%（$P<0.01$）。

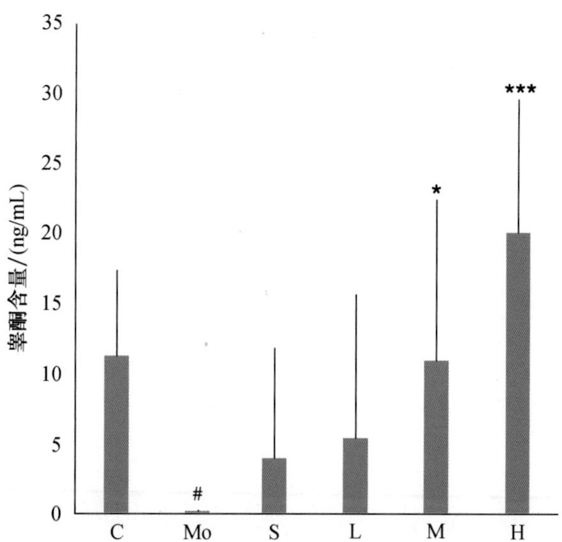

图 18.5　艾拉片对肾阳虚 ED 小鼠血清睾酮含量的影响。数据表示为 $\bar{x}\pm s_{\bar{x}}$，n=5。与空白对照组比较：#，P<0.05。与模型组比较：*，P<0.05；***，P<0.001

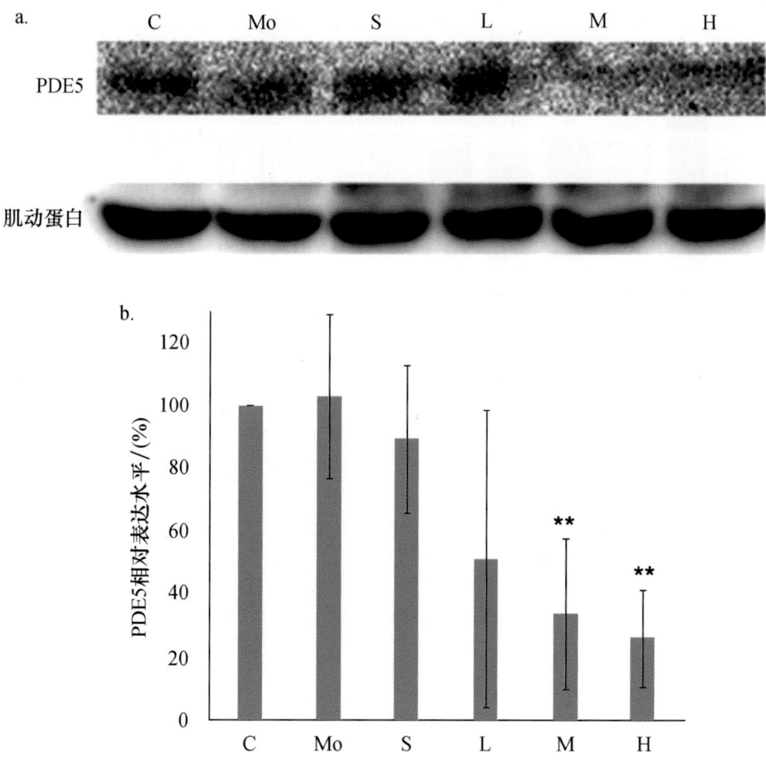

图 18.6　艾拉片对肾阳虚 ED 小鼠阴茎海绵体 PDE5 表达水平的影响。a. 使用蛋白印迹实验检测 PDE5 表达水平。b. PDE5 表达水平。使用 Quantity One 软件，以 PDE5/ 肌动蛋白的比值表示蛋白含量，计算与空白对照组相比较的 PDE5 相对表达水平。数据表示为 $\bar{x}\pm s_{\bar{x}}$，n=3。与模型组比较：**，P<0.01

2. 重复束缚应激致 ED 小鼠模型

（1）小鼠交配能力的变化：

如图 18.7 所示，在造模后，小鼠扑捉潜伏期延长 80.72%（P<0.001），20 min 内扑捉次数减少 87.86%（P<0.01）；插入潜伏期延长 28.86%（P<0.05），20 min 内插入次数减少 88.21%（P<0.05）。给药后，与模型组比较，西地那非组和艾拉片低、中、高剂量组扑捉潜伏期显著减少，20 min 内扑捉次数显著增加；西地那非组和艾拉片中、高剂量组插入潜伏期显著减少；艾拉片中、高剂量组 20 min 内插入次数显著增加。

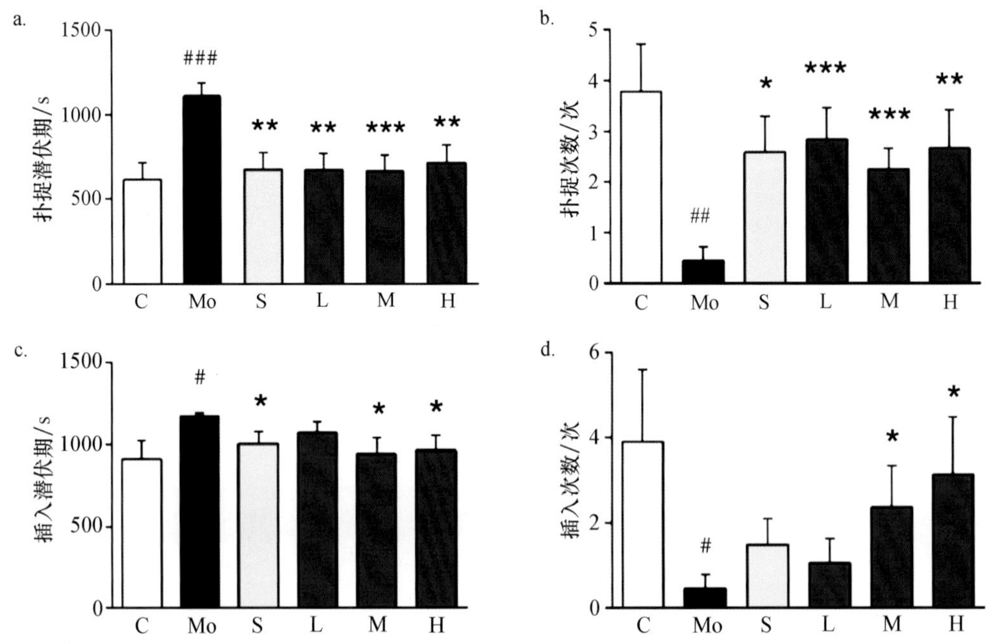

图 18.7 艾拉片对重复束缚应激致 ED 小鼠扑捉及插入能力的影响。a. 扑捉潜伏期；b. 20 min 内扑捉次数；c. 插入潜伏期；d. 20 min 内插入次数。数据表示为 $\bar{x}\pm s_{\bar{x}}$，n=20。与空白对照组比较：#，P<0.05；##，P<0.01；###，P<0.001。与模型组比较：*，P<0.05；**，P<0.01；***，P<0.001

（2）小鼠睾丸组织形态的变化：

各组小鼠睾丸切片 H-E 染色结果如图 18.8 所示，从图中可以发现，空白对照组小鼠睾丸组织横切面中，生精小管具有清晰、完整且规则的圆形结构，模型组小鼠的生精小管出现显著拉长变窄的现象，而各给药组这一现象有明显改善，与空白对照组无明显差别。

这一结果可进一步通过测量生精小管的长径和短径进行量化，其结果如图 18.9 所示。模型组的长径显著长于空白对照组（P<0.01），短径显著短于空白对照组（P<0.05），给药后有所改善，其中艾拉片中、高剂量组的长径小于模型组（二者 P<0.05），西

地那非组和艾拉片的低、中、高剂量组短径大于模型组（前三组 $P<0.05$；高剂量组 $P<0.01$），这与 H-E 染色结果中生精小管的形态相吻合。

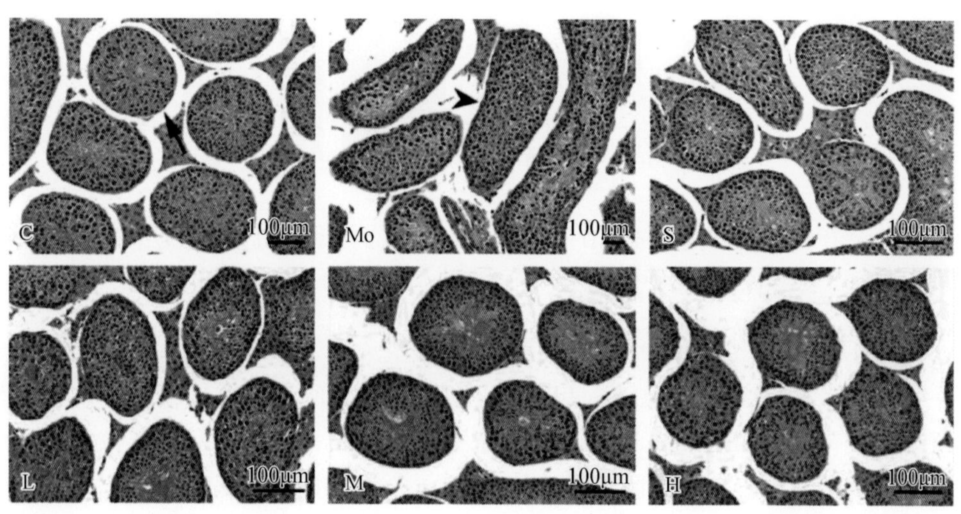

图 18.8　小鼠睾丸 H-E 染色结果，200×。↗：正常形态生精小管；➤：异常形态生精小管

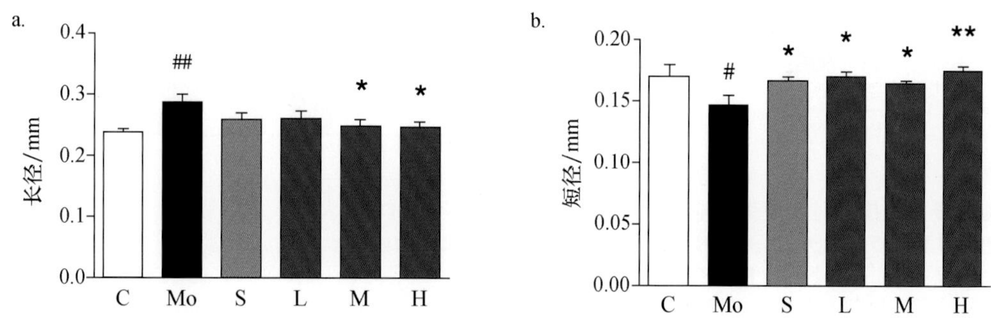

图 18.9　艾拉片对重复束缚应激致 ED 小鼠生精小管的影响。a. 生精小管长径；b. 生精小管短径。数据表示为 $\bar{x}\pm s_{\bar{x}}$，$n=5$。与空白对照组比较：#，$P<0.05$；##，$P<0.01$。与模型组比较：*，$P<0.05$；**，$P<0.01$

（3）小鼠血清睾酮含量的变化：

与空白对照组相比，模型组小鼠血清中睾酮含量显著降低；给药后，各组小鼠血清睾酮含量显著提升，如图 18.10 所示。

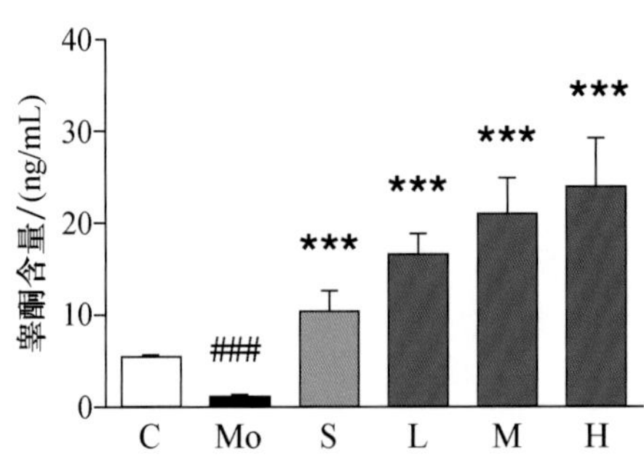

图 18.10 艾拉片对重复束缚应激致 ED 小鼠血清睾酮含量的影响。数据表示为 $\bar{x}\pm s_{\bar{x}}$，n=10。与空白对照组比较：###，P<0.001。与模型组比较：***，P<0.001

（4）小鼠阴茎海绵体中 PDE5 表达水平的变化：

各组小鼠阴茎海绵体中 PDE5 表达水平如图 18.11 所示，在造模后，模型组与空白对照组比较，小鼠阴茎组织 PDE5 表达水平显著升高，在给药后，艾拉片低、中、高剂量组与模型组比较，小鼠阴茎海绵体中 PDE5 表达水平均显著降低。

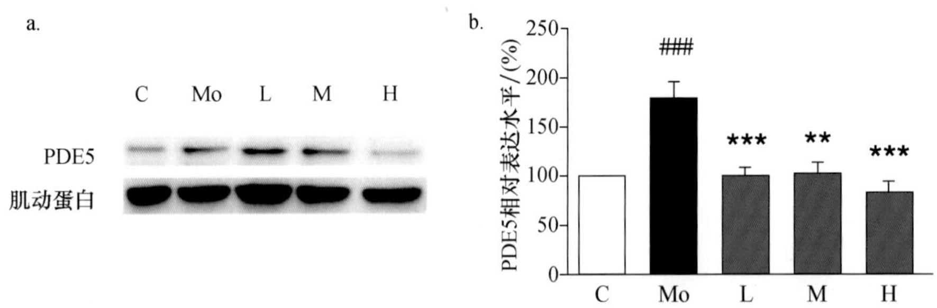

图 18.11 艾拉片对重复束缚应激 ED 小鼠阴茎海绵体中 PDE5 表达水平的影响。a. 使用蛋白印迹实验检测 PDE5 表达水平。b. PDE5 表达水平。使用 Quantity One 软件，以蛋白质 PDE5/ 肌动蛋白的比值表示蛋白含量，计算与空白对照组相比较的 PDE5 相对表达水平。数据表示为 $x\pm s_{\bar{x}}$，n=6。与空白对照组比较：###，P<0.001。与模型组比较：**，P<0.01；***，P<0.001

（四）结论

（1）采用氢化可的松造模后，氢化可的松给药组小鼠性唤醒时间延长，性活动次数减少，同时造模对睾丸组织结构造成病理损伤，生精小管中各类生精细胞数量减少。生化指标方面，血清睾酮水平显著降低，但未能对阴茎海绵体 PDE5 表达水平产生影响，长期口服艾拉片可显著提升肾阳虚 ED 小鼠的交配能力，对抗氢化可的松造成的睾丸组织结构的病理损伤，提高生精小管中精原细胞、初级精母细胞、次级精母细胞和精子细胞的数量，还可促进睾酮的分泌和释放，抑制阴茎海绵体 PDE5 的表达，以上结果从不同方面表明，艾拉片对氢化可的松致肾阳虚 ED 小鼠模型具有壮阳作用，具有抗 ED 的作用。

（2）重复束缚应激会导致小鼠出现交配能力下降的现象，小鼠性唤醒时间延长，性活动次数减少，同时造成睾丸组织结构的病理损伤。生化指标方面，血清睾酮水平显著降低，并且阴茎海绵体 PDE5 表达水平显著升高，长期口服艾拉片可显著提升重复束缚应激致 ED 小鼠的交配能力，对抗重复束缚应激造成的睾丸组织结构的病理损伤，还可促进睾酮的分泌和释放，抑制阴茎海绵体 PDE5 表达，以上结果从不同方面表明，艾拉片对重复束缚应激致 ED 小鼠模型具有壮阳作用，具有改善 ED 的作用。

一、名词解释

（1）下丘脑－垂体－肾上腺（HPA）轴：也称为边缘系统－下丘脑－垂体－肾上腺轴（LHPA 轴），是一个直接作用和反馈互动的复杂集合，包括下丘脑（脑内的一个中空漏斗状区域）、脑垂体（下丘脑下部的一个豌豆状结构）以及肾上腺（肾脏上部的一个小圆锥状器官）。这三者之间的互动构成了 HPA 轴。HPA 轴是神经内分泌系统的重要部分，参与控制应激反应，调节多种身体活动，如消化系统、免疫系统、心情和情绪、性行为以及能量储存和消耗。

（2）下丘脑－垂体－性腺（HPG）轴：是调控机体生殖功能的神经内分泌系统，下丘脑分泌促性腺激素释放激素（GnRH），刺激腺垂体分泌促性腺激素——黄体生成素（LH）和卵泡刺激素（FSH），这两种激素都可以刺激性腺释放性激素以调控机体生殖功能，同时，所释放的激素还会对腺垂体和下丘脑存在负反馈调节作用。

二、小知识

（1）精子的产生：精子产生于睾丸的生精小管，经历精原细胞、初级精母细胞、次级精母细胞、精子细胞后，再经过变态、分化形成精子。由精原细胞发育成精子的时间约为 60 天；精子形成后脱落到生精小管腔内，进入附睾管后沿输精管进入精囊中储存。

（2）应激反应：应激反应是由各种紧张性刺激物（应激源）引起的个体非特异性反应，包括生理反应和心理反应两大类。生理反应可表现为交感神经兴奋、垂体和肾上腺皮质激素分泌增多、血糖升高、血压上升、心率加快和呼吸加速等；心理反应包括情绪反应与自我防御反应、应对反应等。

三、技术难点汇总

（1）给予小鼠氢化可的松后容易导致小鼠糖代谢紊乱、死亡，这主要与造模小鼠的免疫功能受到抑制，皮下氢化可的松引起小鼠肠道粘连和感染有关，因此在造模过程中和造模后，一方面要注意给小鼠提供足够的营养，另一方面需要严格控制氢化可的松的给药剂量和周期。

（2）重复束缚应激模型作为一种非损伤性刺激的实验动物模型，能够较好地模拟人类生活中的应激状态，但缺少该类模型制作的通用标准。在本项研究中，参照相关文献构建重复束缚应激致 ED 小鼠模型[9]，通过不断延长重复束缚时间来强化小鼠应激状态，用以模拟人类不断经受外界、心理刺激的应激状态，避免小鼠适应束缚状态后不再应激，从实验结果来看，比较好地呈现了小鼠 ED 状态。

参考文献

[1] 张敏建，常德贵，贺占举，等．勃起功能障碍中西医结合诊疗指南(试行版)[J]. 中华男科学杂志，2016，22(8): 751-757.

[2] HATZIMOURATIDIS K, EARDLEY A I, GIULIANO F, et al. Guidelines on male sexual dysfunction: erectile dysfunction and premature ejaculation[J]. Eur urol, 2010, 57(5): 804-814.

[3] 胡道远，肖恒军．勃起功能障碍动物模型的建立与研究进展 [J]. 中国男科学杂志，2021，35(6): 97-100.

[4] 刘振中，刘安飞，王忠红，等．氢化可的松致小鼠阳虚常用造模方法及指标比较 [J]. 国际中医中药杂志，2014，36(5): 438-441.

[5] 熊瑞，胡昌江，张美，等．生、炙淫羊藿对肾阳虚小鼠耐寒能力和交配能力研究 [J]. 亚太传统医药，2015，11(3): 5-7.

[6] 高泽宇，陈君，阿依努尔·热合曼，等．艾拉片对重复束缚应激所致勃起功能障碍小鼠的治疗作用（英文）[J]. Journal of Chinese pharmaceutical sciences, 2021，30(11): 883-894.

[7] 翟亚南，陈柏安，郭萌，等．束缚应激的研究进展 [J]. 实验动物科学，2013，30(4): 56-58+61.

[8] 张思雨．束缚应激对小鼠卵母细胞发育能力的影响及机理研究 [D]. 泰安：山东农业大学，2009.

[9] 唐大轩，张莉，熊静悦，等．阳康胶囊防治阳痿的实验研究 [J]. 中药药理与临床，2016，32(6): 176-179.

[10] REHEMAN A, GAO Z, TURSUN X, et al. Optimization of extraction technology of Majun Mupakhiela and its effect on hydrocortisone-induced kidney yang deficiency in mice[J]. Scientific reports, 2019, 9(1): 4628.

[11] 田二坡，龙廷，秦达念．雄性大鼠交配实验模型的建立 [J]. 中国男科学杂志，2008(1):7-10.

（润佳（苏州）医药科技有限公司　范朝新，北京大学医学部药学院　赵　欣，北京大学医学部药学院　高泽宇）

第十九章 感染性休克动物模型和药效评价

第一节 概　述

一、死亡率及现状

脓毒症（sepsis）是由感染因素引起的全身炎症反应，一般烧伤、外伤、手术都可能引发全身炎症反应，如果不能得到及时有效的治疗，将进一步发展成感染性休克（septic shock）[1]。如图 19.1 所示，欧洲、北美洲和澳大利亚等地区，感染性休克在 30 天内的死亡率达到 26% ～ 34%，90 天死亡率进一步升高，达到 33% ～ 42%。伴随着老龄人口的迅速增长，老年人免疫力低下，感染性休克死亡率在未来 20 年内将急剧上升[2]。

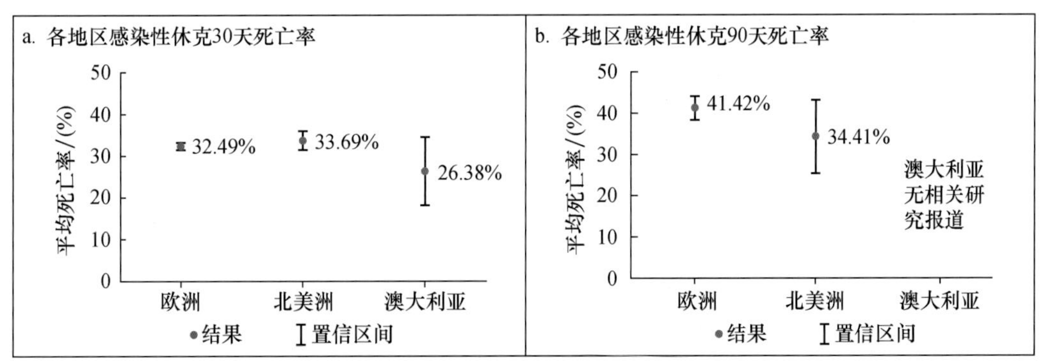

图 19.1　欧洲、北美洲及澳大利亚感染性休克死亡率[2]

二、临床表现

感染性休克也叫作脓毒症休克（septic shock），由脓毒症进一步恶化发展而来，伴有微循环障碍、组织损伤、多器官功能衰竭，是临床上最常见的休克类型，同时也是危重病人最常见的死亡原因[3]。主要临床表现为酸中毒、低血压、多器官功能障碍，进一步发展为休克、弥散性血管内凝血、多脏器功能衰竭。感染性休克根据休克类型可分为两类：低排高阻型和高排低阻型（表 19.1）。低排高阻型休克也称为冷休克，由感染相关的代谢产物引起静脉收缩，毛细血管通透性增加，导致返回左心室的血量减少，心排出量减小，外周血管阻力增大；患者常表现为躁动、淡漠、嗜睡，皮肤苍白、发绀，冒冷汗，毛细血管充盈时间延长，脉搏细速，脉压减小，尿量减少。高排低阻型休克也称为暖休克，由感染引起，导致心跳加快、外周血管扩张，心排出量增大，外周血管阻力减小；患者常表现为神志清醒，皮肤呈淡红或潮红，皮肤温暖干燥，脉搏慢而有力，脉压、尿量均增加。

表 19.1　感染性休克临床表现

临床表现	低排高阻型（冷休克）	高排低阻型（暖休克）
神志	躁动、淡漠、嗜睡	清醒
皮肤色泽	苍白、发绀或花斑样发绀	淡红或潮红
皮肤温度	湿冷或冷汗	温暖、干燥
毛细血管充盈时间	延长	1 ～ 2 s
脉搏	细速	慢而有力
脉压 /kPa	< 4	> 4
尿量 /（mL/h）	< 25	> 30

三、诊断

对于感染或疑似感染的患者，当脓毒症相关序贯器官衰竭评分［sequential（sepsis-related）organ failure assessment，SOFA］较基线上升≥ 2 分可诊断为脓毒症（表 19.2）。由于 SOFA 评分操作起来比较复杂，临床上也可以使用床旁快速 SOFA（quick SOFA，qSOFA）标准识别重症患者，如果符合 qSOFA 标准中的至少 2 项时（表 19.3），应进一步评估患者是否存在脏器功能障碍 [4]。如果在脓毒症基础上出现持续性低血压，在充分液体复苏后仍需血管活性药物来维持平均动脉压（mean arterial pressure， MAP）≥ 65 mmHg（8.67 kPa）以及乳酸浓度 > 2 mmol/L[4]，则诊断为感染性休克，其临床诊断流程如图 19.2[4] 所示。

表 19.2　SOFA 评分标准 [4]

系统	评分 / 分				
	0	1	2	3	4
呼吸系统					
（PaO_2/FiO_2）/mmHg（kPa）	≥ 400（53.3）	< 400（53.3）	< 300（40.0）	< 200（26.7）+ 机械通气	< 100（13.3）+ 机械通气
凝血系统					
血小板 /（10^3 • μL^{-1}）	≥ 150	< 150	< 100	< 50	< 20
肝脏					
胆红素 /[mg • dL^{-1}（μmol • L^{-1}）]	< 1.2（20）	1.2 ～ 1.9（20 ～ 32）	2.0 ～ 5.9（33 ～ 101）	6.0 ～ 11.9（102 ～ 204）	≥ 12.0（204）

（续表）

系统	评分 / 分				
	0	1	2	3	4
心血管系统	MAP ≥ 70 mmHg（9.33 kPa）	MAP < 70 mmHg（9.33 kPa）	多巴胺 < 5.0 或多巴酚丁胺（任何剂量）*	多巴胺 5.1~15.0 或肾上腺素 ≤ 0.1 或去甲肾上腺素 > 0.1*	多巴胺 > 15.0 或肾上腺素 > 0.1 或去甲肾上腺素 > 0.1*
中枢神经系统					
格拉斯哥昏迷量表评分 **/ 分	15	13 ～ 14	10 ～ 12	6 ～ 9	< 6
肾脏					
肌酐 / [$mg \cdot dL^{-1}$（$\mu mol \cdot L^{-1}$）]	< 12（110）	1.2 ～ 1.9（110 ～ 170）	2.0 ～ 3.4（171 ～ 299）	3.5 ～ 4.9（300 ～ 440）	> 4.9（440）
尿量 /（$mL \cdot d^{-1}$）	–	–	–	< 500	< 200

注：*，儿茶酚胺类药物给药剂量单位为 μg/(kg · min)，给药至少 1 h；**，格拉斯哥昏迷量表评分范围为 3 ～ 15 分，分数越高代表神经功能越好。

表 19.3　qSOFA 标准 [4]

项目	标准
呼吸频率	≥ 22 次 /min
意识	改变
收缩压	≤ 100 mmHg（13.33 kPa）

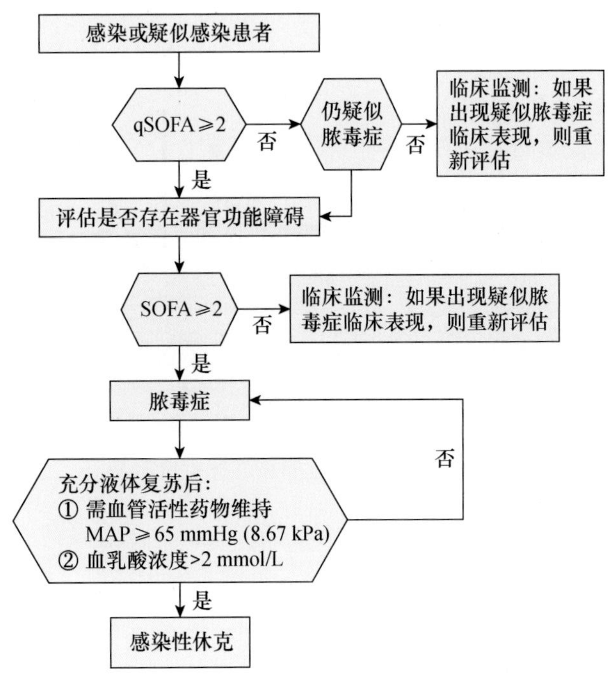

图 19.2　感染性休克临床诊断流程 [4]

四、发病机制

感染性休克是一种非常复杂的疾病过程，是由严重感染引起，导致多器官功能衰竭和循环障碍的一种综合征。最常见的致病原因是革兰氏阴性菌感染，其中发挥主要致病作用的是内毒素（lipopolysaccharide，LPS）[5]。LPS 通过作用于细胞膜上的 Toll 样受体 4（Toll-like receptor 4, TLR4），激活胞内信号转导通路，从而促进相关炎症因子的转录、翻译。这些炎症因子一方面可以帮助机体清除病原体，另一方面也会对机体造成损伤，一旦发生过度炎症反应，则有可能引起严重的免疫功能障碍，表现为脓毒症、严重脓毒症甚至感染性休克（图 19.3）[6]。

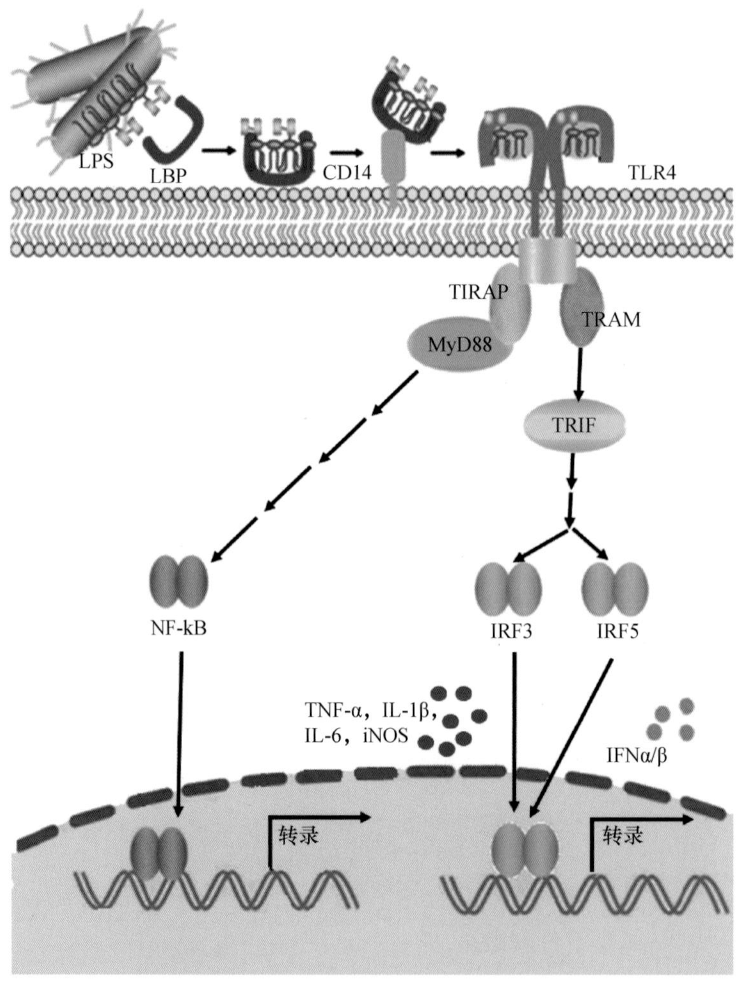

图 19.3 LPS 引起感染性休克机制 [6]

五、治疗

感染性休克的首要治疗手段是进行抗休克治疗，通过早期给予足量的液体复苏和使用血管活性药物，快速恢复血容量的不足、增强运氧功能、增加心输出量、改善血流灌注，从而减轻组织器官损伤 [7]。临床上常用的晶体液有 0.9% 氯化钠溶液、高渗盐溶液、醋酸林格液、林格液及乳酸林格液。

在液体复苏的基础上应用血管活性药物以升高血压、改善组织血液灌注。常用的血管活性药物有多巴胺、去甲肾上腺素、多巴酚丁胺、血管升压素等[8]，其中多巴胺和去甲肾上腺素是目前最常用的两种治疗感染性休克的药物[9]。多巴胺可激动肾上腺素受体以及多巴胺受体，用于治疗感染性休克，可增强运氧功能，改善肠黏膜状态，促进组织器官血液灌注，具有剂量依赖性，但低剂量升压效果欠佳[10]。此外，有研究报道指出，多巴胺在一定程度上会增加心律失常的发生率，可能是由于多巴胺剂量过大，激活了 β 受体，导致心率加快[11]。而去甲肾上腺素作用于 α 受体，有较强的血管收缩作用，并且能显著增加灌注压、外周血管阻力等，改善低血压状态，因而可确保机体组织器官获得良好的血液供应，另外还能提高心肌收缩力，并能增加左心室做功，提升肌酐清除率，从而达到改善患者预后的目的[12-14]。多巴酚丁胺则能直接作用于心脏，使心肌收缩力与心排血量大大增加[15]。

在患者发病 6 h 内开展液体复苏的同时，还需要进行抗感染治疗，能够有效降低病死率，若抗感染治疗延迟到 24 h 后预后会更差[16]。抗感染治疗的原则是应用两种或两种以上强力、高效、广谱抗菌药物，尽可能覆盖所有的病原体，并逐渐减少抗菌药物的使用量，缩短使用周期，抑制耐药现象出现。一旦确定病原体后，则选择相应的窄谱抗菌药物进行治疗[16]。

感染性休克患者的治疗过程如图 19.4 所示。

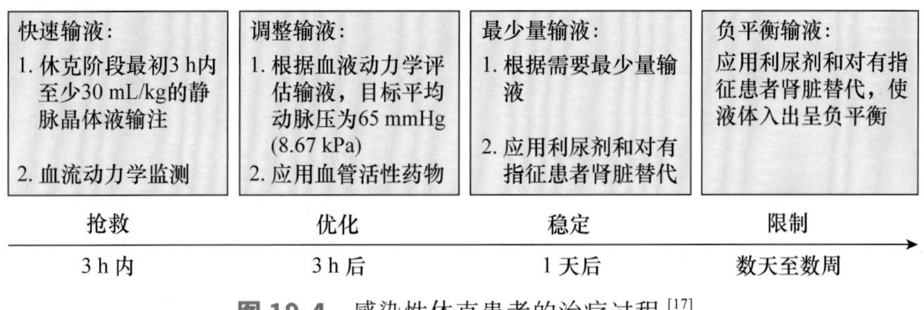

图 19.4 感染性休克患者的治疗过程[17]

第二节 动物模型和药效评价

一、LPS 致家兔感染性休克模型

（一）动物

家兔（图 19.5），2.5 kg左右，雄性。家兔是由一种野生的穴兔经过驯化饲养而成的。为草食性动物，以野草、野菜、树叶、嫩枝等为食。胆小怕惊、怕热、怕潮，喜欢安静、清洁、干燥、凉爽的环境，繁殖力强、多胎多产、孕期短、成熟早（4 ～ 5 个月）。

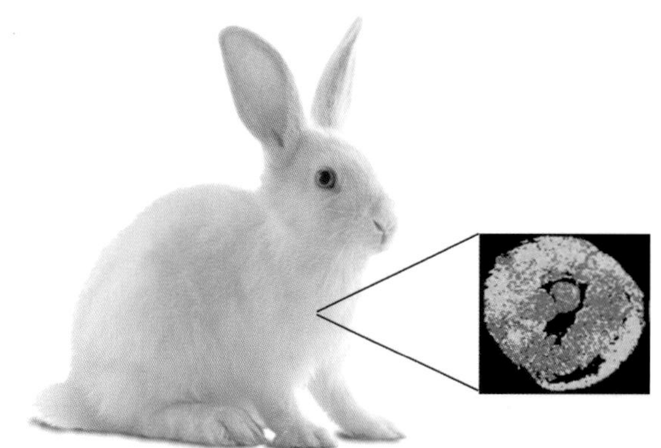

图 19.5　家兔及心脏横向切 MALDI-TOF-MSI 成像

（二）模型制备

本实验采用的实验装置如图 19.6 所示，包括实现缓慢给药的注射泵、监测平均动脉压（mean arterial pressure, MAP）的 Medlab 生物信号采集处理系统。

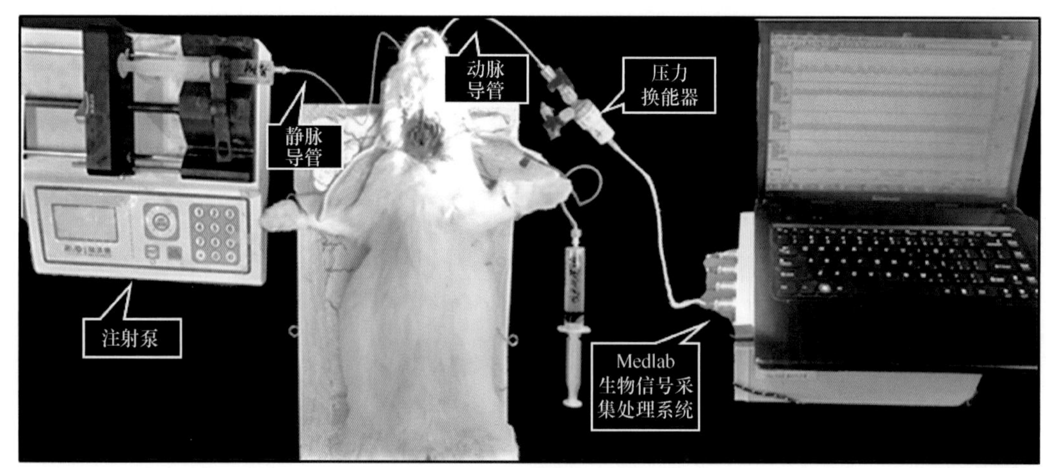

图 19.6　实验装置示意

1. 手术器材消毒灭菌

在手术操作之前，手术器械、纱布、EP 管、结扎线均经 121℃高压蒸汽灭菌 30 min；并将静脉导管及动脉导管浸泡在 75% 乙醇溶液中消毒，使用前先用生理盐水冲洗，再用肝素钠溶液涮洗一下。

2. 仪器预热并调节实验参数

打开 Medlab 生物信号采集处理系统，预热 30 min；经三通管连接压力换能器，用 0.5% 肝素钠溶液充盈压力换能器和动脉、静脉导管，并排除气泡。

3. 麻醉固定

模型制备流程如图 19.7 所示，家兔在实验前 12 h 内禁食，但不禁水。经耳缘静脉注射 3% 戊巴比妥钠溶液进行麻醉，仰卧固定于手术台上，弹性胶圈将上门齿往前牵拉固定，并用恒温加热垫保持体温。

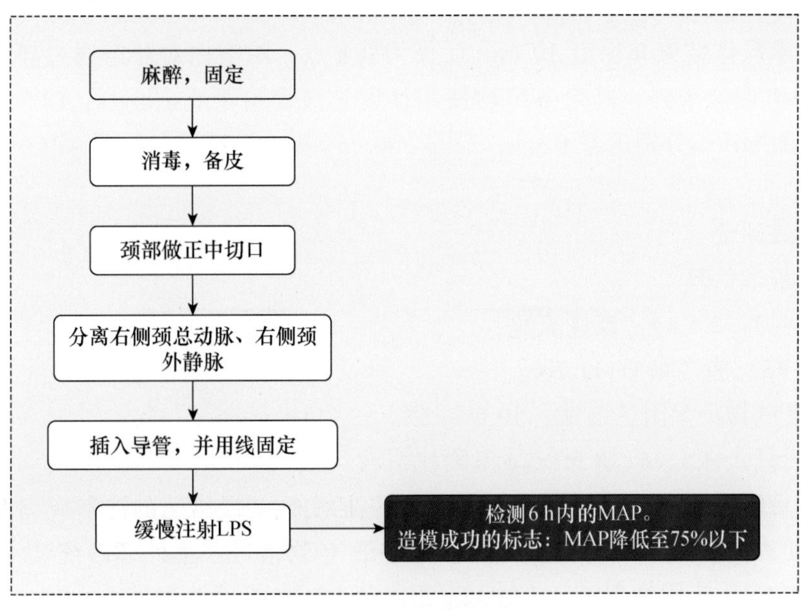

图 19.7　模型制备流程

4. 分离右侧颈总动脉、右侧颈外静脉并插管

剪去颈正中部位的皮毛，用 75% 乙醇溶液消毒皮肤，做正中切口，分离肌肉后，分离右侧颈总动脉（common carotid artery, CCA）和右侧颈外静脉（external jugular vein, EJV）。分离右侧颈总动脉 1 cm 左右，穿两根 4 号缝合线，结扎远心端，用动脉夹阻断近心端，向心方向剪“V”形小口，插入肝素化的动脉导管（外径 1.8 mm），与三通管连接，并经压力换能器与 Medlab 生物信号采集处理系统连接，监测 MAP，结扎好后松开动脉夹。同时分离右侧颈外静脉，插入经肝素化的静脉导管（外径 1.2 mm），并结扎固定好导管，作为静脉给药的途径（图 19.8）。通过静脉导管缓慢给予 2.5 mg/kg 的肝素钠溶液进行抗凝处理。

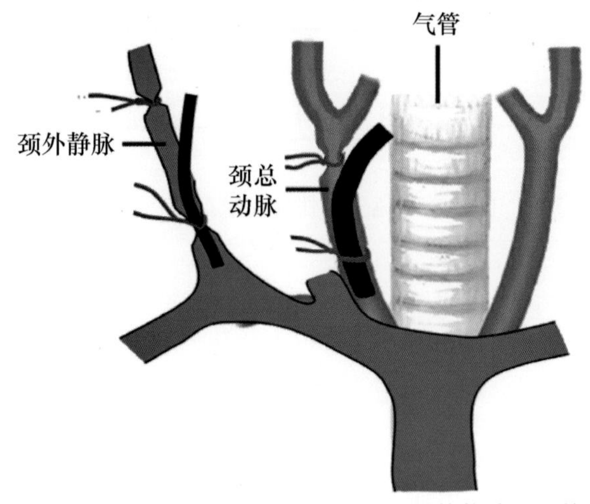

图 19.8　分离右侧颈总动脉、右侧颈外静脉并插管

5. 静脉注射 LPS

上述手术操作结束并稳定 30 min 后作为 0 h 点，除空白对照组通过静脉导管缓慢给予等量的生理盐水外，其余各组均使用注射泵缓慢给予 0.6 mg/kg LPS，注射速度设置为 20 μL/min。分别记录 0、1、2、3、4、5、6 h 等时间点的 MAP。

二、药效评价

（一）基本信息

（1）动物：2.5 kg，雄性家兔。

（2）LPS：脂多糖 O111:B4。

（3）受试物：参附注射液，50 mL/ 瓶。

（4）剂量： 4.5、6、8 mL/kg 参附注射液。

（5）阳性对照药：3.2 mg/kg 盐酸多巴胺注射液。

（6）动物分组：动物随机分为空白对照组（C）、模型组（M）、盐酸多巴胺阳性对照组（DA）、参附注射液 4.5 mL/kg 组（SF4.5）、参附注射液 6 mL/kg 组（SF6）、参附注射液 8 mL/kg 组（SF8）。

（7）样本量：每组 6 只。

（8）给药途径：静脉注射，注射速度设置为 250 μL/min。

（9）给药次数：1 次。

（10）观察时间：6 h。

（二）实验过程

LPS 致家兔感染性休克模型的建立及给药时间如图 19.9 所示：

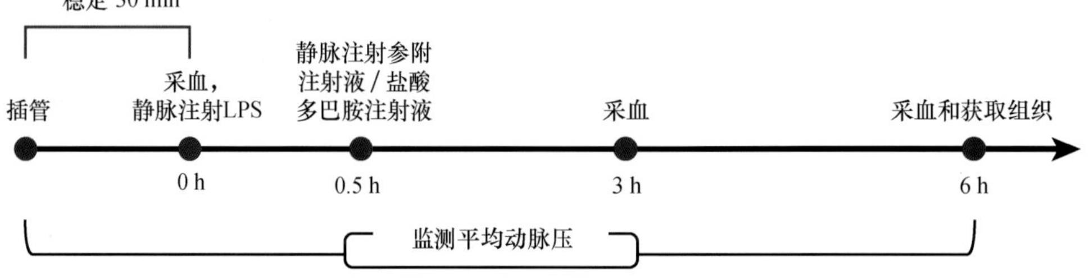

图 19.9 LPS 致家兔感染性休克模型的建立及给药时间

（三）检测方法

建立 LPS 致家兔感染性休克模型并给予药物治疗后，需检测系列指标（图 19.10）。

1. 家兔一般体征的观察

实验过程中观察家兔一般体征变化情况，包括有无萎靡、寒战、呼吸急促、口唇青紫、多尿、便稀等现象。

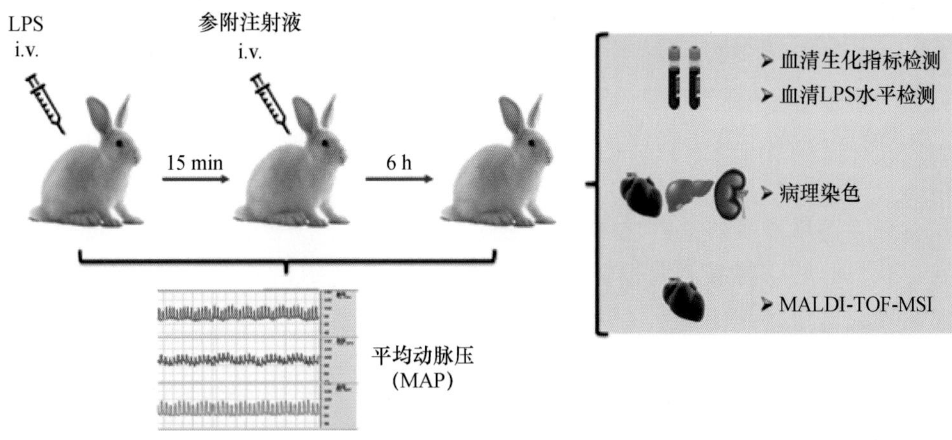

图 19.10　药效学评价指标

各组静脉注射 LPS 后，以 MAP 降至基础值的 75% 及以下、持续性低血压、呼吸急促、口唇发绀作为感染性休克模型制备成功的标准。

2. 血液和组织样本的收集与保存

于 0、3、6 h 三个时间点经颈动脉导管采集 1.5 mL 血样，置入离心管中，同时从与动脉导管（外径 1.8 mm）连接的三通管处补充等体积的生理盐水。血样静置 30 min 后，3000 r/min 离心 15 min，取上层血清于 −80℃保存，以备血清生化指标和 LPS 水平的检测。

于 6 h 每组选取 3 只家兔经生理盐水灌流后，迅速分离和摘取心脏、肝脏、肾脏，其中在垂直距离心尖一半处将心脏切成两部分：上半部分直接液氮速冻，置于 −80℃保存，以备 MALDI-TOF-MSI 实验；下半部分心脏、肝脏和肾脏分别浸泡在 10% 多聚甲醛溶液中固定过夜，脱水包埋制备成蜡块，切成 4 μm 厚的石蜡切片，进行 H-E 染色。

3. 血清生化指标的测定

采用全自动生化分析仪测定各组 0、3、6 h 血清中乳酸脱氢酶（lactate dehydrogenase, LDH）、天冬氨酸转氨酶（aspartate aminotransferase, AST）、丙氨酸转氨酶（alanine aminotransferase, ALT）、尿素氮（urea nitrogen, Urea）和肌酐（creatinine, Cre）的含量。

4. 血清中 LPS 水平的测定

利用光度法检测 6 h 血清样本中 LPS 含量，LPS 能够特异性地激活革兰氏阴性菌脂多糖检测试剂盒中反应试剂的酶促凝集系统，使反应溶液的透光度发生变化。利用 LPS 标准品建立 LPS 生物效应与吸光度的标准曲线，从而定量测定血清中 LPS 含量。具体操作步骤如下：

（1）供试溶液（A 液）制备：取血清 10 μL，加入样品稀释液 8.99 mL，混匀后置 75℃ 10 min，即为 1:900 稀释的样品供试溶液。

（2）试剂溶液（B 液）制备：取 LPS 检测试剂 1 支，加入 0.25 mL 无热原的去离子水，轻轻摇匀。

（3）取 B 液 50 μL，加入 A 液 100 μL，混匀，插入 LKM-02-32 型动态试管检测仪，37℃反应 75 min。

（4）反应完毕，检测软件（生物探针临床版）将自动处理数据，计算出样品的 LPS 浓度。

5. 心脏、肝脏和肾脏病理学 H-E 染色

将心脏、肝脏、肾脏等脏器进行石蜡切片：心脏组织沿着左心室短轴的二尖瓣水平切面切片；肝脏组织沿着肝左叶最大切面切片；肾脏在肾门正中位置处横切。切片后进行 H-E 染色。H-E 染色方法参见第四章第三节。

6. MALDI-TOF-MSI 检测心脏组织中分子量为 60 ～ 1000 的小分子的含量及分布

检测方法参考刘会会等 [18] 介绍的方法进行。将心脏组织进行冰冻切片，切片位置选取在垂直距离心尖一半处，切成 10 μm 厚的切片。对切片组织进行基质喷涂后，扫描，上机成像。MALDI-TOF-MSI 检测方法参见第二章。

（四）结果

1. 参附注射液升高 LPS 致家兔感染性休克模型的 MAP

如表 19.4 所示，在实验过程中空白对照组的 MAP 保持平稳正常。与空白对照组相比，模型组的 MAP 在 2、3、4、5、6 h 内明显下降（均为 P<0.001）。4.5 mL/kg 参附注射液组的 MAP 与模型组相比没有显著性差异，6 mL/kg 参附注射液组的 MAP 在 4、5、6 h 内基本上维持在 85 mmHg 左右，与模型组相比有显著性差异（分别为 P<0.05，P<0.001，P<0.001）。同样，8 mL/kg 参附注射液组的 MAP 在 4、5、6 h 内与模型组相比，有显著性差异（分别为 P<0.05，P<0.01，P<0.001）。以上结果说明 6 mL/kg 和 8 mL/kg 参附注射液能显著升高 LPS 致家兔感染性休克模型的 MAP。与模型组相比，阳性药多巴胺组在 5、6 h 有显著增加 MAP 的作用（分别为 P<0.01，P<0.001），说明多巴胺有减轻 LPS 所致 MAP 降低的作用。

表 19.4　参附注射液对 LPS 致家兔感染性休克模型 MAP 的影响　　单位：mmHg

时间 /h	C	M	SF4.5	SF6	SF8	DA
0	106.8±4.6	108.8±4.6	106.7±5.4	114.0±6.0	107.1±6.7	106.8±9.7
1	105.2±8.8	91.9±14.6	92.7±12.0	83.8±15.6	89.5±9.0	87.7±4.6
2	106.5±9.2	86.5±11.4###	82.2±8.9	86.9±6.1	86.0±8.0	86.3±10.4
3	106.6±7.2	82.2±6.0###	75.0±10.5	83.8±7.5	84.6±9.2	79.2±8.0
4	105.6±9.9	69.6±8.5###	68.2±9.7	83.4±5.0*	79.2±8.5*	79.1±5.1
5	104.1±9.5	69.3±3.9###	67.3±6.4	86.2±5.0***	80.3±7.8**	85.5±7.3**
6	104.3±7.0	70.1±3.6###	70.2±4.6	84.2±8.2***	85.3±7.5***	88.9±3.9***

注：C，空白对照组；M，模型组；SF4.5，4.5 mL/kg 参附注射液组；SF6，6 mL/kg 参附注射液组；SF8，8 mL/kg 参附注射液组；DA，3.2 mg/kg 多巴胺组。本章后同。数据表示为 $\bar{x}±s$，n=4 ～ 6。与空白对照组比较：###，P<0.001。与模型组比较：*，P<0.05；**，P<0.01；***，P<0.001。

2. 参附注射液改善 LPS 致家兔感染性休克模型的血清生化指标

在 0、3、6 h 三个时间点分别取血样进行血清生化检测，包括 LDH、AST、ALT、Urea 和 Cre。

各组均以完成手术操作并稳定 30 min 后的时间点作为 0 h，为了减小个体差异对实验结果的影响，血清生化指标以 3、6 h 浓度值对初始值（0 h 浓度值）的比值作为统计数据。

在 3 h，模型组与空白对照组相比，只有 ALT、Urea 和 Cre 含量显著增加（均为 $P<0.05$），而 AST 和 LDH 含量没有明显变化。与模型组相比，参附注射液组的 ALT、Urea 和 Cre 含量均无显著性差异。与模型组相比，阳性药多巴胺组的 ALT、Urea 和 Cre 也均无显著性差异（数据未展示）。

在 6 h，与空白对照组相比，模型组的 LDH、AST、ALT、Urea 和 Cre 含量均显著增加（前三者为 $P<0.05$，后二者 $P<0.001$）。在给予不同剂量的参附注射液治疗后，仅 8 mL/kg 参附注射液组与模型组相比对 LDH 及 AST 含量有明显改善作用（分别为 $P<0.01$、$P<0.05$），而对 Urea 和 Cre 含量均无显著性差异（数据未展示）。与模型组相比，阳性药多巴胺组对 LDH、AST 及 ALT 含量均有明显改善作用（均为 $P<0.05$），如图 19.11 所示。

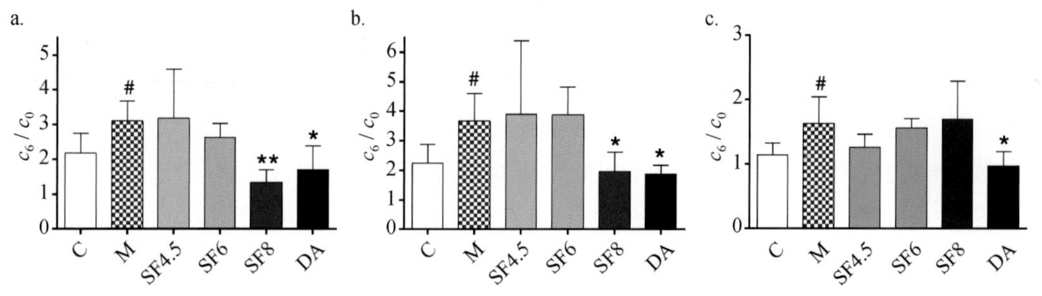

图 19.11　参附注射液对 LPS 致家兔感染性休克模型 6 h 血清生化指标的影响。a. LDH 含量变化；b. AST 含量变化；c. ALT 含量变化。数据均为与初始值的相对值，并表示为 $\bar{x}\pm s$；$n=3\sim5$。与空白对照组比较：#，$P<0.05$。与模型组比较：*，$P<0.05$；**，$P<0.01$

3. 参附注射液降低 LPS 致家兔感染性休克模型的血清 LPS 水平

图 19.12 显示参附注射液对 LPS 致家兔感染性休克模型 6 h 血清中 LPS 水平的影响。与空白对照组相比，模型组血清中 LPS 含量显著增加（$P<0.001$）。与模型组相比，4.5 mL/kg 参附注射组血清中 LPS 含量没有显著性差异，而 6 mL/kg 和 8 mL/kg 参附注射组血清中 LPS 含量显著降低（前者 $P<0.05$，后者 $P<0.01$），说明参附注射液能够增强感染性休克家兔清除 LPS 的能力。阳性药多巴胺组与模型组相比没有显著性差异。

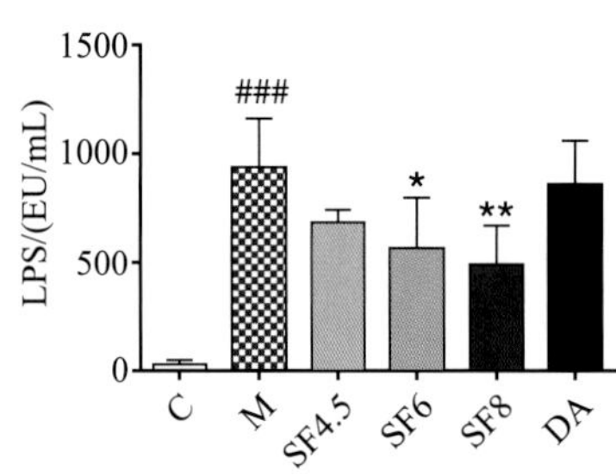

图 19.12 参附注射液对 LPS 致家兔感染性休克模型 6 h 血清中 LPS 水平的影响。数据表示为 $\bar{x}\pm s$，n=3 ～ 5。与空白对照组比较：###，P<0.001。与模型组比较：*，P<0.05；**，P<0.01

4. 参附注射液改善 LPS 致家兔感染性休克模型的主要脏器组织病理损伤

心脏组织石蜡切片 H-E 染色结果显示（图 19.13a）：空白对照组心肌细胞结构清晰完整，心肌细胞形态正常；模型组心肌细胞溶解，无完整的心肌细胞结构（红色箭头），可见大量炎性细胞浸润（蓝色箭头）；参附注射液组心肌细胞病变程度较模型组有明显改善，主要表现在心肌细胞结构清晰完整，无明显的心肌细胞溶解，水肿程度降低，心肌细胞空泡性病变减少；阳性药多巴胺组心肌细胞病变程度较模型组也有明显改善。

肝组织石蜡切片 H-E 染色结果显示（图 19.13b）：空白对照组肝细胞结构清晰完整，肝细胞形态正常，肝细胞索以中央静脉为中心呈放射状排列；模型组肝细胞肿胀，出现大面积的肝细胞水样变性，胞浆内可见圆形脂肪空泡，胞浆疏松呈空泡变性（黄色箭头），肝窦及中央静脉伴有炎症细胞聚集（紫色箭头）；参附注射液组肝细胞病变较模型组有明显改善，主要表现在肝细胞水样变性及脂肪变性程度大大降低，细胞肿胀程度减轻；阳性药多巴胺组肝脏细胞病变程度较模型组也有明显改善。

肾组织石蜡切片 H-E 染色显示（图 19.13c）：空白对照组肾单位结构清晰完整，肾小球形态正常，肾小管结构清晰，肾间质中未见炎性细胞浸润；模型组可见肾小球皱缩（蓝色箭头），肾小管上皮细胞呈水样变性及空泡变性（绿色箭头），肾小管出现不同程度管腔扩张、管型形成；参附注射液组肾脏细胞病变较模型组有明显改善，主要表现在肾小管上皮细胞水样变性及空泡变性程度明显降低；阳性药多巴胺组肾脏细胞病变程度较模型组也有明显改善。

5. 参附注射液对 LPS 致家兔感染性休克模型心脏组织中小分子分布及含量的影响

MALDI-TOF-MSI 结果显示：与空白对照组比较，模型组家兔心脏 ATP 含量显著减少（P<0.01）；与模型组相比，8 mL/kg 参附注射液组 ATP 含量显著增加（P<0.05）。与空白对照组比较，模型组家兔心脏 AMP 含量显著增加（P<0.01）；与模型组比较，8 mL/kg 参附注射液组 AMP 含量显著降低（P<0.05）。与空白对照组比较，模型组家兔心脏牛磺酸含量显著减少（P<0.001）；与模型组相比，8 mL/kg 参附注射液组牛磺酸含量显著增加（P<0.05）。与空白对照组比较，模型组家兔心脏葡萄糖、谷氨酸、次黄嘌呤、肌酸含量均显著减少，而 8 mL/kg 参附注射液组相对于模型组，药物对心脏葡萄糖、谷氨酸、次黄嘌呤、肌酸含量的减少没有明显影响（图 19.14）。

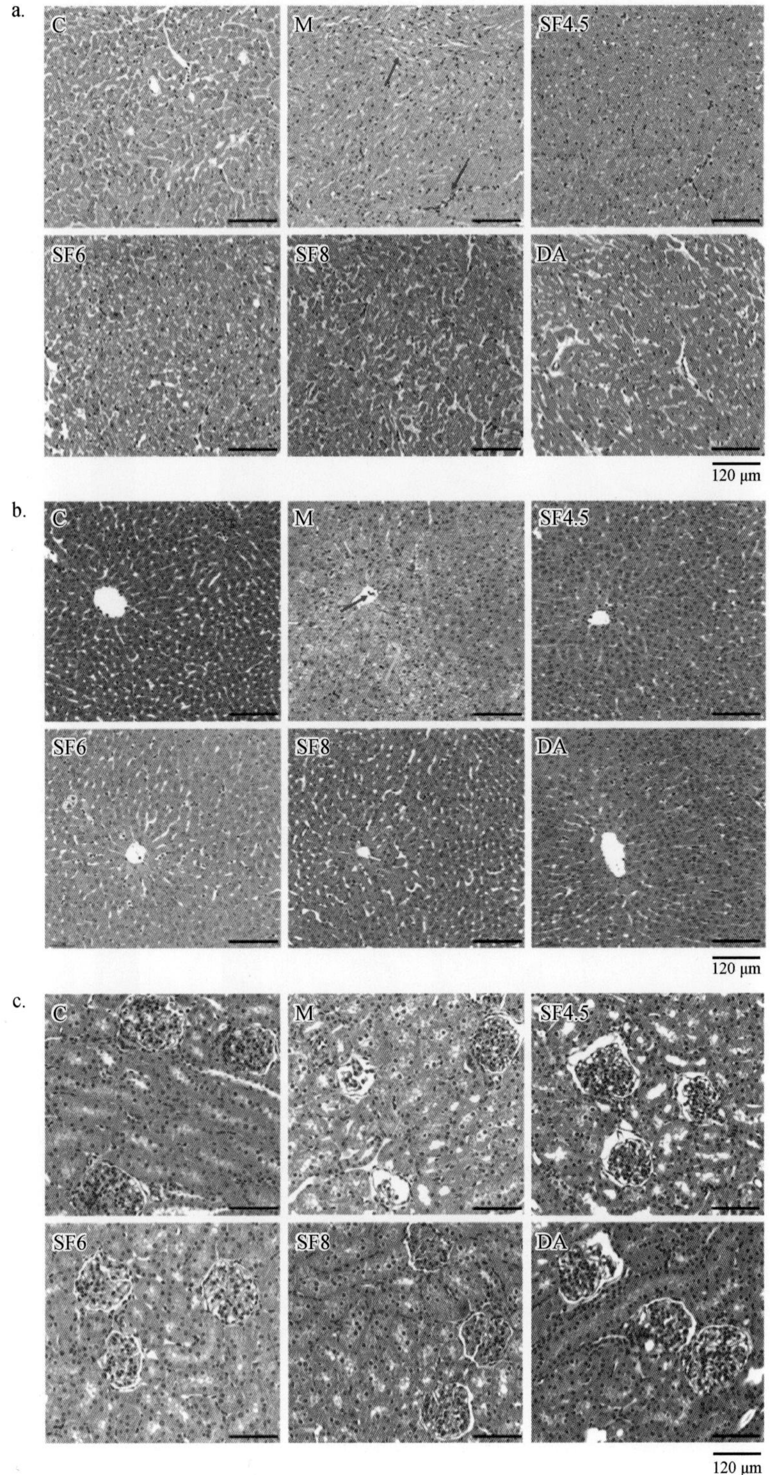

图 19.13　参附注射液对 LPS 致家兔感染性休克模型心脏、肝脏、肾脏组织的影响（200×）。a. 心脏；b. 肝脏；c. 肾脏。标尺为 120 μm

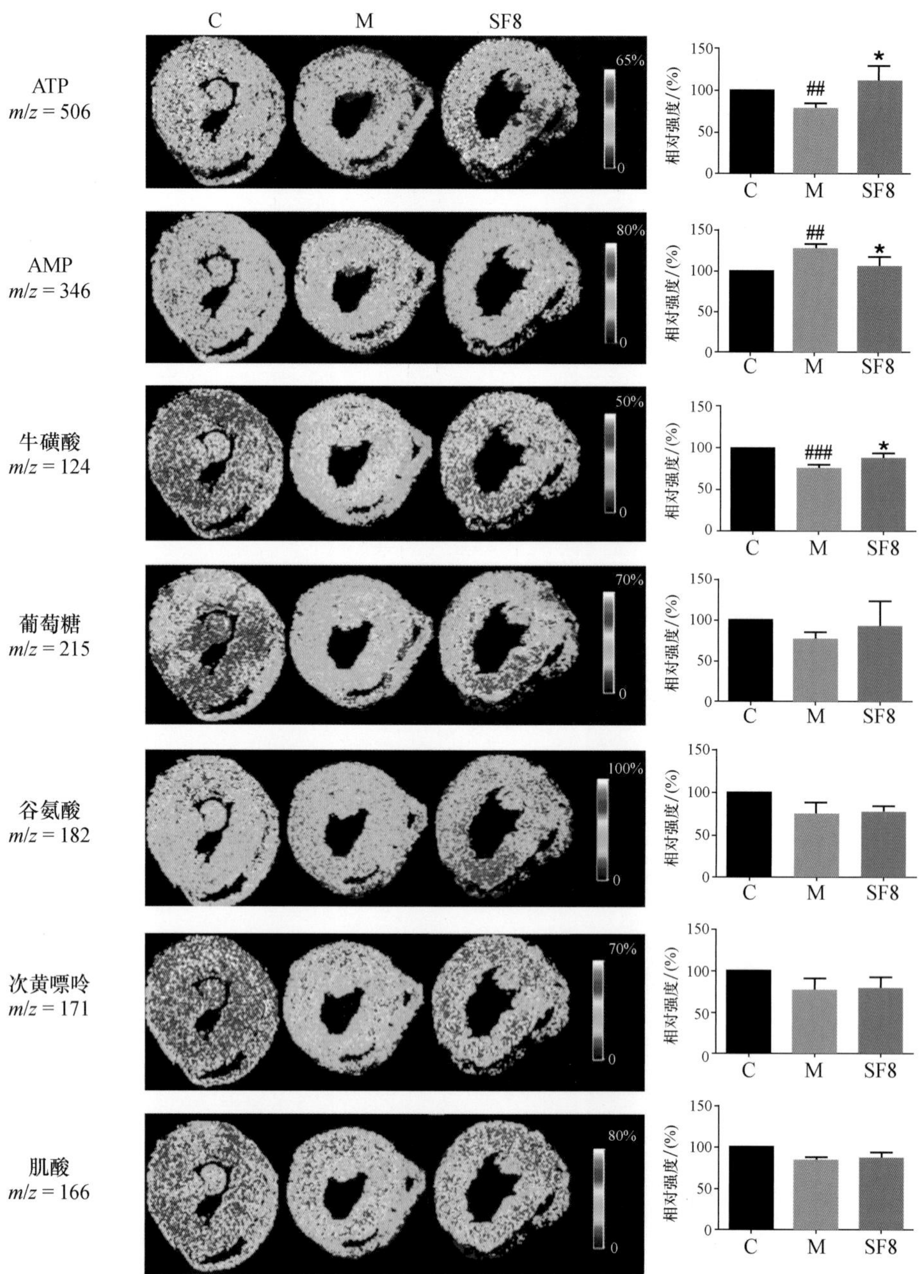

图 19.14 MALDI-TOF-MSI 显示参附注射液对 LPS 致家兔感染性休克模型心脏组织中 ATP、AMP、牛磺酸、葡萄糖、谷氨酸、次黄嘌呤、肌酸含量及分布的影响。心脏切片厚度为 10 μm，空间分辨率为 200 μm，标尺为 5 mm。数据表示为 $\bar{x}\pm s$，n=3。与空白对照组比较：##，P<0.01；###，P<0.001。与模型组比较：*，P<0.05

（五）总结

本研究发现[19]，参附注射液在改善 LPS 致家兔感染性休克模型的 MAP、减少主要组织器官损伤、改善心脏功能方面有较显著的疗效。而且，参附注射液能明显降低 LPS 致家兔感染性休克模型血清中 LPS 的水平，说明参附注射液能增强机体清除 LPS

的能力。

此外，本研究首次利用 MALDI-TOF-MSI 技术发现，参附注射液可以改善感染性休克模型导致的心脏组织中 ATP、AMP 和牛磺酸含量的异常变化，并能增加模型动物 ATP 在左心室壁的分布，减少左心室壁及室间隔的 AMP，说明参附注射液抗 LPS 致家兔感染性休克模型的作用机制与其改善能量代谢和抗氧化作用有关（图 19.15）。

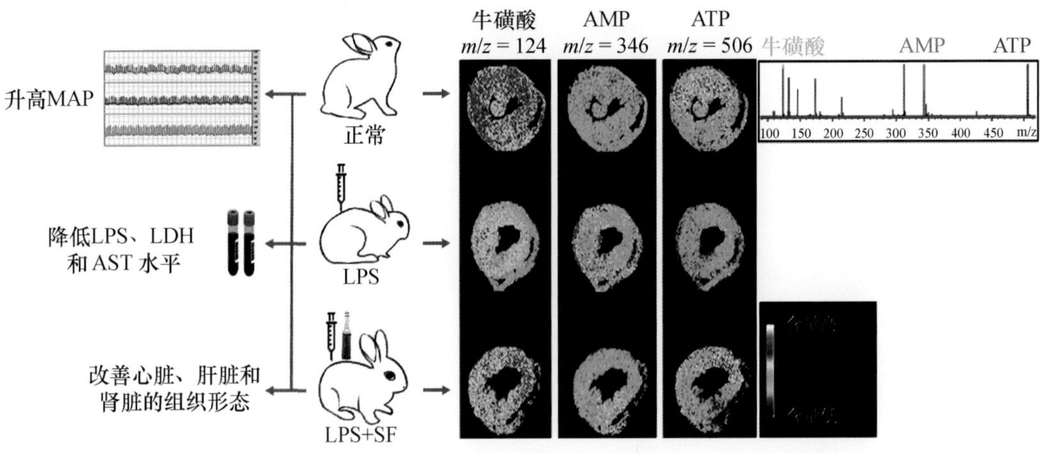

图 19.15　参附注射液对 LPS 致家兔感染性休克模型的影响

一、名词解释

（1）脓毒症：是严重感染、严重创伤、烧伤、休克、外科手术后常见的并发症，可导致感染性休克、多器官功能障碍综合征。

（2）感染性休克：感染性休克即脓毒症休克，是指由微生物及其毒素等产物所引起的脓毒症，进一步发展导致休克。

（3）脂多糖（LPS）：是革兰氏阴性菌外膜的主要组成部分，提供并保持细菌结构的完整性，保护细菌的细胞膜抵抗某些化学物质的攻击。脂多糖是一种内毒素，可引起强烈免疫反应。它在人体内会结合到细胞膜的脂多糖受体复合体（CD14/TLR4/MD-2）上，促进炎症细胞分泌多种细胞因子。

（4）多器官功能衰竭：指患者的器官机能恶化到无法维持稳态，需要医疗干预介入以维持体内平衡的情形。一般是两个或两个以上的器官系统出现问题。多器官衰竭是老年人死亡的重要原因之一，大多是 70 岁以上的老年人。器官主要包括气管、心脏、肺脏、肝脏、肾脏、脑等。

（5）平均动脉压（MAP）：人类一个心动周期中平均的动脉血压。平均动脉压被认为相当于器官的灌注压力。人类 MAP 的正常值为 65 ～ 110 mmHg（8.67 ～ 14.7 kPa）之间，当 MAP 高于 60 mmHg（8.0 kPa）时，可以给器官提供足够的营养物质。

二、小知识

（1）负离子模式：正离子模式和负离子模式下，设备上加的电场的方向是相反的，正离子模式下收集带正电的离子，负离子模式下收集带负电的离子。正、负离子模式的选择取决于被分析物的结构，如连翘素（hypericin）具有 6 个羟基取代的萘并二蒽酮骨架，是强壮和镇静功能的抗抑郁药，分子量为 504。在图 19.16 中，a 是 ESI 正离子谱，*m/z* 505 丰度为 5%（图中放大 5 倍）；b 是 ESI 负离子谱，*m/z* 503(M-H) 丰度为 100%。负离子模式的灵敏度为正离子模式的 10 倍左右。一般说来，多羟基化合物适宜于用负离子模式，糖类就是典型的例子。正、负离子模式的选择是根据化合物结构中官能团的性质来决定的，如羧基或磺酸基化合物使用负离子模式更有利。

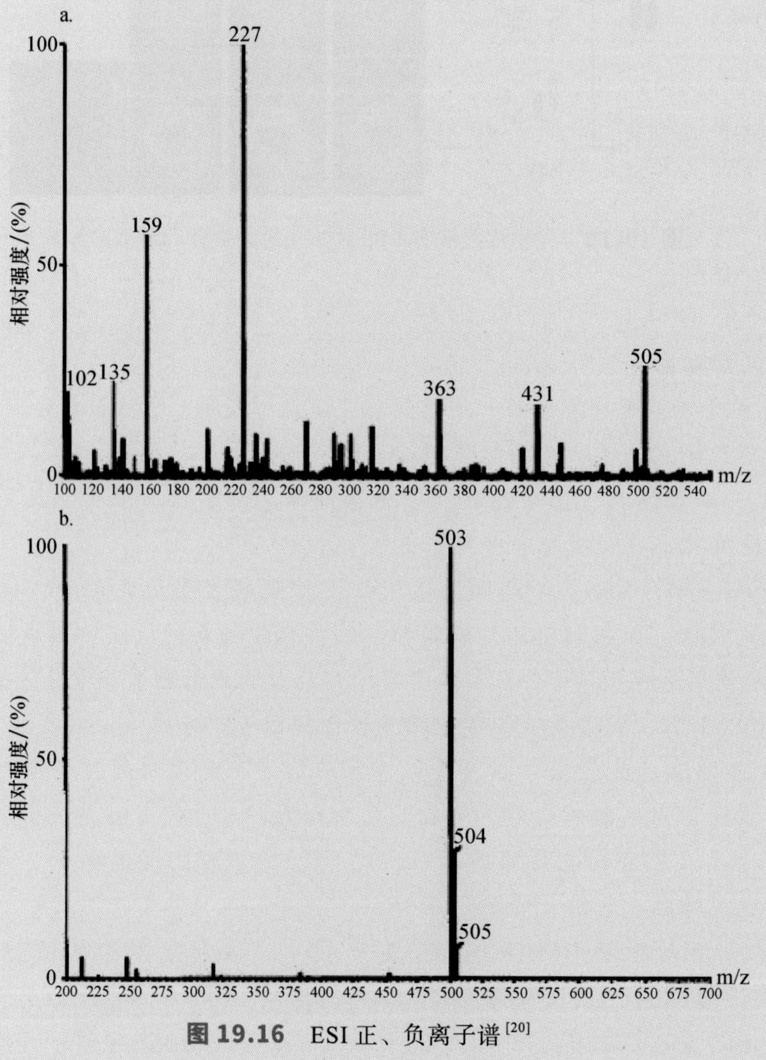

图 19.16 ESI 正、负离子谱[20]

（2）代谢小分子：是指在一个生物样品中发现的完整的一套小分子化学物质。

所述生物样品可以是一个细胞、一个细胞器、一个器官或一个组织。

三、技术难点汇总

（1）大鼠对 LPS 不敏感，用 SD 大鼠或者 Wistar 大鼠做该模型时，若 LPS 剂量过低，MAP 无法降低至 75% 以下，而增加 LPS 剂量，易导致大鼠死亡。

（2）有许多因素影响 LPS 致感染性休克模型是否能被成功复制，其中包括 LPS 的注射剂量及注射途径、LPS 的生产厂家、LPS 的血清型、LPS 的生产批号以及动物的种属差异。通过查阅国内外文献可以看到，90% 以上的研究者选择的是 Sigma 公司生产的 LPS，因为其生产的 LPS 纯度及稳定性都优于一般生物试剂公司。此外，LPS 的血清型也是影响模型能否成功建立的重要因素，文献中最常用的两种 LPS 血清型分别是 O111:B4 和 O127:B8。另外，目前 LPS 的生产工艺不是很稳定，不同批次 LPS 质量差异较大。

（3）心脏组织在冰冻切片时易变形，在摘取心脏时，向心脏中灌注生理盐水，使其维持正常形态，加入液氮中速冻固定形状。

参考文献

[1] DELLINGER R P, LEVY M M, RHODES A, et al. Surviving sepsis campaign: international guidelines for management of severe sepsis and septic shock, 2012[J]. Intensive care medicine, 2013, 39: 165-228.

[2] BAUER M, GERLACH H, VOGELMANN T, et al. Mortality in sepsis and septic shock in Europe, North America and Australia between 2009 and 2019—results from a systematic review and meta-analysis[J]. Critical care, 2020, 24(1): 1-9.

[3] DELANO M J, WARD P A. The immune system’s role in sepsis progression, resolution, and long-term outcome[J]. Immunological reviews, 2016, 274(1): 330-353.

[4] 曹钰，柴艳芬，邓颖，等 . 中国脓毒症 / 脓毒性休克急诊治疗指南（2018）. 临床急诊杂志，2018, 19(9): 567-588

[5] KAHN J M, LE T, ANGUS D C, et al. The epidemiology of chronic critical illness in the United States[J]. Critical care medicine, 2015, 43(2): 282-287.

[6] WANG X, QUINN P J, YAN A. Kdo2-lipid A: structural diversity and impact on immunopharmacology[J]. Biol rev cambphilos soc, 2015, 90(2): 408-427.

[7] 万芳，吴俭 . 感染性休克治疗的研究进展 [J]. 南昌大学学报 (医学版)，2010，50(12): 113-116.

[8] 李珊珊，努尔巴提·波拉提 . 不同血管活性药物在治疗感染性休克中的临床应用 [J]. 世界最新医学信息文摘，2018，18(52): 65+77.

[9] 蒋永彦 . 去甲肾上腺素注射液治疗 ICU 感染性休克的临床效果研究与探索 [J]. 世界最新医学信息文摘，2018，18(95): 111+119.

[10] 王铎，郭新成 . 多巴胺与去甲肾上腺素治疗感染性休克疗效比较 [J]. 现代中西医结合

杂志，2016，25(20): 2260-2261+2277.

[11] 刘波，平虎 . 去甲肾上腺素与多巴胺治疗感染性休克的比较研究 [J]. 内科急危重症杂志，2014，20(1): 30-31.

[12] AGRAWAL V, AMOS J D. The association between illicit drug use and infectious complications among trauma patients[J]. Eur j clin microbiol infect dis, 2017, 36(3): 447-450.

[13] 舒艾娅，付宜龙，曹家军，等 . 不同剂量去甲肾上腺素对感染性休克患者血流动力学参数与预后的影响 [J]. 中华医院感染学杂志，2016，26(8): 1715-1717.

[14] 张晶，刘磊 . 多巴胺和去甲肾上腺素对感染性休克患者血流动力学和组织氧代谢的影响评价 [J]. 抗感染药学，2017，14(1): 68-70.

[15] 徐凤玲，朱瑞，倪秀梅，等 . 多巴酚丁胺对感染性休克引起的急性呼吸窘迫综合征患者相关指标的影响 [J]. 中国药房，2017，28(21): 2901-2904.

[16] RHODES A, EVANS L E, ALHAZZANI W, et al. Surviving sepsis campaign: international guidelines for management of sepsis and septic shock: 2016[J]. Crit care med, 2017, 45(3): 486-552.

[17] BESEN B A, TANIGUCHI L U. Negative fluid balance in sepsis: when and how?[J]. Shock, 2017, 47(1S Suppl 1): 35-40.

[18] LIU H，CHEN R, WANG J, et al. 1,5-Diaminonaphthalene hydrochloride assisted laser desorption/ionization mass spectrometry imaging of small molecules in tissues following focal cerebral ischemia[J]. Anal chem，2014，86(20): 10114-10121.

[19] LIU X, LIU R, DAI Z, et al. Effect of Shenfu injection on lipopolysaccharide (LPS)-induced septic shock in rabbits[J]. J ethnopharmacol, 2019, 234:36-43.

[20] 正负离子模式的选择 [M/OL].// 质谱技术及方案 . [2022-04-30]. https://www.chemalink.net/college/books/reader/17/2126.html.

（中国科学院分子与细胞卓越创新中心　刘　溪）

第二十章 新型冠状病毒感染动物模型和药效评价

第一节 概　述

新型冠状病毒感染疾病（COVID-19）是由 SARS-CoV-2 感染导致的疾病。2019 年出现的 COVID-19 传播速度迅速，曾导致全球大流行，并对公共卫生、全球经济与人民生活造成了巨大的破坏。

SARS-CoV-2 与 2003 年引起严重急性呼吸综合征的冠状病毒（SARS-CoV）的基因序列具有高度同源性（79%），并且能与同一受体——血管紧张素转换酶 2（ACE2）结合。除了人的 ACE2，SARS-CoV-2 还可以与其他动物的 ACE2 结合，其中包括猪、雪貂、仓鼠、恒河猴、水貂、果子狸、猫、穿山甲、兔和狗。提示 SARS-CoV-2 能感染多种动物，有广泛的宿主[1]。COVID-19 病情可轻可重，国内约 81% 的患者为轻症，14% 的患者为重症，还有 5% 的为危重症患者（据 2019—2020 年数据）。一旦感染后，最常见的症状是发热、疲倦和干咳。其他可能出现的症状包括痰多、头痛、咯血、腹泻、喉咙痛、胸痛、寒战、恶心、呕吐以及嗅觉与味觉障碍。这些症状一般出现在感染后 1~14 天（5 天最常见），更严重的呼吸困难与肺炎一般在发病 8 天后出现[2]。宿主自身对病毒的过度免疫反应所引起的细胞因子风暴被认为是 COVID-19 病人病情加重及死亡的主要原因[3]。

尽管有些治疗措施对一部分 COVID-19 人群有益，但目前被证实能够有效治疗 COVID-19 或者对抗 SARS-CoV-2 的药物不多，其疗效还有待进一步评价。动物模型与客观可信的评价指标是评价药物有效性的关键，也是针对 COVID-19 进行新药研发的重要手段。

第二节 常用动物模型和药效评价

一、动物模型

（一）小鼠模型

小鼠是最常用的实验动物，成本低、易繁殖、研究相关试剂与抗体种类丰富，但对于 SARS-CoV-2 的研究来说存在一个最大的缺陷：小鼠气道上皮细胞缺乏能与 SARS-CoV-2 结合的受体。以下措施可以在一定程度上解决这个问题。

1. 对病毒的刺突蛋白进行改造，使其能够与小鼠的 ACE2 受体结合

目前采用的一个策略是将 SARS-CoV-2 植入小鼠肺组织中传代。这种策略的机理是一些含有突变的能与小鼠 ACE2 受体结合的病毒可能存活并繁殖，然后导致小鼠出现病毒性肺炎。另外，使用基因工程手段改造 SARS-CoV-2 的受体结合区域，使其能够与小鼠的 ACE2 受体结合也是一种可行的办法[4]。需要注意的是，使用这类小鼠模型筛选的药物或疫苗是针对经过改造的 SARS-CoV-2，是否能够真正用于 COVID-19 的治疗或预防还需要进一步的实验验证。

2. 对小鼠进行改造，使其气道上皮细胞表达能与 SARS-CoV-2 结合的人类 ACE2 受体

一方面，可以使用基因工程技术生产气道上皮细胞特异性表达人类 ACE2 受体的转基因鼠，这些转基因鼠可以永久性表达人类 ACE2 受体，能够与 SARS-CoV-2 结合，造成小鼠病毒性肺炎模型。另一方面，使用腺病毒载体或腺相关病毒载体将人类 ACE2 基因导入小鼠气道内，可以使小鼠肺组织在几天内表达人类 ACE2 受体，具有与 SARS-CoV-2 结合的能力，并允许 SARS-CoV-2 繁殖，从而造成小鼠病毒性肺炎模型。

3. 老年小鼠模型

一般来说，年龄越大的 COVID-19 病人发展成为重症的危险性越大[5]，提示老年小鼠可能对 SARS-CoV-2 更加敏感。我国华中农业大学的研究者使用 12 月龄的 BALB/c 小鼠，将 SARS-CoV-2 滴鼻入肺造模，发现 SARS-CoV-2 不仅能够在老年小鼠的气道与肺部快速复制，而且能够导致小鼠肺部出现与 COVID-19 病人类似的间质性肺炎[6]。比起前面两类小鼠来说，老年 BALB/c 小鼠使用更加便利，推广价值更高。

（二）仓鼠模型

仓鼠是一种可用于多种呼吸道病毒研究的小型动物，如 SARS-CoV、流感病毒与腺病毒。蛋白结构比对结果发现仓鼠的 ACE2 可能具有与 SARS-CoV-2 刺突蛋白的受体结合区域绑定的能力，提示仓鼠可能对 SARS-CoV-2 易感[7]。事实上，SARS-CoV-2 经鼻滴入仓鼠肺部，1 ～ 2 天后仓鼠开始出现轻度到中度疾病表现，包括体重减轻、呼吸音加重、昏昏欲睡、驼背的姿势，以及支气管肺部中性粒细胞浸润、水肿

等病理改变；一般两周后，仓鼠恢复正常[8]。与COVID-19病人类似的是，老年雄性仓鼠相对于年轻雌性仓鼠而言，感染SARS-CoV-2后会出现更加严重的病毒性肺炎症状[9]。此外，SARS-CoV-2亦可以在仓鼠肺部繁殖，并在同笼内不同仓鼠间传播。仓鼠感染SARS-CoV-2后出现的肺部病理改变与其体内自身免疫反应产生的细胞因子水平变化一致。这些炎症因子如干扰素-γ、白介素-6等一般在感染后第2天明显增高，第4天达到高峰，第7天后逐渐降低。

SARS-CoV-2感染仓鼠模型的优点是实验流程短、经济便利，可用于快速筛选治疗药物；不足之处是缺乏小鼠研究中的大量研究试剂与抗体种类。

（三）雪貂模型

雪貂也是一种具有较高价值的研究人类呼吸道病毒致病性与传播性的小型动物，包括流感病毒、呼吸道合胞病毒等。雪貂的ACE2也能与SARS-CoV-2结合。因而，雪貂模型也可用于SARS-CoV-2致病性、传播性和新药评价的研究。SARS-CoV-2感染后，雪貂可能出现的临床症状包括昏昏欲睡、口咽分泌物增多、喘息、气管黏液增多、打喷嚏、便溏等[10]。SARS-CoV-2也可以在雪貂肺部繁殖，经气流在不同雪貂间传播。雪貂感染SARS-CoV-2后，肺部出现的主要病理改变包括肺泡腔混合细胞性炎症、血管周单核细胞浸润性炎症、大气管黏膜下含嗜酸性粒细胞与胶原物质的肉芽肿灶。

总的来说，雪貂感染SARS-CoV-2后主要出现上呼吸道感染症状。雪貂模型比较适合评价疫苗或药物对SARS-CoV-2引起的上呼吸道感染与传播的预防或治疗作用[11]。

（四）非人灵长类动物模型

可用于COVID-19研究的非人灵长类动物，包括恒河猴、食蟹猴和非洲绿猴。已有研究发现非人灵长类动物感染SARS-CoV-2后，这些动物的上、下呼吸道均出现较高水平的病毒复制，具有病毒性肺炎的病理特征以及变异性较大的轻度到中度临床表现[12]。但是使用非人灵长类动物也不能制作稳定的重度COVID-19疾病临床表现。影像学分析发现肺部病变一般在病毒接种后两天内出现，11～15天后肺部病变逐渐缓解。非人灵长类COVID-19动物模型的呼吸道与消化道均可出现排出活病毒的现象，具有个体间传播病毒的能力。与COVID-19病人类似的是，非人灵长类动物模型血液也会出现T淋巴细胞激活、轻度淋巴细胞减少与中性粒细胞增多的现象。

年龄也是一个影响非人灵长类动物感染SARS-CoV-2后的临床表现的重要因素。研究结果发现老年非人灵长类动物感染SARS-CoV-2后不仅鼻部与咽喉排出病毒的时间比年轻动物更长，而且肺部检测出来的病毒载量更高。此外，老年恒河猴感染SARS-CoV-2后肺部影像学变化与组织病理学改变也更加明显[13]。

总的来说，非人灵长类动物模型比较适合模拟SARS-CoV-2的病毒复制与传播。在新药研发与疫苗研究方面，非人灵长类动物模型也是由临床前动物研究过渡到临床Ⅰ期研究的金标准，具有不可替代的作用。

（五）水貂模型

水貂是食肉类鼬科动物，可自然感染SARS-CoV-2。SARS-CoV-2可以在人与水貂之间传播[14]。与雪貂不同的是，水貂感染 SARS-CoV-2 之后可能会出现中度到重度临床表现，包括呼吸急促、死亡等。咽拭子与直肠拭子均可以从水貂体内检测出 SARS-CoV-2，其中咽拭子的滴度较高。总的来说，水貂比较适合模拟中到重度 COVID-19 疾病模型，不足之处是水貂性格凶猛，很难在实验条件下进行各种操作。

（六）猫模型

家猫容易感染并传播 SARS-CoV-2。家猫经鼻滴入感染 SARS-CoV-2 后，上、下呼吸道与胃肠道均可以检测出病毒复制。家猫感染 SARS-CoV-2 后可出现轻、中到重度临床表现，死亡后组织病理学改变包括间质性肺炎、鼻与气道上皮细胞炎症与脱落等[15]。家猫也不是一种常规的实验动物，很难在实验室中进行各种操作。由于家猫与人类日常生活的亲近关系，在公共卫生领域需要注意家猫作为中间宿主传播 SARS-CoV-2 的风险。

二、药效评价

SARS-CoV-2 属于烈性传染病毒，病毒接种与药物评价相关实验操作需要在生物安全防护三级实验室（P3）内完成；必须使用相关个体防护设备。

（一）病毒接种方法

呼吸道病毒常用的接种方法包括滴鼻法、无创气管插管法与雾化吸入法。接种前均需使用麻醉剂。以小鼠为例，进行滴鼻操作时，一般用移液枪吸 50 μL 液体滴鼻，左、右鼻孔交替滴入，滴入时一侧鼻孔朝上（防止液体洒落）、头后仰体位；每次滴 2 ～ 3 滴于一侧鼻内，操作者用手捂住小鼠口腔，待小鼠将含病毒的液体吸入肺内后松开小鼠口腔，然后进行另一侧滴鼻操作，直到液体滴完（视频 20.1）。无创气管插管法操作时将小鼠后仰固定于操作台上（小鼠身体斜向上呈 45°），然后用喉镜伸入小鼠咽喉会厌部（稍微上抬以暴露声门与气管开口）；操作者将细长的硬管伸入小鼠气管内，将含病毒的液体通过硬管一次性滴入小鼠气道内。雾化吸入法操作时将小鼠头部固定在雾化面罩内，含病毒的液体经雾化机雾化后通过雾化面罩被小鼠吸入肺部。

（二）药物评价方法

药物评价方法主要包括动物死亡率、体重与体温变化监测，病毒滴度检测，肺部影像学检查，肺功能检查，收集血液与支气管肺泡灌洗液（BALF）并进行分析，肺组织病理学分析等。

1. 动物死亡率、体重与体温变化

一般每天监测 1 次动物生存、体重与温度变化情况，连续监测 2 ～ 3 周。比较各组间的统计学差异。

2. 病毒滴度

每天收集 1 次动物的血液、鼻腔灌洗液、唾液、尿液与粪便样本，连续 14 天；使用实时定量 PCR（qRT-PCR）检测 SARS-CoV-2 病毒滴度[11]，具体方法如下：收集的动物样本用含抗生素（5% 青霉素 / 链霉素）的冷 PBS 缓冲液再悬浮。对于病毒滴定，根据制造商的说明，使用 RNeasy Mini® 试剂盒从收集的样本中提取总 RNA。使用 cDNA 合成试剂盒（Omniscript 逆转录酶）与总病毒 RNA 合成单链 cDNA。采用 qRT-PCR 技术对病毒的 RNA 进行定量分析（iQ ™ SYBR Green supermix 试剂盒），计算病毒 RNA 拷贝数，并与标准对照的拷贝数进行比较。

3. 肺部影像学检查

常用的肺部影像学检查手段包括 X 线、电子计算机 X 线断层扫描（CT）与正电子发射计算机断层显像 / 电子计算机 X 线断层扫描（PET/CT）。肺部影像学检查具有无创、可重复检查的优势[16]。可用于连续监测比较明显的肺部病理改变（如肺水肿、肺实变、纤维化等），可以减少动物使用数量，特别适合于较珍贵的动物（如非人灵长类动物模型）（图 20.1）。

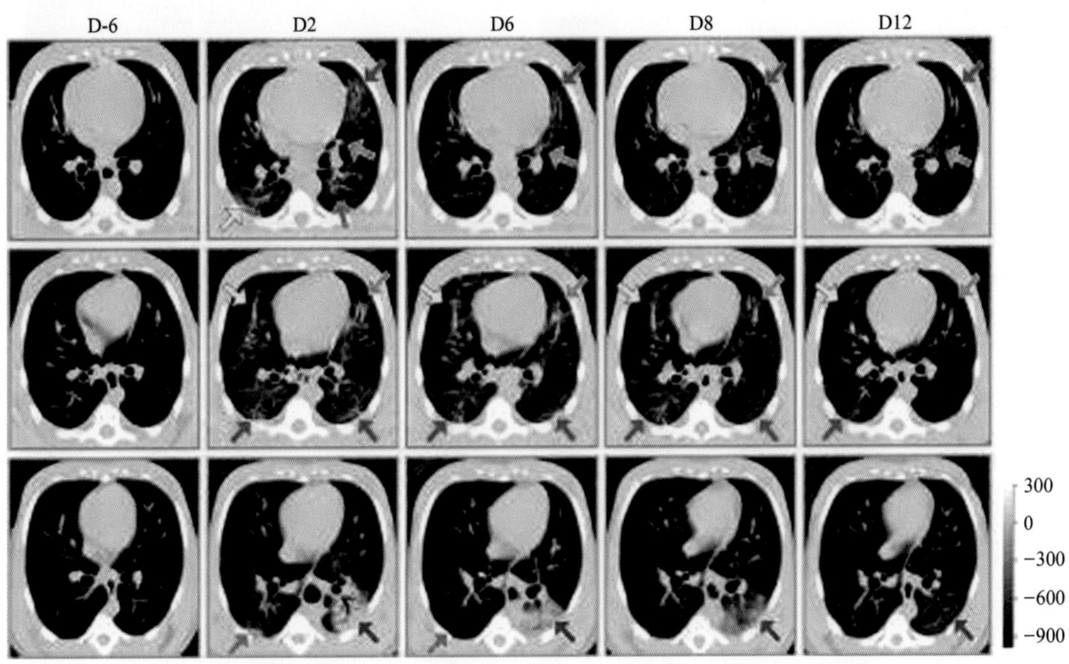

图 20.1　恒河猴肺部 CT 检查结果[16]。每个指定研究日（D）3 只 SARS-CoV-2 感染恒河猴的代表性轴向 CT 图像。灰阶表示 Hounsfield 单位的辐射密度（HU）。图中箭头指示炎症病变部位

4. 肺功能检查

动物肺功能检查方法可分为无创法与有创法两类。其中无创法是将清醒动物放置于透明的体描腔内（图 20.2），雾化吸入梯度浓度的乙酰甲胆碱激发，检测指标包括呼气中期潮气量、吸气时间、呼气时间、呼吸频率、潮气量、分钟容积、制动时间、吸气前暂停时间、吸气峰值流量、呼气峰值流量等[17]。无创法检测肺功能具有无创、经济、可重复检查的优点，一般做完无创法检测后还需要以有创法肺功能检测结果作为补充。有创法肺功能检测需要将动物麻醉，切开气管，连接肺功能仪器（图 20.3），检查完毕一般需要将动物处死，并取肺及其他标本。有创法的检测指标包括

气道阻力、肺动态顺应性、潮气量、吸气时间、呼气时间、最大吸/呼气量、呼吸频率等；测量时同样需要雾化吸入梯度浓度的乙酰甲胆碱激发。

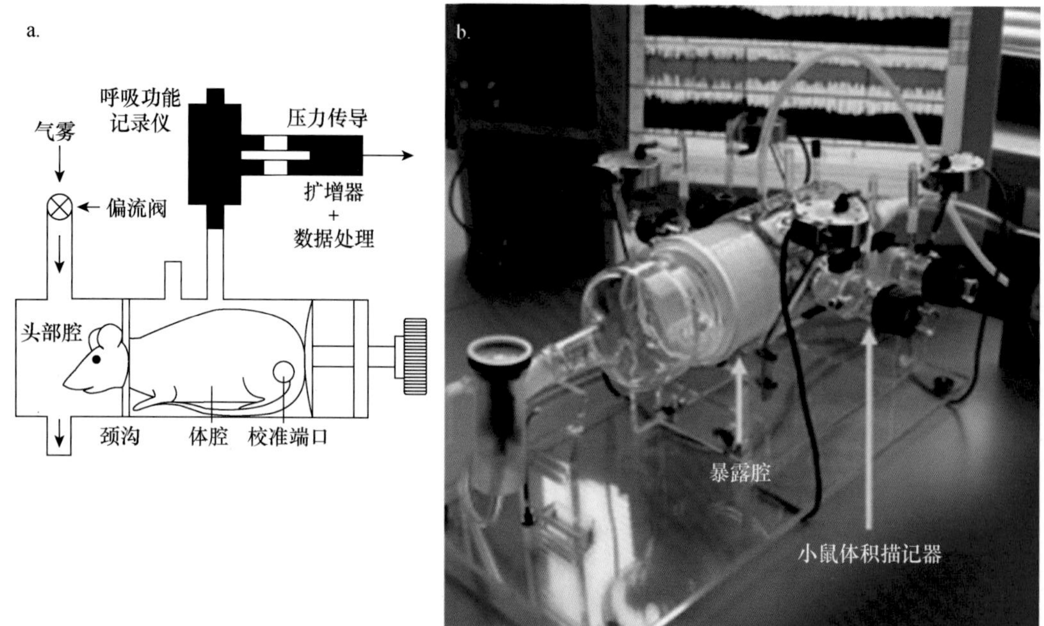

图 20.2 无创法肺功能检测及仪器[17]。a. 无创肺功能检测仪的体描箱示意图；b. 无创肺功能检测仪

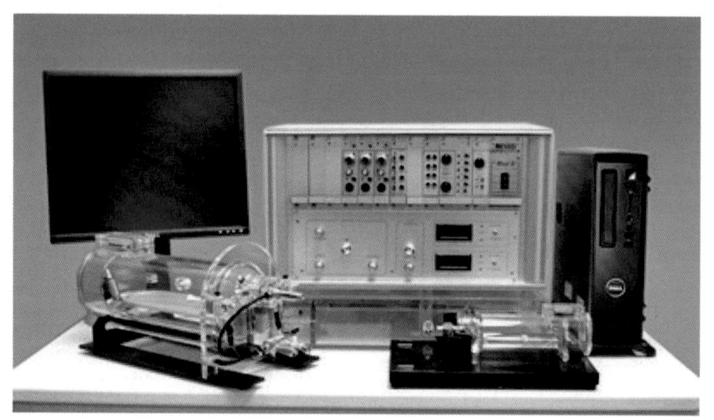

图 20.3 有创法肺功能检测仪器。左侧为用于大鼠、仓鼠等动物的体描箱；右侧为用于小鼠的体描箱；中间为气流信号转换设备

5. 收集血液与 BALF 并进行分析

收集动物血液的方法包括颌下静脉丛采血、后肢小隐静脉采血、眼眶后静脉丛采血、尾尖采血、尾静脉采血、腹主动脉采血、心脏采血等，需要在动物麻醉后进行。取出的血液抗凝保存，常规离心（800 *g* × 5 min）分离血细胞与血浆；血浆冷冻保存；血细胞计数、做成血涂片、H-E 染色后分类计数；剩余的血细胞还能根据需要进行流

式细胞学研究。一般用 PBS 缓冲液经主气管灌洗回收 BALF，确保回收率达到 80% 以上；常规离心（800 g×5 min）分离细胞层与上清液层；细胞层做成涂片、H-E 染色后分类计数；BALF 上清液可用于检测总蛋白含量（反映肺部小血管通透性）、尿酸含量（反映气道上皮细胞损伤程度）及各种炎症因子的含量（如 IFN-γ、IL-6 等）。

6．肺组织病理学分析

对上呼吸道黏膜、气管和肺脏进行多聚甲醛固定、石蜡包埋，并通过组织病理学进行评估。常用的染色方法包括 H-E 染色、Masson 染色与 PAS 染色。一般经 SARS-CoV-2 病毒造模后可表现出多灶性炎症区域和病毒性肺炎的证据（图 20.4），包括肺泡间隔扩张、单核细胞浸润、肺实变和水肿。水肿区域也含有大量的多形核细胞，主要是中性粒细胞。末梢细支气管上皮坏死脱落，在气道内和肺泡腔远端检测到上皮细胞团块，偶尔形成细支气管上皮合胞体。肺泡间隔内偶尔可见透明膜，这与Ⅰ型和Ⅱ型肺细胞受损一致。弥漫性反应的肺泡巨噬细胞充满肺泡，一些多核细胞，免疫组织化学标记为核衣壳阳性。肺泡衬里细胞（肺细胞）也显著标记为核衣壳阳性[18]。

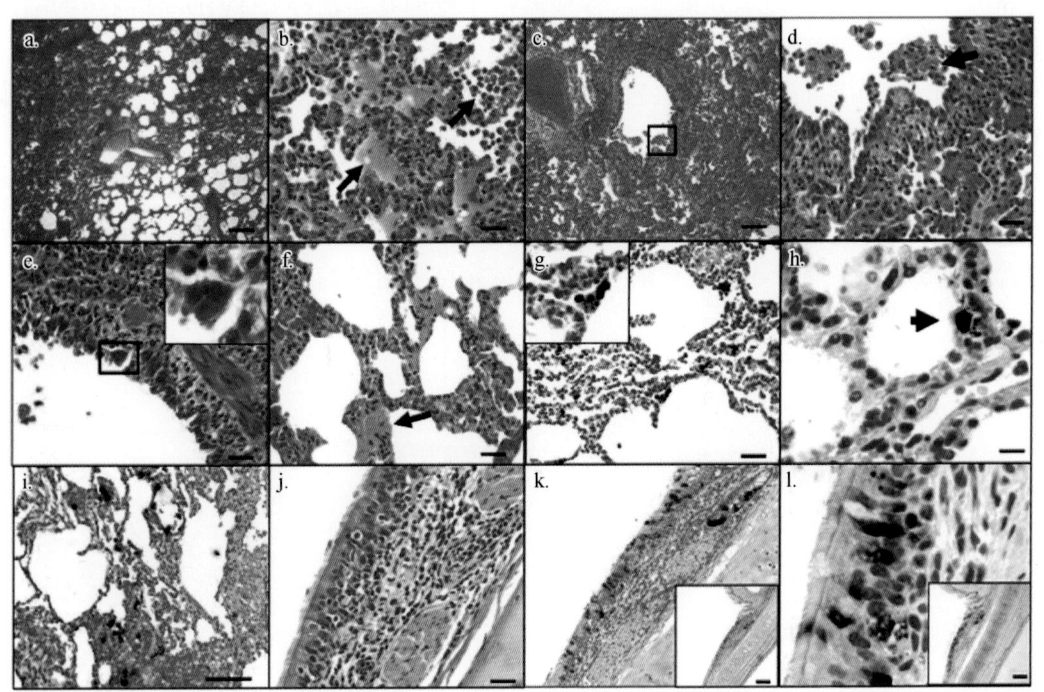

图 20.4　SARS-CoV-2 病毒造模导致的典型急性病毒性肺炎的病理特征。a ～ f. 感染 SARS-CoV-2 的恒河猴在激发后 2 天的固定肺组织 H-E 染色切片，显示间质水肿和局部肺实变（a），肺泡内水肿和中性粒细胞浸润（b），细支气管上皮脱落和坏死（c，d），细支气管上皮合胞体形成（e）和肺泡间隔内出现透明膜（f）。冠状病毒核衣壳蛋白（SARS-N）的免疫组织化学显示，间质间隙内有病毒感染的细胞，包括管腔内的病毒合胞体（g）和病毒感染的肺泡衬里细胞（h）。RNAscope 原位杂交显示含有 SARS-CoV-2 RNA 的多个细胞出现炎症浸润（i）。支气管呼吸上皮显示黏膜下层内的炎症和炎症细胞迁移到支气管（j），含有 SARS-CoV-2 RNA（k）和 SARS-N（l）的纤毛柱状呼吸上皮细胞。图片摘自文献[18]

第三节 治疗 COVID-19 的药物临床前动物实验

目前，药物市场上有一些被认为能够用于治疗 COVID-19 的药物，大多数也使用了本章第二节介绍的动物模型与实验方法。道古霉素，一种新型半合成糖肽抗生素，能够直接结合人的 ACE2 受体。使用 hACE2 转基因小鼠病毒性肺炎模型，研究者们发现道古霉素能够完全阻断小鼠体内的病毒复制、阻止小鼠体重减轻、抑制肺部炎症细胞浸润、减轻肺部病理改变；使用影像学手段（X 线）与病理学方法研究道古霉素对恒河猴病毒模型的治疗作用，其他评价方法还包括血液、咽拭子、气管刷检物的病毒含量与炎症因子水平[19]。为了研究抗体药物对 COVID-19 的治疗作用，研究者们使用了 hACE2 转基因小鼠与仓鼠模型，研究方法包括观察动物活动状态，体重变化，生存率变化，影像学检查（CT 与 X 线），病毒滴度检测，收集血液、BALF、肺组织等进行细胞学与病理学分析[20]。特别值得注意的是；治疗 COVID-19 的药物临床前动物实验，必须按照《新型冠状病毒实验室生物安全指南》[21] 实施。

2021 年 10 月 1 日，默沙东和 Ridgeback 公司宣布，双方合作开发的抗病毒口服药物 Molnupiravir 在对轻度或中度 COVID-19 患者开展的 3 期研究中获得积极结果：与安慰剂相比，能降低患者住院或死亡风险约 50%。在临床前动物水平研究中，研究者们使用了 SARS-CoV-2 病毒滴鼻感染仓鼠模型，发现 Molnupiravir 能够明显降低肺部病毒滴度、阻断病毒在不同仓鼠间传播、减轻肺部组织病理损伤[22,23]。

小知识

检测动物 BALF 上清液中尿酸含量的意义：动物气道上皮受损伤后，受损的上皮细胞会释放大量的尿酸进入气道或肺泡内，从而增加 BALF 的尿酸含量，因此，测量 BALF 上清液中的尿酸含量可以间接反映小鼠气道与肺泡上皮细胞的损伤与炎症程度，是一种简便可靠的方法。

参考文献

[1] ZHOU P, YANG X L, WANG X G, et al. A pneumonia outbreak associated with a new coronavirus of probable bat origin[J]. Nature, 2020, 579(7798): 270-273.

[2] WU Z, MCGOOGAN J M. Characteristics of and important lessons from the coronavirus disease 2019 (COVID-19) outbreak in China: summary of a report of 72 314 cases from the Chinese Center for Disease Control and Prevention[J]. Jama, 2020, 323(13): 1239-1242.

[3] HU B, GUO H, ZHOU P, et al. Characteristics of SARS-CoV-2 and COVID-19[J].

Nature reviews microbiology, 2021, 19(3): 141-154.

[4] DINNON III K H, LEIST S R, SCHÄFER A, et al. A mouse-adapted model of SARS-CoV-2 to test COVID-19 countermeasures[J]. Nature, 2020, 586(7830): 560-566. .

[5] AKBAR A N, GILROY D W. Aging immunity may exacerbate COVID-19[J]. Science, 2020, 369(6501): 256-257.

[6] ZHANG Y, HUANG K, WANG T, et al. SARS-CoV-2 rapidly adapts in aged BALB/c mice and induces typical pneumonia[J]. Journal of virology, 2021, 95(11): 10.1128/jvi. 02477-20.

[7] CHAN J F W, ZHANG A J, YUAN S, et al. Simulation of the clinical and pathological manifestations of coronavirus disease 2019 (COVID-19) in a golden Syrian hamster model: implications for disease pathogenesis and transmissibility[J]. Clinical infectious diseases, 2020, 71(9): 2428-2446.

[8] BOUDEWIJNS R, THIBAUT H J, KAPTEIN S J F, et al. STAT2 signaling restricts viral dissemination but drives severe pneumonia in SARS-CoV-2 infected hamsters[J]. Nature communications, 2020, 11(1): 5838.

[9] OSTERRIEDER N, BERTZBACH L D, DIETERT K, et al. Age-dependent progression of SARS-CoV-2 infection in Syrian hamsters[J]. Viruses, 2020, 12(7): 779.

[10] MUÑOZ-FONTELA C, DOWLING WE, FUNNELL SGP, et al. Animal models for COVID-19. Nature, 2020, 586(7830): 509-515.

[11] KIM Y I, KIM S G, KIM S M, et al. Infection and rapid transmission of SARS-CoV-2 in ferrets[J]. Cell host & microbe, 2020, 27(5): 704-709.

[12] MUNSTER V J, FELDMANN F, WILLIAMSON B N, et al. Respiratory disease in rhesus macaques inoculated with SARS-CoV-2[J]. Nature, 2020, 585(7824): 268-272.

[13] ROCKX B, KUIKEN T, HERFST S, et al. Comparative pathogenesis of COVID-19, MERS, and SARS in a nonhuman primate model[J]. Science, 2020, 368(6494): 1012-1015.

[14] ORESHKOVA N, MOLENAAR R J, VREMAN S, et al. SARS-CoV-2 infection in farmed minks, the Netherlands, April and May 2020[J]. Eurosurveillance, 2020, 25(23): 2001005.

[15] SHI J, WEN Z, ZHONG G, et al. Susceptibility of ferrets, cats, dogs, and other domesticated animals to SARS–coronavirus 2[J]. Science, 2020, 368(6494): 1016-1020.

[16] FINCH C L, CROZIER I, LEE J H, et al. Characteristic and quantifiable COVID-19-like abnormalities in CT-and PET/CT-imaged lungs of SARS-CoV-2-infected crab-eating macaques (*Macaca fascicularis*)[J]. BioRxiv, 2020.

[17] GLAAB T, BRAUN A. Noninvasive measurement of pulmonary function in experimental mouse models of airway disease[J]. Lung, 2021, 199(3): 255-261.

[18] CHANDRASHEKAR A, LIU J, MARTINOT A J, et al. SARS-CoV-2 infection protects against rechallenge in rhesus macaques[J]. Science, 2020, 369(6505): 812-817.

[19] WANG G, YANG M L, DUAN Z L, et al. Dalbavancin binds ACE2 to block its interaction with SARS-CoV-2 spike protein and is effective in inhibiting SARS-CoV-2 infection in animal models[J]. Cell research, 2021, 31(1): 17-24.

[20] SCHEPENS B, VAN SCHIE L, NERINCKX W, et al. An affinity-enhanced, broadly

neutralizing heavy chain-only antibody protects against SARS-CoV-2 infection in animal models[J]. Science translational medicine, 2021, 13(621): eabi7826.

[21] 中华人民共和国国家健康委员会 . 新型冠状病毒实验室生物安全指南（第二版）[S/OL].[2022-03-30]. https://law.cnki.net/fyfgzt/flfg/%E9%83%A8%E9%97%A8%E8%A7%84%E7%AB%A0/%E5%85%B3%E4%BA%8E%E5%8D%B0%E5%8F%91%E6%96%B0%E5%9E%8B%E5%86%A0%E7%8A%B6%E7%97%85%E6%AF%92%E5%AE%9E%E9%AA%8C%E5%AE%A4%E7%94%9F%E7%89%A9%E5%AE%89%E5%85%A8%E6%8C%87%E5%8D%97(%E7%AC%AC%E4%BA%8C%E7%89%88)%E7%9A%84%E9%80%9A%E7%9F%A5.PDF.

[22] ABDELNABI R, FOO C S, KAPTEIN S J F, et al. The combined treatment of Molnupiravir and Favipiravir results in a potentiation of antiviral efficacy in a SARS-CoV-2 hamster infection model[J]. EBioMedicine, 2021, 72:103595.

[23] ABDELNABI R, FOO C S, DE JONGHE S, et al. Molnupiravir inhibits replication of the emerging SARS-CoV-2 variants of concern in a hamster infection model[J]. The journal of infectious diseases, 2021, 224(5): 749-753.

（广州医科大学附属第一医院　邓　政）